现代风湿病的诊断治疗进展

兰培敏等◎主编

吉林科学技术出版社

图书在版编目（CIP）数据

现代风湿病的诊断治疗进展 / 兰培敏等主编. -- 长春 : 吉林科学技术出版社, 2019.10
ISBN 978-7-5578-5433-1

Ⅰ. ①现… Ⅱ. ①兰… Ⅲ. ①风湿性疾病—诊疗 Ⅳ. ①R593.2

中国版本图书馆CIP数据核字(2019)第102609号

现代风湿病的诊断治疗进展

XIANDAI FENGSHIBING DE ZHENDUAN ZHILIAO JINZHAN

主　　编　兰培敏等
出 版 人　李　梁
责任编辑　赵　兵　张　卓
封面设计　长春市阴阳鱼文化传媒有限责任公司
制　　版　长春市阴阳鱼文化传媒有限责任公司
幅面尺寸　185mm×260mm
字　　数　422 千字
印　　张　22
印　　数　1—300 册
版　　次　2019年10月第1版
印　　次　2020年1月第1版第2次印刷

出　　版　吉林科学技术出版社
发　　行　吉林科学技术出版社
地　　址　长春市净月区福祉大路5788号出版大厦A座
邮　　编　130021
发行部电话/传真　0431-81629530
储运部电话　0431-8605911
编辑部电话　0431-8162951
网　　址　www.jlstp.net
印　　刷　北京虎彩文化传播有限公司

书　　号　ISBN 978-7-5578-5433-1
定　　价　85.00元

如有印装质量问题　可寄出版社调换
因本书作者较多，联系未果。如作者看到此声明，请尽快来电或来函与编辑部联系，以便商洽相应稿酬支付事宜。

前　言

风湿性疾病是一组肌肉骨骼系统疾病，包括弥漫性结缔组织病及各种病因引起的关节和关节周围软组织疾病，该病致残率高且多系统受累，严重危害人类的健康和寿命，已引起社会的广泛关注。对于风湿性疾病引起残疾的患者，康复干预的重点主要是保留和恢复功能，以风湿病学家为主导和协调的多学科合作的治疗可以运用内科、手术、心理和物理治疗等各种手段进行康复治疗。

本书首先介绍了风湿性疾病的相关基础知识，涉及风湿免疫性疾病的体格检查、实验室检查等；然后用较大的篇幅详细介绍常见风湿性疾病的诊疗，涉及痛风、类风湿关节炎、系统性红斑狼疮、硬皮病、重叠综合征、系统性血管炎等；内容丰富，资料新颖，科学实用，可供风湿免疫科临床医师和相关科室同仁参考使用。

由于参编人员较多，行文风格各异，叙述简繁不同，加之医学发展日新月异，书中疏漏在所难免，希望广大同仁不吝赐教，使我们得以改进和提高。

编　者

2019 年 5 月

目　录

第一章

风湿免疫性疾病的遗传学研究进展

第一节　概论

风湿免疫性疾病，简称风湿病，是一组肌肉骨骼系统疾病，包括弥漫性结缔组织病及各种病因引起的关节和关节周围软组织的疾病。根据美国风湿病学会（ACR）分类，风湿病主要包括10大类，如类风湿关节炎（RA）、系统性红斑狼疮（SLE）、原发性干燥综合征（PSS）、各种类型脊柱关节病、系统性硬化症、特发性炎性肌病、痛风及痛风性关节炎、血管炎综合征、骨关节炎、幼年性特发关节炎等。目前风湿病的病因尚不清楚，也缺乏相应的特异性治疗。但越来越多的研究表明，风湿病是由遗传因素和环境因素相互复杂作用的结果，遗传因素与风湿病的发病及预后极为密切，是决定风湿病易患性和药物反应差异的主要因素。因此，针对遗传因素及其功能的研究对于风湿病易患基因的发现、疾病的早期诊断及个性化治疗方案的确立等有着重要的意义。

一、风湿病的遗传特征

风湿病属多基因遗传的复杂性疾病，即多个基因和环境因素相互作用导致风湿病的发生和发展。与其他复杂性疾病如原发性高血压、2型糖尿病等相似，风湿病具有以下主要遗传特征。

1. 多基因遗传　与单基因遗传病不同，多基因遗传病在临床表型与特定疾病基因型之间没有明确的对应关系，每个特定易患基因型只使疾病发生的概率有所增加，其中有些基因对表型的影响大（主基因），有些影响则较小（微效基因），仅单个基因的变异对疾病的发生发展以及对药物作用的影响可能不大。易患基因可独立发挥作用，也可与其他位点的易患基因相互作用，最终表现为一定的临床特征。

2. 遗传异质性　是指个体表现型一致或疾病临床表现相同，但可能由不同基因突变所致，或不同患者相同的临床表现可能由一组致病基因的不同组合所决定。由于遗传基础不同，同一复杂性疾病的发病年龄、病程进展、病情严重程度及预后等多个层次的临床表型可能不同。研究还表明，遗传病病种增多的原因不仅是由于发现了新的疾病，而是从已知的综合征中分出了亚型，即遗传异质性的存在。此外，复杂性疾病在不同种族或民族之间往往存在明显的遗传异质性。例如研究表明，虽然在不同种族HLA－DRB1基因共同表位（SE）与RA发病都具有很强的相关性，其对RA易感性的影响力占整个遗传因素的30%～40%。但HLA－DRB11*0401，*0404和*0408主要在白种人群中与RA发病相关联，而*0405主要在亚洲人群中与RA发病相关。

3. 非遗传因素　有关研究发现，即使是遗传度较高的风湿型疾病，如SLE单卵双生子患病一致率在24%～57%，RA单卵双生子患病一致率为15%～20%。因此，尽管遗传背景相同，多数情况下单卵双生子中仅有一人患病，说明其他因素也参与了疾病的发生，如环境因素的影响。例如研究发现，吸烟为增加RA发病率和加重RA病情的最常见环境风险因素之一。吸烟主要是通过基因与环境（吸烟）之间的相互作用而增加RA易患性。进一步研究显示，吸烟可显著增加携HLA－DRB1 SE等位基因人群的RA发病风险。因此，携带SE等位基因同时又吸烟者，为RA的高危人群，与无SE等位基因且不吸烟者比较，有吸烟史和双拷贝 SE 携带者的 RA 发病风险增加了 21 倍。

二、风湿病的遗传流行病学

早在 1889 年就有人发现，风湿病在家族中发病比率较高。早期遗传因素的判断主要依赖于流行病学资料，这些资料包括对不同遗传背景的群体进行疾病发生率的比较。其中，遗传背景相同的单卵双生子群、约 50% 遗传背景相同的二卵双生子及同胞群、遗传背景完全无关的一般人群是常用的几个群体，并常以上述不同群体中发病风险的比值来估算遗传因素的影响程度。该方法中最常用的是将疾病同胞发病率与一般人群发病率比较，称为同胞患病相对风险，即 λ_s，计算公式为 λ_s = 疾病同胞发病率/一般人群发病率。一个可信的 λ_s 值取决于对两个群体发病率的正确估算，如在 RA 中，大规模调查时常会出现确诊困难的例子，家庭成员处于不同的病期，且起病年龄不同，当疾病不再活动时易漏诊，而与其他多关节炎的鉴别不当也会引起误诊。系统性红斑狼疮中也会出现类似的问题，早期轻症患者易被漏诊。因而在不同的研究中 λ_s 常常并不一致。尽管如此，目前一些常见风湿病的 λ_s 范围已经明确。除了强直性脊柱炎，大多数风湿病 λ_s 在 10 ～ 20。单卵双生子发病率与一般人群发病率比值称为 λ_{mz}，它可被看作是对疾病最大遗传风险的估计。对单卵双生子来说，致病风险的增高主要源于受累个体间存在共同的遗传风险因素，常见风湿病 λ_s 及 λ_{mz} 如表 1 — 1 所示。

表 1 — 1　常见风湿病的家族聚集性分析（λ_s 值和 λ_{mz} 值）

疾病	λ_s	λ_{mz}
类风湿关节炎	2 ~ 17	12 ~ 62
系统性红斑狼疮	20	240
强直性脊柱炎	82	630
系统性硬化	20	250
幼年特发性关节炎	15 ~ 20	—

由于不同的研究中 λ_s 常常不一致，所以有些疾病中也以遗传度这一指标进行遗传风险的评估。遗传度是衡量遗传因素在疾病发生过程中所起作用大小的指标，一般用百分比表示。如前所述，一个性状的表现受遗传和环境两方面因素决定，遗传度将遗传作用与环境作用的相对重要性给予定量化，说明两者作用的相对大小。比如已有研究表明，类风湿关节炎的遗传度为 60%，这表示 RA 发病 60% 由遗传决定，其他 40% 由环境决定。

三、遗传性疾病的研究策略与方法

早期的遗传学研究主要是进行遗传流行病学调查，在患病家系中和双胞胎中进行发病率，亲属患病风险评估和家系分离分析等。随着遗传标志的发现和发展，遗传学研究进入了连锁分析和关联分析时代。

（一）遗传标记

遗传标记的发现为遗传学研究提供了有力的工具，这些遗传标志或可直接改变氨基酸组成而影响功能，或本身无生物学功能但与某个易患基因相连锁而成为遗传标志。20 世纪 70 年代以后，随着分子生物学的发展，相继建立了以限制性片段长度多态性（RFLP）、微卫星、单核苷酸多态性（SNP）和拷贝数变异（CNV）等多种分子为遗传标志的检测技术，不断开创着遗传标志研究的新阶段。目前人类遗传学研究常用的遗传标志主要有微卫星、SNP 和 CNV。

微卫星是基因组脱氧核糖核酸（DNA）上串联的短核苷酸片段重复序列。可由 2、3、4、5 或 6 个核苷酸进行数目可变的重复串联构成，覆盖 2% ～ 3% 人类基因组范围。由于短核苷酸片段重复的次数不同表现出高度的长度多态性，因而它们可作为基因组特定区域或特定基因的标志而不必知道该基因的性质，起着类似路标的作用。在每个微卫星标志的两侧有独特的保守的核苷酸序列，利用针对该序列的引物，应用聚合酶链式反应（PCR）技术可将基因组内特定位置的微卫星标志扩增出来。如果某一微卫星标志在受累群体中以异常高的频率出现，那么在该微卫星所在的基因组区域很可能包含与疾病相关的易患基因。目前被筛选鉴定出的微卫星有数千个，早期被广泛用于遗传定位研究中。

SNP 为新一代的遗传学标志，指基因组中频率 >1% 的单个碱基变异（不包括缺失、插入与重复）。根据国际千人基因组计划的最新研究结果，人类基因组中大约每 500 ～1 000 个碱基就有 1 个 SNP，SNP 总数估计约 1.5×10^7 个。与微卫星相比，SNP 具有多方面优势：①人类 DNA 序列变异约 90% 表现为单个核苷酸的多态性，故 SNP 是最常见的遗传变异类型，其密度比微卫星标志更高，可以在任何一个待研究基因的内部或附近提供一系列遗传标志。②与串联重复的微卫星位点相比，SNP 不再以 DNA 片段的长度变化作为检测手段，而直接以序列变异作为标志。因此，SNP 具有高度稳定性，尤其是处于编码区的 SNP（cSNP）。③虽然 SNP 在编码区的分布要低于其他位置，但某些位于基因编码区或启动子区域的 SNP 可能会直接影响产物蛋白质的结构或基因表达水平。因此，它们本身可能就是致病位点。④目前高通量的 SNP 分型技术，如 DNA 芯片技术等应用，使 SNP 检测更易于自动化、规模化分析，缩短了研究时间。

此外，近年来拷贝数变异（CNV）在人类基因组的广泛存在及其在疾病中的作用也越来越被人们所重视。基于人类基因组单体型图（HapMap）计划的研究结果，人类基因组内存在大约 1 500 个 CNV 区域，覆盖大约 12%（约 360Mb）人类基因组范围。CNV 是指与参考序列相比，基因组中从 1 000 碱基对（bp）到数百万 bp 范围内的缺失、插入和（或）扩增，及其互相组合衍生出的复杂染色体结构变异。研究表明，不少人类复杂性状疾病都和拷贝数变异有密切关系，它也将作为新的分子遗传标志在表型多态性和进化过程中扮演重要角色。

（二）连锁分析

连锁分析的基本原理是以有关遗传标志为“路标”，以被定位基因与该遗传标志的重组率为“遗传学距离”，分析该遗传标志和被定位基因的连锁关系，从而将该基因在染色体上予以定位的遗传统计学方法。并通过进一步分析该遗传标志与某种疾病表型或性状是否倾向于共分离，进而发现与该遗传标志相连锁的致病基因。

连锁分析中的遗传距离以厘摩（cm，centimorgan 厘摩尔根）为单位，是遗传标志之间的相对距离。1cm 代表两位点发生重组的概率为 1%，物理距离相当于 100 万碱基对。根据孟德尔第三定律，同一染色体上的遗传位点从亲代传给子代时，重组的概率随遗传标记与致病基因之间物理距离的远近而变化。如果遗传标志与疾病基因间距离很近，重组的概率极小，接近于 0；当两者距离很远时，重组概率很大，很可能不存在连锁。经典连锁分析是完全基于家系的研究方法，是单基因遗传病定位克隆方法的核心。利用遗传标志在家系中进行基因分型，再利用统计学方法计算遗传标记在家系中是否与疾病产生共分离。

尽管连锁分析在实际研究中已经证实可靠有效，但在复杂疾病的研究中，却存在很大的局限性。首先，连锁分析主要适用于高外显性孟德尔遗传性疾病（单基因疾病）的研究。而在目前已知的遗传疾病中，对于由多个中效甚至弱效的基因突变而导致的、在遗传疾病中占绝大多数的多基因复杂性疾病而言，该方法并不适用；其次，通过连锁分析在染色体上的基因定位通常在 CM 级别，也就是百万个碱基对，这其中包含成百上千的基因，不能精细定位出致病基因位点。因此，对于复杂性疾病，需采用其他研究方法，如具有代表性的、统计效力更高的关联分析法来寻找致病基因。

（三）关联分析

关联分析法是基于病例组及正常对照组在某一遗传标志的等位基因出现频率的不同而设计的，由此推测与该遗传标志相连锁的疾病易患位点。例如，在研究某疾病时，如果发现某一个或两个 DNA 标志在患病组出现的频率明显高于正常对照组，那么我们可以初步推测该标志附近可能存在疾病的易患位点。在人类遗传疾病研究中，一般有两种关联分析方法。

1. 病例对照研究　此研究方法基于群体中无亲缘关系的病例组及表型正常的对照组的某个遗传标志的频率差异。其优点为易于获得大量群体样本，能有效地进行基因分型，能直接比较两组中遗传标志的等位基因频率和基因型频率，若通过统计分析得到了显著的差异，则认为此位点同疾病相关联。在病例对照研究中出现阳性结果时，有以下3种可能性：①这个位点就是致病位点；②这个位点与疾病位点存在连锁不平衡（LD）；③这种关联性是由于混杂因素造成的假阳性结果。关联研究最主要的混杂因素来自于人群分层，是造成关联研究较高假阳性率的主要原因。因此，掌握人群的亚结构特征对关联性研究课题的设计，统计分析，以及对研究结果的解释等至关重要。

群体分层往往是由于遗传背景不一的人群混合所致。病例对照研究可以从两个方面来排除群体分层的干扰。一是采用加大样本量并尽可能地选择一个遗传上相对均质的群体，如根据人口学资料选择病例对照的在性别、年龄、民族和社会文化等因素上相匹配、人口流动性小的隔离群体。然而，即便如此，同种族内群体分层仍很难避免，依然可能导致偏倚，甚至导致假阳性结果。为此，近年来有研究者提出基因组对照法，假设研究所选样本由异质性较高的几个同源的亚人群组成，选取一定数目的、与疾病无关的遗传标志在病例对照样本中同时进行分型，并以这些数据为基础，推断群体分层存在与否，并对关联分析的结果进行校正。最新的研究表明，汉族人群由于居住地域的差异，分层现象明显。其大体可分为北方汉族和南方汉族。进一步的模拟病例对照研究显示，不同汉族人群中的遗传差异足够导致明显的假阳性结果。因此，任何有关汉族人群的遗传关联性研究结果必须谨慎地加以解释，尤其是当标本来源较复杂时。

在病例对照研究中，通常以OR值即优势比来表示某遗传标志与疾病之间的关联程度，其含义是病例组的疾病危险度是对照组的疾病危险度的多少倍［a/c除以b/d = ad/bc，假设被鉴别基因（或标记位点）的两个等位基因为：A和B，a为病例组中A的出现频率，c为病例组中B的出现频率，b为对照组中A的出现频率，d为对照组中B的出现频率］。其值可为0到无穷大。当OR > 1时，提示等位基因A使疾病的危险度增高，为疾病的危险因素。当OR < 1时，说明等位基因A使疾病的危险度降低，为疾病的保护因素，当OR = 1时，表示等位基因A与疾病无关联。95%的可信区间（95% CI）有助于检验OR值的判断意义，如果可信区间包括了无效值（OR = 1），则提示关联无显著意义。

2. 传递不平衡检验（TDT） 为控制病例对照研究中混杂的族群效应对结果的影响，关联研究中还可应用以家系为基础，如采用患者未患病同胞或选择患者双亲为对照。因为患者的两个等位基因分别遗传自其父母，而父母各有一等位基因未被传给子代。由未被遗传的两个单体型构成的基因型可作为对照，这样父母与子代遗传背景一致，族群分层效应得以去除。目前这类方法中最常用的是传递不平衡检验（TDT）。

TDT是以连锁为基础的关联性分析，其原理为，如果一等位基因与疾病无关，那么它由亲代传递给子代的概率应与不传递的概率相等；但当它与疾病相关时，由亲代传递给子代的概率则大于不传递的概率。通过对一定数量的患者及其杂合子父母进行等位基因型检测，TDT能明确所检测的等位基因是否与疾病相关。实际上TDT检测的是与疾病易患基因非常接近、存在连锁不平衡的遗传标记，对于基因内或其附近（一般认为在100万碱基对内）存在高度多态性标志的特定候选基因来说，该方法为较好的选择。TDT的最大优点是最大限度利用了患者父母的资料，既用于检验又构成对照，消除了群体的影响。其缺点是随遗传标志与致病基因距离的增大，相关性迅速降低至0，因而不适用于全基因扫描研究。此外，因为该方法检测亲代与患病子代间不同等位基因的不平衡传递，在父母基因型资料不全时不能用于分析；而当所研究疾病多在成年甚至老年期起病时，获得患者父母的资料很困难，这限制了其应用范围。

统计学家经过改良后提出同胞传递不平衡检验（STDT），不需父母的资料，而以患者与其正常同胞作比较，检测患者遗传标记等位基因频率是否与其正常同胞存在差异。若疾病与该标记不连锁，两者频率应该相同，反之则有差异。这样TDT的应用范围就得以扩大。

TDT方法亦存在对致病风险不高的基因检测效率低的缺点，为达到显著性要求，需要大量的家系，而这在目前的风湿病研究中尚难达到。

（四）动物模型

动物模型研究是遗传病研究中的重要手段。动物模型的研究能对疾病进程进行监控，控制环境因素的影响，并通过近交系等动物品系的应用来减少遗传因素的复杂程度，有利于发现疾病相关的易患基因。目前常用的遗传学动物模型包括：近交系模型、同源导人近交系模型、基因敲除或转基因模型。

1. 近交系模型　近交系动物是指经过20代以上全同胞兄妹单线连续繁殖，各染色体基因趋于纯合，品系内个体遗传背景差异趋于0的动物。近交系动物基本特征有：①基因纯合性：基因纯合性 > 98.6%，同一品系具有相同遗传背景和遗传特点；②遗传稳定性：纯合子可稳定遗传，遗传变易概率小；③表型均一性：在相同环境因素下，同一近交系的表型相同，但不同遗传背景的近交系动物，表型可能差异明显。例如，DA大鼠几乎对所有关节炎模型高度易患，而PVG大鼠只对胶原性关节炎轻度易患。正是由于不同近交品系之间的疾病易患差异性，可以通过选择性杂交或回交等方法，产生新的近交品系。

2. 同源导入近交系模型　指通过回交方法将某近交系的特定等位基因导入到另一个近交系中，以替代后者同一位点的等位基因，由此形成的新近交系。与原近交系相比，同源导入近交系只在一个很小染色体片段上存在等位基因的不同。具体方法为：将具有某一特定性状的近交品系与正常近交品系杂交，子代再与亲代的正常品系进行回交至少10代以上，每代选择性保留具有特定性状的个体，以此得到的动物被认为除了决定特定性状的等位基因与正常品系来源的等位基因不同外，其他的遗传信息均来源于正常品系。该方法的缺点是耗时长。为此，Wakeland在1997年提出标记辅助性选择方案(MASPs)，以遗传标记对子代进行基因组扫描，选择遗传背景最接近于正常近交品系的进行下一代回交，获得同源导入近交系动物只需5代左右。

Guo等在关节炎模型的研究中发现，大鼠4号染色体长臂上数个与抗原递呈相关的C型凝集素受体（APLEC）可能与关节炎发病相关。他们进一步利用针对APLEC区域的同源导入近交系模型，对APLEC进行精细定位和功能研究，发现APLEC区域中与关节炎相关的易患基因为DCIR基因。

3. 转基因动物模型　转基因动物是将已知的外源基因植入动物受体的生殖细胞中，使受体的基因组携带外源基因并能遗传给后代的动物。源于其他鼠系甚至不同种系的纯化DNA可通过微注射技术导入受精卵前核中，如该DNA片段稳定整合于受精卵基因组中，可随转基因动物的发育分布于其所有的细胞中。转基因技术为人类疾病动物模型研究提供了重要的方法。多种人类疾病转基因动物模型的建立为人类疾病的深入研究开辟了新思路，有助于认识疾病发生的分子机制、确定治疗方案及药物开发。

4. 基因敲除模型　在某些小鼠品系中，可应用DNA同源重组原理，用设计的同源片段替代靶基因片段，使靶基因或目的染色体区不进行表达和发挥功能，从而达到基因敲除的目的。其主要操作步骤为①同源重组：将重组载体通过一定的方式（电穿孔法或显微注射）导入同源的胚胎干细胞中，使外源DNA与胚胎干细胞基因组中相应部分发生同源重组，将重组载体中的DNA序列整合到内源基因组中；②筛选成功重组的细胞：由于同源重组自然发生率极低，因此，如何从众多细胞中筛出真正发生了同源重组的胚胎干细胞非常重要。目前常用的方法是正负筛选法（PNS法），标记基因的特异位点表达法及PCR法。其中应用最多的是PNS法；③表型研究：通过观察嵌和体小鼠的生物学形状的变化进而掌握目的基因敲除成功与否。除常规基因敲除法外，还有一种特殊的基因敲除方法，称之为条件性基因敲除法：即将某个基因的敲除限制于某些特定类型的细胞或发育的某一特定阶段。它是在常规的基因敲除的基础上，利用重组酶Cre介导的位点特异性重组技术，在对小鼠基因修饰的时空范围上设置一个可调控的“按钮”，从而使对小鼠基因组的修饰范围和时间处于一种可控状态。

迄今为止，基因敲除技术已经帮助人们构建了数百个人类疾病的小鼠模型，是研究新基因功能的重要工具。构建相应的基因敲除动物模型，对相关疾病的发病机制和潜在治疗靶点研究具有重要的意义。以关节炎模型为例，通过DCIR基因敲除鼠的构建，发现DCIR基因缺失小鼠可自发性发生关节炎、干燥综合征及强直性脊柱炎等多种自身免疫性疾病。

（五）复杂疾病遗传研究方法新进展

随着人类基因组测序计划和基于SNP的单体型图谱构建的完成，人类遗传学研究正在进入一个新的时期。与此同时，经济高效的高通量基因分型技术得到了迅猛发展，目前一个反应可以同时检测上百万个SNP，使一种系统的，甚至是“未知的”、在全基因组范围筛检与疾病关联的变异位点成为可能，这就是全基因组关联研究（GWAS）。

如前所说，GWAS 是一种对全基因组范围内的常见遗传变异基因总体关联分析的方法，在全基因组范围内进行整体研究，能够一次性对疾病进行轮廓性概览，以期发现影响复杂性疾病发生的遗传特征的一种新策略。与以往的候选基因关联分析策略明显不同的是，GWAS 不再需要在研究之前提出任何假设，即不需要预先依据那些尚未充分阐明的生物学基础来假设某些特定的基因或位点与疾病相关联。自 2005 年 Science 杂志报道了首篇有关年龄相关性（视网膜）黄斑变性 GWAS 研究以来，随后一系列 GWAS 研究陆续被报道。以类风湿关节炎为例，2007 年，美国 Plenge 教授和英国 Worthington 教授领导的两个研究小组通过 GWAS 的研究同时发现了 OLIG3 和 TNFAIP3 与 RA 易患相关的新基因。这一轮 GWAS 研究如雨后春笋，层出不穷，除报道了许多未知基因和未知染色体区域序列变异与疾病的关联外，对于复杂疾病 GWAS 研究的方法学的探讨，比如研究设计、统计分析、结果的解释等，也取得了可喜的进步，因此被称为是人类 GWAS 的第一次浪潮。

虽然 GWAS 结果在很大程度上增加了人们对人类疾病分子遗传机制的理解，但也显现出很大的局限性：①目前基于 HapMap 设计的 GWAS 以常见疾病－常见变异假说为前提，通过 GWAS 发现的疾病相关变异多为常见变异（MAF >5%），平均频率在36%左右，而对低频或罕见变异（MAF <5%）的检出效能较低。这主要是由于常见变异具有更高的统计学效能，因此，在既定的样本量下比罕见变异更容易被检测。DNA 测序将是发现罕见变异的主要方法，高通量测序技术的发展及千人基因组计划（1 000 genomes Project）的实施，将为未来进行少见或罕见遗传变异关联分析奠定基础。②虽然 GWAS 以百万 SNP 为遗传标记，但 SNP 的选择仍然依据于 HapMap 数据库的 LD 结构，这种间接设计原则决定 GWAS 更容易发现疾病相关的区域（位点），而对真正致病的变异检出效能不够。有研究对目前 GWAS 所发现的疾病关联 SNP 进行分类，结果提示大部分关联 SNP 位于基因间区（43%）和内含子区域（45%），只有少部分位于基因的功能区域，这些非功能区的变异很难明确其在疾病发生发展中的作用。③目前 GWAS 研究主要以 SNP 为遗传标记，对 SNP 以外的其他变异检出效能非常低。人类基因组的变异除了 SNP 外，还包括微卫星、拷贝数变异和其他结构变异。这些非 SNP 变异通常涉及多个核苷酸，往往可以影响基因的表达，因此具有更重要的生物学意义，可以解释相当一部分复杂疾病性状的遗传易患性。④GWAS 前期发现的危险因素，可能仅仅是在 DNA 水平观察到的关联而已，仍然可能存在着假阳性，而根本的解决办法将是从功能上进行实验验证。研究变异位点对基因功能的影响，或通过细胞或动物模型的研究（如基因敲除或转基因等），对基因与疾病的关联性进行证实，将有助于明确基因的功能以及该基因在疾病发生中的作用。

如果将目前基于 HapMap 设计的 GWAS 称为狭义 GWAS，那么作为一种在全基因组水平进行的关联分析研究方法，随着新技术的不断发展其内涵也将随之不断扩展。广义的 GWAS 概念应该是在全基因组范围内，利用关联分析的原理和方法进行的疾病基因组学研究，不仅包括 SNP，还包括拷贝数变异等其他类型变异、基因表达、表观遗传修饰等。因此，在未来几年内 GWAS 可能会涉及以下几方面的疾病基因组学研究：①全基因组拷贝数变异关联分析；②全基因组测序研究；③全基因组外显子测序研究；④全基因组转录和表达谱研究；⑤全基因组表观遗传学研究。总之，随着科学技术的持续发展，新的检测技术不断出现，将为疾病基因组学研究带来空前的机遇。GWAS 作为一种研究方法具有与时俱进的特点，可以不断吸收和利用这些新技术，并将其应用到复杂疾病的研究中，为疾病预警、临床诊断以及个体化治疗奠定理论基础。

第二节 类风湿关节炎遗传学研究进展

一、类风湿关节炎遗传流行病学

类风湿关节炎（RA）为最常见的自身免疫性疾病之一，以慢性进行性关节破坏为特征。女性发病率是男性的2.5～3倍。迄今为止，该病发病原因不明，但大量研究证明，遗传因素是导致RA的主要原因之一。早在20世纪初，就有学者报道RA的发病具有家族聚集性。最初报道RA同卵双生子患病一致率为30%～50%，而后通过对RA单卵双生子、二卵双生子、同胞、一般人群这4类有遗传信息梯度的群体患病率进行系统调查，显示实际的单卵双生子患病一致率为12%～15%；同胞患病一致率为2%～4%；RA人群中的发病率一般认为为0.8%～1%。同胞患病相对风险 λ_s 在2～17；λ_{mz} 为12～62。由于RA的 λ_s 的差异性大，MacGregor等对芬兰和英国的两项双生子研究数据进行分析，估算出RA的遗传度在60%左右。以上研究提示，遗传因素在RA发生中起重要作用。

二、类风湿关节炎遗传动物模型研究进展

常用于关节炎遗传性研究的模型包括：大鼠和小鼠胶原性关节炎模型（CIA）、油剂诱导的关节炎（OIA）和“姥鲛”烷诱导性关节炎（PIA）等。基于复杂性多基因疾病的基因变异一般仅引起疾病表型的量变而非质变，简称为数量性状基因座（QTL），早期通过不同易患品系大鼠的关节炎模型全基因组连锁分析，已发现60多个大鼠关节炎QTLs（图1－1）。其中一些QTLs在不同品系和不同关节炎模型研究中相重叠，提示这一区域在关节炎发病中起重要作用。例如，大鼠4号染色体长臂42区域的Oia2，Pia7和Cia13相互重叠，进一步利用同源导入近交系模型研究发现，这一区域包含数个与抗原递呈相关的C型凝集素受体（APLEC）。在多种关节炎模型中，其中的DCIR基因变异可明显影响关节炎的易患性、发病时间和严重程度；DCIR基因敲除小鼠可自发性发生关节炎等多种自身免疫性疾病。随后，在人类研究中也证实DCIR基因的变异与RA易患相关。此外，近年来通过对基因敲除鼠、特定基因自发突变等模型的研究，又新发现了数个关节炎易患基因：C5，Ncf1和ZAP70。

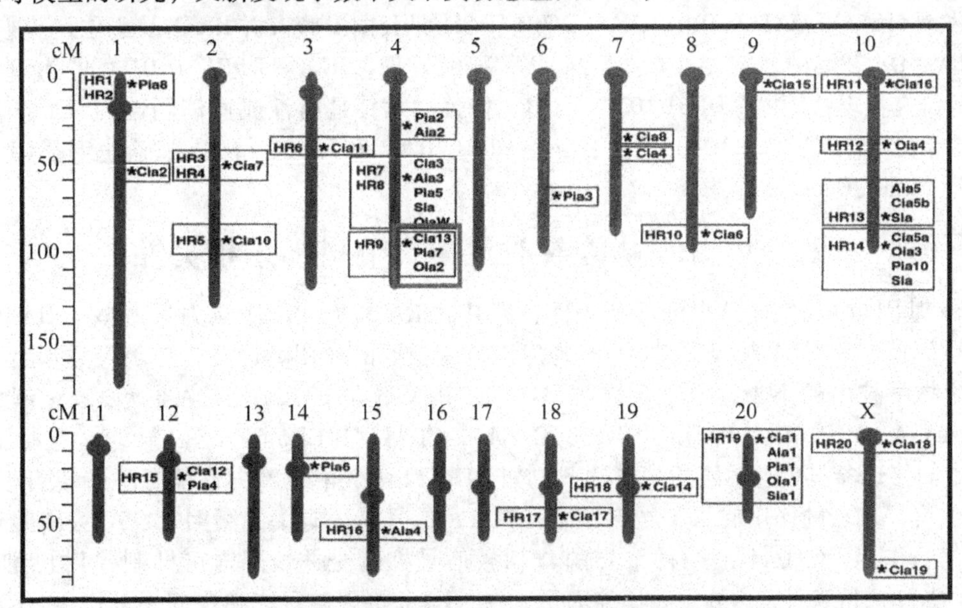

图1－1 大鼠基因组中不同关节炎模型QTL区域

三、人类HLA基因与类风湿关节炎易患相关性

自Stastny首次报道人类白细胞抗原（HLA）－DRB1与RA相关以来，很多学者已通过分子生物学

和血清学方法在不同种族中证实了两者间的关联性。研究发现，与 RA 相关的 HLA - DRB1 等位基因主要有*0101，*0102，*0401，*0404，*0405，*0408，*1001，*1402。这些等位基因可编码一段位于 HLA - DRB1 蛋白 β 链第三高变区 70 ～ 74 位点的特殊氨基酸序列（QK/RRAA，或 RRRAA），该序列被称为 HLA - DRB1 基因共同表位（SE）。研究表明，SE 不仅与 RA 发病有很强的相关性，还与 RA 的进程相关联，可预测 RA 的严重程度及慢性程度。研究还发现，DRB1*0401，*0404 和*0408 主要在白种人群中与 RA 发病相关联，而*0405 主要在亚洲人群中与 RA 发病相关。最新研究显示，SE 主要与抗瓜氨酸蛋白抗体（ACPA）阳性 RA 相关，与 SE 有关的基因 - 基因及基因 - 环境之间的相互作用使 RA 发病风险明显增高（图 1 —2）。

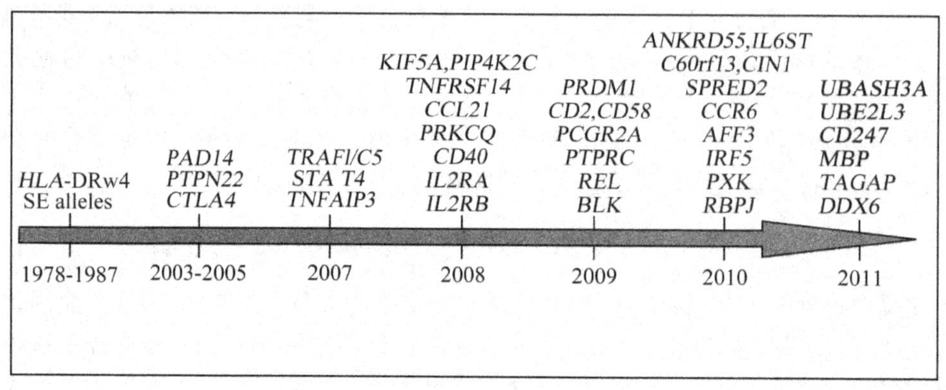

图 1 —2　RA 易患基因研究进展

有关 HLA - DQ 基因与 RA 的相关性尚存在争议。AL - Jarallah 等认为，HLA - DQ 在 RA 遗传易患作用中的意义不大。这主要是由于 DQ 基因与 DRB1 等位基因间存在强连锁不平衡现象，若将携带 DRB1*04 的影响排除，与之相连锁的 DQ 等位基因频率分布在患者和对照组中并无统计学差异，因此认为，DQ 在 RA 的发病中作用不如 DRB1 那么重要。但也有学者认为，HLA - DQA1*0501 和*0401 等位基因与 RA 易患相关，而 DQ：A1*0201 等位基因对 RA 具有保护作用。与 HLA - DRB1 基因一样，不同人群 HLA - DQ 等位基因的 RA 易患性差异很大。我国学者薛愉等研究了汉族人群 RA 与 HLA - DQ 基因多态性，发现 HLA - DQA1*0301，HLA - DQB1*0401 是我国汉族人群 RA 的易患位点。

有关 HLA - DP 基因的研究相对较少。Seidl 等研究发现，HLA - DPB1*0401 可能为 RA 的易患位点。Carthy 等研究发现，HLA - DPB1*0201 与 RA 相关，尤其是男性或血清阴性的 RA 患者。但最近 Raychaudhuri 等发现除*0201 和*0401 外，HLA - DPB1*0202 和*0501 与 RA 发病也明显相关，相关结果发表在近期 Nature Genetics 杂志。

四、非 HLA 基因与类风湿关节炎易患相关性

虽然 HLA 基因与 RA 发病有很强的相关性，但其对 RA 易患性的影响力只占整个 RA 遗传因素的 30%～40%。因此，非 HLA 基因同样对 RA 易患性具有重要的作用。近几年随着人类基因组计划的完成以及分子生物学技术的不断提高，越来越多与 RA 相关的非 HLA 基因被陆续发现，例如 PTPN22，TRAF1C5，STAT4，MHC2TA，PADI4，IRF5，CTLA4，CD28 和 CCR6 等（图 1 —3）。这些非 HLA 基因大部分直接或间接地参与免疫系统的功能调节，如 PTPN22 编码淋巴特异性酪氨酸磷酸酶（Lyp），Lyp 可与 SH3 相结合，两者的作用使与 T 细胞受体（TCR）信号转导有关的激酶 ZAP70 去磷酸化，发挥抑制 T 细胞活化的作用；CTLA4 是一种重要的共刺激信号抑制受体，同样可抑制 T 淋巴细胞的活化；IHC2TA 基因是 HLA Ⅱ 基因表达的主要调控因子，在 HLA Ⅱ 基因转录表达中起中枢作用。CD28 具有降低 T 细胞活化阈值、增加细胞因子白细胞介素（IL - 2）的分泌等功能。这其中除了 PTPN22 与 RA 的易患关联性在白种人群中得到了广泛的证实外，其他非 HLA 基因只在部分特定人种中被发现可能与 RA 存在相关性。

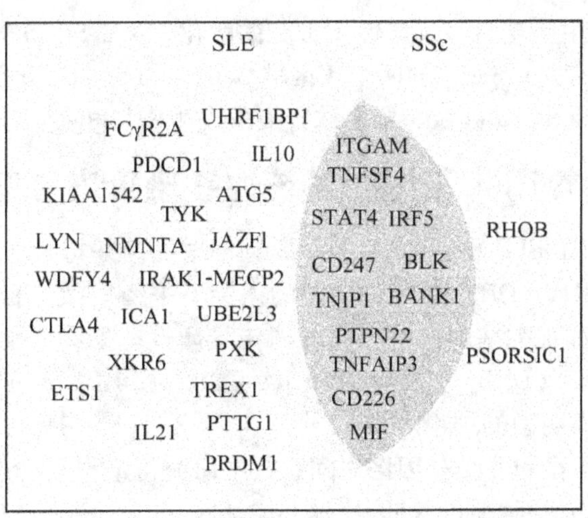

图 1—3 SSc 与 SLE 共同易患基因及疾病特异性易患基因

第三节 系统性红斑狼疮遗传学研究进展

系统性红斑狼疮（SLE）是一种全身性自身免疫病，主要累及皮肤黏膜、骨骼肌肉、肾及中枢神经系统，同时还可以累及肺、心脏、血液等多个器官和系统，临床表现多样。血清中可检测到多种自身抗体和免疫学指标的异常。SLE 主要侵犯育龄期妇女，且男女发病存在明显差异，其比例约为 1 ：9。尽管 SLE 的发病机制至今尚未明确，但大量研究证明，SLE 发病主要为遗传和环境因素共同作用的结果，而且遗传因素在疾病发生中起关键作用。寻找和筛查 SLE 易患性相关的遗传基因成为目前探讨本病发生机制的突破点。

一、系统性红斑狼疮遗传流行病学研究

SLE 在全球范围内的患病率为（30～50）/10 万人，我国的患病率约为 70/10 万人。在不同种族、地域人群中，SLE 患病率有明显差异，如在亚洲人和黑种人，发病率要高于白种人群。研究表明，SLE 具有高度的家族发病聚集性。如 SLE 患者的一级亲属（父母、兄弟、姐妹）的发病率为 5%～12%；单卵双生同胞的 SLE 发病一致率为 24%～58%，明显高于二卵双生子的 2%～5%。这种显著差别说明遗传因素在 SLE 发病中发挥重要作用。但在单卵双生子中最高的一致率也仅有 58%，说明环境因素也起了重要作用。此外，SLE 家系患病风险 $\lambda_s \approx 20$，$\lambda_{mz} \approx 240$，均高于 RA。总之，通过群体、家族和双生子的一系列研究均证实，遗传因素在 SLE 发病中具有重要作用。除此之外，某些近交鼠系自发产生狼疮样症状亦进一步支持 SLE 发病具有一定的遗传基础。

二、狼疮鼠模型的遗传学研究

对狼疮模型的遗传学研究有助于认识人 SLE 复杂的发病机制，而自发性狼疮小鼠模型是研究 SLE 遗传机制的重要工具。狼疮遗传学研究常用的自发性狼疮鼠系有：129，MRL. Faslpr，BXSB. Yaa，NZB 和 NZW 的 F1 代杂合子（BWF1），以及其重组亚品系 NZM 等。

早期通过狼疮小鼠模型的全基因组连锁分析，发现了 100 多个狼疮样疾病的 QTLs。这其中，35 个 QTLs 通过相应的 Congenic 品系研究得到证实，8 个 QTLs 在狼疮家系研究中得到证实。这些 QTLs 分布于 21 个不同的染色体区域，主要集中于 1，4，7 和 13 号染色体。其中 1 号染色体上密集地分布着 16 个的 QTLs，且大部分 QTLs 集中于该染色体的末端，而小鼠 1 号染色体末端与人类 1q23－42 为同源区域，后者已被证明为 SLE 的易患区域。

进一步利用不同遗传背景的 Congenic 品系研究发现，位于小鼠 1 号染色体末端的 Sle1 区域至少包含 4 个独立 QTLs：Sle1a，Sle1b，Sle1c 和 Sle1d，前 3 个 QTLs 各包含 2 个独立的 QTLs 亚区域。Slela 的

两个亚区域 Sle1a1 和 Sle1a2 主要与自身反应性 T 细胞的活化有关；Sle1b 的两个亚区域 Sle1b1 和 Sle1b2 主要与未分化 B 细胞的耐受有关；Sle1c 的两个亚区域 Sle1c1 和 Sle1c2 分别影响 B 细胞生发中心和自身反应性 CD_4^+ T 细胞的产生；而 Sle1d 区域与肾小球肾炎的发生密切相关。

三、人类 HLA 基因与系统性红斑狼疮易患相关性

1971 年 Grumet 首次报道了 SLE 患者的 HLA－B8 频率增加，并与 SLE 发病相关。但后来研究发现，这可能是由于 HLA－B8 与 HLA－DR3 和 DQ2 之间的连锁不平衡所致。目前研究发现，与 SLE 易患密切相关的主要为 HLA－Ⅱ类和Ⅲ类基因，且存在着遗传异质性。如在北美、西欧白种人群中 SLE 主要与 HLA－Ⅱ类基因 HLA－DR3（DRB1*0301）和 HLA－DR2（DRB1*1501）相关，而在有色人种中的研究结果复杂多样，目前尚无明确的结论。

HLA－Ⅲ类基因区位于Ⅰ类和Ⅱ类基因区之间，其中研究得最早、知之最详的是 4 个补体成分的基因，包括 C2，Bf，C4a 及 C4b，因此Ⅲ类基因也称补体基因。C2，C4a 和 C4b 是经典补体激活途径的组成部分。目前研究已发现 C2，C4a 和 C4b 缺陷与 SLE 发病相关；此外，TNF 是 HLA－Ⅲ类基因编码的重要炎症前因子，由于其特殊的生物学活性和基因位置，肿瘤坏死因子（TNF）基因多态性与 SLE 之间的关系日益受到重视，如 Horiuch 等报道，位于 TNF－22RⅡ基因的 I196R 多态性可增加亚洲人群 SLE 发病的风险。此外，在白种人群中通过家系研究发现，DRB1*1501－DQB1*0602、DRB1*0301－DQB1*0201 和 DRB1*0801－DQB1*0402 3 个单倍体型可能与 SLE 发病相关。

四、非 HLA 基因与系统性红斑狼疮易患相关性

2007 年之前的研究除发现了以上 HLA 基因外，还发现了数个与 SLE 易患相关的非 HLA 基因。例如①位于 1p36.3－34.1 区域的 C1q：在人类 SLE 及动物模型中，C1q 缺陷均可导致狼疮易患性增强。②位于 1q23－24 区域、与免疫复合物处理及凋亡细胞清除有关的 FcγRⅡ和 FcγRⅢ基因：Zuniga 等研究发现，在西班牙人群中 FcγRⅡA（R131）－FcγRⅢA（F176）单体型与 SLE 发病相关；Selgiman 等则发现白种人群中 FcγRⅢA（F158）是狼疮肾炎的风险因子。③PTPN22 基因：2004 年，Nature 首次报道了 PTPN22 1858T 变异与 1 型糖尿病（T1DM）发病相关，随后的研究发现，PTPN22 基因多态性与多种免疫性疾病如 T1DM、RA 及 SLE 等相关，说明 PTPN22 编码的 LYP 可能在系统性自身免疫疾病中发挥重要作用。④位于 7q32 区域的 IRF5：功能研究显示，SLE 患者的 IRF5 可明显上调干扰素诱导的基因表达。在白种人群，共发现 3 个与 SLE 相关的 IRF5 易患位点：rs2004640，rs10954213 和 1 个位于 6 号外显子 30－bp 大小的插入/缺失片段；在亚洲人群中，rs2004640 与 SLE 发病密切相关。

2007 年后随着遗传学研究技术的日渐成熟，SLE 易患位点增加到了 30 多个（表 1—2）。这其中除证实了以上通过连锁分析或候选基因方法发现的基因外，还新发现了 ETS1，BANK1，BLK，IRAK1/MECP2，ITGAI，STAT4 和 TNFAIP3 等新的狼疮致病基因。今后针对这些易患基因的功能研究，将为揭示新的 SLE 致病机制提供重要信息。

表 1—2　SLE 显著易患基因

基因	区域	P 值	OR
BANK1	4q24	3.7×10^{-10}	1.4
BLK	8p23.1	7.0×10^{-10}	1.22
C1q	6p21.32	–	5～10
ETS1	11q24.3	1.77×10^{-25}	1.37
FcGR2A－FcGR3A	1q23.2	6.78×10^{-7}	0.74
HLA－DR2，DR3	6p21.32	1.71×10^{52}	2.36
IKZF1	7p12.2	2.75×10^{23}	0.72

基因	区域	P 值	OR
IL-10	1q32.1	4.0×10^{-8}	1.19
IRAK1，MECP2	Xq28	1.2×10^{-8}	1.39
IRF5	7q32	4.4×10^{-16}	1.45
ITGAM-ITGAX	16p11.2	1.61×10^{-23}	1.62
LYN	8q12.1	5.4×10^{-9}	0.77
PRDM1，ATG5	6q21	1.74×10^{-8}	1.19
PTPN22	1q13	9×10^{-5}	1.4
STAT1，STAT4	2q32.3	1.9×10^{-9}	1.55
TNFAIP3	6q23.3	2.9×10^{-12}	2.3
TNFSF4	1q25.1	6.08×10^{-7}	-
TNIP1	5q33.1	3.8×10^{-13}	1.27

第四节　强直性脊柱炎遗传学研究进展

一、AS 遗传流行病学研究

强直性脊柱炎（AS）是第二大类慢性炎性关节病，以脊柱和骶髂关节炎症为特征，引起骨关节破坏直至强直。群体研究表明，不同人群和种族的 AS 患者都表现出与 HLA2-B27 相关，90%以上 AS 患者的 HLA-B27 为阳性，且 AS 的群体发病率与人群中 HLA-B27 的阳性率相关，即 B27 阳性率高的群体，AS 发病率亦高，反之亦然。例如，白种人 B27 阳性率为6%～8%，AS 发病率约为0.2%；中国汉族人群 B27 的阳性率约为 8%，发病率为 0.3%；而加拿大印第安海达族人 B27 阳性率高达 50%，AS 发病率也增高至4.3%；日本人的 B27 阳性率仅0.5%，其 AS 发病率也极低，约0.006%。AS 表现出明显的家族聚集倾向：$\lambda_s\approx82$，$\lambda_{mz}\approx630$，单卵双生子发病一致率约为63%，而二卵双生子则为15%；一级亲属患病一致率 8.2%，二级亲属患病一致率 1.0%，并随亲缘关系的疏远发病危险性迅速降低；AS 遗传度 >70%，证明遗传因素在 AS 发病中占重要地位。

二、AS 易患基因的研究现状

1. HLA-Ⅰ类基因与 AS　如前所述，不同人群、不同种族的 AS 患者都表现出与 B27 相关，表明可能是 B27 而非其邻近的另一个基因参与了 AS 的发病。HLA-B*2705/04 转基因小鼠发生类 AS 疾病的研究也进一步证明了上述观点。迄今已有 25 个 HLA-B27 等位基因被正式命名（B*2701-B*2725）。已明确 B-2701，02，04，05，07，08，10，14，15，19 等位基因在不同人群中被证实与 AS 相关，B*2703 与 AS 弱相关，而 B*2706，09 可能与 AS 呈负相关，其余亚型由于频率很低，尚未能确定与 AS 关联与否。

2. HLA-Ⅱ类基因与 AS　Brown 等发现在英国白种人群中，AS 与 HLA-DR1 位点独立相关，与 HL，A-DR12 呈负相关。而 HLA-DR7 与 AS 早发有关。Said-Nahal 等对 70 个脊柱关节病多发家系研究发现，HLA-DR4 与 AS 易患相关且不依赖于其与 HLA-B27 之间的连锁不平衡，提示 HLA-DR4 为独立的 AS 易患因素。Zhang 等通过全基因组扫描结果显示，HLA-DRB1，DQA1，DQB1 以及 HLA-DPB1 均与 AS 易患基因呈显著连锁，且以 HLA-DRB1 的连锁程度最强。

3. HLA-Ⅲ类基因与 AS　TNF-α 是一个促炎症细胞因子，在感染和炎症性疾病中起着关键作用。TNF-α 编码基因定位于 HLA-Ⅲ类基因区内，TNF-α 的产生受特定的 TNF 基因调控序列的影响。目前发现 TNF 启动子区域的多态性可能与 AS 易患相关，如 Milicic 等分析不同人群中 TNF 启动子区域多态性，发现德国南部地区 AS 患者中 TNF-308 等位基因的频率显著下降；但英国人群中未发现 TNF-308 多态性与 AS 相关。结果提示，TNF 启动子的多态性本身可能不直接参与 AS 发病，有可能是与之紧密连锁的另一个 HLA 基因参与了发病。

4. 非 HLA 基因与 AS　除 HLA 区域基因外，众多学者对非 HLA 区域基因与 AS 的相关性也做了大量研究，发现 IL-1，IL-23R，ARTS1 等基因与 AS 存在强相关性（表 1—3）。

表 1—3　AS 易患基因一览

区域	基因	功能
6p21.3	HLA-B	抗原递呈
5q15	ERAP1	氨基肽酶
1p31.2	IL23R	细胞因子受体
2p15	-	-
21p22	-	-
12p13.2	TNFRSF1A	细胞因子受体
16q22	TRADD	参与细胞凋亡信号通路
9q32	TNFSF15	炎性细胞因子
2q14	IL1A	炎性细胞因子
2q12	ILIR2	细胞因子受体
9q34	CARD9	先天免疫防御功能
4q21.3	ANTXR2	血管形态发生

有关 IL-1 与 AS 关联的研究目前较多。全基因组扫描分析显示，2q12-14 区域与 AS 呈强相关，已知 IL-1 基因簇中的 9 个成员位于该区域：IL-1A，IL-1B，IL-1F7，IL-1F9，IL-1F6，IL-1F8，IL-1F5，IL-1F10 和 IL-1RN。IL-1A 和 IL-1B 编码产生前炎症细胞因子，IL-1RN 编码产生内源性 IL-1 受体拮抗药，其余 6 个成员分别与 IL-21A/IL-1B 或 IL-1RN 具有结构同源性。IcGarry 等发现在苏格兰地区，位于 IL-1RN 第 2 个内含子中的可变数目串联重复等位基因 2（IL-1RN*2）与 AS 存在显著关联，但未能发现这一等位基因与，S 的临床特征存在相关，因此，这种关联的功能意义尚需进一步研究。近来 Maksymowych 等在加拿大埃德蒙顿地区的 AS 患者中发现，IL-1RN 基因第 6 外显子 30735 位上的 C 等位基因与 AS 显著相关，且 30735C/31017C 单体型与 AS 正相关，30735T/31017C 单体型与 AS 负相关。

最近，英国 Welcome Trust Case-Control Consortium（WTCCC）发现了与 AS 密切相关的 2 个新基因位点：IL-23R 和 ARTS1。IL-23R 基因位于 1p31 区域，是一种强力促炎症细胞因子，刺激辅助性 T 细胞（Th_{17}）细胞分化以及 TNF-α，IL-6，IL-17 和 IL-22 等细胞因子的分泌。研究已发现，IL-23R 与多种自身免疫病，如 AS 及银屑病关节炎、炎性肠病（IBD）发病相关。在 WTCCC 的研究中发现，IL-23R 的 8 个 SNP 中的 7 个位点与 AS 显示出相关性，其中，SNP rs11209032，rs11209026 和 rs10489629 显示极强相关性。2008 年 Rueda 等在西班牙人群中亦发现了 IL-23R 基因的 2 个 SNP 位点（rs11209026，rs1343151）与 AS 存在关联。但 Davidson 等研究发现，与白种人群 AS 强相关的 IL-23R 基因的 1 个 SNP 位点（rs11209026）在中国人群中不具多态性，IL-23R 的下游转录因子 Stat3 却与汉族人 ALS 强相关。这些结果表明，不同种族间同一疾病可能存在不同的相关基因位点。ARTS1（或 ERAP1）基因增加 AS 发病风险是最近几年最重要的发现之一。ARTS1 是一种位于内质网内的氨肽酶，可从细胞表面裂解 IL-1，IL-6 和 TNF 等细胞因子受体，因此，ARTS1 功能的丧失可能具有促炎作用。在 WTCCC 及后来的研究中，发现 ARTS1 SNPs rs27044，rs30187，rs17482078，rs10050860 和 rs2287987 均与 AS 发病相关，但与克罗恩病、溃疡性结肠炎无相关。

第五节 其他风湿病遗传学研究进展

一、系统性硬化

系统性硬化（SSC）是一种系统性自身免疫病，以累及小动脉、微血管和广泛结缔组织为特征的弥漫性结缔组织病。女性发病率是男性的3倍。据美国统计该病的发病率为0.026%。美国和澳大利亚的研究发现其一级亲属中发病率为1.4%～1.6%，家系发病风险$\lambda_s \approx 20$，$\lambda_{mz} \approx 250$，提示遗传因素在SSC发病中发挥重要作用。

目前，经研究证实的大部分SSC易患基因位点都与其他自身免疫性疾病，尤其是SLE的易患位点相重叠，如CD247，PTPN22，IRF5，BANK1，BLK，ITGAM，STAT4，TNFSF4和TNFAIP3等（图1－3）。此外，还发现RHOB和PSORS1C1为SSC特异性易患基因。RHOB是Rho蛋白家族中的一员，具有GTP酶活性，在细胞的信号转导通路中起重要作用。Rho亚家族蛋白通过其下游靶效应分子调节细胞骨架的活动，进而参与细胞迁移和细胞凋亡。在动物模型中，RHOB敲除可明显改善糖尿病的严重程度；PSORS1C1属HLA Ⅰ类基因，多项研究证明PSORS1C1为银屑病的主要易患基因。

除PSORS1C1外，其他与SSC易患相关的HLA基因主要为Ⅱ类基因，但在不同种族或不同亚型SSC中，存在明显遗传异质性。目前，被公认与SSC发病相关的HLA Ⅱ类基因有HLA－DRB1*1104－*0701单体型，主要与特异性自身抗体阳性SSC相关；HLA－DQB1*0501－HLA－DRB1*0101单体型，主要与自身抗体ACA产生相关；HLA－DRB1*1104－HLA－DPB1*1301单体型，主要与自身抗体ATA产生相关；HLA－DQB1*0302与自身抗体ARA产生相关。

二、骨关节炎

骨关节炎（OA）又称退行性骨关节病，是最常见的关节疾病，尤其危害老年人健康，并给社会带来沉重负担。OA具有很强的遗传性，早在120多年前人们就注意到OA具有家族聚集倾向，1940年Stecher发现结节性OA患者的母亲患OA的比例是普通人群的2倍，其兄弟姐妹是普通人群的3倍。双生子研究提示，OA的遗传度为30%～70%。除罕见的早发家族性OA可能与某个特定基因缺陷有关外，一般OA都为多基因遗传，而环境因素影响基因的表达。

早期研究显示，编码Ⅱ型胶原的COL2A1基因有40～50种不同的变异，COL2A1的R75C和R519C位点突变（精氨酸被替换为半胱氨酸）导致脊柱骨骺发育不良及早发性OA。维生素D受体基因（VDR）也是一重要候选基因，其基因多态性使OA的相对危险性增加2.27倍，伴膝OA及脊椎骨赘形成。膝OA与人类2q上的IL－1基因区域明显相关。IL－1是导致OA滑膜炎症，加重OA软骨退行性变的主要细胞因子之一。Stern等研究了美国白种人群手OA与编码IL－1β的基因单个核苷酸多形性的关系，发现侵蚀性手OA与IL－1B（编码IL－1β）5810AA基因型有明显相关性。转化生长因子（TGF）131在骨质修复及骨质形成中起重要作用，也是影响OA的主要细胞因子之一。TGFβ_1 SNP T869C多态性，导致TGFβ_1氨基酸10位置亮氨酸－脯氨酸（Leu→Pro）的替换，与脊柱OA基因易患性相关。

近年来通过GWAS等研究，新发现了数个OA易患基因或区域（表1－4）。其中，位于染色体1p21区域的COL11A1基因主要与髋关节OA易患相关。COL11A1编码Ⅺ型胶原α_1亚基。Ⅺ型胶原蛋白主要存在于软骨细胞外基质中，对软骨胶原纤维的组装起作用。位于COL11A1基因启动子区域的rs6692914变异可能干扰转录蛋白结合，进而影响信使核糖核酸（mRNA）的表达；位于染色体13q34的MCF2L，本身编码一种神经生长因子（NGF）。曾有报道显示，用抗神经生长因子的抗体治疗骨关节炎患者可以明显减轻患者的疼痛并且改善疾病。随着MCF2L基因突变与骨关节炎发病相关性的揭示，人们开始逐渐意识到神经生长因子的功能异常可能是导致骨关节炎的重要病因。MCF2L基因的编码产物可能在软骨关节行使正常功能时发挥作用，因此，该基因的突变导致了骨关节炎的发病。

表1—4　新近发现的OA易患基因或区域

基因	临床表型	功能
COL11A1	髋关节炎	胞外基质成分
Chrom 19	OA关节腔狭窄	软骨形成
MCF2L	膝或髋关节炎	疼痛知觉
Chrom 3p21.1	OA全关节置换术	-
CHST11	髋关节炎	软骨形成

三、原发性高尿酸血症与痛风

原发性高尿酸血症和痛风是常见的风湿病之一，近几年来，随着人们生活水平的提高，该病发病率明显上升。研究发现，在不同种族间痛风发病率有明显差异，且家族聚集性明显，在单卵双生子中发病一致率较高，与单亲有高尿酸血症和痛风者相比，双亲有高尿酸血症和痛风的患者病情较重、发病年龄较早，以上均提示该病与遗传因素密切相关（表1—5）。

表1—5　原发性高尿酸血症和痛风显著易患基因

基因	表型	OR
SLC2A9/CLUT9	Serum urate	Not applicable
	Hyperuricaemia	1.7～1.9
	Gout	1.3～5.0
ABCG2	Serum urate	Not applicable
	Gout	1.7～2.2
SLC22A12/URAT1	Reduced renal uric acid excretion	1.4
	Serum urate	Not applicable
	hYPERURICAEMIA	1.4
	Gout	1.2～1.8
	Hyperuricaemia	1.1～2.4
Methylene tetrahydrofolate reductase［MTHFR］	Hyperuricaemia	1.5～1.7

早期通过对原发性痛风患者的家系进行调查后认为，痛风可能是在多基因控制的背景下，有一个常染色体显性基因发挥主要作用，性别对这个基因作用有明显的影响。而高尿酸血症的遗传异质性明显，可能为多基因遗传病。近期研究新发现数个高尿酸血症或痛风的易患基因，其中，位于染色体4p16.1区域的SLC2A9 P412R位点突变可导致尿酸排泄减少；Dinour等通过对严重低尿酸血症的家系研究发现，SLC2A9的L75R位点突变严重影响尿酸的正常重吸收；此外，通过GWAS研究发现SLC2A9上的6个SNP位点rs6855911，rs7442295，rs6449213，rs12510549，rs737267，rs1014290与血清尿酸浓度有关。ABCG2作为一种转运蛋白定位于细胞膜，广泛分布在具有分泌和排泄功能的组织。在机体内负责维持细胞稳态等功能。研究发现ABCG2 rs2231142突变与血清尿酸浓度密切相关，约有10%的白种人痛风发病与该突变相关。在日本人群中发现该位点突变可引起尿酸排泄困难，使血清尿酸浓度上升，引发高尿酸血症。位于染色体11q13上的SLC22A12基因编码的hURAT1具有转运尿酸盐的功能，与尿酸盐的重吸收密切相关。Ichida对日本32例无血缘关系的遗传性肾性低尿酸血症患者进行研究，结果发现30例患者存在SLC22A12基因突变，突变患者血尿酸水平显著降低，可能与高尿酸血症和痛风的发生有关。此外，位于1p36.3区域的甲基四氢叶酸还原酶（MTHFR）基因产物为一种重要的一碳单位代谢酶。MTHFR基因C677T突变可直接影响MTHFR的活性和耐热性，表现为不同程度的酶活性降低并伴有酶的耐热性降低。来自日本和韩国的研究发现，日本老年男性MTHFRC677T基因型与血尿酸水平显著相关，携带T/T基因型者血清尿酸水平明显增高，C677T突变为韩国老年男性高尿酸血症的独立危

险因素。

幼年特发性关节炎（JIA）是一种异质性疾病，由一些临床表现、预后、免疫学特征各不相同的亚型构成。其群体发病率在不同种群中差异较大，多数报道16岁以下发病率为0.01%～0.02%。JIA家庭聚集性提示，其与遗传有关，λ_s为15～30，单卵双胎发病一致率为25%～40%，提示遗传因素可能发挥重要作用。

研究发现，HLA－DRB1*0801，*1104和DPB1*0201与少关节型JRA发病强相关，同时*0801还可能与类风湿因子阴性的系统性JIA易患相关，而与成年RA强关联的DRB1*04，由于研究结果不一致，其在JIA发病中的作用尚存在争议。其他与JIA发病有关的HLA位点还有DRB1*0308，HLA－A2，HLA－B27等。

目前被公认与JIA发病相关的非HLA基因位点有PTPN22rs2467701和IL2RArs2104286。

第二章

免疫细胞和细胞因子在风湿性疾病中的意义

免疫系统由许多不同类型的细胞、组织和器官构成，这些细胞通过淋巴管、血液、细胞间接触或者由它们分泌的分子（细胞因子）保持通讯，免疫细胞和细胞因子共同组成一个免疫网络，调节着机体的免疫状态。免疫细胞和细胞因子常发生异常，从而导致风湿免疫性疾病的发生。

免疫系统可分为固有免疫系统和适应性免疫系统。固有免疫系统是防御感染的第一道防线。其特点是启动迅速，引起急性炎反应，有一定特异性，但是没有记忆功能。组成固有免疫系统的细胞有吞噬细胞（包括中性粒细胞和巨噬细胞）、树突状细胞、自然杀伤细胞、肥大细胞、嗜酸性粒细胞和固有免疫系统的其他细胞（包括血小板和红细胞）。固有免疫系统的分子包括补体、急性时相蛋白如C反应蛋白（CRP）等和细胞因子。固有免疫反应一般发生在适应性免疫反应之前，固有免疫分子通过与各种微生物共有的特殊细胞结构起反应，从而介导防御微生物感染。"适应性免疫系统"是防御微生物感染的第二道防线，主要包括T细胞、B细胞、抗体和细胞因子。当固有免疫系统不足以应对微生物感染时，适应性免疫系统开始起作用。两种系统之间关键区别是适应性免疫系统特异性更高、作用更强，并具有记忆性。细胞因子是在细胞间传导信号、趋化免疫细胞到达反应部位、诱导细胞生长以及调节免疫细胞功能的小分子物质。

固有免疫系统和适应性免疫系统有紧密的联系。固有免疫细胞在启动免疫应答的过程中所产生的细胞因子，可以诱发适应性免疫应答；相反，适应性免疫系统的分子（如抗体）在攻击微生物的过程中，也能激活固有免疫系统的补体。同时固有免疫系统的活化模式对于适应性免疫系统的反应模式有指导作用。

功能健全的免疫系统的对防止感染至关重要，但发生异常时也容易导致疾病。免疫耐受是防止免疫系统对自身抗原产生损害性免疫反应的重要机制。当免疫耐受机制受到损害时，机体便对自身抗原产生有害反应，损害某些器官、组织或系统，发生风湿免疫性疾病。

第一节　固有免疫系统的细胞及其在风湿性疾病中的意义

固有免疫对决定自身免疫反应是否发生非常重要。固有免疫反应防止感染微生物的复制和扩散，同时也驱动、调控随后形成的适应性免疫反应。固有免疫反应的主要参与细胞是单核吞噬细胞、中性粒细胞、DC细胞、NK细胞、肥大细胞等，下面分述这些细胞的生理特征和在风湿性疾病中的意义。

（一）吞噬细胞

性粒细胞、单核巨噬细胞是职业吞噬细胞，DC细胞和肥大细胞等也有较强的吞噬功能。介导吞噬的受体包括清道夫受体（SR）、Fc受体、补体受体（CR），用于识别并吞噬病原体、外来性异物和细胞残骸。模式识别受体（PRRs）如Toll样受体（TLR）用于识别一些病原体的特定分子和组织损伤信号，并与吞噬受体相互作用，介导信号传导。

1. 中性粒细胞　中性粒细胞也称为多形核细胞白细胞（PIN），是最常见的白细胞，占血液中所有白细胞的50%以上。中性粒细胞在骨髓中产生，寿命很短（一般为几天），并在血流中经细胞凋亡而死亡。它们的主要功能是防御胞外微生物感染，同时也是急性炎的重要效应细胞。其特点是具有吞噬功能、释放颗粒内细胞溶解酶、产生具有微生物杀伤功能的活性氧（ROI）和其他抗菌活性物质。除了以上经典功能，中性粒细胞还表达一系列抗炎效应分子，如细胞因子、趋化因子、补体等。另外，中性粒细胞还参与激活调节固有免疫和适应性免疫的功能。

中性粒细胞表面分子有免疫球蛋白（Ig）G的Fc受体（CD16，CD32）、补体受体（C5aR，CR1，CR3）、黏附分子（LFA-1，VLA4），分别介导调理性吞噬和细胞的黏附和渗出，中性粒细胞功能活化G蛋白耦联受体，还有一系列病原体模式识别受体PRRs（除TLR3之外的Toll样受体家族、C型凝集素受体CLEC7A和CLEC2）。通过PRRs识别病原体和组织损伤分子，激活中性粒细胞，释放ROI及细胞溶解酶和抗菌肽而产生效应功能。

人们曾认为，中性粒细胞是炎症效应的终末细胞，生物合成能力弱。近来发现，中性粒细胞在不同的信号刺激下，能表达多种细胞因子，影响固有和适应性免疫反应，调节其他免疫细胞的功能。中性粒细胞分泌的细胞因子谱较广，包括CXC及CC趋化因子，促炎性细胞因子（IL-1，IL-7，IL-18，MIF），抑制炎症的细胞因子TGF-β，集落刺激因子G-CSF，TNF超家族成员（TNF，BAFF，APRIL，RANKL，TRAIL）等。中性粒细胞来源的细胞因子BAFF（B细胞活化因子）和APRIL对B细胞的增殖、成熟和分化非常重要。在类风湿关节炎（RA）患者的炎性滑膜液中，可发现分泌高水平APRIL的中性粒细胞。在RA患者的滑液中，中性粒细胞可表达高水平的RANKL，通过激活破骨细胞导致骨质破坏。

中性粒细胞还可通过释放细胞外纤维网状物即中性粒细胞外陷阱（NETs）来网络杀伤微生物。NETs中主要含有来自于中性粒细胞的DNA和颗粒蛋白。NETs的形成虽然有助于清除感染微生物，但也与血栓发生、脓毒症和系统性红斑狼疮（SLE）等疾病有关。

中性粒细胞的半衰期为8～10小时，主要以细胞凋亡方式清除，此过程可以从炎性组织中去除过时的中性粒细胞，同时又不会释放细胞内的有害内容物。吞噬凋亡中性粒细胞的吞噬细胞还可产生抗炎介质抑制炎症反应。因此，无论是生理还是病理状态下，中性粒细胞的凋亡在调节炎症反应中都起到非常重要的作用。

中性粒细胞凋亡也是自身免疫病的一个重要病理机制，许多自身免疫病中常常存在中性粒细胞凋亡机制异常。凋亡异常可分为凋亡抑制和凋亡增多。凋亡抑制会使效应中性粒细胞存活时间延长，从而促进炎症反应和组织损伤。在晶体性关节炎（单钠尿酸盐，焦磷酸盐晶体）、炎性肠病、RA中常有中性粒细胞凋亡抑制和效应中性粒细胞数量增加。另一方面，中性粒细胞凋亡增多也与一些自身免疫病相关联。在RA中，炎性滑膜液中常发现凋亡中性粒细胞。SLE一个典型特点就是存在大量凋亡的中性粒细胞。中性粒细胞胞质抗体（ANCAs）相关血管炎也存在中性粒细胞凋亡增加，凋亡的中性粒细胞可能会暴露出一些中性粒细胞抗原以促进ANCAs的产生。凋亡中性粒细胞可能与体内凋亡细胞清除障碍有关。因此，凋亡中性粒细胞清除异常可能在自身免疫中起到一个自我放大作用，促进自身抗体等病理炎性介质的产生，而这些介质进一步增加中性粒细胞的死亡，进一步放大炎症反应。

2. 单核吞噬细胞　单核吞噬细胞系统是广泛分布于各种组织内，具有活跃的生物合成功能的细胞。它们起源于骨髓中的造血干细胞，以单核细胞形式在体内循环，并能对炎症刺激物起反应，持续地进入组织成为巨噬细胞。其主要功能是通过吞噬过程除掉微生物和死亡的体细胞，维持内环境稳定以及参与细胞、体液介导的固有和适应性免疫应答。它们是高度异质性的细胞，在不同的环境信号刺激下具有不同的功能，或促进炎症发生或抑制炎症反应，或介导免疫耐受或促进创伤的愈合。

单核吞噬细胞的细胞毒机制包括释放不同的酶、阳离子蛋白和多肽，一起介导微生物的杀伤和消化。单核吞噬细胞活化时产生氧代谢物，如超氧化物和氧化亚氮，在杀伤胞内病原体上起重要作用。单核吞噬细胞表面分子有微生物模式识别受体PRRs（如甘露糖受体、Toll样受体、清道夫受体、CD14），Fc受体（CD16，CD32，CD64，CD89），补体受体（CR1），黏附分子，组织相容性复合体（MHC）Ⅰ类和Ⅱ类分子，这些表面分子介导微生物的识别、吞噬和抗原递呈，诱导适应性免疫应答。

巨噬细胞由循环血液中单核细胞分化而来，几乎存在于所有的组织，是免疫反应的重要细胞。循环单核细胞在不同的趋化因子和黏附分子受体作用下分化为不同的组织单核吞噬细胞，如破骨细胞（骨骼）、库普弗细胞（肝）、肺泡巨噬细胞（肺）、小胶质细胞（脑）、组织细胞（结缔组织间隙）等。

巨噬细胞主要功能是组织免疫监视和免疫抑制。它们对其周围环境进行免疫监视，识别入侵微生物和组织损伤信号，刺激活化淋巴细胞和其他免疫细胞，防御微生物感染。除了抗感染，巨噬细胞也通过吞噬清除死亡细胞和有毒物质保持组织的健康，同时抑制炎症，使机体在感染和损伤后快速恢复稳态。在静息状态下，巨噬细胞通常诱导免疫耐受，如结肠巨噬细胞抑制机体对肠道菌群及其产物的免疫耐受反应，IL-10 是此作用重要的效应分子。脾边缘区巨噬细胞介导凋亡细胞的致耐受作用，去除这类细胞会使机体发生 SLE 样病变。

巨噬细胞具有很强的可塑性，针对不同的环境因素改变自身生理特征。根据其活化后的不同功能可将巨噬细胞分为 4 类：经典活化巨噬细胞（M_1 巨噬细胞）、旁路活化巨噬细胞（M_2 巨噬细胞）、肿瘤相关巨噬细胞（TAMs）和骨髓来源的抑制性巨噬细胞（MDSCs）。M1 细胞的功能是宿主防御微生物感染和抗肿瘤；M_2 细胞具有抑制炎症和促进创伤愈合的功能；TAMs 抑制抗肿瘤免疫；MDSCs 与 TAMs 关系紧密，可能是其前体。

组织损伤或感染发生时，M_1 巨噬细胞首先应答，可分泌促炎性介质如 TNF-α，IL-1，NO 等，激活多种抗菌机制杀伤微生物。M_1 细胞还分泌 IL-12 和 IL-23，分别促进 Th_1 和 Th_{17}的分化，进一步抵抗微生物感染。M_1 细胞产生的活性氧、活性氮中间体在杀伤病原体的同时也对组织造成损伤。M_1 细胞参与多种慢性炎和自身免疫病发病机制（如炎性大肠病、类风湿关节炎、多发性硬化）。

M_2 巨噬细胞除了固有的吞噬功能和抗炎作用，在损伤修复中也起重要作用。M_2 细胞具有抑制炎症的活性，在创伤修复和组织纤维化中发挥重要作用。M_2 细胞分泌 TGF-β_1 和 PDGF，促进上皮细胞和成纤维细胞的生长，同时还具有调节 Th_2 型炎症反应的功能，介导过敏性疾病的发生。

3. 树突状细胞　树突状细胞（DCs）起源于骨髓造血干细胞，具有高度异质性。DCs 代表固有和适应性免疫系统之间最初的界面。DCs 是最具影响力的一类抗原递呈细胞，可识别、处理、递呈众多类别的抗原，在引发免疫反应和介导免疫耐受两方面均起重要作用。

根据其产生途径的不同，DCs 可分为髓样 DCs（mDCs）和浆样 DCs（pDCs）。mDCs 可进一步分为郎汉斯细胞（LCs）和间质性 DCs（intDCs），前者存在于皮肤中，后者分布广泛。两者均可产生 IL-12，诱导初始 CD_4^+ T 细胞增殖，但只有 intDCs 能产生 IL-10 和诱导初始 B 细胞成熟为浆细胞。pDCs 存在于血液和外周组织中，病毒感染或细菌 DNA 可刺激 pDCs 产生大量干扰素（IFN-α）和 IFN-β。

不同亚群的 DCs 控制着 T 细胞和 B 细胞的免疫反应方向，即免疫活化或耐受。成熟的 DCs 介导抗原特异性免疫反应，不成熟的 DCs 则维持外周的免疫耐受。DCs 启动免疫的机制：存在于外周的未成熟 mDCs 识别吞噬病原体或坏死组织，诱导 mDCs 成熟，经输入淋巴管进入回流淋巴结的 T 细胞区，并在此区域将处理的抗原递呈给 T 细胞，导致 T 细胞增殖、分化成具有特定功能和细胞因子谱的 Th 细胞和效应 T 细胞。DCs 也激活 B 细胞和 NK 细胞。未成熟 DCs 摄取递呈自身抗原给 T 细胞，并在缺乏共刺激分子的情况下诱导免疫耐受。

DCs 在诱导外周耐受中起重要作用。胸腺细胞在发育过程中通过阳性选择去除对自身抗原有高亲和力的 T 细胞，完成中心耐受。但仍有小部分自身反应性 T 细胞没被删除，需要外周耐受来控制。外周耐受的机制：未成熟 DCs 吞噬凋亡细胞，并在回流淋巴结中将处理过的自身抗原递呈给初始自身反应性 T 细胞，可通过诱导调节 T 细胞（Treg）来实现外周耐受。当不适当的刺激活化了未成熟 DCs 时，会发生自身免疫反应。SLE 可看做是 DCs 对凋亡细胞的异常处理所致的疾病。

（二）肥大细胞

肥大细胞遍及周身，分布在接近血管的结缔组织中，特别是在呼吸、泌尿生殖和胃肠道上皮下的组织。肥大细胞胞质中有大而独特的致密电子颗粒，颗粒内容物包括一些炎症介质（如组胺，白三烯）和细胞因子（TNF-α，IL-8，IL-5，血小板活化因子），能引起血管舒张，使血管通透性增强，趋化其他免疫细胞。作为吞噬细胞的一种，肥大细胞膜表面表达有 FcRs，CRs，TLRs 等受体。当受到不同的刺激时，肥大细胞脱颗粒，释放预存的炎性介质，同时也增加多种细胞因子和趋化因子，从而促进和放大炎症。

肥大细胞是介导过敏反应的重要细胞，近来发现，它在自身免疫反应中也有显著作用。肥大细胞介导Ⅰ型超敏反应，当变应原与预先结合在肥大细胞表面FcεR的IgE结合，并引起FcεR交联时，肥大细胞受刺激脱颗粒，引发严重的过敏反应。此种反应模式为IgE依赖模式，与自身免疫病关系较少。然而，肥大细胞还存在IgE非依赖模式，当受到IgG及微生物抗原、免疫复合物（IC）、补体、激素和细胞因子等刺激时，肥大细胞也会起反应，这种IgE非依赖的反应模式与自身免疫病联系紧密。

肥大细胞在Ⅱ型、Ⅲ型、Ⅳ型超敏反应中也起重要作用，并与许多自身免疫病相关联。Ⅱ型超敏反应由IgG或IgM介导，IgG/IgM结合细胞膜抗原并固定补体，补体最终导致细胞的溶解。Graves病（GD）可以看作是Ⅱ型超敏反应型的自身免疫病，自身抗体与促甲状腺激素（TSH）受体结合，导致甲状腺细胞增生和甲状腺功能亢进。在Graves眼病中，肥大细胞浸润增多，并分泌趋化因子趋化其他炎性细胞的浸润。Ⅲ型超敏反应由IC介导，循环IC沉积在组织和器官中，结合补体、趋化巨噬细胞和中性粒细胞，引发炎症反应。持续性感染、急性抗原刺激和自身免疫病均容易形成IC。在Ⅲ型超敏反应中，抗体和补体激活肥大细胞，后者产生趋化因子趋化致炎性效应细胞。RA可看做是Ⅲ型超敏反应型的自身免疫病，肥大细胞产生IL－1和TNF促进疾病的发生。Ⅳ型超敏反应也叫迟发型超敏反应，由抗原特异的T细胞介导，活化的T细胞迁移至目标组织中，释放细胞因子和趋化因子，介导炎症发生。多发性硬化（MS）属于Ⅳ型超敏反应，在炎症部位有肥大细胞的浸润和颗粒内容物的释放。

肥大细胞在初始阶段和效应阶段影响自身免疫病的发生，包括促进DCs成熟、迁移至次级淋巴器官、诱导T细胞分化、趋化T细胞和其他免疫细胞迁移至炎性部位等。此外，肥大细胞还具有抑制炎症反应的功能。因此，肥大细胞既作为效应细胞促进和放大炎症，也作为调节细胞抑制炎症反应。

（三）自然杀伤（NK）细胞

自然杀伤细胞也称为“大颗粒淋巴细胞”，产生于骨髓，主要存在于循环血液中，占淋巴细胞的5%～15%。NK细胞在全身的组织中也都有分布。它们的细胞表面受体包括Fc受体，杀伤活化受体（KAR）和杀伤抑制受体（KIR）。

NK细胞作为固有免疫系统的第一道防线，对一系列刺激如病毒、细菌、寄生虫感染能迅速作出反应，通过分泌细胞因子和增强细胞毒活性杀伤病毒感染的自身细胞及某些肿瘤细胞。NK细胞介导杀伤的机制类似于细胞毒性T细胞。一是通过释放颗粒体内容物（穿孔素、颗粒酶）到靶细胞表面，穿孔素穿透细胞膜，颗粒酶进入细胞诱导细胞凋亡；二是通过FasL－Fas途径介导靶细胞凋亡。在介导杀伤时，KAR和KIR可使NK细胞分辨正常细胞和受感染或恶变的自身细胞。KAR给NK细胞提供活化信号诱导杀伤靶细胞，KIR提供阴性信号阻止其杀伤自身正常细胞。

NK细胞不仅能杀伤细胞，NK细胞参与的固有免疫对适应性免疫有指导作用。NK细胞通过刺激DCs和T细胞，调节适应性免疫应答。NK细胞活化时分泌的IFN－γ，能保护周围的细胞免受病毒感染，也能增强特异性T细胞针对病毒感染的细胞的应答。NK细胞对自身免疫反应的作用是双向的，既能促进又能抑制自身免疫病的发生。促进作用是因为NK细胞的异常活化，抑制作用可能是因为NK细胞杀伤DCs或活化的T细胞。在RA的滑膜组织、MS的脑组织损伤处有NK细胞的浸润；但在这些疾病的外周血中，NK细胞的数目又是减少的。NK细胞被认为是Th_2类细胞因子的来源，当它的功能被抑制时，促进Th_1类细胞因子的产生，从而促进Th_1细胞介导的自身免疫病的发生。

（四）固有免疫系统的其他细胞

1. 嗜酸性粒细胞　嗜酸性粒细胞是可用伊红染色的颗粒性白细胞，颗粒内容物含有过氧化物、毒素（主要为碱性蛋白）和组胺酶。与中性粒细胞不同，它们主要存在于组织中，循环中的数目很少。它们在血液中的半衰期短（3～8小时），在组织中的半衰期比中性粒细胞长，一般2～14天。它们常存在于胃肠黏膜屏障下，有一定的吞噬活性，主要负责不能被吞噬的大寄生虫的细胞外杀伤。它们表面有Fc受体，与抗体包被的寄生虫结合，并释放其颗粒内容物到寄生虫表面。

嗜酸性粒细胞主要介导过敏性疾病（如哮喘）的发生，高水平的 IL－5 刺激嗜酸性粒细胞增多，并合成分泌强效气管收缩剂 LTC4，LTD4（半胱氨酸白三烯）、血小板活化因子，促进哮喘发作。嗜酸性粒细胞是风湿免疫病如变应性肉芽肿性血管炎的重要参与者，在变应性肉芽肿性血管炎中，嗜酸性粒细胞升高显著，并伴有肺和肾的血管炎和哮喘。

2. 红细胞　红细胞通过补体受体与循环免疫复合物上的补体结合，并携带这些复合物到肝，并释放给肝巨噬细胞。在持续感染和患某些自身免疫病时，红细胞能通过上述途径清除循环中的免疫复合物。

第二节　适应性免疫系统的细胞及其在风湿性疾病中的意义

主要有两种类型淋巴细胞－T 细胞和 B 细胞，具有抗原特异性和免疫记忆，介导适应性免疫应答。T 细胞和 B 细胞在初级淋巴器官（胸腺和骨髓）中产生，在次级淋巴器官/组织［脾、淋巴结、黏膜相关淋巴样组织（MALT）］中识别外源抗原并启动适应性应答。

T 细胞和 B 细胞分别在胸腺和骨髓中成熟。所有 T 细胞表面都有 T 细胞受体 TCR（决定它们特异性的抗原受体）和 CD3 分子（T 细胞的活化所必需的分子）。根据细胞表面分子 CD4 和 CD8 的表达情况可将 T 淋巴细胞分为 T 辅助细胞（Th，$CD4^+$）和 T 细胞毒性细胞（Tc，$CD8^+$）。Th 细胞的功能是防御胞内和胞外的微生物感染和辅助 B 细胞产生抗体应答；Tc 细胞的功能是杀伤被病毒感染的细胞。B 细胞也有特异性抗原受体和 B 细胞活化所需分子，分别是膜表面抗体和 CD79。B 细胞可成熟为产生大量分泌性抗体的浆细胞。B 细胞的功能是通过产生特异性抗体防御细胞外感染的微生物。人类 T 细胞和 B 细胞的特征见表 2－1。当异常调节时，T 细胞和 B 细胞会使免疫系统发生紊乱，最终引起多种慢性炎性疾病和自身免疫病。

表 2－1　人类 T 细胞和 B 细胞的特征

	T 细胞	B 细胞
成熟的部位	胸腺	骨髓
抗原受体	TCR	抗体
识别需要 MHC	是	否
特征“标志”	均有 TCR，CD3，Th－CD4，Tc－CD8	表面 Ig，CD19，CD20，CD21，CD79
在淋巴结中的主要定位	副皮质区	滤泡
记忆细胞	是	是
功能	防御细胞内外的微生物为对抗体应答提供帮助	防御细胞外的微生物
产物	Th_1：IFN－λ，TNFα	抗体（B 细胞成熟为浆细胞）
	Th_2：IL－4，IL－5，I－13	
	Th_{17}：IL－17	
	Treg：IL－10	
	Tc－穿孔素	

（一）T 细胞

1. Th 细胞　Th 细胞是调节免疫反应的核心细胞，它们均是 $CD4^+$ 的 T 细胞。在初级免疫反应中，$CD4^+$T 细胞促进免疫球蛋白亲和力的成熟和 B 细胞类别转换；在实质性器官中促进炎症和过敏反应。功能各异的 $CD4^+$T 细胞亚群均是在次级淋巴组织中由初始 $CD4^+$T 细胞前体（Th_0）经抗原刺激后分化而来。辅助 B 细胞的 Th 细胞需迁移到次级淋巴器官的 B 细胞滤泡生发中心来辅助 B 细胞成熟，而促炎 Th 细胞则位于外周组织以便应答炎症和过敏刺激。

具有不同专职功能的 Th 细胞亚群的发育是通过特异的细胞—细胞间的相互作用和细胞因子的功能

来实现的。细胞因子可驱动表达不同的转录因子，转录因子进而控制一系列具有特定功能的细胞因子、趋化因子受体和黏附分子的表达。由此，不同效应 Th 细胞亚群可根据它们所表达的转录因子、细胞因子和免疫功能进一步分为 Th_1，Th_2，Th_{17}，Treg，Tfh 等亚群。$CD4^+$ Th 细胞分化发育的模式、诱导因子、表达的转录因子和分泌的细胞因子及功能，见表2—2。

表2—2 T细胞亚群

Th 细胞亚群	诱导因子	转录因子	分泌的细胞因子	功能
Th_1	IFN-γ，IL-12	T-bet	IFN-γ	抗胞内菌
Th_2	IL-4	GATA3	IL-4，IL-5，IL-13	抗寄生虫
Th_{17}	IL-6，TGF-β	RORγt，RORα	IL-17	抗胞外菌、真菌
Treg	TCF-β	FOXP3	IL-10	调节作用
Tfh	IL-6，IL-21	BCL6	IL-21，IL-4	辅助B细胞功能

在免疫调节发生异常时，经典的效应 Th 细胞（Th_1，Th_2，Th_{17}）可迁移到外周（如 SLE 中的肾、多发性硬化中的脑组织和哮喘中的肺），加重炎症反应。Treg 细胞在诱导保持外周免疫耐受中起重要作用。Tfh 在生理和病理状态下调节 B 细胞成熟和抗体产生。

（1）Th_1：抗原递呈细胞来源的 IL-12 诱导 Th_0 细胞向 Th_1 方向分化，活化的 Th_1 细胞分泌 IFN-γ，IFN-γ 进而激活巨噬细胞，在抵抗胞内微生物的感染和迟发型超敏反应中起重要作用。Th_1 介导的免疫反应属于细胞免疫。IL-12 可激活 T 细胞内的 STAT4，STAT4 依赖的信号与 T 细胞受体（TCR）依赖的信号共同作用，诱导转录因子 T-bet 的表达，T-bet 是合成 IFN-γ 的必需转录因子。近来发现，STAT4 的多态性与类风湿关节炎、SLE 和干燥综合征等自身免疫病有关。

（2）Th_2：嗜碱性粒细胞/肥大细胞和 NK 细胞来源的 IL-4 可诱导 Th_0 细胞向 Th_2 方向分化。Th_2 细胞表达 GATA-3，活化 Th_2 细胞必须依赖 GATA-3 产生 IL-4，IL-5 和IL-13，这些细胞因子可促进B 细胞产生 IgE。而 IgE 能募集嗜酸性粒细胞，对抗寄生虫感染等，是黏膜免疫机制中重要效应分子。Th_2 主要调节体液免疫，同时介导过敏性疾病如哮喘、鼻炎、过敏性皮炎等。Th_2 细胞所分泌的细胞因子会同时抑制淋巴细胞向 Th_1 的分化。

根据 Th_1 和 Th_2 不同的功能，以及其相互抑制的特点，人们提出了 Th_1/Th_2 模式。这一模式可以解释典型的病原体感染时机体的免疫反应，然而在解释自身免疫病的病因时却有其局限之处。经典的观点认为自身免疫病与 Th_1 细胞过度活化有关，用 IL-12p40 的抗体治疗银屑病和克罗恩病有效，因此，认为依赖 IL-12 的 IFN-γ 的产生和 Th_1 反应是自身免疫病的病因。然而这个理论解释不了后来发现的 IFN-γ 缺乏反而会加重自身免疫病这个现象。IL-23，这种新型的细胞因子的发现回答了上述的问题。IL-23 由 IL-23p19 和 IL-12p40 两个亚基组成，IL-12 由 IL-12p35 和 IL-12p40 组成。在 IL-12p35 缺乏时，IFN-γ 不能合成，但 IL-23 却合成增多，促进了一种产生 IL-17 的 Th 细胞的分化，加重了自身免疫病试验动物模型的病情。

（3）Th_{17}：Th_{17}是近年来发现的新 T 细胞亚群，其特点是产生以 IL-17 为代表的炎性细胞因子。这一 T 细胞亚群的发现，改变了人们将辅助性 T 细胞主要分为 Th_1 和 Th_2 的传统看法。Th_{17}在免疫调节、抗感染免疫反应和自身免疫性疾病中发挥着重要作用。IL-6，TGF-β，IL-21 和 IL-23 等细胞因子诱导 Th_0 细胞向 Th_{17}分化，而 IL-2，IL-4，IFN-γ 和 IL-27 抑制初始 T 细胞向 Th_{17}分化。STAT3 是 Th_{17}分化和发育所必需的，RORγt 和 RORcc 是其重要转录因子，控制着 IL-17 的转录。

IL-23 可使 T 细胞选择性地分泌 IL-17，并在 Th_{17}的扩增及其病理功能上起了重要的作用。Th_{17}所分泌的 IL-17，包括 IL-17A 和 IL-17E（也称 IL-25），它们促使促炎性细胞因子如 TNF-α，IL-1β，IL-6，粒细胞-巨噬细胞集落刺激因子（GM-CSF）的产生，趋化中性粒细胞到达炎症部位，促进炎症的发生。Th_{17}细胞自分泌的IL-21 也在 Th_{17}的分化成熟中起重要作用，而且在促进 Th_{17}分化的同时抑制 Th_1。IL-6，IL-21 和IL-23 均激活信号传导与转录激活因子 STAT3，STAT3 缺陷 T 细胞不能分化成 Th_{17}，也不能发生自身免疫病。

当异常激活时，Th_{17}可促使自身免疫病的发生，在 T 细胞介导的疾病如多发性硬化（MS）、炎性关节炎和 SLE 的终末器官损伤中都促进组织炎症的发展。

（4）Treg：CD_4^+T 细胞还有另外一种分化形式——CD_4^+，CD_{25}^+的调节 T 细胞（Treg）。自 1995 年发现 CD_4^+，CD_{25}^+T 细胞具有免疫调节的作用以来，Treg 的作用受到人们重视。Treg 是体内具有调节其他免疫细胞功能的一类 T 细胞，对保持外周耐受起到非常重要的作用，其中以 CD_4^+，CD_{25}^+T 细胞研究最多。该细胞主要表面标志是 CD_{25}和 CD_{127}，其信号传导与转录激活因子是 STAT5，转录因子为 Foxp3，主要作用是抑制效应性 T 细胞功能。目前有关 Treg 的诱导、调节和效应机制，以及应用 Treg 进行细胞治疗成为自身免疫性疾病、肿瘤免疫和移植免疫的研究热点。已经证明，Treg 主要通过细胞接触、分泌抑制因子（TGF－β，IL－10，IL－35 等）或消耗微环境中的 T 细胞生长因子（如 IL－2）等 3 种途径调节效应细胞。Treg 缺乏会导致严重的自身免疫病。

Treg 可分为自然产生的 Treg（nTreg）和诱导产生的 Treg，前者在胸腺中生成，后者通常在肠道中由初始 T 细胞转化而成。在体外，IL－2 和 TGF－β_1 能诱导初始 T 细胞转化成 Treg。IL－2 能激活 STAT5，直接调节 Foxp3 基因，是 Treg 发育的关键分子。IL－2 及 IL－2 受体、STAT5 缺乏的小鼠表现出 T 细胞增殖过量和严重的自身免疫病症状。

TGF－β_1 对 Treg 和 Th_{17}的分化都起到重要的作用，因此认为，这两种细胞系可能是相关联的。IL－2 与 TGF－β_1 联合作用促进 iTreg 分化，抑制 Th_{17}；IL－6 与 TGF－β_1 联合作用抑制 Foxp3 表达，促进 IL－17 的产生。另外转录因子 Foxp3 与 RORγt 在对目标基因调控上两者可以相互调节。这些都说明了 Th_{17}与 Treg 之间存在着明确的关联，因而人们提出了 Treg/Th_{17}免疫平衡假说。

Treg/Th_{17}免疫平衡假说的主要内容是：当微环境中仅有 TGF－β 存在时，TGF－β 同时诱导 Foxp3 和 RORγt 表达。如果微环境中 TGF－β 持续存在、且有 IL－2 而没有 IL－6，IL－21 和 IL－23 等炎性因子时，Foxp3 功能增强同时抑制了 RORγt 活性，使初始 T 细胞不表达 IL－17，因而初始 T 细胞不能分化为 Th_{17}细胞，而分化为 Treg；相反，如果微环境中 TGF－β 持续存在，且有 IL－6，IL－21 和 IL－23，而没有 IL－2 时，则 Foxp3 的活性受到抑制，RORγt 的活性得到增强，因此将初始 T 细胞诱导分化为 Th_{17}细胞，同时抑制 Treg 分化。现在认为，在向 Th_{17}诱导的过程中，IL－6 是最重要的因子，因此人们将上述模型简化为：TGF－β 诱导 Treg，而 TGF－β＋IL－6 则诱导 Th_{17}。

（5）Tfh：近来的研究发现，一种新型的选择性地分泌 IL－21 的 CD_4^+T 细胞是不同于 Th_{17}的细胞系，一些报道中称这群细胞为 Tfh。Tfh 对 B 细胞的成熟和针对胸腺依赖抗原的抗体产生至关重要。Tfh 位于 B 淋巴滤泡区的生发中心，为 B 细胞生长和分化提供重要的信号分子，如 CD40L，程序化死亡－1 蛋白（PD－1）、IL－21；Tfh 还产生重要分子，对 B 细胞选择、成熟为记忆 B 细胞或长寿命的抗体分泌浆细胞起关键作用。

在对 SLE 动物模型和患有系统性自身免疫病患者的研究发现，致病性自身抗体的产生需要 Tfh 的作用。使用抗 CD40L 的抗体可使此浆细胞亚群消失，并伴有抗双链 DNA 抗体的降低，这些说明了浆细胞的发育依赖 T 细胞辅助。循环 CXCR5hiPD－lhiICOShi 细胞是循环 Tfh 的细胞标志，1/3 的 SLE 和干燥综合征患者外周血可检测到此类细胞。Tfh 细胞在这些疾病中的作用使其成为治疗的新靶标。

2. Tc 细胞　Tc 细胞是 CD_8^+T 细胞，也称为细胞毒性 T 淋巴细胞（CTL）。Tc 细胞在免疫反应中发挥着重要作用，主要生理功能是杀伤病毒感染的靶细胞和肿瘤细胞，机制是细胞毒杀伤作用：Tc 细胞产生穿孔素在细胞膜上打孔，引起靶细胞溶解；Tc 细胞表达 FasL 与靶细胞的 Fas 结合，诱导其凋亡；通过产生 TNF－α 作用于表达 TNFR 的靶细胞，导致凋亡。Tc 的靶细胞为表达 MHC Ⅰ类分子和相关抗原肽的细胞。Tc 细胞还可产生效应细胞因子如 IFN－γ 间接地对靶细胞造成损伤。机体内几乎所有细胞都表达 MHC Ⅰ类分子，因此都有可能成为 Tc 的靶细胞。

Tc 细胞在许多器官特异的自身免疫病（如 1 型糖尿病、RA 及自身免疫性甲状腺炎、MS）中起着重要的病理作用。在这些疾病中，CD_8^+T 细胞被 MHC：抗原肽激活（需要 DC 细胞的参与），并成熟为针对特定组织细胞的自身反应性 Tc 细胞，通过一系列细胞毒作用杀伤自身组织器官，引发自身免疫病。

3. T 细胞靶向治疗　鉴于 T 细胞在调节免疫反应中的核心作用，人们认为以 T 细胞作为靶细胞是免疫抑制的有效方法。目前为止，针对 T 细胞的靶向治疗可分为 5 个方面：①使用抗体去除 T 细胞，如 alemtuzumab（抗 CD52 的单抗，商品名 campath）用于治疗多发性硬化（MS）；②改变 T 细胞迁移和黏附，如 FTY720（SIP 受体激动药）用于治疗复发性 MS 和肾移植；③阻滞 TCR 受体信号传导，如 cyclosporine A（calcineurin 抑制药，商品名 gengralf）用于治疗重症 RA；④干预共刺激分子的信号传导，如 abatacept（具有 CTLA－4 胞外结构域的 Fc 融合蛋白，阻滞 CD28－CD80/86 的相互作用）用于治疗早期 RA、中度 RA 和狼疮肾炎；⑤干预作用于 T 细胞或 T 细胞产生的细胞因子，如 tocilizumab（抗IL－6 受体的单抗，商品名 actemra）用于治疗 RA。

（二）B 细胞

B 细胞在人类自身免疫病中通过多种病理机制起作用，包括产生自身抗体、免疫复合物（IC）；抗原递呈功能，激活 DC 细胞和 T 细胞；合成炎性细胞因子；趋化因子介导的效应功能和在异位淋巴生成中的作用。以上这些途径均可参与自身免疫病的发病机制。

1. B 细胞在自身免疫病中的作用

（1）自身抗体和免疫复合物：最初认识到 B 细胞在自身免疫病中的作用是从浆细胞开始。这种细胞是 B 细胞的终末细胞可以产生自身抗体，破坏自身细胞。自身抗体结合自身抗原并干扰正常的细胞功能，同时也损害免疫效应分子机制，诱发自身免疫反应。如 TSH 受体的自身抗体模拟 TSH 的功能，导致甲状腺激素的持续分泌和甲状腺功能亢进。自身抗体也通过 Fc 介导的补体系统的激活来引发疾病，如在抗肾小球基底膜综合征中，抗基底膜Ⅳ型胶原的自身抗体沉积在肾和肺泡，通过激活补体和进一步募集炎性细胞引发肾小球肾炎和坏死性出血性肺炎。最后，致病性自身抗体通过形成免疫复合物来介导终末器官损害，如狼疮肾中的抗 dsDNA 免疫复合物能激活补体引起肾损害。

除了激活补体之外，自身抗体和免疫复合物还可激活髓样细胞和淋巴细胞的 Fc 受体（FcRs）。单核细胞、巨噬细胞、DC 细胞、中性粒细胞表面都表达有 CD64，CD32A，CD16 这些 FcRs。在小鼠炎性关节炎模型中，CD16 在疾病的起始阶段起作用，CD64 则在关节软骨破坏的晚期起作用。免疫复合物还可以调节 DC 细胞的功能。DC 细胞通过 FcRs 摄取 IC 后能增强抗原递呈能力，使抗原激活 T 细胞的能力增强达 1 000 倍。

自身抗体的检测可辅助疾病的诊断，如类风湿因子（RF）对于 RA，抗核抗体（ANA）对于 SLE 的诊断有重要作用。自身抗体的滴度也可反应疾病的活动，如抗双链 DNA 抗体（dsDNA 抗体）的滴度可以用于判断 SLE 的病情活动。

（2）B 细胞－T 细胞的相互作用：由自身抗体本身导致的自身免疫性疾病相对较少，多数复杂的自身免疫反应需要 B 细胞其他的功能参与，这些包括 B 细胞和其分泌物（除抗体和 IC）通过抗原递呈或共刺激的方式对 T 细胞和 DC 细胞进行功能调节。B 细胞分泌的细胞因子包括 IL－16，MIP1α，MIP1β，这些细胞因子可调节 DC 细胞的迁移和功能，发挥免疫调节作用。

（3）B 细胞和淋巴组织生成：近来发现，B 细胞在淋巴组织生成中也起重要的作用，其异常也可导致自身免疫性疾病，这可能是 B 细胞去除疗法的主要依据。在淋巴样组织的形成早期，B 细胞与器官基质相互作用，从而提供适合 T 细胞和 DC 生长的微环境。B 细胞对新生淋巴组织结构的形成和维持都起到重要的作用。RA 患者关节滑膜中和干燥综合征（SS）患者腺体中的淋巴样滤泡的形成都需要 B 细胞的参与。

2. B 细胞靶向治疗　B 细胞靶向治疗主要有 3 方面降低 B 细胞所介导的免疫反应：①抗 B 细胞表面膜分子的抗体去除 B 细胞；②融合蛋白或抗体阻断 B 细胞生存信号；③抗体激活 B 细胞凋亡信号。

第一大类抗体类药物是针对 B 细胞的表面蛋白。最初使用抗 Ig 的多克隆抗体成功去除了表达 Ig 的 B 细胞。抗 CD20 的抗体是目前功能最强的 B 细胞去除药物，其作用机制为 Fc 或补体介导的杀伤或促凋亡作用。其他针对 B 细胞表面分子的抗体还有抗 CD52，CD40，CD22 单抗等。

第二大类抗体类药物针对 B 细胞调节因子是分泌性或膜结合性的 B 细胞生长因子（如 IL－7，IL－2，IL－4，IL－21，IL－10 和 CD40）。针对这因子的单克隆抗体可有助于自身免疫病的治疗。近年来发现，TNF 家族成员 BAFF/BLyS 在 B 细胞生存中起着至关重要的作用。BAFF/BLyS 由间质细胞或活化的髓细胞产生，B 细胞存在与其结合的受体 BAFFR/BR3。BAFF 与 BAFFR/BR3 结合后，激活核因子（NF）-κB2 转录因子和丝氨酸-苏氨酸激酶 PIM2，两者都通过激活 Bcl-2 和抑制 Bal 对抗凋亡作用。在小鼠狼疮模型中阻滞 BAFF/BlyS 可抑制 B 细胞、T 细胞活化，降低自身抗体滴度，改善小鼠存活时间。

第三节　细胞因子及其在风湿性疾病中的意义

细胞因子是细胞对刺激起应答反应时分泌的一类小分子多肽，具有辅助免疫系统内细胞之间的信号传递、趋化免疫细胞到达反应部位、诱导细胞生长以及调节免疫细胞功能等。细胞因子通过与细胞膜受体结合，将信号传导至细胞使其发生功能或表型改变。

按分泌细胞因子的细胞群不同，细胞因子可分为单核因子（髓系细胞如单核细胞、巨噬细胞分泌）和淋巴因子（淋巴细胞分泌）。趋化因子引导细胞迁移，在对感染或组织损伤起应答反应时也激活细胞。干扰素是各种细胞对病毒感染以及其他免疫应答时产生的。

细胞因子分泌或功能失调是自身免疫反应发生的关键因素

1. 单核因子　这组细胞因子是炎症的重要介质，它们常介导急性炎的发生。在适当的刺激（吞噬革兰阴性菌或 LPS 活化）下，巨噬细胞分泌 IL-1，IL-6，IL-8，IL-12 和 TNF-α。IL-1，IL-6 和 TNF-α 能升高体温、活化淋巴细胞、减少病原体复制、增强特异性免疫应答，这对于病原体的清除是有帮助的。但此类细胞因子分泌的持续异常会导致自身免疫性疾病发生。

2. TNF-α　TNF-α 是 TNF 超家族的典型代表，在炎症、凋亡、免疫系统发育和脂代谢中均起着重要的作用。TNF-α 在细胞内合成并装配成同源三聚体，然后表达在细胞膜表面。TNF-α 可分为胞内区、跨膜区和胞外区 3 部分。TNF-α 结合受体有 TNFRⅠ和 TNFRⅡ，前者广泛存在而后者局限表达于造血细胞表面。膜表面 TNF-α 可溶解杀伤肿瘤细胞和病毒感染细胞，并与可溶性 TNFRⅠ结合将信号反向传导至胞内。膜表面 TNF-α 也可以脱落，形成 55kDa 的可溶性 TNF-α 胞外区。两种受体都促进 NF-κB 的活化，但只 TNFRⅠ有胞质内的死亡结构域能引发凋亡。可溶性的 TNF 受体可以中和 TNF-α 的作用。

TNF-α 由多种免疫细胞或上皮细胞产生。TNF-α 通过控制凋亡来调节淋巴组织的发育，通过活化血管内皮细胞和巨噬细胞来促进炎症反应。TNF-α 是一些炎症性疾病发病的重要细胞因子，具有促炎性的功能，可激活巨噬细胞并诱导其产生一氧化氮（NO）、激活内皮细胞、滑膜细胞，并促进其他促炎性细胞因子（如 IL-1，IL-6）和趋化因子的产生等。TNF-α 可导致胰岛素抵抗、影响脂肪酸代谢，从而促使发生 2 型糖尿病。另外 TNF-α 也参与克罗恩病、RA 等自身免疫病的发生，在 RA 及 MS 和多种自身免疫病动物模型中都存在 TNF 的高表达现象。在适当的刺激（吞噬革兰阴性菌）自身免疫病患者治疗上的一个重大突破就是抗 TNF 制剂的应用。TNF 拮抗剂主要包括单克隆抗体和可溶性受体融合蛋白，这两种药物在治疗 RA 和克罗恩病中都收到了显著的效果。TNF 可缓解狼疮动物模型的病情，TNF 甚至还能降低典型的 Th_1 介导的疾病模型（如 1 型糖尿病、EAE 及关节炎）的疾病严重程度。TNF 减弱免疫反应的机制有：抑制 TCR 信号传导；促进淋巴样 T 细胞凋亡；抑制 DC 共刺激；诱导产生具有免疫抑制效应的细胞因子（IL-10，IL-6，TGF-β 等）。

然而，大约有 1/3 的 RA 患者对 TNF 拮抗药不反应，而且 TNF 缺乏的小鼠淋巴结内活化 B 细胞的数量增多，这些都表明了 TNF 的免疫抑制功能。TNF 拮抗药可使 MS 病情恶化，使用 TNF 拮抗药治疗后虽然诱发 SLE 的概率很低，但会使抗核抗体、抗 DNA 抗体、抗心磷脂抗体表达增加。

3. IL-1　IL-1 家族的成员包括 IL-1α，IL-1β，IL-1ra，IL-18，IL-33 和 IL-1F5-F10。IL-1α 和 IL-1β 结合同一受体 IL-1RⅠ，并具有相似的功能。两者分别由独立的基因编码，氨基酸序列有 21% 的同源性。IL-1α 和 IL-1β 结合 IL-1RⅠ后与联合作用受体 IL-1R ACP 一起形成高亲和力受体复合物，并传导信号至细胞内。IL-1RⅡ是 IL-1β 的假受体，负向调控 IL-1β 的活性。IL-1ra 是 IL-1α 和 IL-1β 的竞争性拮抗药，抑制它们与 IL-1RⅠ的结合。未受刺激时，健康机体除皮肤角质细胞、某些上皮细胞和一些中枢神经系统的细胞外均不产生 IL－1。但在受到炎性介质、感染或细菌内毒素刺激时，巨噬细胞和一些其他细胞均分泌大量的 IL－1。

IL－1 是固有免疫系统的重要分子，由固有免疫细胞分泌并影响这些细胞的生存和功能，它们也直接作用于淋巴细胞以增强适应性免疫反应。IL－1 可促使 Th_{17}（自身免疫病和慢性炎性疾病的重要效应细胞）分化和表型维持。IL－1β 在炎症反应、骨质重塑、发热、糖代谢等方面均起重要作用。持续异常的 IL－1 分泌可导致诸如脓毒症、RA 及炎性大肠病、1 型糖尿病等自身免疫性疾病的发生。

4. IL－6　IL－6 是一种 α 螺旋状的细胞因子，许多细胞（如 CD_8^+T 细胞、肥大细胞、郎汉斯细胞、中性粒细胞、单核细胞、成纤维细胞、滑膜细胞、成骨细胞、内皮细胞等）都能分泌 IL－6，分泌量与细胞活化程度相关，并受糖皮质激素的调节。IL－6 的膜受体是异二聚体，由结合 IL－6 的 IL－6R 亚基和信号传导亚基 gp130 组成，gp130 还是许多其他细胞因子（如 IL－11，IL－27）的信号传导受体。通过选择性剪接或蛋白水解酶作用，IL－6R 还以可溶的形式存在。

IL－6 与 TNF－α，IL－1 一起驱动急性炎反应，是发热和肝内急性时相反应的重要介导分子，并在固有免疫反应向适应性免疫反应、由急性炎性疾病向慢性炎性疾病转化的过程中起重要作用。IL－6 在 TGF－β 的存在下诱导初始 Th_0 细胞向 Th_{17}分化，IL－6 通过激活 Th_{17}促进 RA 中关节骨质破坏。IL－6 还作为造血干细胞的生长因子促进造血，促进 B 细胞成熟分化为浆细胞。此外，IL－6 还参与肥胖、胰岛素抵抗、炎性大肠病、炎性关节炎和脓毒症的发生。

5. IL－8　IL－8 有多种称谓，如 CXCL8 及源于单核细胞的中性粒细胞趋化因子（MDNCF）、中性粒细胞活化蛋白 1（NAP1）或粒细胞趋化肽（GCP）等。在细菌或病毒产物或 IL－1，TNF－α 等促炎症介质的作用下，许多细胞（如单核细胞、巨噬细胞、T 细胞、中性粒细胞、内皮细胞、成纤维细胞、角质细胞、软骨细胞等）都能分泌 IL－8。它属于 CXC 趋化因子家族，有两种 G 蛋白耦联受体：CX-CR1 和 CX－CR2，主要作用是趋化中性粒细胞至炎症部位并活化中性粒细胞，参与许多自身免疫病如炎性大肠病、RA 及 MS 中的中性粒细胞募集和炎症反应。IL－8 还有促进血管生成的作用。

6. IL－12　IL－12 是 IL－12 家族的典型代表，是具有重要的免疫功能的异二聚体细胞因子。IL－12 由 p35 和 p40 的两个亚基组成，p35 亚基是 IL－12 特有的，p40 亚基还参与组成 IL－23。LPS 和 CpG 可刺激抗原递呈细胞的 p40 表达上调。许多细胞（如巨噬细胞、树突状细胞、单核细胞、郎汉斯细胞、中性粒细胞和角质细胞等）都能产生 IL－12。IL－12 的功能是由两个 Ⅰ 型跨膜蛋白组成的受体复合物介导：IL－12Rβ_1 亚基结合 IL－12，IL－12Rβ_2 亚基介导信号转导。

IL－12 促进造血干细胞的增殖，诱导 NK 细胞的增殖并激活 NK 细胞，使其产生 IFN－γ 进而诱导 Th_0 分化成 Th_1，因此，IL－12 在细胞介导的免疫反应中起重要作用。IL－12 参与 RA 及克罗恩病、MS 等自身免疫病的发生。

7. IL－23　IL－23 由 IL－23p19 和 IL－12p40 两个亚基组成，IL－23 的受体是由 IL－12 受体 β_1 亚基（IL－12Rβ_1）和 IL－23 特异受体亚基（IL－23R）组成的受体复合物。在一些细菌或病毒产物的刺激下，活化的 DCs 和巨噬细胞产生 IL－23，主要作用是诱导 Th_{17}分泌 IL－17。IL－23 的生理作用与 IL－12 既有重叠之处又有不同。IL－23 趋化炎症初期中性粒细胞至反应部位，IL－12 则介导经典的宿主防御和细胞毒反应。IL－12 通过活化 NK 细胞产生 IFN－γ 诱导 Th_1 的分化，IL－23 也能诱导 IFN－γ 分泌，但 IL－12 对初始和记忆 T 细胞都有作用，而 IL－23 只能作用于记忆 T 细胞，活化转录因子 STAT3，促进 IL－17 的分泌，IL－23/1L－17 反应轴是介导炎症反应的重要机制。IL－23 促进 T 细胞产生 IL－17 这一途径是多种自身免疫病（如银屑病、MS 及克罗恩病）的发病机制。

8. 淋巴因子　淋巴因子是由淋巴细胞和淋巴细胞亚群产生的各种细胞因子，是淋巴细胞的生长因子，并影响免疫应答的性质。

9. IL－2　IL－2，也称为 T 细胞生长因子（TCGF），是一种 α 螺旋糖蛋白。IL－2 的受体 IL－2R 由 3 个亚基组成：CD_{25}/IL－2Rcx 链、CD122/IL－2Rβ 链和 $CD\beta_2$/γc 链。IL－2 首先结合 CD_{25}，然后募集 CD_{122} 和 CD_{132}，形成信号传导复合物。

IL－2 主要由 T 细胞分泌产生，是一种关键的自分泌生长因子，是 T 细胞，尤其是 Th_0，Th_1，CTL

（细胞毒性 T 细胞）的增生所必需的，当 IL－2 和（或）其受体缺乏时，许多抗原特异性 T 细胞不扩增，严重地损害免疫应答。另外，IL－2 有促进自身免疫性炎症的发生的作用。IL－2 对 CD_8^+ T 细胞的作用是：启动细胞早期免疫反应、介导分化成熟为终末效应细胞和促进活化的 CD_8^+ T 细胞成为记忆细胞。尽管 IL－2 是公认的促淋巴细胞增殖、抑制凋亡和促进细胞因子分泌的细胞因子，IL－2 也具有限制淋巴增殖和促进外周耐受的作用；IL－2 对 Treg 的诱导分化和表型维持中起重要作用，IL－2 基因缺乏的小鼠不能产生 Treg。因此，IL－2 具有免疫刺激和免疫抑制双重作用。

10. IL－4　IL－4，也称为 B 细胞刺激因子－1，由 Th_2 细胞分泌。IL－4 的受体有两种：Ⅰ型受体，表达在造血细胞表面，由结合 IL－4 的 IL－4Rcc 亚基和负责信号传导的共同 γ 链（IL－2，IL－7，IL－9，IL－15，IL－21 的共同受体亚基）组成。Ⅱ型受体，表达在非造血细胞表面，由 IL－4Rcc 亚基和 IL－13 Ra1 亚基组成，也传导 IL－13 介导的信号。

IL－4 主要由 Th_2 细胞、肥大细胞、嗜碱性粒细胞、嗜酸性粒细胞分泌，是 Th_2 细胞和 B 细胞的生长和分化因子。IL－4 作用于初始 CD_4^+ T 细胞，诱导其向介导体液免疫的 Th_2 表型转化，抑制 Th_1 应答。IL－4 还能诱导 B 细胞抗体类别同型转换为 IgE。IL－4 也可刺激趋化肥大细胞、嗜酸性粒细胞和嗜碱性粒细胞，介导过敏性炎症和哮喘。

11. IL－10　IL－10，也称为细胞因子合成抑制因子（CSIF），是 IL－10 家族的典型分子。IL－10 家族目前包括 IL－10，IL－19，IL－20，IL－22，IL－24 等细胞因子。IL－10 是由许多活化的造血细胞、角质细胞和胎盘滋养层细胞分泌。以同源二聚体的形式存在。IL－10 同源二聚体先结合 IL－10Rα/IL－10R1 两条受体链再与 IL－10Rβ/IL－10R2 作用，活化信号分子 JAK1，TYK2 和 STAT3。IL－10Rβ 自身不结合 IL－10，但介导信号传导，IL－10Rβ 还参与 IL－22，IL－26，IL－28，IL－29 受体复合物的形成。

IL－10 可作用于多种细胞，功能多样。IL－10 作用于巨噬细胞，减少 IL－1β，TNF－α 和 IL－6 的产生；作用于 DCs，可下调刺激和共刺激分子，抑制 DCs 的抗原递呈功能；作用于 B 细胞，可使其分化成浆细胞，分泌 IgG 或 IgA；作用于 NK 细胞，可促进 NK 细胞增殖和增强分泌 IFN－γ 和 TNF－α 的能力。总之，IL－10 促进吞噬和 Th_2 反应，但是抑制抗原递呈和 Th_1 反应。IL－10 在控制病毒感染、抑制过敏反应和自身免疫性炎症反应中都起着重要作用。

12. IL－17　由 Th_{17} 细胞分泌，主要作用是趋化中性粒细胞至反应部位，是介导宿主防御和自身免疫病的重要细胞因子。

IL－17 家族有 6 个成员：11－17A，IL－17B，IL－17C，IL－17D，IL－17E，IL－17F，IL－17A 和 IL－17F 是其典型代表。IL－17 的分泌受 IL－23 调控，IL－23 由活化的 DCs 分泌，并作用于 CD_4^+ 记忆 T 细胞表面的 IL－23R，促使 IL－17 的产生。IL－17 进而作用于血管内皮细胞、支气管上皮细胞、滑膜细胞等，使其产生趋化因子（CXCL－8，CXCL－1）和 GM－CSF 等分子促进中性粒细胞增殖、渗出并迁移至肺、关节腔、肠道和中枢神经系统等部位，介导宿主防御或促进自身免疫病如炎性大肠病、RA 及 MS 的发生。IL－17 虽由适应性免疫细胞产生，但却活化固有免疫，因此，它是适应性免疫与固有免疫相互作用的界面。

13. 干扰素　干扰素（IFN）是一类在应答病毒感染或其他微生物和炎症刺激时产生的分子，主要功能是抗病毒、抑制细胞增殖和免疫调节。可将它们分成两种类型，Ⅰ型 IFN（IFN－α 和 IFN－β）和Ⅱ型 IFN（IFN－γ）。

IFN－α/β 由许多不同的细胞（所有有核细胞，特别是成纤维细胞、巨噬细胞和 DCs）在应答病毒或胞内菌感染时产生，LPS 和促炎细胞因子 IL－1，TNFα 也是 IFN－α/β 的强诱导物。IFN－α 和 IFN－β 的受体相同，表达于几乎所有有核细胞表面。IFN－α/β 的功能是广泛的，具有非特异性的抗病毒活性。IFN－α/β 与受体结合，促进合成抑制性蛋白，抑制蛋白合成，从而抑制病毒复制。IFN－α/β 也可增强 MHC Ⅰ类分子表达，增强 CTL 细胞对病毒感染细胞的杀伤能力。

IFN－γ 是重要的免疫调节细胞因子，具有抗病毒、抑制细胞增殖、调节免疫的作用，既促进炎症发生又抑制炎症反应。在炎症刺激下，IFN－γ 主要由 Th_1 细胞和 NK 细胞产生，除此之外，许多其他免疫细胞（如 DCs，肥大细胞、巨噬细胞、B 细胞等）也可分泌 IFN－γ。IL－12，IL－18 和 IL－23 可协同刺激 IFN－γ 的产生。IFN－γ 受体有两个亚基 IFN－γR1 和 IFN－γR2，前者结合 IFN－γ，后者介导信号传导。

IFN－γ 在宿主防御中起重要作用，主要机制是：促进 Th_1 分化、趋化活化单核细胞和巨噬细胞，上调抗原递呈分子、促进 B 细胞的抗体同型转换。IFN－γ 也具有抗病毒、抗增殖、促凋亡的作用。另外，IFN－γ 还通过促进 Treg 生成，抑制 Th_{17} 分化，抑制炎症的发生。IFN－γ 作用的多样化使其参与多种疾病（如动脉粥样硬化、SLE）的发生。

14. 趋化因子　趋化因子主要由单核细胞、巨噬细胞产生，参与对淋巴细胞、单核细胞、中性粒细胞的趋化作用，目前发现有 50 多种。根据趋化因子的氨基酸序列模式可将其分为 CC，CXC，C 和 CX3C 4 组。CC 表示这类趋化因子含有两个相邻的半胱氨酸，如单核细胞趋化蛋白－1（ICP－1），趋化单核细胞至组织成为巨噬细胞；CXC 表示趋化因子含有被其他一个氨基酸隔开的两个半胱氨酸，如 IL－8（CXCL－8），趋化中性粒细胞至反应部位；C 表示这类趋化因子含有一个半胱氨酸，如 lymphotacin，趋化淋巴细胞；CX3C 表示这类趋化因子含有被其他 3 个氨基酸隔开的两个半胱氨酸，如 fractalkine，趋化淋巴细胞、单核细胞和 NK 细胞。趋化因子的受体都是 G 蛋白耦联跨膜受体，表达于不同的细胞表面，使趋化因子对特定细胞种类有选择性。趋化因子对免疫细胞的趋化作用在炎症性疾病的发生、发展中起到重要的作用。

15. TGF－β　TGF－β 是具有多种功能的多肽类生长因子。几乎所有细胞类型表面都表达有 TGF－β 的受体，TGF－β 受体是跨膜丝氨酸/苏氨酸激酶，由两个亚基组成，配体结合亚基 TβRⅡ和信号传导亚基 TβRⅠ。TGF－β 对细胞的作用因细胞类别和细胞所处环境的不同而不同。通常，TGF－β 对间叶细胞来源的细胞是刺激作用，对上皮细胞或神经外胚层细胞来源的细胞是抑制作用。TGF－β 可分为 TGF－β_1 到 TGF－β_5 5 类，TGF－β_1 和 TGF－β_2 主要存在于人血小板和哺乳动物骨骼中，功能相似，TGF－β_3 则存在于间叶细胞来源的细胞中，与前两者的功能不同。

许多细胞（包括单核细胞、巨噬细胞、T 细胞等）都能产生 TGF－β。TGF－β 的功能多样，被喻为细胞功能转换开关，调节免疫反应、细胞增殖和上皮－间叶之间的转换，在生长发育、免疫反应、机体稳态保持中起重要作用。TGF－β 是多种细胞的生长抑制因子，抑制巨噬细胞活化表达 IL－12 和 CD40L，促进 IL－10 的分泌，抑制 T 细胞、B 细胞生长，因此，TGF－β 在抑制免疫应答中起重要作用。在创伤愈合中，TGF－β 由活化的血小板分泌，并刺激成纤维细胞，促进细胞外基质生成。在胚胎发育中，FGF－β 在不同的区域（上皮、心肌、软骨和骨端、神经系统）都有表达。另一方面，TGF－β 可活化单核细胞，诱导促炎性介质和生长因子的分泌，具有促进炎症的功能。TGF－β 在 Th_{17} 的分化中起重要作用，在 TGF－β 的存在下，IL－6 与 IL－23 诱导初始 Th_0 细胞向 Th_{17} 分化。Th_{17} 是自身免疫性疾病的重要介导细胞。

总之，各种免疫细胞以及细胞因子之间在功能上既有明确的分工，又有相互的协作；同一细胞或细胞因子在机体不同的状态下有不同的功能，在另一些情况下不同的细胞或者细胞因子又可执行类似的功能。因此，在判断免疫细胞或者细胞因子的作用上既要看细胞或者因子的性质，又要看当时免疫细胞或细胞因子所处的环境，以及细胞之间或因子之间相互的作用，才能更加准确地把握免疫细胞或细胞因子的功能，更加深入地了解感染以及自身免疫性疾病的发病机制，寻找到疗效更佳、不良反应更小的治疗方法或治疗药物。

第三章

肌肉骨骼疾病的病史与体格检查

第一节　肌肉骨骼疾病患者的病史

准确而全面地了解患者肌肉骨骼症状对做出正确的诊断非常关键。医生必须准确地理解患者描述的症状，并且详细记录症状发作情况、累及部位、进展情况、严重程度、加重和缓解因素及伴随症状。社会心理压力与症状的关系非常重要，应该给予考虑。必须评估症状对患者各方面功能的影响，从而指导治疗。

患者目前或既往的治疗效果有助于评估目前的病情。对抗炎药物或糖皮质激素有效提示疾病为炎症所致。但这并非是炎性风湿病的特异性反应，需要根据整体病史和体格检查综合考虑。医生必须评估患者对肌肉骨骼疾病治疗的依从性。患者症状改善不明显时，则需要区分是治疗的依从性差，还是治疗失败。

当医生采集病史时，患者的语言和非语言行为均可为疾病的性质和患者的反应情况提供线索。早期类风湿关节炎的患者可能屈曲双手以降低关节内的压力，减轻疼痛。部分患者可能会过度关注不适症状，而另外一部分患者则可能漠不关心。医生在开始治疗时，必须注意患者对疾病的了解及其对疾病的态度。

（一）疼痛

疼痛是肌肉骨骼疾病患者最常见的就诊原因。疼痛是一种主观的伤害性感觉，或是被描述为各种术语的经历，常为实际的或感知到的身体损害。疼痛是一种难以定义、描述和测量的复杂感觉。患者的疼痛可因情绪因素和既往经历而改变。

问诊时最好尽早明确疼痛的特点，这将有助于对患者的主诉进行分类。关节疼痛提示关节炎性病变，而肢端“烧灼感”或“麻木”可能提示神经病变。如果患者能进行正常活动，但却描述有“极痛苦的”或“不可忍受”的疼痛时，提示情绪、社会心理因素影响或放大了症状。

医生应该知道患者疼痛的分布，并确定其是否与解剖结构相吻合。患者常用身体的部位来描述疼痛的位置，通常是非解剖的方式。例如患者通常主诉“髋部”痛，而实际上却是在描述下腰部、臀部或大腿部的疼痛。接诊者可以通过让患者用一个手指指出疼痛区域的办法来明确疼痛部位。局限于单个或多个关节的疼痛倾向于提示关节疾病。位于滑囊、肌腱、韧带或神经分布区的疼痛提示相应结构的病变。与浅表结构的疼痛相比，深层结构的疼痛较难定位。同样，外周小关节的疼痛比近端大关节（如肩关节、髋关节）的定位更加精确。当疼痛弥漫、不易描述或与解剖结构无关时，通常提示慢性疼痛综合征，例如纤维肌痛综合征或精神疾病。

医生应当评估患者疼痛的严重程度。常用的方法是要求患者用 0（没有疼痛）～10（非常疼痛）的数字等级描述疼痛程度。让患者使用视觉模拟标尺（100mm）标记过去一周的疼痛程度，非常有助于监测炎性关节炎的疾病活动程度。类似的标尺也被应用于评估工具中，如麦吉尔疼痛问卷便是其中之一。

医生应当明确疼痛加重或缓解的因素。关节疼痛在休息时存在，活动后加重，则提示了炎症性过程；而如果疼痛主要在活动后发生，休息后缓解，则提示了一种机械性损伤，如退行性关节炎。此外，疼痛在一天中出现的时间也是重要信息，这将在下一部分中讨论。

（二）僵硬

僵硬是关节炎患者的常见主诉。但对于不同患者，僵硬却有不同的含义。有些患者主诉的“僵硬”代表了疼痛、酸胀、无力、疲劳或活动受限。风湿科医生通常将“僵硬”描述为患者在一段时间不活动后试图活动关节时的不适感和受限感。这种“胶化”现象常出现于一个小时或者数个小时不活动后。与不活动相关的僵硬感持续时间长短不一，轻度僵硬持续数分钟，而严重僵硬可持续数小时。

晨僵是炎性关节病的早期特征，通常类风湿关节炎和风湿性多肌痛患者比较明显，可以持续数小时。尽管没有晨僵不能排除炎性关节炎，但这种情况并不多见。评价晨僵情况可以提问患者：“早晨你需要活动多长时间才能使关节松弛达到日常水平？”与炎性关节疾病相比，非炎性关节疾病（例如退行性关节炎）相关的晨僵持续时间短（通常 <30 分钟），并且程度较轻。此外，在非炎性关节疾病中，僵硬程度与受损关节的使用程度有关：过度使用后僵硬程度加重，通常数天后可逐渐缓解。晨僵并非炎性关节病所特有，纤维肌痛综合征、慢性先天性疼痛综合征、帕金森病（通常不会变松弛）等神经系统疾病和睡眠相关呼吸疾病同样可出现晨僵。

（三）活动受限

活动受限是关节疾病患者常见的主诉。此症状应与僵硬相鉴别：僵硬通常时间短且不固定，而继发于关节疾病的活动受限是固定的，不太随时间变化。检查者应该明确由关节活动受限引起功能丧失的程度。关节活动受限的持续时间有助于预测给予口服或关节腔内注射糖皮质激素或物理治疗等干预后的改善程度。了解活动受限发生的急缓速度有助于鉴别诊断：突然发生的活动受限提示结构紊乱，例如肌腱断裂或膝半月板撕裂；逐渐发生的活动受限常见于炎性关节疾病。

（四）肿胀

关节肿胀是风湿病患者的一个重要症状。对于诉有关节痛的患者，是否存在关节肿胀将有助于缩小鉴别诊断的范围。为了区分肿胀是与关节滑膜炎有关还是与软组织有关，了解解剖位置和肿胀的分布范围非常重要。广泛的软组织肿胀可由静脉或淋巴受阻、软组织损伤或者肥胖所致；这些患者常诉肿胀部位不明确，或肿胀没有分布于特定关节、滑囊或肌腱内。肥胖患者可能会将肘、膝关节内侧或踝关节外侧脂肪组织的正常聚集理解为肿胀。炎性关节炎患者关节肿胀的特殊区域分布有助于某些典型疾病的鉴别：类风湿关节炎有对称性的掌指关节和腕关节肿胀，银屑病关节炎有数个足趾和膝关节的肿胀。

了解肿胀的起始、进展情况和影响因素非常有用。由滑膜炎或滑囊炎引起的关节肿胀在活动时通常会有不适，因为活动时肿胀的炎性组织张力增加。如果是关节周围的组织肿胀，关节活动时不会有不适感，因为炎性组织张力没有增加。密闭区域（例如滑膜腔或者滑囊）肿胀急性发作时，疼痛比较明显；而相似程度的肿胀缓慢发生时，疼痛则比较容易耐受。

（五）无力

无力也是一种常见的有着各种不同主观意义的主诉。真正的无力是指肌力的丧失，可以通过体格检查诊断。

无力的持续时间对于鉴别诊断非常重要。没有外伤而突然出现的无力常提示神经系统疾病，例如急性脑血管事件，所导致的结果通常为固定的、非进行性的障碍。隐袭起病的无力常提示肌肉病变，例如炎性肌病（即多发性肌炎），此类病变通常是持续的、进行性的。间歇性无力提示神经接头病变，例如重症肌无力。这些患者可能描述活动时肌肉疲劳，但并不是真正的无力。

应该确定患者无力的分布区域。双侧对称的近端无力提示炎性肌病。而包涵体肌炎可引起非对称性、更远端的无力。单侧或者孤立的无力常提示神经病变。没有关节病变的远端无力常提示神经系统疾病，如周围神经病变。周围神经病变患者常有疼痛和感觉症状，如感觉异常。而炎性肌病则通常表现为无痛性无力。

询问患者家族史能获得有价值的信息。如果其他家族成员也有类似症状，遗传性疾病的可能性更大，如肌营养不良或家族性神经病变。

询问患者近期或目前的用药情况也很重要。包括糖皮质激素和降脂药在内的许多药物都可以造成肌肉损伤。在一些少见情况下，环境因素也可能造成无力症状。重金属中毒可导致周围神经病变。饮食情况也需要调查，例如食用未煮熟的猪肉可以引起旋毛虫病。饮酒过度与神经病变和肌病有关。

完整的系统回顾也有助于评价肌无力患者。全身症状，如体重下降和盗汗，可能提示是由恶性肿瘤引发的全身无力；皮疹、关节痛或雷诺现象则提示需要对结缔组织病进行进一步排查。

（六）疲劳

肌肉骨骼疾病患者经常主诉疲劳症状。“疲劳”可定义为不受疼痛和无力限制的一种休息倾向。疲劳可于不同程度的活动后出现，休息后可以缓解。风湿性疾病的患者即使不活动时也会有疲劳的症状。疲劳症状通常会随着系统性风湿性疾病的好转而改善。周身不适与疲劳常同时出现，但与疲劳并不完全相同。周身不适提示不够健康，常在疾病起病时出现。疲劳和周身不适都可在无明确器质病变时出现，社会心理因素、焦虑或抑郁都可能对症状产生影响。

（七）功能丧失

由于功能丧失是肌肉骨骼疾病常见的表现，并且会对患者的健康状况和生活质量造成严重的影响，因此全面的病史还需要包含对患者日常生活能力的评估。残疾的程度表现不一：由关节炎造成的单个手指关节的功能丧失到严重的炎性多关节炎导致的身体完全失能均可出现。无论是何种原因，身体功能的丧失通常会对患者的社会活动能力、日常生活、工作能力甚至基本的自理能力产生深远的影响。评估是否存在功能障碍及程度对于评价疾病的严重程度及制订治疗方案非常重要，而功能障碍作为类风湿关节炎长期预后和死亡率的最佳预测因子之一，在类风湿关节炎的评估中显得尤为重要。

功能情况首先通过询问患者的日常活动能力来进行评估，包括梳洗、穿衣、洗澡、吃饭、走路、爬楼梯、开门、搬运物体等。若发现有特定功能的丧失，如开启牛奶盒困难，则需要做进一步的检查来明确困难的原因，这将有助于确认鉴别诊断和指导临床检查。这些情况同样可以为治疗管理提供重要信息，比如物理和职业治疗的可能性，如应用夹板或背带治疗等等。整体功能能力可通过健康评估问卷之类的工具进行评价，这被广泛地在科研及临床工作中用于评估类风湿关节炎及其他风湿病患者治疗后身体功能的改善。

第二节　系统检查方法

肌肉骨骼检查是对关节、关节外软组织、肌腱、韧带、滑囊和肌肉状况的系统、全面的评估。风湿科医生通常从上肢开始检查，其次检查躯干和下肢。许多其他做法如果是系统、连贯的检查方法，也都是有效的。检查疼痛关节时动作应轻柔，这样可以提高患者的合作性，从而对关节做出准确评价。

通常关节检查的目的是检测结构和功能的异常。关节疾病的重要体征包括肿胀、压痛、活动受限、骨擦音（感）、畸形和不稳。

（一）一般检查

需要对患者进行一般检查以发现系统性疾病的体征。检查内容需要包括皮肤：如苍白（可能提示贫血）、结节（可能提示类风湿关节炎或痛风）或皮疹（可能提示狼疮、血管炎或皮肌炎）。患者应尽量脱衣后接受检查。医生可以通过让患者在检查室或走廊步行来评估步态：减痛步态可见于多种脊柱或下肢的肌肉骨骼疾病，而在神经肌肉病患者则可见多种异常步态。患者启动及转移至检查台的能力也需要进行评估，这将为患者的疼痛情况、远端肌力以及整体机能提供信息。患者肌肉的外观也需要评估，包括体积、紧实度以及压痛情况。肌肉的体积需要对两侧进行对比，以明确是否存在不对称、肥大或者萎缩的情况。患者的态度和身体语言可以提供他/她的情绪及焦虑水平的信息，这在评价疼痛和压痛的时候是需要考虑的。

（二）肿胀

关节周围肿胀的可能原因有关节内渗出、滑膜增生、关节周围皮下组织炎症、滑囊炎、肌腱炎、骨性肥大或关节外脂肪垫。熟悉各关节滑膜解剖结构有助于鉴别关节渗出引起的软组织肿胀与关节周围组织肿胀。首先，检查者应该观察关节是否有明显肿胀，例如失去了正常的骨突标志或者关节轮廓。通常通过比较双侧的关节可以发现细微的肿胀，并且能够观察到是否对称。

其次，检查者应该对每个关节进行触诊。正常的滑膜很薄，难以触及，而许多慢性炎性关节炎的滑膜常明显增厚，如类风湿关节炎的滑膜有“面团感”或“沼泽感”。在一些关节（如膝关节）中，滑膜腔的范围可以在体格检查中通过将液体压至滑膜腔的边界而显现，凸出的边缘可能更容易触及。如果这种可触及的边缘在滑膜的解剖范围之内，而减小压力后消失，这种膨胀通常代表滑膜渗出；如果持续存在，则提示滑膜增厚。然而，滑膜增厚与渗出并不一定能通过体格检查获得可靠的鉴别。超声作为体格检查的延伸获得了越来越多的应用，从而使得检查者能够鉴别滑膜增厚和渗出。

（三）压痛

肌肉骨骼检查中，压痛是指关节和关节外组织在触诊和施压时的不适感。通过触诊弄清压痛的范围将有助于检查者明确病变是在关节内还是在关节周围，如脂肪垫、肌腱附着点、韧带、滑囊、肌肉或者皮肤。触诊未受累的结构有助于评估压痛的意义：有关节压痛并伴有很多其他肌筋膜压痛点的患者，比没有其他关节外压痛的患者更倾向于关节炎的诊断。

（四）活动受限

活动受限是关节疾病的常见表现，因此检查者应该了解每一个关节的正常活动类型和范围。将受累关节与对侧未受累关节进行对比检查对评价个体差异非常重要。关节活动受限可能与关节本身或者关节周围结构病变有关。比较主动活动范围与被动活动范围有助于区分以上两种情况。如果被动活动范围大于主动活动范围，活动受限可能是由于疼痛、无力、关节或关节周围结构的异常造成的。区分肌张力增高和真正的关节活动受限也很重要，因此患者在检查时需要放松。关节在某个平面内被动活动达到受限范围后产生的疼痛被称为压力性疼痛。如果某个关节在主动活动和被动活动范围内均有疼痛，通常提示关节异常。

（五）骨擦音（感）

骨擦音（感）是由活动引起的可闻及的摩擦音或可触感到的摩擦感，可伴或不伴不适感。当粗糙的关节或关节外表面通过主动活动或人为挤压在一起摩擦时，可出现骨擦音（感）。细骨擦感可在慢性炎性关节炎触及，常提示由于侵蚀或存在肉芽组织而引起的对向软骨面粗糙。粗骨擦音（感）可由炎性或非炎性关节炎所致。骨与骨之间的骨擦音（感）是更高频率的、可触及和可听到的噼啪声。关节内的骨擦音（感）应与活动时韧带或肌腱在骨面上滑动产生的爆鸣音相鉴别，后者通常对诊断关节疾病的意义较小，可以在正常关节听到。在硬皮病患者腱鞘上可触及或听到层次分明的、粗糙的、吱吱响的皮革样骨擦音（感）。

（六）畸形

关节畸形表现为骨性肥大、关节半脱位、非解剖位挛缩或者强直。畸形的关节通常功能异常，会限制活动并可能伴有疼痛，特别是在过度使用时更加明显。个别情况下，畸形的关节可能仍保留良好的功能，但不甚美观。关节畸形可以是可逆的，也可以是不可逆的。例如狼疮 Jaccoud 关节病的手指多发天鹅颈畸形可以通过手术矫正，但类风湿关节炎患者的手指畸形通常不能矫正。

（七）不稳

当关节在任一平面上的活动范围超过正常范围时，可出现关节不稳。半脱位是指关节面部分移位，但仍存在部分关节面与关节面之间的接触。全脱位是指关节丧失了所有软骨面与面之间的接触。检查不稳时最好将关节支撑在检查者两手之间，然后对邻近骨向正常关节不能活动的方向施力。检查中患者必须放松，因为肌张力可能对不稳关节产生稳定作用。例如，如果患者在检查时收缩股四头肌，韧带存在缺陷的膝关节可能看上去仍然是稳定的。

第三节　关节检查的记录

关节检查的文件记录对于制订治疗方案、监测关节炎活动度、明确干预的有效性均非常重要。目前有多种不同的记录方法。可以使用各个关节的简写，如PIP代表近端指间关节。过去也曾使用S－T－L系统，以定量估计等级为基础，记录每一个关节的肿胀（S）、压痛（T）和活动受限（L）程度；这种方法非常有效，但随着对电子病历依赖度的提高，现已不再常用。使用叙述的方式记录关节检查结果比较容易。如“第二和第三MCP关节有2＋级肿胀”，0级表示掌指关节无肿胀，1级表示滑膜明显增厚，2级表示正常关节轮廓消失，3级表示严重的囊性肿胀。另外也可以使用骨骼示意图或模拟小人的方式记录关节检查结果。如果需要精确记录，可以使用角度计测量各个关节的活动范围。

关节计数正越来越多地在临床实践和研究中被应用于炎性关节炎疾病活动度的监测。推荐使用28个关节的压痛和肿胀计数来监测类风湿关节炎的疾病活动度。评估压痛关节数时，检查者用可以使拇指和示指指甲变白的力度，施压于患者的关节，然后记录触痛关节的数目。评估肿胀关节计数时，检查者需要记录可触及软组织肿胀或波动的关节数目，但需要除外畸形或骨性肥大的情况。28关节计数包括双侧的肩关节、肘关节、腕关节、第1～5掌指关节、第1～5近端指间关节和膝关节。相对于更精确的关节计数，28关节计数有快捷、易操作的优势，但其局限性在于不包括踝关节和跖趾关节，因此可能会低估足部的病情活动程度。28个关节计数被应用于病情活动评分28（DAS28）的评估，DAS28已被证实是监测疾病活动程度的有效工具。

评估关节压痛、肿胀和活动范围不能用来监测关节功能，因此需要使用其他检查方法。其他测定关节功能的试验可通过评估患者执行协调任务的能力来测定（如肩关节圆弧运动，测量50英尺步行时间）。但是这些功能性试验结果可能会变化。生理因素也可以导致变异，如类风湿关节炎患者关节大小存在昼夜变化、握力在24小时内会有生理性变化。

第四节　关节检查的解释

医生必须理解关节检查结果（无论是阴性还是阳性）对于制订正确治疗方案的重要意义。与其他任何诊断评估手段一样，准确性和可靠性是关节检查的重点。关于炎性滑膜炎体格检查的准确性，很多研究已经证实，关节检查在发现滑膜炎或渗出上远不如高分辨率超声或者磁共振敏感。关节肿胀是活动性滑膜炎更为特异的表现，近期的临床研究表明关节压痛与肿胀一样，对于影像学关节破坏具有提示意义。早期关节炎患者的体征可能会非常不明显。因此，检查者应结合完整关节症状的病史，充分考虑体格检查的结果，以明确诊断、判断预后、制订治疗方案。

关节检查同样存在变异性。如关节压痛或握力检查，观察者间的差异通常比同一个观察者不同次检查的差异更为明显。同一个观察者的变异可以体现在同一患者身上，甚至短时间内的检查也可以存在差异。通常不同检查者对于关节线性压痛较肿胀的判定更为可靠，并且与基础疾病相关，比如关节肿胀在类风湿关节炎中较银屑病关节炎更为可靠。

第五节　特殊关节的检查

（一）颞颌关节

颞颌关节由下颌骨髁状突与在外耳道前方的颞骨窝组成。该关节的肿胀很难被观察到。触诊时，检查者将一手指置于外耳道前，嘱患者张口闭口，将下颌骨从一侧推至另一侧。单侧与对侧相比不对称的滑膜增厚或是轻中度的肿胀，更容易被发现。颞颌关节垂直方向的运动可以通过测量患者最大限度张口时上切牙与下切牙的距离来评估，通常是3～6cm。横向运动的检测也以切牙作为界标。无论是否存在严重关节炎的证据，骨擦音（感）或关节喀嚓声都是可能存在的。

很多类型的关节炎都可累及颞颌关节，包括幼年型和成人类风湿关节炎。如果儿童的颞颌关节受累，可能会因为下颌骨的生长受限而出现小颌畸形。无炎性关节炎的患者也会出现颞颌关节痛，这与颞颌关节综合征一致。有些研究者认为此综合征是由磨牙症引起的，且与纤维肌痛综合征相似，可能是肌筋膜痛的一种。

（二）环杓关节

成对的环杓关节是由小锥形杓状软骨基底部与环状软骨后上缘组成。声韧带（真声带）附着于杓状软骨。环杓关节是可动关节，在声带开闭时可向内、向外移动及旋转。检查该关节要用直接或间接喉镜。关节炎症可能会引起发红、肿胀及发声时灵活性下降。环杓关节在类风湿关节炎、创伤和感染中均可受累。实际类风湿关节炎环杓关节受累比临床中确诊的更多。症状可能包括声嘶、口因喉发胀或不适感，症状在讲话或吞咽时加重，极少数情况会发生严重的气道阻塞。

（三）胸锁、柄胸与胸肋关节

锁骨内侧端与每侧胸骨的上端形成胸锁关节。第 1 肋与胸骨的关节连接（胸肋关节）紧靠尾部。胸骨柄与胸骨体的连接位于第 2 肋软骨与胸骨的附着水平。第 3 ～ 7 胸肋关节沿胸骨外缘在远端形成关节连接。胸锁关节是这组关节中唯一总是可动的关节；其他均为微动关节或软骨融合。胸锁关节是肩胛带与躯干唯一的真性关节连接。这些关节都位于皮肤之下，所以滑膜炎通常是可看到和可触及的。这些关节均活动轻微，不能准确测量。

胸锁关节受累常见于强直性脊柱炎、类风湿关节炎和退行性关节炎，但临床症状不易察觉。胸锁关节可能会发生化脓性关节炎，尤其在静脉吸毒者更为常见。因此应该检查这些关节的压痛、肿胀和骨性异常。柄胸关节或胸肋关节的压痛比实际肿胀更为常见。这些关节有压痛但无实际肿胀被称为肋软骨炎；如果有肿胀，则被称为 Tietze 综合征。

（四）肩锁关节

肩锁关节由锁骨外侧端与肩胛肩峰内缘所组成。肩锁关节炎常继发于外伤导致的退行性关节炎。此关节的骨性增大可以明显地观察到，但是软组织肿胀通常不易被观察或触及。手臂经过胸壁内收时，肩锁关节的疼痛或压痛提示存在关节病变。肩锁关节在肩关节活动时运动，活动程度难以准确测量。肩锁关节受累可见于类风湿关节炎或脊柱关节病，但临床症状通常都不严重，不足以引起临床注意。

（五）肘关节

肘关节由三个骨性关节组成（图 3 －1）。主要的关节是肱尺关节，它是一个屈戍关节。肱桡关节和近端桡尺关节可使前臂旋转运动。

检查肘关节时，检查者将拇指置于外上髁与鹰嘴突之间的外侧鹰嘴旁沟，另一个或两个手指置于对应的鹰嘴内侧沟。检查者使患者放松并对肘关节进行被动屈曲、伸展和旋转活动。应该仔细检查肘关节周围的皮肤，注意有无银屑病皮疹、类风湿结节或痛风石等异常。认真触诊鹰嘴滑囊对排除小结节或痛风石的存在非常重要。应该注意有无活动受限和骨擦音（感）。滑膜肿胀最易在肘关节被动伸展时被检查者的拇指触及。有时可在鹰嘴突和肱骨远端之间的关节后方触及滑膜。滑膜炎或渗出常导致肘关节伸展受限。

鹰嘴滑囊位于尺骨鹰嘴突之上。鹰嘴滑囊炎常见于慢性局部创伤后和风湿性疾病，包括类风湿关节炎和痛风。也可出现化脓性鹰嘴滑囊炎。鹰嘴滑囊炎患者一般表现为鹰嘴突上肿胀，通常有压痛，可能有皮肤发红。大量液体聚集，可触及囊性肿块时，通常需要抽吸引流。肘关节活动时一般呈无痛性。

肱骨内、外上髁是常见的控制手和腕关节活动的屈肌腱和伸肌腱的附着点。上髁出现压痛，但无肿胀或其他炎症体征，提示肌腱使用过度导致的疾病，称为外上髁炎［网球肘］和内上髁炎［高尔夫球肘］。对抗阻力的前臂旋后或腕关节旋前运动均可引出外上髁炎患者的不适感，而对抗腕关节旋后运动可引出内上髁炎患者的不适感。

肘关节的运动功能可通过检测屈曲和伸展运动进行评估。肘关节的主要屈肌是肱二头肌（C5 和 C6

神经根)、肱肌(C5 和 C6)和肱桡肌(C5 和 C6)。肘关节的主要伸肌是肱三头肌(C7 和 C8)。个别情况下，患者可能出现二头肌端的附着部位断裂，而导致上臂前方出现可见和可触及的肌肉肿胀。

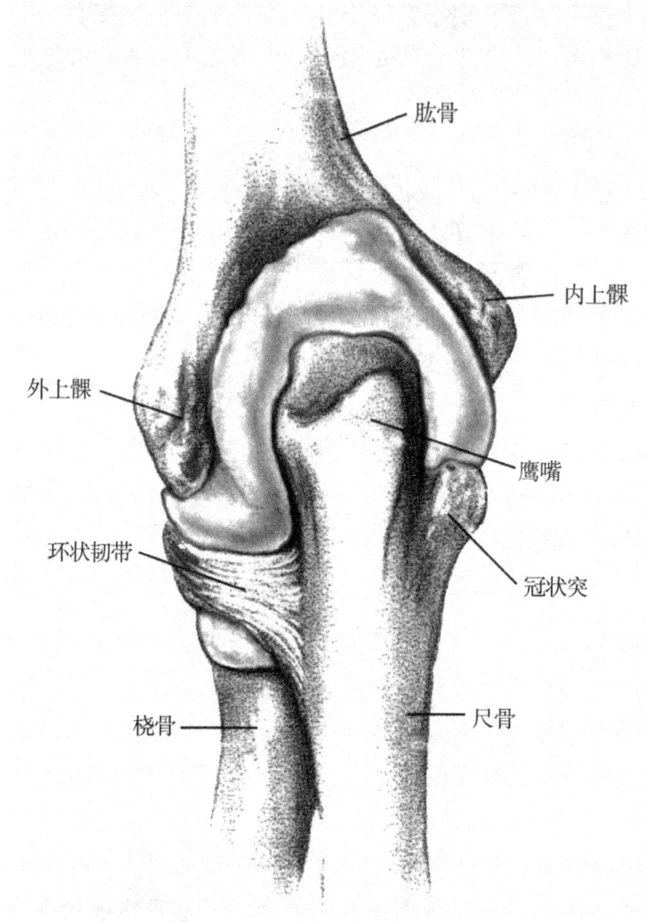

图 3—1 肘关节背面示意图。处于伸展位的桡骨和尺骨以及膨胀的滑膜分布

(六) 腕及腕关节

腕是由桡骨、尺骨及腕骨之间数个关节连接而成的复杂关节。真性腕关节或桡腕关节是双轴椭圆形关节，近端为桡骨远端和三角纤维软骨，远端是三个腕骨：舟状骨(舟形)、月骨和三角骨(三角形)。远侧桡尺关节是单轴车轴关节。腕中关节由近侧列与远侧列腕骨连接而成。腕中关节腔和腕掌关节腔通常是相通的。腕骨间关节是指各腕骨之间的关节连接。

腕关节活动包括屈曲(掌屈)、伸展(背屈)、桡侧偏斜、尺侧偏斜和环形运动。手和前臂的旋前、旋后主要发生于近端和远端桡尺关节。腕掌关节中唯一活动范围较大的是拇指的腕掌关节。此关节为鞍形，可以在三个平面活动。由于退行性关节炎常会累及此关节，所以骨擦音(感)很常见。

腕关节在正常情况下背屈范围为 70°～80°，掌屈范围 80°～90°。尺侧和桡侧偏斜程度分别为 50°和 20°～30°。背屈能力丧失是腕关节最具致残性的功能损害。

前臂肌肉的长屈肌肌腱通过腕关节掌面包绕于屈肌支持带(腕横韧带)下方的屈肌腱鞘中。屈肌支持带及其下的腕骨形成腕管。正中神经穿过屈肌肌腱表面的腕管。前臂肌肉的伸肌肌腱包绕在 6 个滑膜内衬间隔中。

掌腱膜(筋膜)从屈肌支持带延伸入手掌。Dupuytren 挛缩是累及掌腱膜的纤维化疾病，使之增厚、收缩，可引起一个或数个手指掌指关节屈曲畸形，通常最先受累的是环指。

腕部肿胀通常缘于腱鞘或(和)腕关节的渗出或滑膜增生(位于腱鞘的称为腱鞘炎)。如果是由腱鞘炎引起，肿胀常局限于某个特定的腱鞘或隔室的分布区域(如尺侧肿胀可能是尺侧腕屈肌腱腱鞘炎所致），范围比较局限，可随手指屈曲和伸展而移动。关节肿胀则更加弥漫，从肌腱下向前或向后凸出。

检查腕关节的滑膜炎最好触诊腕关节背面。由于腕关节掌面和背面的结构复杂，常难以精确定位滑膜边界。检查腕关节时，检查者将拇指置于关节背面、其余手指置于掌面，轻柔触诊。需要注意滑膜增厚或增生情况，如果有严重增厚或者增生，通常腕关节的活动范围会受限并伴有应力性疼痛。

腱鞘囊肿是源于关节囊的囊性肿大。腱鞘囊肿常特征性出现于腕部掌面或背面的肌腱之间。

严重慢性炎性关节炎可导致尺骨半脱位（图 3－2）。半脱位的尺骨表现为腕部背外侧的凸出。伸肌肌腱的慢性炎症刺激，主要是第四和第五指伸肌肌腱，可引起肌腱断裂。

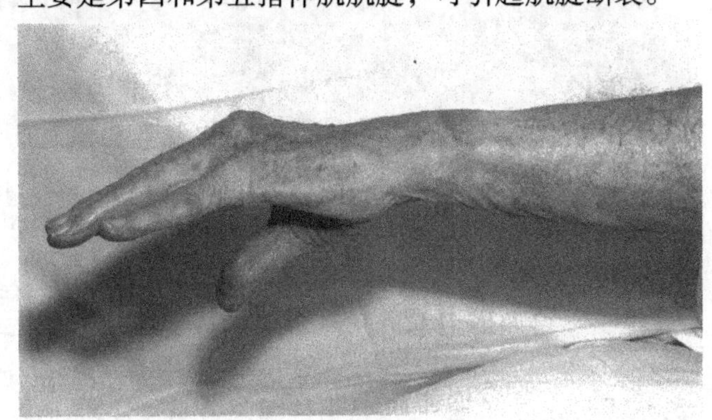

图 3－2　腕关节半脱位。类风湿关节炎患者的腕关节侧面观。注意尺骨的凸起

检查由狭窄性腱鞘炎引起的“扳机指”时，检查者可在患者缓慢屈曲、伸展手指时，在掌面沿着肌腱触及骨擦感或结节。患者常诉既往有活动时受累手指的扣锁感或锁定感。

de Quervain 腱鞘炎是指包含拇指拇长展肌和拇短伸肌在内的第一伸肌间隔的腱鞘炎。患者常诉腕部桡侧疼痛。触诊桡骨茎突附近可有压痛。Finkelstein 试验可用于检测 de Quervain 腱鞘炎，嘱患者将拇指置于手掌中握拳，然后患者将腕部尺侧偏斜。若桡骨茎突出现剧烈疼痛为阳性，常提示在狭窄腱鞘中拇指肌腱拉长。

腕关节的肌肉功能可通过检测前臂的屈曲、伸展、旋后和旋前而测定。腕部的主要屈肌是桡侧腕屈肌（C6 和 C7 神经根）和尺侧腕屈肌（C8 和 T1）。这些肌肉可分别检测。检查桡侧腕屈肌时，检查者在第二掌骨基部向伸展和尺侧偏斜方向施以对抗屈曲的阻力；检查尺侧腕屈肌时，在第五掌骨基部向伸展和桡侧偏斜方向施以阻力。腕关节的主要伸肌是桡侧腕长伸肌（C6 和 C7）、桡侧腕短伸肌（C6 和 C7）和尺侧腕伸肌（C7 和 C8）。检查者可以分别检测桡侧和尺侧伸肌。前臂主要的旋后肌是肱二头肌（C5 和 C6）和旋后肌（C6），主要的旋前肌是旋前圆肌（C6 和 C7）和旋前方肌（C8 和 T1）。

（七）掌指关节、近端及远端指间关节

掌指关节是枢纽关节。外侧副韧带在伸展时松弛，屈曲时收紧，可阻止手指向侧方运动。穿过每一关节背侧的伸肌肌腱可加强关节囊。当手指的伸肌肌腱到达掌骨头远端时，骨间肌和蚓状肌的纤维加入其中，并通过掌指关节的背面延伸至邻近指骨的背面。伸肌这种的伸展结构被称为伸肌腱帽。

近端和远端指间关节也是枢纽关节。指间关节韧带类似于掌指关节的韧带。当手指屈曲时，近节指骨基部向掌骨头掌侧滑动。掌骨头形成指节的圆形突出，掌关节腔位于突出的顶部远端 1cm 处。

检查掌指关节时，检查者应使各个掌指关节屈曲 20°～30°，然后触诊各关节的背面及掌面（图 3－3）。手的掌面皮肤比较厚，皮肤和掌指关节之间有一层脂肪垫，因此掌面关节的触诊比较困难。检查小关节时相互比较特别有助于发现轻度滑膜炎。如有滑膜炎，在第二和第五掌指关节基部轻柔地施以外侧压力，即可引出疼痛（挤压试验）。

检查近端和远端指间关节时，最好轻柔触诊关节的外侧面和内侧面，以避免屈肌和伸肌肌腱对滑膜评估的干扰。或者检查者一只手的拇指和示指前后按压关节，另一只手的拇指和示指在内侧和外侧触诊检查是否有滑膜膨胀。Bunnell 试验有助于鉴别近端指间关节滑膜炎与内在肌紧张。

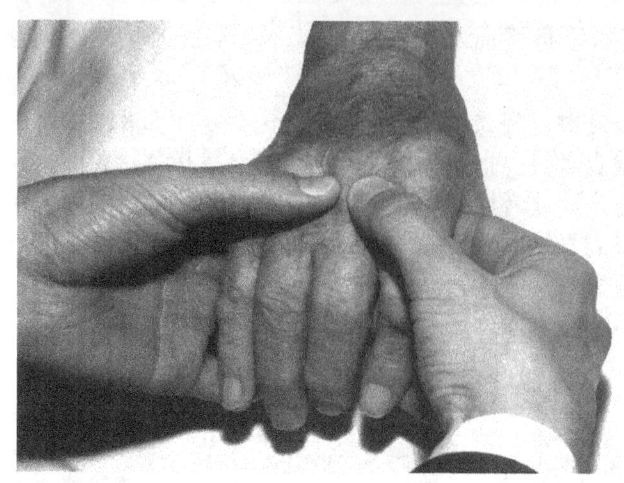

图 3 —3　触诊掌指关节时，检查者的拇指触诊关节背侧面，示指触诊掌骨头的掌面。关节在被检查时应处于半屈曲松弛位

手指肿胀可能由关节或关节周围的病因引起。滑膜肿胀通常会引起关节本身对称性肿大，而关节外肿胀可为弥漫性，可延伸至关节腔外。仅累及单侧手指或关节的不对称性肿大并不多见，通常提示关节外病变。整个手指的弥漫性肿胀可能是腱鞘炎引起，称为“指（趾）炎”和“腊肠指（趾）”，常见于脊柱关节病，如反应性关节炎或银屑病关节炎。类风湿结节常见于慢性风湿性疾病患者，是比较硬的关节外肿胀物，常位于关节或骨突之上。掌指关节的慢性肿胀易引起关节囊和韧带牵张和松弛。这种松弛联合肌肉失衡和其他压力，最终导致手指的伸肌肌腱从掌骨头滑脱至关节尺侧。移位肌腱的异常拉力是慢性炎性关节炎引起手指尺侧偏斜的原因之一（图 3 —4）。

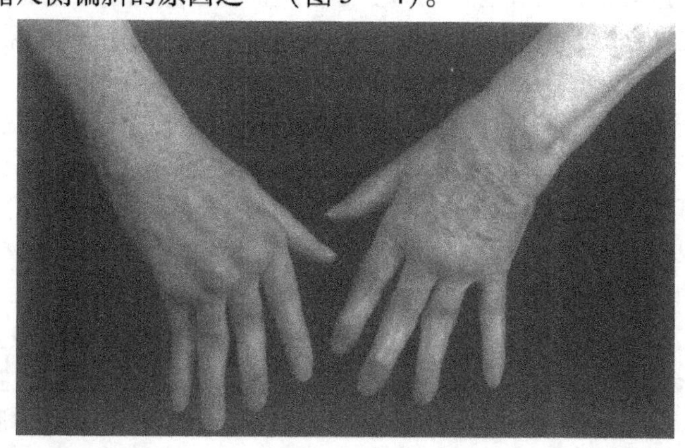

图 3 —4　损毁性的类风湿关节炎。慢性滑膜血管翳侵犯双手掌指关节和双腕关节。右手掌指关节可见关节半脱位及尺偏畸形。右手第 3 ～ 5 指以及左手第 3 ～ 4 指可见天鹅颈畸形

天鹅颈畸形是指手指掌指关节屈曲挛缩，近端指间关节过度伸展，远端指间关节屈曲。引起这些改变的原因是骨间肌和其他屈曲掌指关节和伸展近端指间关节的肌肉收缩。这种畸形是类风湿关节炎的特征，但也可见于其他慢性关节炎（图 3 —5）。

钮扣花畸形是指近端指间关节屈曲挛缩伴远端指间关节过度伸展。这种畸形常见于类风湿关节炎，缘于近端指间关节伸肌肌腱的中央腱束从中节指骨基部分离，形成侧束掌侧脱位。脱位的侧束越过了关节支点成为关节的屈肌，不再起到伸肌的作用。

另一种畸形是手指叠套或手指缩短，由继发于破坏性关节病的指骨末端吸收导致，可见于银屑病关节炎的残毁性关节型。手指缩短伴有受累关节皮肤皱缩，称为爪手，也称望远镜手

棒槌指是由于伸肌肌腱在远端指间关节撕脱或断裂而引起。患者不能伸展末节指骨，保持在屈曲位。这种畸形常由创伤性损伤所致。

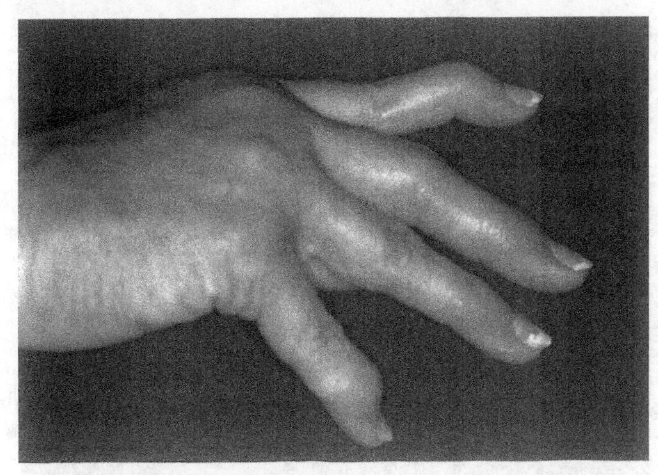

图 3—5　银屑病关节炎患者的天鹅颈畸形。示指的近端指间关节过度伸展和远端指间关节过度屈曲。第三和第四个手指指甲上可见银屑病样改变

Murphy 征是月骨脱位的检查。嘱患者握拳，第三掌骨头通常比第二和第四掌骨头突出。如果第三掌骨与第二、第四掌骨同一水平则为阳性，提示月骨脱位。

类风湿关节炎较少累及远端指间关节。骨关节炎患者的远、近端指间关节常见骨性肥大或骨赘形成。远端指间关节的骨性肥大称为 Heberden 结节，而近端指间关节出现的相似改变称为 Bouchard 结节。通常此病变触诊时质硬或为骨性，因此容易与炎性关节炎的滑膜炎相鉴别。此外，炎症体征轻微。Heberden 结节和 Bouchard 结节易与类风湿结节相鉴别。但患者在描述关节肿胀时，通常将它们混为一谈。因此，检查者也应该了解引起手部结节的其他原因，包括如痛风石性痛风（图 3—6）和较少见的多中心网状组织细胞增多症。骨关节炎也常累及第一腕掌关节（图 3—7）。

应检查患者的指甲是否有杵样变或其他异常迹象。银屑病关节炎患者常有甲嵴、甲松离或甲凹陷。有时，骨关节炎患者在有 Heberden 结节手指的指甲上会出现凹槽性变形（这种指甲变形称为 Heberden 结节甲）。通常认为这种变形是骨关节炎进程中继发于滑膜囊肿对甲床的侵蚀。随时间推移指甲可能会恢复正常。

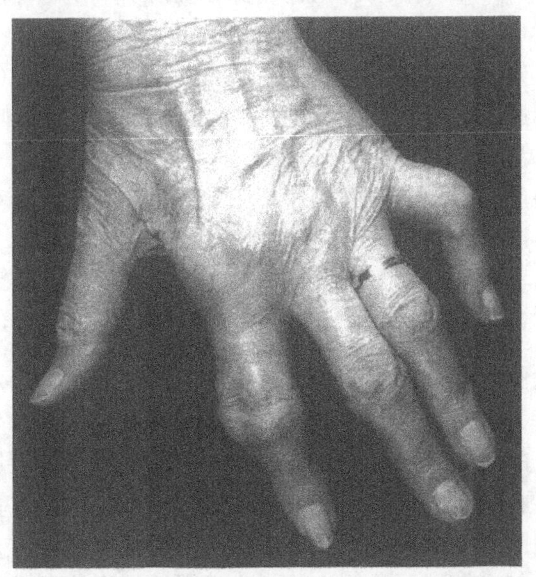

图 3—6　痛风。皮肤可见关节肿大及痛风石沉积

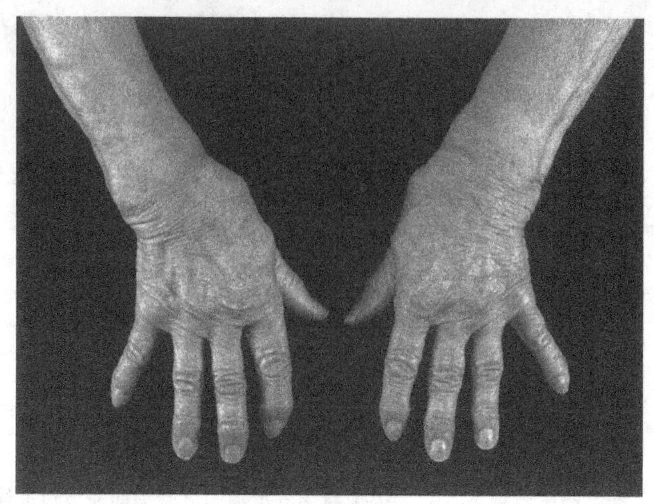

图 3—7　双手骨关节炎。双侧拇指基部可见关节膨大。双手第二指远端指间关节有重度骨性肥大，其他指间关节有中度改变

让患者握拳可以粗略、有效地评估患者的手部功能。评估患者的握拳能力时，可以用拳头的百分比记录。100% 为完整的拳头，75% 为患者能用指尖接触手掌。由于握物或捏物的需要，对指能力、特别是拇指的对掌能力，是手部的关键功能。如果患者不能握拳，可嘱患者拾起一小物件以证实捏夹或对指能力。

可通过患者紧握检查者的两个或多个手指来粗略估计其手部力量。检查握力更精确的方法可通过使用握力计或让患者挤压部分膨胀的血压计（20mmHg）。有时分别检测手指的力量非常有用。第 2 ～ 5 掌指关节屈曲的原动力是背侧及骨间掌侧肌（C8 和 T1 神经根）。当近端指间关节伸展时，蚓状肌（C6、C7 和 C8）屈曲掌指关节。近端指间关节的屈肌是指浅屈肌（C7、C8 和 T1），远端指间关节的屈肌是指深屈肌（C7、C8 和 T1）。

第 2 ～ 5 掌指关节和指间关节的主要伸肌是指总伸肌（C6、C7 和 C8 神经根）、示指固有伸肌（C6、C7 和 C8）和小指伸肌（C7）。骨间肌和蚓状肌同时屈曲掌指关节和伸展指间关节。骨间背侧肌（C8 和 T1）和小指展肌（C8）外展手指，而骨间掌侧肌内收手指。

拇指的活动依赖于数块肌肉。第 1 掌指关节的主要屈肌是拇短屈肌（C6、C7、C8 和 T1 神经根）。指间关节的主要屈肌是拇长屈肌（C8 和 T1）。拇指掌指关节由拇短伸肌伸展。指间关节的主要伸肌是拇长伸肌（C6、C7，C8 和 C9）。

拇指的主要展肌是拇长展肌（C6 和 C7 神经根）和拇短展肌（C6 和 C7）。活动主要发生于腕掌关节。拇指的主要内收肌是拇收肌（C8 和 T1），活动主要发生于腕掌关节。拇指与第 5 手指对掌的原动力是拇对掌肌（C6 和 C7）和小指对掌肌（C8 和 T1）。

（八）髋关节

髋关节是由股骨头与环状髋臼形成的球窝关节或杵臼关节。关节的稳定性靠盂唇的纤维软骨缘、致密的关节囊和周围韧带来维持，包括加强关节囊的髂股韧带、耻骨韧带和坐骨囊韧带。髋关节周围的有力肌群也提供了支持。髋关节的主要屈肌是由缝匠肌和股直肌辅助的髂腰肌。髋关节的内收靠三块收肌（长收肌、短收肌和大收肌）加上股薄肌和耻骨肌来完成。臀中肌是髋关节的主要展肌，而臀大肌和腘绳肌腱伸展髋关节。髋关节周围分布数个有重要临床意义的滑囊。在前方，髂腰肌滑囊位于腰大肌与关节面之间。转子囊位于臀大肌与大转子后外侧之间，坐骨臀肌滑囊位于坐骨结节之上。

检查髋关节应从观察患者的姿势和步态开始。患者应站于检查者前方以便观察髂前上棘。骨盆倾斜可能与结构性脊柱侧凸、解剖性下肢不等长或髋关节疾病相关。

髋关节挛缩可能导致外展或内收畸形。为了代偿内收挛缩，骨盆向挛缩侧倾斜，能使两腿在行走和负重时保持平行。在固定性外展畸形中，正常侧骨盆在站立或行走时抬高，这会使正常的腿看上去变短，并会迫使患者用正常侧脚趾站立或行走，或者屈曲异常腿的膝关节。两腿平行时从后方观察，有髋关节疾病和内收髋关节挛缩的患者可能由于骨盆倾斜而出现臀褶不对称，患病侧抬高。在这种情况下，患者站立时受累侧的脚不能平放在地面上。在外展挛缩中则相反，双腿伸展和平行时，未受累侧抬高。

髋关节屈曲畸形常见于髋关节疾病。站立时，单侧髋关节屈曲以减轻受累侧的负重，松弛关节囊，从而减轻疼痛。从侧面观察到患者的这种姿势最明显。腰椎过度前凸是对髋关节不能完全伸展的代偿。

应该对可能有髋关节疾病患者的步态进行评估。正常步态时，负重腿的展肌收缩以维持骨盆水平或者轻微抬高非负重侧。髋关节疾病患者有两种常见的异常步态。髋关节疼痛的患者中最常见的异常步态是防痛（跛行）步态。这种步态的患者在患侧关节负重时向患侧倾斜，将身体倚重于此关节之上，以避免患侧髋关节展肌收缩性疼痛。而在 Trendelenburg 步态中，骨盆随着患侧的负重而下降，躯干移向正常侧。尽管防痛步态常见于髋关节疼痛患者，Trendelenburg 步态常见于髋关节展肌无力的患者，但这两种步态均无特异性，都有可能发生于其他原因导致的髋关节疼痛患者。轻度 Trendelenburg 步态常可见于正常人。

Trendelenburg 试验可评估髋关节的稳定性，以及髋关节展肌将骨盆稳定于股骨之上的能力。它可以用来检测臀中肌外展髋关节的力量。嘱患者单腿站立。正常情况下，展肌将维持骨盆水平或非负重侧轻微抬高。如果非负重侧骨盆下降则试验阳性，说明负重侧髋关节展肌无力，特别是臀中肌。此试验是非特异性的，也适用于原发性神经或肌肉疾病以及引起髋关节展肌无力的髋关节疾病。

髋关节活动度应在患者仰卧位进行评估。髋关节活动范围包括屈曲、伸展、外展、内收、内旋、外旋和环形运动。屈曲的度数随评估方式的不同而不同。当膝关节屈曲 90°时，髋关节正常可在股部和身体长轴间屈曲 120°；如果膝关节伸直，腘绳肌腱可限制髋关节屈曲至大约 90°；持续性腰椎前凸和骨盆倾斜提示存在髋关节屈曲挛缩，它可使受累腿仍能接触检查桌从而掩藏挛缩。Thomas 试验可证实屈曲挛缩。此试验中，对侧髋关节完全屈曲，使腰椎前凸变平并固定骨盆，然后受累腿尽可能远地向检查桌伸展。患病髋关节的屈曲挛缩将变得非常明显，通过测量距离完全伸展的度数进行估计。检查下肢不等长时，嘱患者仰卧位，双腿完全伸展，测量从髂前上棘至内髁的距离。≤1cm 时引起步态异常的可能性不大，可认为是正常的。除了真正的下肢不对称，骨盆倾斜、髋关节外展或内收挛缩均可造成明显的下肢不等长。

检查外展时，患者仰卧，腿垂直于骨盆取伸展位。检查者的一个手臂越过骨盆，将手置于对侧髂前上棘，从而稳定骨盆。检查者用另一手握住患者踝部，将腿外展至发现骨盆开始移动。外展 45°是正常的。由于正常活动范围可能会变化，双侧相互比较会有所帮助。另外，检查者也可站在桌尾，握住患者双踝，同时外展双腿。髋关节疾病患者外展常受限。检查内收时，握住踝部，充分屈曲髋关节到受检腿穿过对侧腿而将腿抬离桌面。正常内收为 20°～ 30°。检查髋关节旋转时，髋、膝关节同时屈曲 90°或双腿伸直。正常髋关节外旋和内旋可分别至 45°和 40°。由于伸展体位时周围韧带使关节的稳定性增加，因此屈髋和伸髋时关节旋转的程度也有差别。伸展时旋转程度减少。检查髋关节旋转时，握住踝部上方伸直腿，从中间位向外、向内旋转。髋关节内旋受限是髋关节疾病的敏感指标。

检查伸展时患者取俯卧位。由于腰椎过度伸展、骨盆旋转、臀部软组织活动和对侧髋关节屈曲可引起一些明显的活动，所以很难估计髋关节的伸展度。检查者将一臂放于对侧髂后上棘和下位腰椎，可以部分稳定骨盆和腰椎，将另一手置于腿下，屈膝并尽量伸展大腿。正常伸展范围是 10°～ 20°。伸展受限常继发于髋关节屈曲挛缩。

在检查中很少发现髋关节肿胀。FABER 试验，也称 Patrick 试验通常作为筛选髋关节病变的试验。患者采取仰卧位，检查者将受检腿的足部置于对侧膝部上方，然后检查者轻压受检腿膝部以及对侧髂前上棘，使受检腿缓慢压向检查桌面。阴性结果是受检腿下落至与对侧腿平行。阳性结果是该操作手法引起患者疼痛。尽管 Patrick 试验对于诊断髋关节疾病较敏感，但该试验并非特异性的，Patrick 试验的阳性结果还可提示髂腰肌痉挛或骶髂关节病变。

筛选儿童先天性髋关节疾病的两种有效试验是 Ortolani 手法和 Galeazzi 征。Ortolani 手法是患儿仰卧，检查者屈曲患儿双髋关节，并握住婴儿双腿，这样检查者的拇指抵住大腿内面，手指包在大腿外侧面。髋关节可以随着轻柔的牵引而外展和侧旋。通常在侧旋和外展 30°～40°时感到阻力。Ortolani 试验的阳性结果是外展至正常的 70°之前感到咔嚓声。由于 Ortolani 试验能引起股骨头关节软骨的损害，所以不应重复进行此试验。Galeazzi 征可有效评估 18 个月以下儿童的单侧先天性髋关节脱位。患儿取仰卧位，并使膝关节、髋关节屈曲 90°。正常情况下双膝应在同一水平，如果一侧膝部高于另一侧，则提示为阳性结果。

髂胫束是阔筋膜的一部分，起于髂嵴、骶骨和大转子上方坐骨，沿着外侧肌腱系统延伸至外侧股骨髁、胫骨髁和腓骨头，分离腘绳肌腱与股外侧肌。爬楼时如果负重腿从髋关节屈曲、内收移至中立位，阔筋膜张肌在大转子上活动时能引出可听到的弹响。弹响髋最常见于年轻女性，通常不引起重度疼痛。Ober 试验可评价髂胫束是否有挛缩。患者侧卧，并使下方肢体的髋关节、膝关节屈曲。检查者使上方肢体的膝关节屈曲 90°，同时外展和伸展大腿。髋关节应轻微伸展使得髂胫束通过大转子。检查者慢慢将肢体放低，并放松肌肉。如果下肢不能回落至桌面水平，则为阳性，提示髂胫束挛缩。

外侧髋痛的常见原因是转子滑囊炎。患者以受累侧躺下时或爬楼梯时常诉疼痛和压痛。检查时应触诊大转子，检查是否有压痛，并与对侧比较。转子滑囊炎时，此区域常有剧烈压痛。髋关节主动对抗性外展时，转子滑囊炎的疼痛加重。臀部疼痛和压痛可能是由坐骨滑囊炎所致。其他引起外侧和后侧髋部（臀部）不适的原因包括肌肉和肌腱附着点疼痛。

前髋和腹股沟疼痛可能继发于髋关节病变，最常见于退行性关节炎。应注意到这些患者的关节活动范围减小。其他原因包括髂腰肌滑囊炎，在腹股沟韧带外侧至股动脉搏动的 1/3 处可发现肿胀和压痛。髋关节伸展时疼痛加重，屈曲时减轻。滑囊炎可能是局部病变或髋关节滑膜炎的外延，仅靠体格检查无法鉴别出两者。如果患者髂腰肌滑囊区域出现压痛，但无法触及肿胀，检查者也应该考虑髂腰肌肌腱炎的可能。为了鉴别有无其他异常，应触诊腹股沟区域，如疝、股动脉瘤、淋巴结肿大、肿瘤、腰大肌脓肿或肿块。

肌力检测应包括髋关节屈肌、伸肌、展肌和收肌。髋关节的主要屈肌是髂腰肌（L2 和 L3 神经根）。检查屈曲时患者坐于桌缘，当患者尽力屈髋时，检查者一手向下压大腿，另一只手置于同侧髂嵴上稳定骨盆。或可让患者仰卧，保持髋关节屈曲 90°，检查者尽力拉直髋关节。

检查髋关节伸展时患者取俯卧位。髋关节的主要伸肌是臀大肌（L5 和 S1）。患者屈曲膝关节，以去除腘绳肌腱的作用，嘱患者伸展髋关节，并使大腿离开桌面，同时检查者将前臂置于对侧髂后上嵴以稳定骨盆，并向下施以压力，阻止外侧躯干肌将骨盆和腿抬离桌面。

检查外展时，患者取仰卧或俯卧位。患者对抗检查者在大腿中部施加的阻力外展大腿。

主要的收肌是长收肌（L3 和 L4 神经根）。检查者保持膝关节近端的大腿轻微外展，同时患者对抗并尽力内收腿，检测外展和内收应两腿同时进行。患者仰卧，同时腿完全伸展，髋关节中度外展。检查外展时，患者对抗检查者在外踝施加的阻力而主动向外推出。检查内收时，患者对抗施加于内踝的阻力而活动。

（九）膝关节

膝关节是由三个关节连接构成的复合性髁状关节：髌骨髁、胫骨外侧、内侧髁及其纤维软骨半月板。关节囊、髌韧带、内外侧副韧带、前后交叉韧带都具有稳定膝关节的作用。侧副韧带提供内外侧的稳定性，而交叉韧带提供前后和旋转的稳定性。正常膝关节运动包括屈曲或伸展与旋转。屈曲时，胫骨在股骨上内旋；伸展时则外旋，因髌上囊在股四头肌下方，所以膝关节周围的滑膜是全身关节中最大的滑膜，可延伸至关节近端 6cm。膝关节周围有几个很重要的滑囊，包括髌前浅囊、髌下浅囊和髌下深囊、内侧胫骨平台远端的鹅足囊、后内侧半膜肌囊和后外侧腓肠肌滑囊。膝关节伸展主要靠股四头肌，屈曲主要靠腘绳肌腱。股二头肌使小腿在股骨上外旋，而腘肌和半腱肌参与了内旋。

在采集有膝关节不适主诉患者的病史时，应该询问患者是否有绞锁、扣锁或脱膝感。绞锁是突然丧失伸展膝关节的能力，常疼痛且伴有可闻及的杂音，如咔嚓音或爆裂音。它一般提示关节内的严重异常，包括游离体或软骨撕裂。扣锁是指膝关节可能锁定的一种主观感受。患者可能感到关节活动中瞬时中断，在短暂的停歇后能继续正常活动。扣锁感可发生于各种病变，提示病变较真正的绞锁稍轻微。脱膝感提示膝关节在某些姿势或者活动中确实扣住并且不动。询问详细病史对确认这种主观感受非常重要。患者经常感到膝关节不能运动，但实际上不是这样的。部分患者可能用此词描述剧烈疼痛而被迫停止活动。脱膝感提示严重的关节内病变，如由于韧带损伤或功能不全所导致的不稳关节。

检查膝关节时应观察患者站立和行走时的情况。站立时最容易评价膝关节偏斜，包括膝内翻（膝关节外侧偏斜伴小腿内侧偏斜）、膝外翻（膝关节内侧偏斜伴小腿外侧偏斜）和膝反屈。观察患者行走能够发现步态异常。

视诊时患者应取站立位和仰卧位。对双侧进行比较非常重要，注意有无肿胀或者肌肉萎缩引起的不对称。髌上肿胀伴大腿前侧远端胀满，常使髌骨周围正常的凹陷消失，提示膝关节积液或滑膜炎。局限性髌骨表面肿胀常继发于髌前滑囊炎。应注意髌骨对线情况，包括高位髌骨或外侧移位的髌骨。检查者应从后方视诊膝关节，以识别由腘窝囊肿或 Baker 囊肿引起的腘窝肿胀。腘窝肿胀最常由内侧半膜肌囊肿引起。如果小腿不对称，应测量小腿周径并双侧比较。腘窝囊肿可能破裂并分解进入腓肠肌，引起肿大和可触及的饱满。如果囊肿引起静脉或淋巴阻塞，可能会有水肿。腘窝囊肿的急性破裂和分解可引起与血栓性静脉炎相似的局部红、肿、热、痛。在类风湿关节炎患者的单侧小腿肿胀中，这可能是一个比深静脉血栓形成更为常见的原因。仅靠体格检查很难区分二者。

股四头肌萎缩常见于慢性膝关节炎。股内侧肌萎缩是最早的改变，通过比较两侧大腿可发现内侧不对称和周径不等。测量大腿周径应在膝关节以上 15cm 处进行，以避免由于髌上渗出引起的结果偏差。

触诊膝关节时关节应该放松。最佳检查体位是仰卧位，膝关节完全伸展。触诊应从髌骨上 10cm 的前股部开始。髌上囊是膝关节腔的延伸，为了明确它的上界，检查者应从远端开始向膝关节方向触诊前股部。应注意有无肿胀、增厚、结节、游离体、压痛和皮温增高。与周围软组织和肌肉不同，增厚的滑膜如沼泽、面团。内侧髌上囊和内侧胫股关节可以早期触摸到滑膜。为了提高膝关节内液体的检出，用放置在髌骨近端的手掌挤压髌上囊中的液体，然后用在髌骨外侧和内侧的对侧拇指与示指触诊被挤入关节腔远端下方的滑液。检查者交替挤压和放松髌上囊，可鉴别诊断滑膜增厚和滑膜渗出。滑膜渗出会在对侧拇指与示指下间歇膨胀关节囊，而滑膜增厚则不会如此。

检查者不应过紧挤压髌上囊或向远端推动组织，因为髌骨或正常软组织（包括脂肪垫）将填满触诊间隙，而被误认为是滑膜炎或关节肿胀。大量渗出时，用左手维持对髌上的压迫，右手示指向后对着股骨推动髌骨，可有髌骨浮球感。

另一方面，4 ～ 8mL 的少量渗出可通过引出膨胀征而检测到。此试验中膝关节应伸展并放松。检查者用一手手掌向近端和外侧拍击或挤压膝关节内侧面，将液体移出此区域，然后轻敲或拍击膝关节外侧，可在内侧见到液波或膨出。如果沿关节腔内侧挤压，液体在无任何压力或压迫的作用下沿关节外侧重新聚集，即所谓的自发性膨出征。

触诊胫股关节内侧和外侧缘检查是否有压痛和骨性唇状凸出或外生骨疣，这可见于退行性关节病。髋关节屈曲 45°，膝关节屈曲 90°，足置于检查桌上时，容易进行关节边缘的触诊。局限于内侧或外侧关节边缘的压痛可能代表有关节软骨疾病、内侧或外侧半月板异常、内侧或外侧副韧带损伤。引起压痛的其他原因包括其后骨性结构的病变。

滑囊炎是膝关节周围局限性压痛的另一原因，两个最常见部位是鹅足囊和髌前囊。如有滑囊炎存在，常可出现剧烈压痛，也可伴有轻度肿胀。个别情况下，髌前囊可以变得非常肿胀。注意不要将这种肿胀误认为是膝关节滑膜炎。两者易区分，滑囊炎可以触及滑囊边界，而缺乏其他真性关节积液的特征，如膨胀征。

髌股关节对合不良是膝痛的另一常见原因。由于女性骨盆较宽引起 Q 角较大，因此此种异常在女性患者更常见。Q 角是股四头肌与髌腱之间的夹角。髌股关节疾病患者可能诉膝关节在一段时间屈曲后感到僵硬（如长时间看电影者有此感觉），或在上下楼梯时尤为困难。当髌骨在远端股骨上活动时，有些患者可能会有扣锁感。触诊髌骨时膝关节应伸展和松弛。挤压并移动髌骨以使它的整个关节面与其下股骨接触。很多功能正常的膝关节可有轻微骨擦音。疼痛伴骨擦音可能提示髌股退行性关节炎或髌骨软骨软化。

发生于主动屈曲和伸展膝关节时的髌后疼痛和继发于髌股疾病的髌后疼痛，应与胫股关节痛相鉴别。为此，检查者应在被动活动膝关节时尽力将髌骨抬离膝关节，如无疼痛，则提示髌股关节可能是疼痛的来源。此外，“髌骨研磨”试验对有严重髌股病变的患者有所帮助。在此试验中，检查者嘱患者等长收缩股四头肌时向远离股骨髁的方向挤压髌骨，如果出现突然的髌骨疼痛和股四头肌松弛，则提示阳性试验结果，但此试验常出现假阳性结果。

应评估髌骨稳定性。进行 Fairbanks 恐惧试验时，患者仰卧位，股四头肌松弛，膝关节屈曲 30°。检查者缓慢地将髌骨推向外侧。股四头肌突然收缩和患者痛苦反应是恐惧试验的阳性结果。既往有髌骨脱位的患者此试验常为阳性。检查髌骨半脱位时，将膝关节从完全屈曲移至完全伸展。

滑膜皱襞综合征有时也可引起提示髌股疾病的症状。皱襞是滑膜组织束，最常位于膝关节内侧。如果皱襞存在，可能触到与髌骨内缘平行的且有压痛的束带状结构。在屈曲和伸展中，可闻及或触及弹响，患者可能有扣锁症状。但是很多皱襞并无症状，也较常见，所以可认为是一种正常变异。

正常膝关节活动范围从完全伸展（0°）到完全屈曲 120°～150°。部分正常人可伸展达 15°。由于膝关节积液或（和）滑膜炎造成的膝关节不能完全伸展通常是可逆的。而伴有膝关节慢性关节炎的屈曲挛缩则会造成膝关节完全伸展能力永久丧失。对于严重关节炎，例如类风湿关节炎的部分患者，可以观察到胫骨在股骨上向后半脱位。

检查韧带不稳时，可对膝关节施以外翻和内翻应力和使用抽屉试验。膝关节应伸展、放松。进行外展或外翻试验时，一手稳定下段股骨，同时将另一手置于踝部近端外展小腿，而对膝关节施以外翻应力。膝关节完全伸展时内侧关节线分离提示内侧副韧带和后交叉韧带撕裂，然后在膝关节屈曲 30°时再次进行此试验。如果试验在 0°时阴性，而在 30°时阳性，提示内侧副韧带撕裂，而后交叉韧带仍完整。然后在膝关节伸展和屈曲 30°时，进行内收或内翻试验。外侧关节线分离提示外侧副韧带撕裂，伴或不伴后交叉韧带撕裂。

韧带的松弛程度用 1 ～ 3 的等级分级。轻度或 1 级不稳提示关节面分离 5mm 或 5mm 以下；中度或 2 级不稳，关节面分离为 5 ～ 10mm；3 级不稳是指分离大于 10mm。在创伤病例中，关节腔开放提示韧带的不稳定性且继发于韧带断裂或拉伸。但在胫股间室慢性关节炎患者中，由于软骨和骨损失引起“假性松弛”而可能出现明显的内侧或外侧分离。如果韧带完整，用力外翻或内翻移位的程度并不比正常膝关节大。

进行抽屉试验时，髋关节屈曲 45°，膝关节屈曲 90°。为了稳定膝关节，检查者可坐于足上，而用双手握小腿后部，或将小腿支撑在自己外侧胸壁和前臂之间。前抽屉试验是将胫骨前拉。移动超过 6mm 是异常，可能提示前交叉韧带撕裂或松弛。但向前半脱位可能代表更复杂的不稳定性。膝关节旋转不稳定性也可能存在。前抽屉试验的阳性结果是外侧胫骨平台向前半脱位，而内侧仍在正常位置，它表示前外侧旋转不稳。如果双侧平台半脱位，可能出现内外侧关节囊韧带中 1/3 撕裂。如果胫骨内旋时不出现半脱位，提示后交叉韧带完整。腿外旋时前抽屉试验阳性表示内侧关节囊韧带撕裂。

Lachman 试验是改良的前抽屉试验，检测单向前侧不稳。此试验至少有 6 种做法。在最初描述的试验中，患者仰卧位，受检膝关节在完全伸展与屈曲 15°之间。检查者用一手稳定股骨并前拉胫骨近端。阳性试验结果是当胫骨在股骨上前移时，感到的接触终点较软而不是较硬。Lachman 试验的阳性结果可能提示前交叉韧带损伤，或后斜韧带或弓形腘肌复合体异常。进行后抽屉试验时，患者位置与前抽屉试验相同，但检查者将胫骨推向患者。阳性试验结果提示后交叉韧带损伤。

全关节检查应包括半月板损伤的检查。提示半月板撕裂的症状包括关节伸展时的锁定、活动时关节出现咔嚓响或爆裂声、关节内侧或外侧的局限性压痛。检查半月板时，应在小腿内旋、膝关节屈曲 90°时触诊内侧和外侧关节线。内侧或外侧关节线局限性压痛分别提示内侧或外侧半月板受累。McMurray 试验用于评价半月板撕裂，特别是半月板后半部分撕裂。患者膝关节完全屈曲，检查者将一手置于膝关节上，手指沿膝关节一侧置于关节线上，拇指置于另一侧，另一手握住踝部，内旋小腿并用力内翻。膝关节屈曲度逐渐减小并反复进行此试验。若触及或听到弹响，则提示内侧半月板撕裂。检查外侧半月板损伤的方法与之相似，但应外旋胫骨、施以外翻应力。外侧试验的阳性结果可能代表腘肌肌腱撕裂，它可伴随外侧半月板撕裂而出现。

Apley 研磨试验也可用以评价半月板撕裂。患者俯卧位，膝关节屈曲 90°，检查者先内旋，然后外旋患者胫骨，同时向足部施以向下的压力。此手法引出疼痛提示半月板撕裂。

牵拉试验是检查者将自己的膝部置于患者后股部以固定其腿部，同时在其足部施加向上的牵拉力。旋转胫骨时如果能引出疼痛，则提示韧带损伤。

简单的过度屈曲试验是半月板损伤的筛选试验。如果患者能过度屈曲膝关节超过 135°而没有引出疼痛，则软骨重度损伤的可能性较小。如果过度屈曲时出现疼痛，患者有时能将之定位于内侧或外侧，这常与半月板损伤的部位相符。尽管这些检查有助于判断半月板损伤，但关节镜发现它们不完全可靠。沿关节线的压痛最为敏感，但特异性不如 McMurray 试验等手法试验。

肌力检测包括由腘绳肌腱（即股二头肌、半腱肌和半膜肌）（L5 ～ S3 神经根）的屈曲检测和由股四头肌（L2、L3 和 L4）的伸展检测。检查腘绳肌腱时，患者俯卧并尽力将膝关节从屈曲 90°至更大角度。踝部应保持中位或背屈位以去除腓肠肌作用。当腿外旋时，主要检测附着于腓骨和外侧胫骨的股二头肌。而屈曲伴内旋时检测半腱肌和半膜肌，它们附着于内侧胫骨。患者端坐且膝关节完全伸展时可检测伸展力。检查膝关节伸肌时，检查者稳住大腿在膝关节近端施以向下压力以稳定大腿并下压踝部。

（十）踝关节

踝关节是屈戍关节，活动限于跖屈和背屈。它由胫骨、腓骨远端和距骨体近段构成。内翻和外翻发生于距下关节。胫骨是踝关节的负重部分，而腓骨在胫骨旁构成关节。胫骨髁和腓骨髁向下延伸超出关节负重部分，并与距骨两侧形成关节。踝通过类似榫眼的形式包绕距骨，从而提供了内侧和外侧稳定性。踝关节的关节囊在关节前、后部分是松弛的，允许伸展和屈曲，但其两侧被韧带紧密包绕。踝关节囊内的滑膜通常不与其他关节、滑囊或腱鞘相通。

包绕在踝关节内、外侧的韧带有助于关节的稳定。三角韧带是踝关节内侧唯一的韧带，为三角形纤维束，可防止足外翻。它在踝关节外翻扭伤中可能会撕裂。足外侧韧带包括三个独立的束带，组成后距腓韧带、跟腓韧带和前距腓韧带。这些韧带可能在踝关节内翻扭伤中损伤。

所有经过踝关节的肌腱都位于关节囊表面，走行于滑液鞘内。在踝关节前部，胫骨前肌、趾长伸肌、第三腓骨肌和拇长伸肌的肌腱和滑液腱鞘位于关节囊和滑膜的表面。在踝关节内面，胫骨后肌、趾长屈肌和拇长屈肌的屈肌肌腱和腱鞘位于内髁的后下方（图 3－8）。这三块肌肉使足跖屈和旋后。拇长屈肌肌腱比其他屈肌肌腱更靠后，其部分行程位于 Achilles 肌腱之下。跟骨肌腱（Achilles 肌腱）是腓肠肌和比目鱼肌共同的肌腱，附着于跟骨后，容易遭受外伤、各种炎症反应及骨刺的刺激。在踝关节外侧面、外踝后下方，滑液鞘包绕腓骨长肌和腓骨短肌肌腱。这些肌肉参与了踝关节的跖屈和足部外翻。邻近踝关节的每个肌腱在创伤或疾病过程中都可能单独受累。

通过踝关节的肌腱在足部走行中受到三组纤维束或支持带的牵制。伸肌支持带包括位于小腿前下段的上部（小腿横韧带）和位于足背近段的下部。屈肌支持带是踝关节内侧的增厚纤维束。在踝关节外侧，腓侧支持带形成了上、下纤维束。腓骨长肌和腓骨短肌肌腱在通过踝关节外侧时被这些纤维束捆绑。

踝关节滑膜肿胀极可能引起关节前侧或前外侧肿胀，这是因为关节囊在此区域更松弛。由于很多结构在关节表面通过，关节轻度肿胀可能不易被发现。应尽力区分局限于腱鞘分布区的浅表线性肿胀和踝关节受累引起的弥漫性肿胀。患者站立位，从后方观察足跟肿胀，足跟肿胀可能由 Achilles 肌腱附着点炎引起，常见于脊柱关节病患者。

观察跗骨间关节滑膜炎较困难，跗骨间关节滑膜炎可能引起足背的肿胀及红斑。

正常休息位，腿与足之间为直角，标为 0°。踝关节正常情况下可背屈 20°，跖屈 45°。足部内翻和外翻主要发生于踝关节和其他跗骨间关节。足部正常位置时，距下关节正常情况下可外翻 20°，内翻 30°。检查距下关节时，检查者固定踝关节不动，用一手握住跟骨，尽力将其内翻和外翻。

要求患者用脚趾和脚跟行走可大体评估踝关节的肌力。如果患者能顺利地完成足趾和足跟行走，那么其踝关节屈肌和伸肌肌力正常。如果患者不能完成该检查，则需仔细检查各肌肉。

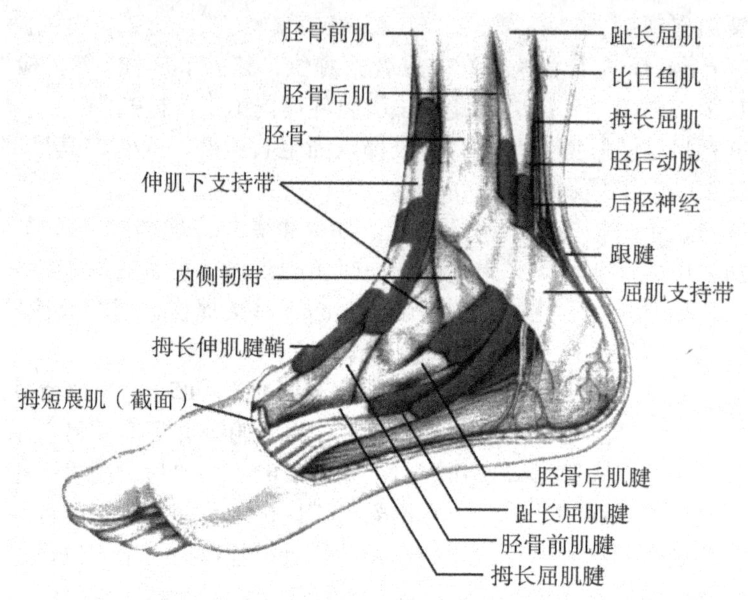

图 3—8 踝关节图解。踝关节内侧观，显示肌腱、韧带、动脉和神经之间的关系

踝关节的主要屈肌是腓肠肌（S1 和 S2 神经根）和比目鱼肌（S1 和 S2）。胫骨前肌（L4、L5 和 S1）是最主要的伸肌（背屈）。胫骨后肌（L5 和 S1）是最主要的内翻肌。检查胫骨后肌时，足部应跖屈。当患者足内翻时，检查者在前足内缘施以不同级别的阻力。主要的足外翻肌是腓骨长肌（L4、L5 和 S1）和腓骨短肌（L4、L5 和 S1）。

第四章

风湿免疫病的实验室检测

第一节　概述

风湿免疫病包含弥漫性结缔组织病（如类风湿关节炎、系统性红斑狼疮、干燥综合征、炎性肌病、硬皮病、混合性结缔组织病、贝赫切特综合征等）、系统性血管炎、脊柱关节病（如强直性脊柱炎、反应性关节炎、瑞特综合征等）、骨关节炎、骨质疏松症等上百种以累及骨、关节及结缔组织为主的疾病总称。

各种风湿免疫病特别是自身免疫性风湿病，往往有全身多系统和多器官损害，具有复杂的症状，常因复杂多变的临床表现成为疑难杂症。因此，风湿病患者的诊断不仅需要详细地询问病史和仔细地进行查体，而且需要进行各种自身抗体及其他实验室检查。

有些实验室检查可作为诊断指标之一；有些实验室检查可作为病情进展和预后判断的监测指标；有些实验室检查可作为药物疗效的考核指标之一。

随着免疫学技术的发展以及分子生物学的应用，各种自身抗体的检查越来越多地应用于临床。作为临床医生，应该熟悉这些检验的意义，并能结合临床及其他检查，客观地运用这些指标，协助诊断，了解病情，指导治疗。

第二节　自身抗体的特点及实验室检测

一、自身抗体的一般特点及临床意义

自身抗体是风湿免疫病的重要标志。不同风湿免疫病均伴有特征性的自身抗体。大多数风湿免疫病患者血清中可测到高效价的自身抗体，特别是有些自身抗体的检测已纳入某些风湿免疫病的诊断标准中，如抗 SM 抗体 - SLE；抗 CCP 抗体 - RA 等。自身抗体检测已是风湿免疫病检测的一项重要的实验室指标。测定自身抗体有助于风湿免疫病的诊断，并对判断疾病的活动程度、观察治疗效果、指导临床用药具有重要意义。有些自身抗体在疾病症状出现前数年就可以升高，可以起到疾病预测作用。

二、自身抗体检测的一般原则

在进行自身抗体检测时，由于有些自身抗体在风湿免疫病中的敏感性高，特异性不强，仅具有筛选意义而不具有诊断价值；而有些自身抗体的敏感性低，但对某一种风湿免疫病诊断的特异性很高，相关性强，在其他风湿免疫病中的敏感性和特异性均低。因此，临床医生在选择相关检测项目时，应注意筛查试验与确诊性实验间的合理组合，特别是应根据临床症状的提示，针对性选择相关的自身抗体进行检测，切忌盲目地进行全面检测。

例如针对弥漫性结缔组织病如 SLE，SS，混合性结缔组织病（MCTD）等，通常以抗核抗体作为筛查试验。因为在这些疾病中，抗核抗体绝大多数呈阳性。如果抗核抗体阳性，再根据临床需要选择其他

针对特异性靶抗原成分的自身抗体进行检测，以进一步明确诊断。如果 ANA 检测为阴性或低滴度阳性，而临床又强力怀疑患有风湿免疫病时，可以检测疾病特异性抗体，避免不必要的漏诊。

三、实验室方法的选择

对于自身抗体检测，通常首选间接免疫荧光分析法作为理想的筛选实验。因为绝大多数自身抗体针对的靶抗原多为自身靶细胞的核成分或细胞膜、细胞质内物质，以细胞组织成分作为抗原基质底物，检测自身抗体与之结合后的免疫荧光定位分析是最客观的自身抗体检测手段。当需要对自身抗体进行进一步的抗原特异性区分时，则可再选择酶联免疫吸附法（ELISA）法、West－Blot 法或对流免疫电泳及免疫双扩散法。

对单一抗原成分进行检测时，最常用 ELISA 法和 West－Blot 法，但其包被抗原须是纯化抗原，才能保证被测定抗原的准确性和特异性。由于许多自身抗体的确切抗原尚不明确，许多抗原不易被纯化，故仅有少部分抗原有纯化产品，能用作特异性检测。因此，对自身抗原成分的特异性检测，最好采用 2～3 种不同方法学原理的实验相互佐证，可减少实验误差，为临床诊断提供可靠的实验室依据。

四、自身抗体检测结果的解释

（一）自身抗体滴度与疾病的相关性

有些自身抗体是风湿免疫病的高特异性指标。如抗 Sm 抗体对 SLE、抗可溶性肝抗原/肝胰抗原抗体对 AIH 等，一旦出现阳性（即使是低滴度），基本上就可做出诊断。但如果这些指标为阴性，也不能排除相关疾病的存在。相反，有些指标虽然在疾病中的阳性率比较高，但特异性差，在很多疾病甚至健康人群中均可出现阳性，这种抗体只有在高滴度时，才对相关疾病有诊断意义。自身抗体的滴度不仅对疾病诊断非常重要，并且有些抗体的滴度（如抗 dsDNA 抗体）与疾病的活动密切相关，可用于疗效和病程监控。

（二）关于抗核抗体的滴度范围

检测抗核抗体的标准方法为间接免疫荧光法，最好用 Hep－2 细胞和灵长类肝冷冻组织切片作为检测基质。以前多数实验室使用自制的鼠肝片或 Hep－2 细胞作为检测基质，起始稀释度一般设为 1 ∶ 20，滴度检测时的稀释因子为 2（如 1 ∶ 20、1 ∶ 40、1 ∶ 80、1 ∶ 160 等），如果滴度超过 1 ∶ 80，则提示自身免疫性疾病。现在，市场上出现了一些高质量的商品试剂，采用现代化的标准化生产工艺，实现了抗原保护，具有很高的敏感性。因此，其起始稀释度为 1 ∶ 100，稀释因子为 3.2（如 1 ∶ 100、1 ∶ 320、1 ∶ 1 000 等），滴度超过 1 ∶ 320 时，则提示风湿免疫病。由于不同检测系统的起始稀释度和滴度系统不同，检测到的滴度数值不能直接进行比较。对抗核抗体的结果，不仅要关心其定性和滴度结果，同时还应了解所用检测系统的实验基质和起始稀释度（正常参考范围）。

（三）自身抗体检测方法对结果的影响

1. 抗 dsDNA 抗体　目前，常用的抗 dsDNA 抗体的检测方法有 ELISA、放射免疫分析（Farr 法）和间接免疫荧光法（ⅡF）。这 3 种方法所能检测的抗体的亲和力差别很大，而与 SLE 特别是伴有肾炎的 SLE 相关的抗 dsDNA 抗体均为高亲和力的抗体，因此这 3 种方法中 Farr 法对 SLE 的特异性最高（高达 95%），ⅡF 次之，ELISA 较差。因而 ELISA 检出抗 dsDNA 抗体阳性时，应用其他方法（ⅡF/Farr 法）确认。

2. ANCA 的实验室检测　ANCA 的检测方法有两种：一种为间接免疫荧光法；一种为酶免方法。ⅡF 是检测 ANCA 的经典方法，但其基质选择很重要，如果选用不当，则容易被抗核抗体干扰，而产生假阳性结果。推荐选择以下 4 种基质的抗原基质：乙醇固定的粒细胞、甲醛固定的粒细胞、猴肝和 Hep－2 细胞。

对 ANCA 的确认实验，一般建议临床选用 ELISA 定量检测，因为抗体的浓度与疾病的活动性有关，可作为疗效判断、估计复发的指标。

在 ANCA 检测时，建议筛查实验和确认实验同时进行，以提高 ANCA 的临床应用价值，不能只做筛查实验，或只做确认实验。如果只用ⅡF 检测 ANCA，会降低 ANCA 对疾病诊断的特异性。如，对抗 BPI 抗体引起的 ANCA，用ⅡF 检测时，约 1/3 表现为 cANCA，1/3 表现为 pANCA，1/3 为阴性。在原发性血管炎患者中，约5% ⅡF 为阴性，而 ELISA 为阳性。相反，在慢性炎性肠病等疾病中，ANCA 的靶抗原目前还不清楚，不能用确认实验进行检测，如果只用 ELISA 进行检测，就限制了 ANCA 检测对这类疾病的临床应用价值。

第三节　风湿免疫病常见自身抗体的检测及临床应用

一、抗核抗体

（一）定义

抗核抗体（ANA）又称抗核酸抗原抗体，是一组将自身真核细胞的各种成分脱氧核糖核蛋白（DNP）、DNA 及可提取的核抗原（ENA）和 RNA 等作为靶抗原的自身抗体的总称，能与所有动物的细胞核发生反应，主要存在于血清中，也可存在于胸腔积液、关节滑膜液和尿液中。

目前已知 ANA 至少有百种以上不同的抗体，其中可分为抗 DNA 抗体、抗 Histone 抗体、抗 Non－Histone 抗体及抗核仁抗体和抗其他细胞成分抗体。而每一大类可细分为好几种不同的抗体，所以一旦 ANA 阳性时，必须再特别检查个别的抗体，如抗 Sm，抗 RNP，抗 SS－A，抗 SS－B，抗 Scl－70，抗 Jo－1 等等，以便区分不同之风湿病。目前 ANA 抗原的来源有 2 种：一为小鼠组织切片，如肝或肾，此种抗原成本较低，但敏感度较差。另一种是培养细胞，此种抗原成本高，但因细胞核大而敏感度高。目前使用最广泛的是 HEP－2 细胞株。因此 ANA 在广义上是一组各有不同临床意义的自身抗体，更确切的名称应为抗核抗体谱。ANA 抗体类型主要为 IgG 型，也见于 IgM 及 IgA，甚至 IgD 及 IgE 型。

（二）ANA 的常用检测方法

包括间接免疫荧光法（IF）、酶联免疫吸附法（ELISA）、免疫印迹法等。间接免疫荧光法（ⅡF）是 ANA 检测首选方法，所用底物片是核质丰富的培养细胞片（如 HEp－2 细胞）或动物器官组织（鼠肝、鼠肾）冷冻切片。

（三）常见免疫荧光杭核抗体核型

均质型（H 型）、斑点型（S 型）、周边型（M 型）、核仁型（N 型）、着丝点型（C 型）。

1. 均质型（H 型）　HEp－2 细胞核质染色均匀一致，呈均匀的荧光；分裂期细胞浓缩染色阳性，呈均匀的荧光，荧光更强。肝细胞核阳性，呈均匀、粗块状荧光，荧光强度与 HEp－2 细胞一致。

H 型的 ANA 靶抗原主要与 dsDNA，ssDNA 及核小体和抗组蛋白有关。高滴度的 H 型 ANA 主要见于 SLE，而低滴度 H 型 ANA 偶可见于药物性狼疮等其他自身免疫性疾病。

2. 斑点型（S 型）　可分细颗粒和粗颗粒型。

（1）细颗粒核内荧光呈细小颗粒状，分裂间期细胞核阳性，呈细颗粒样荧光，部分核仁阳性，分裂期细胞浓缩染色阴性，染色体周围区域为颗粒荧光；肝细胞核阳性，呈颗粒样荧光，部分核仁阳性，荧光强度比 HEp－2 细胞弱，当抗体滴度比较低时，肝组织细胞呈阴性反应。

细颗粒核型的 ANA 靶抗原主要与 SS－A 和 SS－B 有关。主要见于干燥综合征等。

（2）粗颗粒核内荧光呈粗颗粒状，分裂间期细胞核阳性，呈粗颗粒样荧光，核仁阴性，分裂期细胞浓缩染色阴性，染色体周围区域为颗粒荧光；肝细胞核阳性，呈颗粒样荧光，核仁阴性，荧光强度比与 HEp－2 细胞基本一致。

粗颗粒核型的 ANA 靶抗原主要与 nRNP 和 Sm 有关。主要见于 SLE 及混合性结缔组织病（MCTD）等

3. 周边型（M 型）　分裂间期细胞核呈均匀的荧光，核周增强，分裂期细胞染色体阴性。肝细胞

核呈特征性环状荧光。

M 型靶抗原：板层素或核孔复合物 gp210。原发性胆汁性肝硬化（PBC）的特异性抗体，常与抗线粒体抗体（ANA）相伴。

4. 核仁型（N 型） 分裂间期细胞核仁阳性，分裂期细胞染色体阴性。HEp-2 细胞荧光反应的模型依靶抗原不同差别较大。肝细胞核仁呈阳性，荧光强度比与 HEp-2 细胞基本一致。

N 型靶抗原：原纤维蛋白、RNA 多聚酶 I 及 PI-cl 和 Scl-70。

5. 着丝点型（C 型） 呈大小、数目相同的点状荧光。分裂间期的荧光颗粒均匀分布于整个细胞中，分裂期细胞荧光与细胞分裂阶段有关，分裂中期细胞的中间位置出现带状的浓缩点状荧光；分裂后期在中心粒附近有两条平行的带状浓缩点状荧光。肝细胞核可见 10～20 个不等的荧光点，荧光强度比 HEp-2 细胞弱，易被忽略遗漏。

（四）临床意义

抗核抗体在多种自身免疫病中均呈不同程度的阳性率。ANA 阳性一般将超过 95% 正常人群 ANA 水平的数值定义为 ANA 阳性，对大多数实验室而言，通常认为 ANA 滴度 1 ∶ 100 为阳性。

1. 健康人 年龄越大，阳性率越高（>60 岁的阳性率为 20%～25%），但为低滴度，均质型或弥漫型。

2. 系统性红斑狼疮（SLE），95%～100% 的阳性率；有 SLE 及 SS 或 SSC 家族史的一级亲属，有近 50% 为阳性。

3. 干燥综合征（SS）10%～40% 阳性，全身性硬皮病 85%～90% 阳性，狼疮性肝炎 95%～100% 的阳性率。

4. 在类风湿患者中有 20%～50% IgG 型 ANA 呈阳性，小儿类风湿 ANA 的阳性率为 19%～35%，伴发虹膜睫状体炎者阳性率高（50%～90%），故 ANA 阳性预示着类风湿有发生慢性睫状体炎的可能。已发现 75% 类风湿患者有多形核白细胞的特异性 ANA 或抗中性粒细胞胞质抗体（ANCA）可使白细胞核受到破坏。

5. 原发性胆汁性肝硬化、活动性肝炎、酒精性肝病、白血病、骨髓瘤、淋巴瘤、自身免疫性溶血性贫血等有一定的阳性率。

6. 肺疾病 原发肺纤维化、原发肺动脉高压或石棉所致的肺纤维化。

7. 慢性感染 寄生虫、结核杆菌、麻风杆菌、沙门菌或克雷伯杆菌感染等。

8. 其他 1 型糖尿病，多发性硬化，终末期肾病，器官移植后等。注意在正常人中一般 ANA 滴度较低。

（五）抗核抗体阳性分析

ANA 阳性的意义需结合临床资料综合分析，ANA 阳性并不能确立某种临床诊断，反之，ANA 阴性也不能排除自身免疫性病。如果 ANA 滴度≥1 ∶ 1 000 肯定可以考虑为 SLE 及结缔组织病或者其他自身免疫性疾病。具体是哪一种疾病，要结合其他临床病史、症状体征和实验室结果综合考虑来下结论。如果对初发患者 ANA（+）≤1 ∶ 320 不能肯定，但也不能排除结缔组织病或者自身免疫性疾病可能，也要结合临床病史、症状体征和实验室结果综合考虑来下结论。一般 ANA =（1 ∶ 100）时，临床意义也不大。因为除对标本稀释处理之外，实验室在对 Hep 细胞和肝片为基质时，间接免疫荧光最初稀释度是以 1 ∶ 100。目前正在制定标准操作规程来完善、弥补方法学和读片的差异。总之抗核抗体的检测在自身免疫病的临床诊断、鉴别诊断、评价疗效和预后估计中具有较大的意义，因此，常将抗核抗体的检测作为自身免疫病的重要初筛试验。

二、抗双链 DNA

（一）定义

1. 抗双链 DNA（ds-DNA 抗体） 又称为天然 DNA 抗体，其靶抗原为双螺旋 DNA。对诊断 SLE

有较高的特异性，30%～90%的活动期SLE患者此抗体为阳性，且抗体滴度的增长与SLE的活动程度相关，随着疾病活动的控制，抗dsDNA抗体滴度可以下降或消失，可作为治疗监测和预后评价的指标。抗dsDNA抗体与DNA结合成为免疫复合物在肾小球基底膜沉积，或抗dsDNA抗体直接作用于肾小球抗原造成SLE患者的肾损害。抗dsDNA抗体阳性的患者较阴性患者发生肾炎的危险性高12倍。

2. 抗单链DNA（ss－DNA）抗体　又称为变性DNA抗体，其靶抗原为核糖或脱氧核糖。在SLE患者有较高的检出率（50%～60%），但结果缺乏疾病特异性，在其他风湿病如混合性结缔组织病、药物诱导的狼疮、硬皮病、皮肌炎、干燥综合征、类风湿关节炎、细菌和病毒感染等也有10%～70%的检出率。有些正常老年人也存在。故在临床上无实用价值。而抗dsDNA抗体被认为是红斑狼疮（SLE）所特有。

（二）检测dsDNA抗体的方法

间接免疫荧光法（IFA）、放射免疫法（Farr法）、酶联免疫吸附试验（ELISA）。

（三）间接免疫荧光法（IFA）原理

以短膜虫或马锥虫为底物，利用其体内含有的纯双链DNA，进行免疫荧光测定。血清稀释度达1：5或更高者称为阳性。以Farr法测抗DNA抗体，结合率>20%者为阳性。据北京协和医院的资料显示，SLE阳性率为62%，活动期67.7%，缓解期29.1%，非SLE者阳性率虽达20%，但其结合率多在30%以下。有7%的正常人呈假性反应。结合率高于30%者几乎都是活动期SLE。

（四）临床意义

抗DNA抗体可能是ANA中的均质性或ANA阴性。最近研究发现，可能是颗粒型或核仁型。其靶抗原为dsDNA，是SLE的特异性指标，特异性可达95%以上，阳性率为60%～90%，已被列入SLE的诊断标准之一。由于该抗体的诊断敏感性较低，多见于活动期的SLE，因此，阴性时不能排除SLE。目前研究表明该抗体参与SLE的发病。对SLE诊断有高度特异性，目前公认为SLE的特异性抗体，并与疾病活动有关，可用于监测SLE病情变化和观察药物疗效。

三、抗ENA抗体谱

（一）定义

ENA抗体是针对核内可提取性核抗原的一种自身抗体，有10余种，ENA主要包括Sm，RNP，SSA，SSB，Jo－1，Scb70等抗原。不同的自身免疫病可以产生不同的抗ENA抗体。ENA抗体的检测对自身免疫性疾病的诊断和鉴别诊断具有重要意义。

（二）检测方法

检测方法有多种，如免疫印迹法（IBT）、ELISA及对流免疫电泳、双扩散、金标法等。

（三）临床意义

ENA抗体，此抗体原经盐水或磷酸缓冲液处理，易从胞核中提取出来，且不含DNA。应用免疫荧光技术，抗ENA抗体型染色多呈斑点型。免疫印迹法技术可把此类主要的抗原分为十几种，故产生十几种相应抗体。

1. 抗核糖核蛋白抗体（抗RNP抗体）　抗原来源与Sm相同。它对去氧核糖核酸酶不敏感，但对核糖核酸酶，胰酶敏感。1972年把它作为诊断混合性结缔组织病（MCTD）的重要血清学依据。但以后发现本抗体可在多种风湿性疾病中出现，不具备对某个病的特异性，但有助于鉴别结缔组织病和非结缔组织病。抗核RNP抗体阳性率30%～40%。抗nRNP抗体：临床上应用较多为UIRNP抗体，UIsnRNP由UIRNP和9种不同的蛋白质组成。具有抗原性的分子量有70kDa，32kDa和22kDa。因为以抗核内的核糖核蛋白得名，所作用的抗原是UI小分子细胞核核糖核蛋白（UIsnRNP），所以又称抗UIRNP抗体。

（1）混合性结缔组织病（MCTD）：几乎均为阳性，且滴度很高，对确立MCTD的诊断很有帮助。高滴度的抗RNP，尤其在没有其他自身抗体存在的情况下，一般认为是混合性结缔组织病（MCTD）的诊断标志。MCTD 的抗 RNP 阳性率 >95%。此种抗体阳性的患者，常有双手肿胀、雷诺现象、肌炎和指（趾）端硬化。

（2）系统性红斑狼疮（SLE）：抗 RNP 抗体在 SLE 中的阳性率为 40% 左右，仅产生抗 RNP 抗体的 SLE 患者，常常抗 DNA 抗体阴性，肾受累较少，一般来说皮质激素类药物有很好的治疗效果，预后理想，定期监测抗 RNP 对疗效观察及预后判断有实际意义。抗 RNP 抗体如和抗 ds－DNA 抗体、抗 Sm 抗体同时存在，则发生狼疮肾炎的可能性较大。

（3）其他结缔组织病：抗 RNP 抗体在其他结缔组织病阳性率较低且滴度低。

2. 抗 Sm 抗体　以患者 Smith 名字命名，Sm 抗原是 U 族小分子细胞核核糖核蛋白（UsnRNP），具有抗原性的蛋白的分子量是 29kDa、28kDa、13.5kDa。Sm 抗体和 SnRNP 是同一分子复合物中的不同抗原位点，故抗 Sm 抗体很少单独出现，它常与 UIRNP 抗体相伴，约 60% 抗 UIRNP 抗体与抗 Sm 抗体中的 28/29kDa 有交叉反应。抗 Sm 抗体阳性均伴有抗 UIRNP 抗体，而抗 UIRNP 抗体可以单独存在。抗 Sm 抗体可见于 1/3 或以上的 SLE 患者，不出现于其他疾病中，对 SLE 诊断有特异性，成为很有价值的 SLE 诊断标志，但无此抗体不能排除诊断。

抗 Sm 抗体在 SLE 中阳性率为 20%～40%。虽然敏感性较低，但特异性较高。在全部抗 Sm 阳性的病例中，92.2% 为 SLE。因此，抗 Sm 抗体为 SLE 的标志抗体。另外，SLE 患者由活动期转为缓解期后，狼疮细胞可转阴，ANA 及抗 DNA 抗体效价可降低，但 Sm 抗体依然存在。因此，对早期、不典型的 SLE 或经治疗缓解后的回顾性诊断有一定意义。

3. 抗 SSA 抗体　系在发现 Sjogren 综合征（SS）的“A”抗原后而命名的，主要见于 SS。本抗原可以从人、牛、猪脾中提取。它除存在核内外，也存在于细胞质内。对胰酶敏感，对核糖核酸酶抵抗，能耐热（56℃）。抗 SSA 抗体又称为抗 Ro 抗体或抗干燥综合征抗原 A 抗体，SSA/Ro 是小分子细胞质核糖核蛋白（scRNPs），由一个 RNA 分子（Y1－RNA，Y2－RNA，Y3－RNA，Y4－RNA，Y5－RNA）和两种不同的蛋白形成的复合物。抗原是含有 Y－YRNA 的蛋白质，它更多的存在于胞质中，其分子量有 52kDa 及 60kDa。

（1）抗 SSA 抗体主要见于原发性干燥综合征，阳性率高达 60%～75%。此外，抗 SSA 抗体常与亚急性皮肤性红斑狼疮、抗核抗体阴性狼疮、新生儿狼疮等相关（SSA 抗体可通过胎盘进入胎儿引起新生儿狼疮综合征）。SSA 抗体与广泛光过敏性皮炎症状相关。

（2）52kDa 的多肽条带（Ro－52）与干燥综合征（SS）相关，而 60kDa 的多肽条带则更多存在于 SLE 患者（30%）中。

4. 抗 SSB 抗体　又称为抗 La 抗体或抗干燥综合征抗原 B 抗体，是抗小分子细胞核糖核蛋白（snRNP）。抗原是 RNA 多聚酶转录中的小 RNA 磷酸蛋白质。其分子量为 48kDa，47kDa，45kDa，其中 48kDa 更具特异性。

（1）抗 SSB 阳性几乎总伴有抗 SSA 抗体阳性，抗 SSB 抗体较抗 SSA 抗体诊断干燥综合征更特异，是干燥综合征血清特异性抗体。原发性干燥综合征阳性率达 40% 左右。其他自身免疫性疾病中如有抗 SSB 抗体，常伴有继发性干燥综合征。唾液腺、唇腺活检可见大量淋巴细胞浸润。

（2）在原发性干燥综合征中，抗 SSA 和抗 SSB 的阳性率分别是 60% 和 40%，但在其他结缔组织病中，该两种抗体也可出现，且常提示继发性干燥综合征的存在。抗 SSB 和抗 SSA 抗体相伴出现，有单独的 SSA 出现，但单独的 SSB 出现得少。抗 SSA 和抗 SSB 抗体阳性，可造成新生儿狼疮及先天性房室传导阻滞。且常与血管炎、淋巴结肿大、白细胞计数减少、光过敏、皮损、紫癜等临床症状相关。

5. 抗 Scl－70 抗体　是分子量为 100kDa 的 DNA 拓扑异构酶 I 的降解产物，首先在皮肤弥漫型多发性系统性硬化症（PSS）患者血清中发现抗 Scl－70 抗体。因其主要见于硬皮病，且其相应抗原分子量为 70kDa，故取名为抗 Scl－70 抗体。抗原为碱性非组蛋白，对系统性硬化用免疫双扩散法测定的 Scl－70 抗体阳性率为 60%。在其他结缔组织和非结缔组织病偶有阳性，而正常人均为阴性，说明本抗体有较高的特异性，是系统性硬化的标志抗体。

（1）PSS 患者阳性率达 30%～40%。虽然阳性率不高，但对 PSS（SSC）有较高特异性（特异性达

100%）。有抗 Scl－70 抗体阳性表示病情进展较迅速，皮肤病变往往弥散广泛，易发生肺间质纤维化和指骨末端吸收。

（2）重症弥漫性 PSS（SSC）中抗 Scl－70 抗体阳性率高达75%。有雷诺现象的患者存在抗 Scl－70 抗体，提示可能发展为 PSS。抗 Scl－70 抗体与恶性肿瘤有明显相关性。

6. 抗 Jo－1 抗体　抗组氨酰 tRNA 合成酶抗体（抗 Jo－1 抗体）又称为抗 PL－1 抗体或抗合成酶抗体，抗原是组氨酰 tRNA 合成酶在胞质中以小分子核糖核蛋白（scRNPs）形式出现，分子量为 55kDa，它是氨酰 tRNA 合成酶之一。国外报道在多发性肌炎（PM）患者阳性率为 30%～50%，并发有肺间质纤维化的肌炎则达 60%，而在皮肌炎（DM）患者则低于 10%，在其他疾病均为阴性。

（1）Jo－1 抗体对多发性肌炎的诊断具有较强的特异性，是目前公认的多发性肌炎（PM）的血清标记抗体。在多发性肌炎（PM）中阳性率达25%左右。在皮肌炎（DM）中阳性率为7.1%。并发肺间质病变的 PM/DM 患者，阳性率高达60%。67%抗 Jo－1 抗体阳性的患者有 HLA－DR3 抗原。

（2）其他结缔组织病为阴性。

（3）在抗 Jo－1 和抗 SSA 2 项阳性，约 80% 的多发性肌炎和皮肌炎患者并发有干燥综合征。

（4）而抗 Jo－1 与抗 RNP 2 项阳性者临床上都发现有雷诺现象。

（5）抗 Jo－1 抗体综合征：抗 Jo－1 抗体阳性、急性发热、对称性关节炎、"技工手"、雷诺现象、肌炎、肺间质病变。

7. 抗 Ha 抗体　抗 Ha 抗体可与小牛胸腺可溶性核提取物（以及小牛和鼠的肝提取物）起反应。见于 SS 患者，亦称之为 SS－B 抗体。应用沉淀素反应，补体结合以及荧光技术检测。目前多数人认为，13% SLE 及 33% SS 患者有抗 Ha 沉淀性抗体。

8. 抗 rRNP 抗体　全称抗核糖体 P 蛋白抗体，抗 rRNP 抗体的靶抗原是核糖体大亚基上磷酸蛋白。为胞质抗原（抗原是主要存在于胞质中的一种磷酸蛋白）。免疫印迹法测得抗 rRNP 主要有 38kDa、16kDa、15kDa 3 条蛋白多肽。

（1）抗 rRNP 抗体主要见于 SLE，常在 SLE 活动期中存在，阳性率为 10%～20%，是诊断 SLE 的特异性抗体。如仅有抗 rRNP 抗体阳性的 SLE 患者，ANA 常为阴性。抗 rRNP 抗体阳性患者中枢神经系统病变发生率高。

（2）抗 rRNP 抗体与抗 dsDNA 抗体的消长相平行，但与抗 dsDNA 抗体不同的是不会随病情好转立即消失，可持续 1～2 年后才转阴。

9. 抗 PM－1 抗体　系多发性肌炎的特异性抗体。抗原系小牛胸腺核提取物，有人暂称之为 PM－1。最初有人应用补体结合抑制试验，确定该抗体特性，在皮肌炎患者中发现 PM－1 抗体。有人测定在多发性肌炎患者阳性率 13.6%，皮肌炎（DM）20%，系统性硬化皮肌炎 25%，SLE 皮肌炎偶有阳性，在其他疾病和正常人均为阴性。说明本抗体对肌炎诊断有一定特异性。

10. 抗 MA1 抗体　为近年发现抗核酸蛋白抗原的抗体，称之为抗 MA1 抗体。该抗体只出现于某些严重的 SLE 患者中。

11. 抗 Ku 抗体　因患者命名，国外报道本抗体多见于并发有肌炎的系统性硬化患者，阳性率达 55%。总之，抗 PM－1，抗 Jo－1，抗 Ku 都与肌炎有关。

四、血管炎相关自身抗体

（一）抗中性粒细胞胞质抗体（ANCA）

1. 定义　是指与中性粒细胞及单核细胞胞质中溶酶体酶发生反应的抗体。当中性粒细胞受抗原刺激后，胞质中的 α－颗粒释放蛋白酶－3（PR3）、髓过氧化物酶（MPO）物质及白细胞抗原生成，刺激机体而产生 ANCA，其抗原主要为丝氨酸蛋白酶 3（PR3）、髓过氧化物酶（MPO）。抗中性粒细胞胞质抗体（ANCA）是存在于血管炎患者血清中的自身抗体，是诊断血管炎的一种特异性指标。ANCA 常与疾病的活动性有关，疾病缓解期滴度下降或消失。

2. 检测方法　ANCA 的检测方法有许多种，包括间接免疫荧光法（IFF），放射免疫分析（RIA），

ELISA，Western 印迹法、斑点印迹法及免疫沉淀试验等。首选方法为 IFF，至今仍作为 ANCA 筛检的“金指标”。在用 IFF 法检测 ACNA 的同时进行 ELISA 的检测将有助于疾病的动态观察；靶抗原 PR3 或 MPO 的分辨将有助于某些特发性坏死性血管炎或坏死性肾小球肾炎的确诊。

3. 间接免疫荧光法（IFF） 可将 ANCA 分为胞质型（C－ANCA）、核周型（P－ANCA）和不典型 ANCA（X－ANCA）。间接免疫荧光下可呈胞质型（C－ANCA）和环核型（P－ANCA）；cANCA 的主要靶抗原是蛋白酶 3（PR3），pANCA 的主要靶抗原之一是髓过氧化物酶（MPO）。

4. 结果观察 C－ANCA：荧光将胞质勾画出清晰分叶核轮廓；P－ANCA：荧光集中核周围形成环状，或不规则块状；X－ANCA：表现为弥漫的胞质荧光。

5. 注意事项 由于乙醇固定的基质片上抗核抗体（ANA）阳性血清易表现为 P－ANCA 假阳性，因此，应采用多聚甲醛固定以分辨是否 ANA 与 ANCA 共存。

6. 临床意义

（1）C－ANCA：抗原主要是蛋白酶－3（PR3－proteinase）。cANCA 主要见于韦格纳肉芽肿（WG），阳性率占 80%，且与病程、严重性和活动性有关，系 WG 的特异性抗体。C－ANCA 对呼吸道有亲和性，致上下呼吸道坏死，肉芽肿形成。C－ANCA 阳性也可见于少数显微镜下多动脉炎（MPA）、Churg Strauss 综合征（CSS）、结节性多动脉炎（PAN）、少数巨细胞动脉炎、过敏性紫癜、白细胞破碎性皮肤性血管炎和贝赫切特综合征。

（2）P－ANCA：抗原主要为髓过氧化物酶（IPO）。pANCA 不如 cANCA 具有诊断特异性。pANC 阳性主要见于特发性坏死性新月体性肾小球肾炎（NCGN）、显微镜下多动脉炎（IPA）。也可见于 Churg－Strauss 综合征（CSS）、结节性多动脉炎（PAN）、SLE，RA，SS，SSc。在 NCGN、MPA 中 pANCA 和 cANCA 阳性率几乎相同。相对而言，pANCA 患者的血管炎病变程度重，常有多系统损害。急性进行性肾小球肾炎（PRGN），风湿性和胶原性血管疾病。X－ANCA 或 P－ANCA 见于溃疡性结肠炎，自身免疫性肝炎，原发性硬化胆管炎。

（3）ANCA 在风湿病患者血清中阳性率为 70.0%，与 ANA 和抗组蛋白有交叉重叠现象。在风湿病患者中，ANCA 不仅存在于 SLE 中，类风湿关节炎及皮肌炎患者的血清也可出现 ANCA 阳性。在肾疾病中，ANCA 阳性率为 72.85%，其分布较广泛，多见于新月体肾小球肾炎、紫癜性肾炎、IsA 肾病和局灶节段性肾小球硬化，但也可见于微小病变性肾病、急性间质肾炎、肾小球终末期病变等疾病中。注意不能以 ANCA 阳性而确诊为局限于肾 IPA 或坏死性肾小球肾炎，肾组织学检查仍是不可缺少的。

（二）抗内皮细胞抗体

1. 定义 抗内皮细胞抗体（AECA）对应的抗原为血管壁内皮细胞，可介导内皮细胞损伤。AECA 可与血管内皮细胞（EC）结合，通过补体介导或抗体依赖细胞毒性作用破坏 EC，导致血管损伤，从而使患者产生多种炎症性疾病。

2. 抗内皮细胞抗体检测方法 ELISA、免疫荧光法、流式细胞仪、免疫印迹法及补体介导的细胞毒试验等检测，目前常用 ELISA。由于特异性差临床意义稍逊于 ANCA。

3. 抗内皮细胞抗体的临床意义 见于不同类型的血管炎和风湿病中，如贝赫切特综合征、韦格纳肉芽肿、系统性红斑狼疮、系统性硬化症、抗磷脂综合征、溃疡性结肠炎、原发性硬化性胆管炎等。并且抗体的滴度与病情的活动性具有相关性。当结果判定为阳性并存在相应症状时，提示有血管炎或其他风湿性疾病存在。

（1）抗内皮细胞抗体与多数系统性红斑狼疮患者临床症状无关，与血管炎及狼疮性肾炎显著相关，且多见于狼疮性肾炎活动期，故可将抗内皮细胞抗体视为活动性狼疮性肾炎的标志之一。SLE 患者血清 IgG－AECA 及滴度水平可能在 SLE 的病情活动中起着重要作用。IgG AECA 的滴度水平在经治疗后的缓解期患者低于 SLE 活动期患者，可作为评估治疗效果及判断疾病活动性的指标之一。

（2）抗内皮细胞抗体：在一系列不同的系统性血管炎性疾病血清中高表达提示其可能导致 ECs 功能的损伤，在系统性血管炎发病的病理生理机制中可能发挥关键作用。

（3）过敏性紫癜肾炎（HSPN）：可能参与了 HSPN 的发生、发展过程，血清 AECA 水平能反映

HSPN 患儿的预后，提示 AECA 可作为判断 HSPN 病情的一个指标。

（4）抗内皮细胞抗体与内皮细胞的损伤有一定的相关性。

（5）抗内皮细胞抗体的阳性率在不稳定型心绞痛患者中存在高于劳力型心绞痛，并且经过血管造影证实 AECA 阳性的缺血性心脏病临床复发率明显高于 AECA 阴性的缺血性心脏病临床复发率（66.7%，14.8%），显示血管再狭窄与 AECA 密切相关。

五、抗心磷脂抗体

（一）定义

抗心磷脂抗体（ACA）包括狼疮抗凝物质和抗心磷脂抗体。抗心磷脂抗体它可作为抗磷脂综合征中的重要自身抗体，其中抗心磷脂抗体（ACA）最为常见。可分为 IgG，IgA，IgM 3 类。

（二）方法

多采用酶联免疫吸附法（ELISA）。

（三）临床意义

是抗磷脂综合征（APS）的诊断指标之一。该抗体既可以出现在原发性 APS 中，也可出现于继发于 SLE 等疾病的 APS 中，有 30%～40% 的 SLE 患者该抗体阳性。APS 表现为动、静脉血栓、血小板减少、孕妇反复流产等，因此，当出现上述症状时，应进行该抗体的检测。此外，感染、恶性肿瘤、药物及其他自身免疫病亦可出现该抗体阳性。

1. 在抗磷脂抗体综合征、复发性动静脉血栓形成、反复自然流产、血小板减少症及中枢神经系统病变者中，ACA 均有较高的阳性检出率，且高滴度的 ACA，可作为预测流产发生及血栓形成的一种较为敏感的指标。约 70% 未经治疗的 ACA 阳性孕妇可发生自然流产和宫内死胎，尤其是 IgM 型 ACA 可作为自然流（死）产的前瞻性指标；血小板减少症则以 IgG 型 ACA 多见，且与血小板减少程度呈正相关。

2. 抗心磷脂抗体与 SLE 密切相关　双型或三型阳性 SLE 患者均会出现血栓、血小板减少性紫癜、继发性贫血等症状。根据检测方法及其分析灵敏度的不同，抗磷脂抗体在 SLE 中的阳性率可达 15%～70%。该抗体阳性的 SLE 患者，与动脉及静脉血栓、习惯性流产、血小板减少、Coombs 阳性的溶血性贫血和某些罕见的症状相关，但其相关程度和各种检测方法对这些症状的临床灵敏度和特异性，各家报道并不一致。高滴度的抗心磷脂 IgG 类抗体，阳性狼疮抗凝集试验的异常，疾病静止期抗体的阳性，是这些病症高风险的指标。ACA 与 SLE 的血栓性血管损害密不可分，ACA 为 SLE 发生动静脉血栓栓塞确定的危险因子。

3. 脑血栓患者以 IgG 型 ACA 阳性率最高，且与临床密切相关。抗心磷脂抗体阳性提示动、静脉血栓形成，脑血管意外发生率高达 56%。IgM 型 ACA 患者患血栓症的风险明显高于 IgG 型 ACA 患者。ACA 对急性脑梗死的诊断、预后均有价值，它是目前所知直接诱发血液高凝状态的唯一自身抗体，高滴度 ACA 可作为急性缺血性脑血管病的独立危险因素。

4. 抗心磷脂与抗冠心病的关系　对冠心病患者与 ACA 的关系进行前瞻性的研究，发现高 ACA IgG 水平是发生冠心病的一个独立危险因素。

5. 抗心磷脂与急性脑梗死患者的关系　急性脑梗死患者 ACA，ANCA 与 IMT、颈动脉狭窄有关，多发性脑梗死 ACA 阳性率高于单发脑梗死患者。国内报道，多发病灶梗死的 ACA 阳性率（53.3%）比单发病灶梗死的阳性率（28.8%）高。

6. 其他疾病　抗磷脂抗体不是 SLE 或 APS 特异性抗体，它们在下列病症中以不同频率存在：多种风湿性和非风湿性疾病，如风湿性关节炎、青少年慢性关节炎、强直性脊椎炎、银屑病性关节炎、各种结缔组织病和脉管炎，多肌痛性风湿和风湿热。

（四）ACA 不同分型结果的判读

1. 如果患者体内仅检出 IgM 型 ACA，表明可能患上“自身免疫疾病”或者“处于被感染初期”，提示患血栓的风险升高。

2. 如果患者体内仅检出 IgG 型 ACA，那么表明患者可能受到过感染，一旦变成高滴度的，那么患血栓的风险大大提高。

3. 如果同时检出 IgM 型和 IgG 型，说明患者正在受到感染，有血栓症风险。

4. 在感染性疾病中，IgG 型 ACA 更多见，而高滴度的 IgG 型 ACA 被认为与血栓形成具有很强的相关性。

5. 定性测三型 ACA 是为了确定有没有血栓风险，如果只测 IgG/IgM 会造成 IgA 型 ACA 漏检，造成病情误判，用于孕妇就会找不到反复流产的原因。同时，定量监测三型 ACA 含量变化的重要性在于可以提示病因和病情变化，也提示了用药的效果。

六、 风湿关节炎相关的自身抗体

（一）类风湿因子（RF）

1. 类风湿因子　类风湿因子是 RA 的诊断标准之一。类风湿因子是抗人 IgG 分子 Fc 片段上抗原决定簇的特异抗体，是一种以变性 IgG 为靶抗原的自身抗体，存在于类风湿关节炎及某些风湿免疫病患者的血清和关节液中。RF 可分为 IgM，IgG，IgA，IgE 4 型。

2. 类风湿因子检测方法　放免（RIA）、ELISA、散射免疫比浊法等。

3. 临床意义

（1）RF 对 RA 的诊断很有意义，灵敏度为 70%，特异性为 88.5%，阳性率为 60%～80%。从早期 RA 患者的 X 线片分析，IgM 持续高滴度 RF 阳性的患者更易发生骨侵蚀。

（2）高水平 IgM RF 阳性的患者预后差。IgM RF 滴度与 RA 疾病活动性的体征，如关节疼痛数和关节肿胀数相关。IgM RF 滴度高低是评价 RA 疾病活动性可靠、敏感的指标。

（二）抗环瓜氨酸肽抗体

1. 定义　抗环瓜氨酸肽抗体（CCP）是环状聚丝蛋白的多肽片段，是以 IgG 型为主的自身抗体，对类风湿关节炎（RA）具有很好特异而敏感的早期诊断指标，可鉴别侵蚀性、非侵蚀性类风湿关节炎，阳性者通常出现或易发展为严重的关节骨质破坏。

2. CCP 生物学特性　1998 年 Schellekens 和 Girbal Neuhause 等根据 filaggrin 的 cDNA 序列合成的多肽证实瓜氨酸残基是类风湿关节炎特异的抗中间丝相关蛋白抗体识别表位的必需组成。通过对基因文库中各个序列号的 filggrin 氨基酸序列进行分析，合成了一条以瓜氨酸代替精氨酸的 20 个左右氨基酸残基的肽链。并通过一定的试验显示了瓜氨酸是 RA 患者血清中抗 filaggrin 相关抗体识别的主要组成性抗原决定簇成分。在 2000 年，Scheiiekens 将一条由 19 个氨基酸残基组成的瓜氨酸肽链中的两个丝氨酸替换为半胱氨酸，形成与 β－转角具有相似结构的二硫键，合成环瓜氨酸肽。

3. 检测方法　ELISA 法。

4. 临床意义

（1）抗 CCP 抗体具有较高的敏感性、特异性和阳性预测值，是 RA 早期诊断的特异性指标。抗 CCP 抗体及其血清水平可反应疾病活动程度及骨侵蚀严重程度，可作为评价早期 RA 疾病活动性及骨侵蚀严重程度的指标。联合检测 RF 和 CCP 抗体，将明显提高诊断的敏感度，发病 1 年即可在其血清中检测到 CCP，对早期发现 RA 提供有利依据。

（2）CCP 是 RA 的临床监测指标，用于判断 RA 疾病活动程度及骨侵蚀严重程度。抗 CCP 抗体与 RA 的活动性相关，即在 RA 活动时无论出现关节损伤与否，都会有抗 CCP 检出，检测浓度的高、低有助于判断预后，浓度高往往提示预后不佳，发生关节侵蚀的危险性更大。

（3）抗 CCP 抗体与 RA 患者病情严重程度及病情发展有关，抗 CCP 抗体对 RA 的预后有一定的评估作用。

（三）抗角蛋白抗体

1. 定义　1979 年 Young 等发现 RA 血清中有一种能与鼠食管角质层反应的抗体，并对 RA 具有特异性，命名为 AKA。1989 年 Vincent 提出应将 AKA 更名为抗角质层抗体更为恰当。AKA 可以在 RA 发病以前若干年出现，所以有早期诊断价值。

2. AKA 检测方法　间接免疫荧光法。判定标准：以角质层出现典型的规则的线状或板层状荧光为阳性。

3. 临床意义　抗角蛋白抗体（AKA）角质层型抗体与 RF、抗 RA33/RA36 抗体无关。因此，该抗体的检测可对 RF 阴性或抗 RA33/RA36 抗体阴性的 RA 患者提供诊断指标。AKA 敏感性为 46.5%，特异性为 100%。RF 弱阳性或阴性的 RA 患者，AKA 可为阳性，可作为早期 RA 患者及 RF 阴性 RA 患者的早期诊断指标。

联合检测抗 - CCP 抗体和 AKA 两种抗体有利于提高 RA 患者的血清学检出率，减少 RA 的漏诊率，对 RA 的早诊断以及疾病的预后估计等方面都有非常重要的意义。抗角蛋白抗体与疾病严重程度和活动性相关，在 RA 早期甚至临床表现出现前即可出现。因此，AKA 对 RA 早期诊断和预后判断很有意义。

（四）抗核周因子（APF）

1. 定义　存在于颊黏膜上皮细胞核周胞质内，为不溶性蛋白质。主要为 IgG，也含有 IgM 及 IgA 成分，是上皮细胞的中等纤维结合蛋白或其前体。

2. 检测方法　间接免疫荧光法，荧光显微镜下在细胞内呈一个或多个大小不等的圆形或椭圆形颗粒。

3. 临床意义　抗核周因子与类风湿关节炎有明显的相关性，不仅阳性率高，特异性也好。抗核周因子可出现在类风湿关节炎早期，甚至在发病之前。在早期 RF 阴性的类风湿关节炎患者中可有 53.3% 抗核周因子呈阳性。抗核周因子阳性、RF 阴性的类风湿关节炎患者往往预后较差，不仅有助于早期诊断，也有助于判断预后。同时其与类风湿关节炎病情活动性指标也呈正相关。

（五）异质性核糖核蛋白体（RA33/36）抗体

1. 定义　抗 RA33/36 抗体是蛋白质分子量为 33kDa 和（或）36kDa 区带出现条带阳性的一种胞核蛋白的抗体，在 RA 的诊断中不断受到重视。抗 RA33 抗体是 1989 年奥地利学者 Hassfeld 等在类风湿关节炎（RA）患者血清中检测到的一种特异性为 99.6% 的抗体。RA33/36 抗体主要的靶抗原是异质性核糖核蛋白体（hnRNP）的蛋白 A_2 成分，参与核蛋白剪接体的形成，能与 RA 患者的自身抗体反应。抗 RA33/36 抗体除存在于幼年特发性关节炎（JIA）患者外，还可出现于 SLE 和混合结缔组织病患者中。

2. 检测方法　免疫印迹法或酶联免疫吸附法（ELISA）。

3. 临床意义

（1）抗 RA33 抗体对 RA 诊断的阳性率大多介于 20.0%～40.0%，最高为 61.0%，且抗体在系统性红斑狼疮（SLE）及混合结缔组织病（MCTD）中也有一定的阳性率。

（2）RA33 抗体对 RA 的敏感性和特异性分别为 31.3%，95.6%，抗 RA33 抗体检测，特别是对于疑似 RA、临床症状又不典型患者，三者联合检测对 RA 的早期确诊和提示病情严重程度并指导临床治疗具有一定意义。

（3）抗 RA33 抗体尚不能作为幼年特发性关节炎（JIA）早期诊断的新的可靠性指标，但抗 RA33 抗体主要出现于全身型和多关节型，且高浓度抗 RA33 抗体提示有骨关节的严重损伤，抗 RA33 抗体对幼年特发性关节炎（JIA）各亚型的分型及预后具有临床指导意义。

（4）抗 RA33 抗体对早期的 RA 患者，尤其是当 RF 阴性时有重要的诊断价值。

（5）对类风湿关节炎患者进行抗 RA33 抗体、ANA 及 RF，CRP，ENA 联合检测，对于疾病的进展、病因分析、指导治疗和改善预后均具有重要意义。

（六）抗 Sa 抗体

1. 定义　抗 Sa 抗体是在蛋白质分子量为 50kDa 和（或）55kDa 区带出现条带阳性的一种抗体。

2. 检测方法　免疫印迹法。

3. 临床意义　抗 Sa 抗体可出现在 RA 未确诊前，抗 Sa 抗体的灵敏度性和特异性分别为 48.7% 和

90%。2004 年有学者研究，抗 Sa 抗体的靶抗体是瓜氨酸化的波形蛋白。

七、自身免疫性肝炎相关自身抗体

（一）抗线粒体抗体（AMA）

1. 抗线粒体抗体　其靶抗原是线粒体内、外膜蛋白，目前共发现 9 种亚型（M_1 ～ M_9）。

2. 检测方法　ELISA 及间接免疫荧光法。荧光显微镜下 HEp－2 细胞质内粗颗粒型荧光；肝组织切片中肝细胞呈颗粒样荧光，整个视野呈细沙状荧光。

3. 临床意义　抗线粒体抗体是原发性胆汁性肝硬化（PBC）敏感而特异的抗体，敏感性和特异性均可达到 95% 以上，已成为 PBC 的三个诊断标准之一。其中，M_2，M_4 和 M_9 与 PBC 关系密切，M_2 型更为特异，M_4 型常与 M_2 并存，而 M_9 型阳性常提示患者处于 PBC 的早期，但 AMA 的分型与滴度对判断 PBC 的预后并无明显意义。此外，极少数的自身免疫性肝炎以及病毒型肝炎患者也会出现 AMA 的阳性，提示可能存在与 PBC 重叠现象。

（二）抗核抗体

常见的核型为周边型和核点型，包括核心蛋白 gp210，抗核心蛋白 P62 抗体等，这两种型对 PBC 的诊断特异性很高。AMA 阳性的 PBC 患者中约有 25% 抗 gp210 抗体阳性，AMA 阴性患者该抗体阳性率达 50%。抗 gp210 抗体诊断 PBC 的特异性达 99%，也可作为 PBC 患者预后指标，阳性提示预后不良。抗核心蛋白 P62 抗体是 PBC 的另一种特异性抗体，在 PBC 患者的阳性率约为 25%。

（三）抗肌动蛋白抗体

其靶抗原为肌动蛋白、原肌球蛋白等多种细胞骨架成分。该抗体多见于Ⅰ型自身免疫性肝炎。也偶见于病毒性肝炎、PBC 及炎症性肠病等。

（四）抗肝肾微粒体抗体（LKM）

分三类，LKM－1 靶抗原为 P450，ⅡD6，LKI－2 的靶抗原是 P450 同工酶，LKI－3 的靶抗原是 UDP－葡萄糖醛基转移酶。该抗体是Ⅱ型自身免疫性肝炎较为特异性的标志物，病毒性肝炎亦可检测到该抗体，但滴度明显低于自身免疫性肝炎。

（五）抗可溶性肝抗原抗体（SLA）

其靶抗原是肝细胞角蛋白 8/18。该抗体是诊断和鉴别诊断自身免疫性肝炎的一个重要指标。

（六）抗肝细胞膜抗体

特异性较差，常见于Ⅰ型自身免疫性肝炎和病毒性肝炎，在其他肝病中亦可出现。

（七）抗平滑肌抗体（ASMA）

其靶抗原是肌动蛋白。抗平滑肌抗体（ASMA）与自身免疫性慢性活动性肝炎有关。

（八）抗肝肾微粒体抗体（LKM）

与慢性丙肝、慢性丁肝、自身免疫性肝炎有关。

八、其他系统性风湿病相关自身抗体

（一）α－胞衬蛋白抗体

1. 定义　α－胞衬蛋白是从小鼠涎腺组织中提取的器官特异度自身抗原，与干燥综合征（SS）患者的发病机制密切相关。抗 α－胞衬蛋白抗体是干燥综合征（SS）的一个标志性抗体。α－胞衬蛋白是由半胱氨酰天冬氨酸特异性蛋白酶催化胞衬蛋白裂解产生一个的多肽片段，表达于上皮细胞表面，使隐蔽的抗原暴露，增加了自身免疫性疾病发生的危险。研究证实，α－胞衬蛋白（α－fodrin）与原发性干燥综合征的发病有密切关系，对本病的诊断具有参考意义。

2. 检测方法　酶联免疫吸附试验。

3. 临床意义

（1）检测干燥综合征（SS）患者血清抗 αF5 - IgA 抗体，该抗体为诊断干燥综合征（SS）较为特异的自身抗体之一。抗 α - 胞衬蛋白抗体在抗 SSA，抗 SSB，ANA 阴性的干燥综合征（SS）患者中的阳性率分别为 48.9%，46.6%，57.1%，且抗 αF5 - IgA 抗体对其他自身抗体阴性的 SS 的诊断有参考意义。

（2）抗 αF5 - IgA 抗体对于原发性干燥综合征或继发性干燥综合征的敏感度与特异度均较高，是干燥综合征（SS）一种相对特异的自身抗体，该抗体发病与病变发展密切相关，有助于评估 SS 病情活动性，且其与内脏损害和预后相关。

（二）抗组蛋白抗体（AHA）

1. 定义　组蛋白是细胞核内的一种碱性核蛋白，抗组蛋白抗体即是以组蛋白为靶抗原的一种自身抗体，是抗核抗体的一种。

2. 临床意义　主要与药物性红斑狼疮、系统性红斑狼疮、类风湿关节炎有关。系统性红斑狼疮（SLE）阳性率为 50%（活动期 SLE 可达 90%），HA 中 IgG - AHA 占优势且 A 与抗 dsDNA 有关，其心包炎与关节炎病变率高于 AHA 阴性的 SLE。类风湿关节炎阳性率为 23.1%，AHA 中 IgM - AHA 占优势，但 AHA 的 Ig 类型与关节病变表现无关。药物性狼疮阳性率达 95%。

（三）IgG 亚类

1. IgG 亚类　免疫球蛋白（Ig）可分为 IgG，IgA，IgM，IgD 和 IgE 5 类，IgG 是血清中免疫球蛋白的主要成分，约占血清中免疫球蛋白总含量的 75%0。二次应答时 IgG 起主要作用。人类 IgG 可分为 IgG_1，IgG_2，IgG_3 和 IgG_4 个亚类。在数量上 IgG 4 个亚类在血清中的浓度为 IgG_1（60%～70%）> IgG_2（15%～20%）> IgG_3（5%～10%）> IgG_4（5%），4 种 IgG 亚型在重链不变的氨基酸序列 95% 以上相同，在绞链区的氨基酸组成和结构有明显的不同。

2. 检测方法　定量检测 IgG 亚型常用的方法有放射免疫扩散法、酶联免疫吸附法、免疫散射比浊法。

3. IgG_4 相关疾病特点

（1）1 个或多个器官或组织肿胀，似肿瘤性。

（2）IgG_4 阳性淋巴细胞大量增生而导致淋巴细胞增生性浸润和硬化。

（3）血清 IgG_4 细胞水平显著增高（>1 350mg/L）IgG_4 阳性淋巴细胞在组织中浸润（IgG_4 阳性淋巴细胞占淋巴细胞的 50% 以上）。

（4）大多数患者对糖皮质激素治疗反应良好。

4. 临床意义

（1）IgG_4 与临床相关疾病：大多组织淋巴细胞浸润、组织肿大、腺体萎缩、纤维化、硬化等。

常见疾病：自身免疫性胰腺炎（AIP）、IgG_4 相关性胆管炎、米库利奇病、间质性肾炎、腹膜后纤维化。

（2）IgG 亚类缺陷相关疾病：IgG_1 和 IgG_3 血清浓度降低常见于难治性反复感染。有研究报道，IgG_1 的降低与成年人复发性淋巴细胞脑膜炎有相关性。单独 IgG_3 降低约 25% 以内的儿童会导致反复的感染。IgG_4 降低与儿童复发性呼吸道感染相关。儿童慢性肾炎患者可能会出现不同程度的 IgG 亚类缺陷。

（3）超敏反应的 IgG 亚类抗体：主要 IgG_1 和 IgG_4 在特应性湿疹和皮炎患者体内，由于长期特异性抗原的刺激，除 IgE 升高外，往往伴 IgG_4 血清水平升高。也有报道食物过敏的儿童体内与 IgG_4 缺陷有关。

（4）IgG 亚类与肿瘤：有报道非霍奇金淋巴瘤患者 IgG_4 明显下降；胃癌、萎缩性胃炎患者 IgG_1 和 IgG_2 水平与胃炎患者相比明显降低；鳞状细胞和小细胞肺癌患者体内缺出现高浓度的 IgG_2，IgG_3 和 IgG_4。

第四节 风湿免疫病的其他实验室检测及临床应用

在风湿免疫病患者体内，因有多种自身抗原的存在，自身抗体的种类也可有交叉重叠现象，故实验中检测出多种自身抗体阳性时还必须结合临床症状进行综合分析。在分析结果时，应结合以下因素考虑：年龄和性别、效价的增长和波动情况、其他免疫学指标（如 IgG，IgA，IgM 和补体等）有无增高、病损部位有无淋巴细胞浸润和免疫复合物沉积、对免疫抑制药治疗的反应、有无家族史、血细胞沉降率有无加快等。

一、免疫球蛋白和补体检测及临床意义

（一）免疫球蛋白检测的意义

风湿免疫病患者由于体内免疫功能紊乱，产生了大量自身抗体，故血清中免疫球蛋白含量往往高于正常值。其中 IgG 升高较明显，IgM 及 IgA 也有所升高。免疫球蛋白含量的波动，与疾病的活动与稳定呈一定的相关性，动态观察血清或局部体液中免疫球蛋白量的变化，可辅助分析疾病的变化。

（二）补体检测的意义

在以Ⅱ型、Ⅲ型超敏反应机制发生的自身免疫性疾病中，补体可通过经典或替代途径参与反应。这类患者由于疾病活跃期时消耗了大量补体，检测其总补体活性（CH50）及单一补体含量均可呈明显降低。当疾病处于缓解期，补体含量又可逐渐恢复正常。检测补体含量的变化对了解疾病的进展和治疗效果具有重要意义。由致敏性 T 细胞引起的自身免疫性损伤疾病，补体不参与发病，故这类患者血清补体含量无明显变化。

二、淋巴细胞检测及临床意义

虽然风湿免疫病多与自身抗体有关，但风湿免疫病在发病机制中起主导作用的是免疫调节和免疫应答紊乱。淋巴细胞亚群的数量与功能的改变是介导免疫病理损伤的重要因素。检测淋巴细胞亚群数量及功能可反映出患者体内免疫细胞状况，可为临床治疗提供参考指标。淋巴细胞表面标志和功能的检测见有关文献。

三、细胞因子检测及临床意义

在风湿免疫病患者体内 T 细胞亚群的平衡失控会导致许多细胞因子的活化表达异常，这些异常表达的细胞因子在介导免疫病理损伤中起重要作用。随着对一些重要的细胞因子在参与免疫应答反应步骤中的作用研究的深入，临床上已开始采用一些生物合成的抗细胞因子抗体治疗某些自身免疫性疾病，其目的是阻断异常表达过程，降低过高的免疫应答、缓解免疫病理损伤。如新近研究的非特异性免疫法治疗自身免疫病，用抗 IL－10 单抗治疗 SLE 有一定效果，用抗 TNF－α 抗体治疗类风湿关节炎有显著效果，均说明风湿免疫病的发生、发展与多种细胞因子有关。故在疾病病程中检测某些细胞因子不但对疾病发生机制的研究有作用，也可以了解病程进展及指导治疗。

四、循环免疫复合物检测及临床意义

免疫复合物（IC）或抗原抗体复合物是抗原与其相应抗体结合的产物。在正常情况下，机体防御系统作为清除异物抗原的一种方式，清除体内免疫复合物对机体有利。但在某些情况下，体内形成的免疫复合物不能被及时清除，或沉积于机体某一部位，如在皮肤、血管壁及脏器沉积的免疫复合物称为局部免疫复合物、游离于体液中的免疫复合物称为可溶性免疫复合物、随血液循环的免疫复合物称为循环免疫复合物（CIC）。免疫复合物沉积可引起一系列病理生理反应，形成免疫复合物病。因此，检测体内免疫复合物，对某些疾病的诊断、病情演变、发病机制的探讨、疗效观察和预后判断等具有重要

意义。

五、其他实验室检查

（一）C 反应性蛋白（CRP）与血细胞沉降率（血沉）（ESR）

CRP 是一种急性相的反应物质。任何组织伤害或发炎时 CRP 皆会升高。CRP 是由 Tillet&Francis 在 1930 年所发现，由肝所合成。正常时浓度 < 1mg/dL，而当体内发生炎症或组织伤害之后，CRP 可在 14 ～26 小时出现于血清中，并可升高 100 ～1 000 倍，而当病变痊愈时，它也会迅速消失，是反应疾病活动度的最佳指标。因此，在风湿病中常被用作疾病活动度的指标。ESR 反应血液中蛋白质（急性期反应物）的变化，特别是纤维蛋白原的浓度。ESR 在发炎性疾病的活动期出现亢进，有与 CRP 同样的临床意义。但是在发炎消退后 ESR 恢复较慢。对评估风湿病的活动性提供一粗略但有用的指示，对疾病的诊断无特异性。另外，ESR 在细菌感染时很高，而病毒感染时则常正常，同时在妊娠时、口服避孕丸或甲状腺低下、甲状腺功能亢进的情况下也会升高。

（二）抗链球菌溶血素 O（ASO）

溶血性链球菌感染会造成关节炎。此抗体存在于发生链球菌感染后患者的血清中，是对链球菌溶血素 O 的特定性抗体。链球菌的抗原物质可分为菌体外的代谢物质以及菌体表面的成分，其种类多达十多种，ASO 是具有抗原质的一种菌体外代谢物质，能引起溶血反应，使红细胞及白细胞溶解。感染链球菌约 9 天后血清中便会出现 ASO 而在 2 ～ 5 周达到最高值，在数周内缓慢下降。

正常参考值：成年人 <200U。

临床意义：正常值因试剂不同，年龄、季节、天气、链球菌感染情况，尤其地区不同而有所差别。若高于 200U，说明最近有过溶血性链球菌感染。有些患者抗“O”升高，但是没有关节酸痛等症状，不能以为就是患了风湿性关节炎，只能说明近期曾有过溶血性链球菌感染，患了扁桃体炎、咽炎、猩红热等一类疾病。但是，风湿性关节炎的发病原因确实与链球菌的感染有关，因此，风湿性关节炎活动期，抗“O”是会升高的。据研究，柯萨奇 B 病毒、高胆固醇血症、溶血、肝炎、肾病综合征等疾病，均可展现非特异性的抗“O”增高，但是滴度不是很高，类风湿关节炎也是如此。一般以为，类风湿关节炎的发病可能与某些微生物的感染有关，感染后引起异常免疫反应。链球菌也可能混杂在其间，局部参与了感染，因而出现了抗“O”。另外，类风湿关节炎患者“久病体虚”，抵抗力较差，较易受到链球菌的侵袭。还有局部关节炎患者应用肾上腺皮质激素或免疫抑制药治疗之后，抗感染能力显著下降，这也是并发链球菌感染的原因。抗“O”并不能像血细胞沉降率、C 反应蛋白一样作为断定病情严重程度和衡量治疗效果的指标。

（三）冷球蛋白（CG）

冷球蛋白是一种球蛋白，4℃时发生沉淀，30℃易聚合，37℃又溶解。CG 分为 3 类。

1. Ⅱ型（单克隆型）　大多为 IgM 或 IgG 型，无抗补体作用。

2. Ⅱ型（混合型）　两种或两种以上单克隆 Ig 混合，以 IgM + IgG 最常见，也可见 IgA + IgG；IgG + IgM + IgA 等。有抗补体作用。

3. Ⅲ型（多克隆型）　没有单克隆蛋白。

其检测方法有血细胞比容法（定性）和分光光度计法（定量）。

参考值：定性法为阴性　定量法：<80μg/mL。

临床意义：SLE 患者血清中可出现混合型 CG。在血管炎、肾小球肾炎、淋巴细胞增生性疾病也可出现阳性。在巨球蛋白血症或多发性骨髓瘤患者伴雷诺现象时与Ⅰ型冷球蛋白血症有关。Ⅱ型冷球蛋白血症与自身免疫病例如血管炎、肾小球肾炎、SLE，RA 和 SS 有关。在某些感染如肝炎、传染性单核细胞增多症、巨细胞病毒感染和弓形虫病也可出现。

注意事项：①标本必须在 37℃采集，并保持温度直至进行实验；②一般不用于无冷球蛋白血症临床表现的人群过筛；③冷凝集素可能引起某些自动血细胞计数仪的错误结果。

（四）关节腔液的检查

大多数的关节炎从一般的病史询问和理学检查，大致就有答案了，但关节液的检查有时是必须的，它可以加以确诊，对早期诊断早期治疗提供一种很好的辅助工具，尤其对诊断感染性关节炎及结晶性关节炎有其重要价值。关节腔液的分析可根据外观、黏度、白细胞数目和分类、微生物培养及特殊晶体检查来判断。非炎症性如退化性关节炎的关节腔液，多为透明、黄色、黏度高、白细胞计数 $<3\times10^4$/L（3 000/μl），PMN（多核白细胞）<0.25，而炎症性的关节腔液则较为浑浊，黏度较低，白细胞计数介于（3～5）$\times10^9$/L（3 000～50 000/μl），PMN（多核白细胞）0.75%以上，RA和痛风即属于此类，而化脓性的关节液液，则是白色浑浊液体，黏度更低，白细胞计数 >（5～7）$\times10^9$/L，PMN >0.90，当怀疑感染关节炎时，必须做革兰染色，可迅速提供治疗线索。同时，必须做微生物培养。最后关节液要用偏振光显微镜检查是否有结晶体，尿酸为长针形，而假性痛风的为短的菱形。

第五章

风湿病常用药物

第一节　概述

非甾体抗炎药（NSAIDs）仍然是目前治疗各种风湿性疾病的最常用的基础药物之一。NSAIDs 种类繁多，结构式各不相同，但基本作用机制均为抑制合成前列腺素所需的环氧合酶，而发挥解热、镇痛、抗炎作用。NSAIDs 广泛用于临床许多疾病，全球范围内其总的消耗量仅次于抗生素，而在各种风湿病治疗中，NSAIDs 的处方量位居第一。近年，由于环氧合酶异构体的发现使 NSAIDs 再次成为研究与开发的热点之一。

一、NSAIDs 作用机制

（一）抑制前列腺素合成

NSAIDs 通过抑制环氧合酶（COX）的生成，减少前列腺素的合成而发挥抗炎、镇痛、解热等作用。

1. 花生四烯酸（AA）代谢　大多数组织细胞膜的磷脂含有丰富的 AA。在炎症、毒素等刺激下，从在磷脂酶 A_2 作用下释放，并由 COX 及脂氧合酶（LOX）转化为炎症介质。

2. 环氧合酶的同工酶　研究证明环氧合酶至少有两种异构体同工酶，即环氧合酶 - 1（COX - 1）及环氧合酶 - 2（COX - 2）。两者分子量均为 70KD，有 60% C - DNA 同源性，均能使花生四烯酸代谢生成前列腺素，但两者位于不同基因上，故其功能不尽相同。

COX - 1 位于染色体 9，缺乏 TATA 框架及上调转录始点，能持续转录稳定信号，故称“管家基因”（要素酶）。它在胃、小肠、肾脏、血小板中构建，并合成微量的前列腺素（PG），它具有多种生物活性，维持着机体正常生理功能。

COX - 2 位于染色体 1，含有一个 TATA 框架及上调转录始点，组成重要的转录因素（NF - κBA，PEA - 3，AP_2，C - AMP 等），合成与炎症反应的 PG 称为诱导基因（诱导酶），它在内皮细胞、巨噬细胞、成纤维细胞等处表达。在炎症、毒素等刺激下诱导产生的COX - 2可以数十倍的速度增长，故具有强烈的致炎、致痛作用。

近年，新开发的选择性 COX - 2 抑制剂能抑制诱导型 COX - 2，而发挥抗炎、镇痛作用，但不抑制 COX - 1 的生理作用。

进一步研究发现，COX - 1 和 COX - 2 两种酶的活性有重叠与互补性，即两者均有生理与病理作用。如在类风湿关节炎的滑膜中可同时测出 COX - 1 和 COX - 2；在滑膜细胞培养后的检查其巨噬细胞、成纤维细胞中也有两种酶同时表达。COX - 2 在胃、肾、脑等组织均有表达，且发挥着生理功能。在炎症组织中 COX - 2 呈双向表达，即存在致炎性的 PG（PGE_2，PGF_2）及抗炎性 PG（PGI_2，PGJ_2）的双向效应。后来又发现 COX - 2 抑制剂可促进脂蛋白氧化而诱发动脉粥样硬化病变并增加高血压、心肌梗死的患病率与心血管事件的发生率。

（二）抑制 5 脂氧合酶（5 - Lipoxygenase，5 - LOX）

炎症过程 5 - LOX 可合成多种介质。由炎症细胞（单核 - 巨噬细胞、中性粒细胞、肥大细胞等）生成氢过氧化二十碳四烯酸（5－HPETE），白三烯、组胺、氧自由基等。NSAIDs 可抑制炎症组织内中性粒细胞黏附，从而改善微循环、舒张血管，解除支气管痉挛与减少黏液分泌等。

（三）其他潜在作用

1. NSAIDs 属亲脂性药物，可与细胞膜脂质结合，故可阻断信号传导有关的蛋白质－蛋白质之间的相互作用。例如，某些 NSAIDs 在体外可抑制刺激－反应偶联，从而阻遏巨噬细胞在炎症部位的募集。

2. NSAIDs 抑制中性粒细胞活动与其趋化作用，减少受刺激的中性粒细胞生成毒性氧自由基，并能清除超氧阴离子。

3. 水杨酸类药物能抑制巨噬细胞磷脂酶活力与抑制花生四烯酸的级联反应。

4. 某些 NSAIDs 可抑制 T－淋巴细胞功能，在体外试验中显示，可抑制类风湿因子的产生。

5. 体外实验显示 NSAIDs 可抑制 NF－κB 依赖性转录，故可抑制诱生型 NO 合成酶的表达，但水杨酸类则需在超药理剂量浓度时方能抑制亚硝酸盐的生成。

6. 诱导肿瘤细胞凋亡，抑制肿瘤的侵袭、转移。

7. 超前镇痛作用　手术前应用 NSAIDs，可在中枢“敏感化”形成之前抑制 COX－2 活性，阻断 PG、白三烯等物质的生物合成，从而起超前镇痛作用。

二、药代动力学

不同的 NSAIDs 化学结构式差异很大，故药物的生物利用度、代谢、半衰期差别极大。但不同 NSAIDs 制剂的基本作用机制和不良反应基本相同。

1. 生物利用度　NSAIDs 口服后吸收一般是完全的，血清蛋白结合率 >95％。

炎症局部血管渗透性高、故 NSAIDs 蛋白结合率高、疗效显著。低蛋白血症者或老年人其蛋白结合率较低，故游离的 NSAIDs 浓度升高，使疗效亦降低，不良反应却增多。

肠溶制剂可降低药物吸收率，故对胃刺激性减少，但疗效亦随之降低。

2. 代谢　NSAIDs 主要在肝脏代谢，肾脏排泄。

排泄途径，代谢产物一部分经胆管排泄，另一部位经肾脏排泄（苯异噁丙酸等）。

药物口服后经肝肠循环后排泄，可使半衰期延长，这对老年人肝肾功能病变用药时需注意（吲哚美辛、舒林酸等）。

代谢产物可再次成活性物质，有肾功能不全者起始剂量应小（双氯芬酸、西乐葆）。

水杨酸是 NSAIDs 药物中蛋白结合率最低的药物，其结合率仅 68％，它按“零级动力学”代谢，当达饱和状态时，再增加剂量可使血循环中药物浓度明显升高，故增加水杨酸剂量应十分谨慎。

3. 半衰期　不同 NSAIDs 制剂的药物血浆半衰期各不相同，半衰期长的制剂不能在短时间内达到有效血浆浓度，但药物效应是长的；半衰期短者起效迅速，停药后不良反应消失也快，故应按个体化原则选用药物。

三、NSAIDs 分类

不同 NSAIDs 药物的半衰期，使用剂量及适应证，见表 5－1。

表5—1　不同NSAIDs药物的半衰期，使用剂量及适应证

药物	衰期（h）	使用剂量	适应证
羟酸类			
二氟尼酸 Diflunisal	8～12	0.5～1.0g，2次/天	RA OA AS ST
阿司匹林 Aspirin	0.5～2.0	0.5～1.0g，3次/天 儿童0.1/（kg·d）	RA OA AS ST
水杨酸 salicylic acid	2.0	1.5～3.0g，2次/天	RA OA AS ST
丙酸类			
布洛芬 Ibuprofen	2～2.5	0.1～0.2g，3次/天	RA OA JIA
萘普生 Naproxen	12.5～17	0.25～0.5g，2次/天	RA OA JIA ST
托美丁 Tolmetin	5.0	0.4～0.8，2次/天	RA OA JIA
乙酸衍生物			
吲哚美辛 Indomethacin	4.5	25～50mg，3次/天	RA OA G AS
双氯芬酸 Diclofenac	1.1～2.0	75mg，3次/天	RA OA AS
舒林酸 Sulindac	16	200mg，2次/天	RA OA AS ST G
昔酸类			
炎痛喜康 Piroxicam	5.0	10～20mg，1次/天	RA OA
美洛昔康 Meloxicam	15～20	7.5～15mg，1次/天	OA RA
萘基烷酮			
萘丁美酮 Nabumetone	24	500mg，2次/天	RA OA
COX－2抑制剂			
塞来昔布 Celecoxib	11	100～200mg，2次/天	RA OA

注：RA：类风湿关节炎；OA：骨关节炎；AS：强直性脊柱炎；JIA：幼年特发性关节炎；G：痛风；ST：软组织损伤。

近年欧美学者根据治疗剂量时，NSAIDs抑制COX－1、COX－2的强度分类命名如下（表5—2）。

表5—2　NSAIDs抑制COX－1、COX－2的强度分类命名

美国命名		欧洲命名		NSAIDs
COX－1	特异性	COX－1	选择性	低剂量阿司匹林
COX	非特异性	COX	非选择性	布洛芬、萘普生、吲哚美辛
COX－2	优势性	COX－2	选择性	双氯芬酸、美洛昔康、萘丁美酮
COX－2	特异性	COX－2	高选择性	西乐葆

四、选用NSAIDs的注意事项

1. 迄今无证据显示非选择性及选择性COX抑制剂在治疗效果上有明显差异。

2. 选择性COX－2抑制剂胃肠道毒性作用较轻，故适用于易发生NSAIDs胃肠道毒性反应的患者，但选择性COX－2抑制剂价格较贵。

3. 严重贫血可加重NSAIDs诱发胃肠道出血的危险性。

4. 没有证据支持易发生NSAIDs肾功能衰竭者应选用选择性COX－2抑制剂，但后者在肾脏表达，故在肾脏局部可生成前列腺素而起调节肾脏血流的作用。

5. NSAIDs可使血压轻度升高，并减弱降压药的效果。也可加重心力衰竭。

6. 长期使用小剂量阿司匹林预防心血管事件的患者构成一个特殊临床问题。迄今尚不了解可逆性抑制血小板功能的COX－1抑制剂是否可取代阿司匹林而同样发挥心血管保护作用。同时应用某些非选择性 NSAIDs（如消炎痛等）可减弱阿司匹林抑制血小板的效力，这可能是限制了阿司匹林进入COX－1的乙酰化部位，而选择性 COX－2 抑制剂则无此作用；另一方面，同时使用阿司匹林亦可削弱选择性 COX－2 抑制剂胃肠道不良反应轻的优点。

7. 阿司匹林对血小板的作用是不可逆的，故进行任何手术前应停用 1 ～2 周；而其他 NSAIDs 则需在手术前停用 5 个半衰期。

8. 所有非选择性 NSAIDs 绝对禁用于阿司匹林过敏患者，选择性 COX－2 抑制剂也同样属禁用之列。

9. NSAIDs 可在血浆蛋白结合部位置换药物，并改变其代谢与药效。

10. 妊娠妇女一般亦禁用 NSAIDs，妊娠末期使用 NSAIDs 可能导致出血或胎儿动脉导管过早闭合，故更属禁用。

11. 某些非处方药（OTC），其中包括布洛芬、阿司匹林等，与正规 NSAIDs 药物合用时，可增加药物的中毒机会。

12. 禁用于儿童的 NSAIDs 有阿西美辛、依托度酸、舒林酸、美洛昔康、酮洛芬、洛索洛芬、二氟尼柳、萘丁美酮及塞来昔布。

美国食品药品监督管理局（FDA）批准用于儿童的 NSAIDs 药物有水杨酸、布洛芬、萘普生及托美丁。

五、NSAIDs 的临床应用

本药具有抗炎、镇痛、解热和抗血小板聚集四大主要作用，主要用于下列风湿性疾病。

1. 关节炎　伴有急、慢性关节炎的风湿性疾病是使用 NSAIDs 的主要适应证。如类风湿关节炎、强直性脊柱炎、赖特综合征、反应性关节炎、骨关节炎、银屑病关节炎、儿童特发性关节炎、风湿热等。

2. 软组织病　肌纤维疼痛综合征、颈肩臂综合征、肩周炎、腱鞘炎等。

3. 其他

（1）预防肠道腺瘤发生癌变。

（2）治疗多发性硬化症。

（3）治疗新生儿动脉导管关闭。

（4）用于心、脑血管病的一级与二级预防（阿司匹林）。

（5）可能对囊性纤维化肺炎有治疗作用。

六、NSAIDs 的不良反应

NSAIDs 对机体多种器官具有不良反应，主要是由于抑制了前列腺素生成所致。不良反应的严重程度与所用的药物、用药剂量、患者全身状况及医师的临床经验等因素有关，故用药时需权衡风险/效应比并严密观察药物反应。

（一）胃肠道不良反应

NSAIDs 最常见的不良反应是胃肠道损害，其发生率占各种不良反应的首位。临床常见表现有恶心、呕吐、腹胀、食道炎、胃炎、腹痛等，严重者可发生溃疡、出血、穿孔、甚至危及生命。

1. NSAIDs 诱发胃肠毒性的危险因素

（1）年龄 >60 岁。

（2）有胃溃疡病史或消化道出血史，既往服用抗酸药、H_2－阻滞剂。

（3）长期使用 NSAIDs 或用量过大，或同时应用糖皮质激素 >10mg/d 抗凝剂。

（4）并存其他慢性疾病：高血压、糖尿病、肝病、肾功能不全等。

（5）嗜酒、嗜烟。

2. 胃肠道不良反应处理原则

（1）严格掌握用药适应证，选用一种而不同时应用两种 NSAIDs，并尽量采用低剂量。

（2）出现胃肠道不良反应时立即停用 NSAIDs。

（3）选用 COX－2 选择性抑制剂或 COX－2/COX－1 比值小的 NSAIDs。

（4）高危患者可用米索前列醇 200mg，每日 2 次，以预防发生胃肠道溃疡，也可并用奥美拉唑、波利特等药物防治十二指肠溃疡。

（5）硫糖铝、H_2－阻滞剂等药物可协助缓解药物诱发的症状。

（二）肾脏不良反应

肾脏是合成前列腺素最活跃的组织之一。肾皮质主要合成 PGI_2、PGE_2 并刺激肾素和醛固酮释放，促进钾的排泄。肾髓质集合管合成 PGE_2、PGF_2 并抑制氯转运与阻断抗利尿激素作用，减少水钠重吸收。肾功能不全或低血容量时，前列腺素发挥重要的维持肾小球血流量和血压作用，它扩张肾动脉增加钠的排泄。而 NSAIDs 则可使肾血管收缩、肾小球滤过率减低、水钠潴留、血钾与肌酐升高，甚至可导致肾乳头坏死。

肾毒性临床表现为间质性肾炎、过敏性肾炎、肾病综合征，重者出现肾功能衰竭。

NSAIDs 诱发肾功能不全的危险因素：

1. 高危因素　血容量不足（脱水、失血）、严重心力衰竭、肝硬化。

2. 低危－中危因素　原有肾脏疾病、糖尿病肾病、高血压肾病、诱导麻醉时，同时应用血管紧张素转换酶抑制剂（ACEI）、利尿剂。年龄 >60 岁。

（三）对心血管系统的影响

由于 NSAIDs 抑制前列腺素生成，故可增加血管阻力，使血压升高，并增加冠心病发生率。同时它对肾素－血管紧张素系统与抑制利尿剂的作用可引起水钠潴留，引起症状性水肿，对原有心血管疾患的患者可促发充血性心力衰竭，并增加猝死的危险性。NSAIDs 可拮抗 β－受体阻滞剂、α－受体阻滞剂与 ACEI 的作用，故可使血压升高，老年人高血压未控制者服用本类药物尤需严密监测，并应尽可能不用。

促发血栓。特异性 COX－2 抑制剂（昔布类）对 COX－1 无作用，而后者对血栓烷 A_2（TXA_2）是至关重要的，异常血管需要抗血栓的前列腺素 I_2（PGI_2），但昔布类是选择性 COX－2 抑制剂，可使抗栓与致栓之间的天然平衡失调（使促血栓的 TXA_2 占优势），而易促发血栓。

（四）肝毒性

肝毒性的发生机制不明，可引起药物性肝炎，胆汁郁积（舒林酸）。急性肝功能衰竭（氟比洛芬）。故肝病、低蛋白血症患者与老年人应慎用或避免使用本类药物。

（五）其他

1. 过敏反应　（荨麻疹、红斑等）光敏感、Stevens－Johnson 综合征（罕见）。

2. 哮喘　其中最危险的是伴有鼻息肉的哮喘，即阿司匹林诱发的哮喘与鼻息肉（阿司匹林过敏三联症）。

3. 耳鸣　多见于儿童、老年人，可致不可逆性听力丧失，应加警惕。

4. 神经系统　头痛、眩晕、幻觉、忧郁、震颤、无菌性脑膜炎等。

5. 血液系统　粒细胞减少、贫血、Coomb 阳性贫血（萘普生）、再生障碍性贫血（主要是保泰松，故已禁用）。血小板减少，血小板聚集率降低等。

（六）NASAIDs 不良反应

1. 胃肠道　消化不良；消化道反流、糜烂、溃疡、出血、穿孔；小肠、结肠溃疡等。

2. 肝脏　转氨酶上升；肝细胞损伤；胆汁郁积。

3. 肾脏　血清肌酐升高；低钠血症；高钾血症；急性肾衰竭；肾间质坏死；镇痛性肾病。

4. 血液学　血小板减少；中性白细胞减少；红细胞成形不全；溶血性贫血。

5. 皮肤　光敏；多形性红斑；荨麻疹。

6. 呼吸系统　支气管痉挛；肺炎。

7. 心血管　血压升高；促发充血性心力衰竭；促发血栓；增加猝死危险性。

8. 中枢神经系统　头痛；晕眩；人格改变；无菌性脑膜炎。

七、小结

自阿司匹林问世直至选择性 COX－2 抑制剂的临床应用，NSAIDs 已经历了 100 余年的临床应用与考验，且其新品种仍在不断发展中。医师们熟知 NSAIDs 因抑制引起炎性的前列腺素，而发挥抗炎、镇痛、解热作用，同时也应抑制生理性前列腺素而起不良反应。胃肠道的不良反应是首当其冲的。选择性 COX－2 抑制剂即阻断了炎性的前列腺素合成，同时保护防止胃肠道的前列腺素。故选择性 COX－2 抑制剂（昔布类 Coxibs）很快发展，现至少有 5 种昔布类已被美国 FDA 批准用于临床，仅美国就有超过 8 000万患者在服用中。但 NSAIDs 的临床应用也经历了不少波折，FDA 批准的苯恶洛芬、甲芬那酸、舒洛芬、溴芬酸钠、罗非昔布于 1982、1987、1988、2004 年相继撤出市场。其根本原因是前列腺素在人体的组织分布既广泛，且生物效应也极为复杂。故在临床应用中不断出现许多问题。以人群为基础的回顾性方法研究证实选择性 COX－2 抑制剂会增加充血性心力衰竭发生的危险性，尚发现它增高血压、与诱发血栓性心血管事件。对于生殖系统及视力等不良反应也逐渐被暴露，故需进一步评估选择性 COX－2抑制剂的利与弊。COX－3 于 2002 年证实它是 COX－1 的异构体，存在于大脑、心脏中，可引起疼痛、发热并有较强的致炎作用，COX－1，COX－2，COX－3 三种同工酶在生理和病理上均有重叠作用。故开发特异性 COX－3 抑制剂将对广大患者带来新的希望。

为安全合理使用 NSAIDs，广大医师应不断提高临床药理学的知识，严格掌握用药适应证，严密观察其不良反应，以发挥其最大疗效。

第二节　糖皮质类固醇激素

1949 年 Hench 等首先应用糖皮质激素（GC）治疗类风湿关节炎，并获得显著疗效，为此获得了 1950 年诺贝尔医学奖。自此，激素广泛应用于治疗各类风湿性疾病。一方面激素的应用对某些危重患者似发挥了“起死回生”功效；另一方面，长期大剂量应用也可能给一些患者带来严重甚至致命的不良反应，故激素是一把“双刃剑”，临床医师在考虑应用 GC 时，对此应有充分认识。

一、激素生理功能

在基础与应激状态下，激素对维持机体正常的生长发育与内环境的稳定均发挥着重要作用。

激素是下丘脑－垂体－肾上腺（HPA）轴与中枢应激反应系统生成的重要物质之一，除其强力抗炎作用外，它还调节各种代谢与中枢神经系统功能。在基础状态下，激素水平呈时辰节律性波动与变化，早晨分泌量最低，晚间最高；当机体处于应激状态时，中枢应激反应系统受刺激可促进激素大量生成与分泌。

炎症性应激可产生大量细胞因子，诸如肿瘤坏死因子（TNF－α），白介素－1、白介素－6（IL－1，IL－6）等，这些细胞因子在正常情况下，可刺激 HPA 轴生成激素，这一变化转而可反馈性抑制细胞因子的生成与炎症反应。激素生成不足可促使炎症蔓延与组织损伤。

中枢神经系统与末梢炎症通路之间双向性反馈通路的障碍可能是某些风湿性疾病的发病机制。此外，组织对皮质激素效应的抵抗亦可能参与了上述疾病的发生。

虽然激素不能真正治愈任何一种风湿性疾病，但激素却极有可能参与了不少风湿性疾病，尤其是类风湿关节炎的发病过程。

二、激素对细胞与分子的作用

激素的所有作用由其两种受体所介导。即Ⅰ型受体又称盐皮质类固醇受体；Ⅱ型受体又称皮质类固醇受体。

Ⅰ型受体主要分布在肾脏与中枢神经系统不同部位，它对维持肾上腺皮质活动的昼夜节律性变化至关重要；Ⅱ型受体存在于机体所有细胞内，它介导皮质类固醇的抗炎作用与代谢活动。

在无皮质类固醇配体条件下，Ⅱ型受体与几种热休克蛋白同时存在。在结合皮质类固醇条件下，热休克蛋白与受体分离，皮质类固醇－受体复合体（物）进入细胞核发挥调节基因表达与其他细胞功能的作用。

皮质类固醇－受体复合物的主要细胞内作用包括使 C－fos－C－jun 复合体与核因子（NF）－κB 活动竞争性失活。NF－κB 的抑制系经抑制因子（IκB）介导而实现的。

C－fos－C－jun 与 NF－κB 是重要的转录激活因子，它的主要效应是促使细胞产生许多促炎症性细胞因子与各种炎症性介质。皮质类固醇激素尚能阻抑位于皮质类固醇受体结合部位的基因启动子－增强子程序，从而改变基因转录。此外，皮质激素尚能促进 CAMP（环腺苷酸）的生成与使某些信使 RNA 变得不稳定。

糖皮质激素的作用机制：糖皮质激素（激素）具有甾环，故容易进入细胞膜。激素与其胞质中受体（cGR）结合形成复合物进入细胞核为转录过程，分别生成转录后抑制和转录后激活效应。某些糖皮质激素－糖皮质激素受体（GC－cGR）复合物在特定辅因子的帮助下，抑制转录因子 AP－1 或 NF－κB 等与基因启动子的结合，从而抑制基因的转录，使得炎症因子，如 IL－4、IL－3、IL－10、TGF－β、补体促炎物（C1q、C3、C5）、趋化因子等的表达受限，从而起到抗炎作用。另外一些 GC－cGR 复合物与位于靶基因启动子区的某些特定序列（抑制性糖皮质激素结合序列，nGRE）结合，结合后抑制相应基因的转录，从而抑制炎症因子的产生，这一途径被称为转录抑制途径为药理作用。还有一些 GC－cGR 复合物则与靶基因启动子区的糖皮质激素结合序列（GRE）结合，激活转录因子，使得特定基因的转录活化，最终导致代谢增强，这一途径被称为转录激活途径与其不良反应相关。

Ⅱ型受体有两种交替性剪接型，即 α 型与 β 型。α 型主要调节皮质类固醇受体的抗炎症性活动；β 型可抑制皮质类固醇作用并与 α 型相互竞争。故可认为细胞的 α/β 型受体比率调节着皮质类固醇对细胞的作用。如细胞内以 β 型为主，则该类细胞对皮质类固醇作用将呈“抵抗”。

在细胞水平皮质类固醇的最基本作用是抑制炎症性与免疫性级联反应。与此同时，中性粒细胞、单核细胞向炎症部位迁移、抗原加工、淋巴细胞活动和分化亦均受皮质类固醇抑制，激素对未成熟的 T 淋巴细胞、激活的 T－效应淋巴细胞、自然杀伤细胞与幼稚 B 细胞的抑制效应特别明显，但对成熟的产生抗体的 B 细胞抑制作用微弱。

正常情况下，皮质类固醇能强力地抑制各种致炎症性细胞因子与炎症介质的生成，但对抗炎症因子诸如 IL－4 与 IL－10 则仅有轻微的抑制作用。因此，皮质激素的应用使机体的免疫反应转向体液免疫（Ⅱ型免疫反应），并抑制巨噬细胞活动与细胞免疫（Ⅰ型免疫反应）。

上述不同的免疫效应可能决定着患者在接受皮质激素治疗后的有效与无效。例如类风湿关节炎主要由巨噬细胞与Ⅰ型细胞免疫所介导，故皮质激素治疗非常有效；反之，如狼疮性肾小球肾炎，可能主要为Ⅱ型体液免疫机制性疾病，故常需应用超生理浓度的激素治疗方可抑制疾病进展。

三、激素药效学、药物动力学与药物相互作用

所有不同激素都与同一激素受体结合，但不同激素的相对效力与其结构和血浆半衰期有关。

（一）激素的药效学与药物动力学

1. 常用糖皮质激素药效与药物动力学比较（表5—3）。

表5—3　常用糖皮质激素药效与药物动力学比较

药物	等效口服剂量（mg）	血浆半衰期（分钟）	相对抗炎强度	相对的盐皮质激素作用
可的松	20	90	1	1
泼尼松	5	200	4	0.8

药物	等效口服剂量（mg）	血浆半衰期（分钟）	相对抗炎强度	相对的盐皮质激素作用
甲泼尼松	4	200	5	0.5
氟羟泼尼松龙	4	200	5	0
地塞米松	0.75	300	25	0

2. 使用激素剂型（表5—4）。

表5—4 激素剂型

	剂型	抗炎效力	蛋白结合力	贮纳
短效	生物半衰期 <12 小时			
	氢化可的松	1	100	2
	可的松	0.8	128	2
中效	生物半衰期 12 ~36 小时			
	泼尼松	4．0	68	1
	泼尼松龙	4．0	61	1
	甲泼尼松龙	5.0	74	0
	氟羟泼尼松龙	5.0	0	
长效	生物半衰期 >48 小时			
	醋酸帕拉米松	10.0		
	倍他米松	25.0	>100	0
	地塞米松	30 ~40	>100	0

常用的口服制剂泼尼松，口服后由胃肠道迅速吸收并与血浆蛋白呈可逆性结合。在低浓度或正常血浆浓度时，主要与球蛋白结合，在较高浓度时与白蛋白结合量增加，且伴游离激素水平增加。生物利用度80%～90%，泼尼松在肝脏中快速代谢，并经尿液排泄。口服后1.5～3.0小时激素由血液中消失、半衰期约1小时。但在组织中作用维持时间明显为长。

（二）药物相互作用

1. 某些激素与苯巴比妥、苯妥因、异烟肼合用时其代谢速率加快。

2. 阿司匹林与激素合用，因增强水杨酸代谢速率，故可降低血浆水杨酸水平；相反如减少激素剂量可增加血浆水杨酸水平而出现水杨酸过量的症状。儿童炎症性关节炎患者同时接受上述两种药物治疗时容易出现上述药物的相互作用。

3. 激素应用可使接受胰岛素治疗或口服降糖药的糖尿病患者血糖水平变得难以控制。

4. 激素与排钾性利尿剂合用易致低钾血症，而引起严重心律失常等后果。

四、激素治疗风湿性疾病的适应证

1. 主要的　系统性红斑狼疮、皮肌炎、血管炎及其相关疾病、严重风湿性多肌痛与急性风湿性心肌炎等弥漫性结缔组织病。

2. 选择性的　类风湿关节炎、赖特综合征、干燥综合征伴脏器损伤者；硬皮病并嗜酸性筋膜炎，自身免疫性肝炎，Still 病，Tietze 综合征等。

五、激素的剂量与用法

各种风湿性疾病的发病机制、临床表现不同，不同个体对激素的反应也不相同，故使用的激素剂量应根据个体化原则分别制订。

（一）连续口服法

小剂量：泼尼松≤7.5mg/d，可作为病情控制后的维持量使用以防复发。

中剂量：7.5mg＜泼尼松剂量≤30mg/d，用于风湿性疾病活动期，但无明显脏器损伤的患者，如SLE（以关节炎、浆膜炎为主要表现者）、血管炎、自身免疫性肝炎等疾病。

大剂量：30mg＜泼尼松剂量≤100mg/d，用于风湿性疾病有明显活动且伴脏器损伤，如狼疮肾炎，皮肌炎并间质性肺炎，白塞病并血管炎等患者，以迅速控制病情，一般使用4～6周后逐渐递减剂量，直至使用一个固定的维持量。

（二）激素的脉冲疗法

激素脉冲疗法亦称甲泼尼松龙冲击（IVMP）治疗。适用于风湿性疾病伴重要脏器严重损伤且危及生命时，如狼疮脑病，多发性肌炎并呼吸肌麻痹，红斑狼疮并全血细胞减少等患者。这一疗法可使部分患者赢得宝贵时间，以使细胞毒等药物与支持治疗发挥作用，从而协助患者度过危险期。根据病情将脉冲疗法使用的剂量分为：小、中、大剂量3种。使用冲击量后再用大剂量泼尼松维持一段时间。

小剂量：甲泼尼松龙80～250mg/d静脉滴注，持续5～7天。

中剂量：甲泼尼松龙250～500mg/d静脉滴注，持续3～5天。

大剂量：甲泼尼松龙500～1 000mg/d静脉滴注，持续3天。

注意事项：甲泼尼松龙静脉滴注时间不应少于2小时，应警惕可诱发低血钾、感染、胃穿孔、高血压、高血糖、脑出血、猝死等不良反应。

Cachcait于1976年报道用泼尼松龙1g/d静脉滴注，连续使用3天治疗严重狼疮肾炎7例，其中5例患者获救。这一极大剂量IVMP治疗未经严格对照试验，即被少数医生广泛甚至盲目滥用于临床，致诱发严重感染和（或）出血、猝死等后果。Edward曾做随机双盲对照试验，对比了1 000mg与100mg IVMP对SLE的临床疗效，结果两组无区别。近年专家们认为，重症狼疮还是要大剂量的冲击，使用极大剂量类固醇激素治疗风湿性疾病应十分慎重。

（三）激素的使用方法

1. 每日分次给药法　适用于病情活动期，以便较快控制症状。这一给药方法对下丘脑－垂体－肾上腺轴（HPA轴）抑制作用较明显。一般在晨、午、晚3个时段服用（晚间剂量一般是早晨剂量的1/3）。

2. 每晨一次给药法　适用于病情已获控制的稳定期患者，每晨6～8点给药一次，这可减少对体内HPA轴的抑制作用。

3. 隔日给药法　疾病控制后为防止复发，以最小剂量维持用药，本法药物不良反应轻微，且对HPA轴的抑制作用最小，故可保持患者HPA轴的抗炎与免疫抑制的作用。

4. 减量方法　当足量激素持续应用4～8周，病情已获控制后，即可递减药量，常先减少晚间的剂量，每5～7天减量一次，直至用量处于中等剂量时（泼尼松40mg/d）应每15天减1/10量。当剂量接近小剂量（泼尼松≤7.5mg/d）时，可隔日递减一次剂量，最终每隔日早晨服药一次。

5. 撤药综合征　因突然停用糖皮质激素而出现皮质激素不足表现：典型的是“爱迪生危象”表现为发热恶心、呕吐、低血压、低血糖、高血钾、低血钠等，以及原发的炎症疾病突然加重。需注意的是，此时检测患者血液中的皮质素水平可能仍高于“正常”。

有“撤药综合征”患者，需暂时增加糖皮质激素剂量，症状缓解后再按以上减量方法递减药量。

当糖皮质激素减至＜20mg/d，尤其是5mg/d时患者易发生撤药综合征，因剂量改变已是在正常生理范围之内了。如当泼尼松5mg/d快速地减为2.5mg/d，此时，体内可利用的皮质类固醇已减少了50%，就很容易发生撤药综合征。故根据病情，患者及用药时间在隔日减药时按泼尼松1/4～1/5片的减药是安全的。

6. 儿童患者的激素应用　激素可导致生长迟缓（抑制线状骨生长与骨骺闭合）尤易发生在泼尼松每日剂量＞7.5mg时。如儿童患者必须使用激素则宜采用隔日一次给药法，此可避免患儿生长发育迟缓。

六、激素的主要不良反应

激素的应用可产生多种多样的不良反应，且大多数不良反应与剂量和疗程呈正相关；剂量越大、疗程越长，出现不良反应的概率越大。例如在激素连续应用 2 个月后，约 13% 患者可出现库欣面容外貌，连续应用≥5 年者，一半患者将表现柯兴外貌，将药物改为每隔日 1 次服用后可减轻其不良反应。

更重要的是激素长期应用可影响糖、蛋白质与电解质代谢。导致胰岛素抵抗、高血糖症、高血压、水钠潴留、血钾丢失与骨骼肌肉蛋白质分解等。

（一）感染

长期激素治疗可使患者易患各种感染，尤其是葡萄球菌、革兰阴性杆菌、结核与利斯特菌属感染，亦较易发生霉菌与某些病毒感染。住院使用激素治疗的风湿性疾病患者可罹患不典型病原菌感染，且症状亦可不明显，激素治疗引起结核病的复燃就是一个例证。但最近的研究显示结核菌素皮肤试验阴性的一组患者使用激素后长期随访并未发现结核病发病率增加。但同时使用多种免疫抑制剂或有易患感染性疾病危险因素的患者则在激素使用期间仍应警惕发生结核病等感染的可能性。

（二）溃疡病

使用激素诱发胃、十二指肠溃疡病或使慢性病变活动的报告大多非对照性研究。近年认为，这一不良反应发生率并不很高，但激素应用可加重 NSAIDs 的致溃疡性作用。故两者合用时应特别注意溃疡病的防治。

（三）骨质疏松（OP）

激素主要降低成骨细胞蛋白合成，故可降低骨的形成；抑制降钙素及其他骨代谢所需的细胞因子；增加破骨细胞的数量，促进骨吸收；促进甲状旁腺的分泌，故抑制肠和肾对钙的吸收及促进钙、磷排泄，使骨骼矿化不足而导致骨质疏松。用光子吸收仪测定骨的矿物质密度显示使用激素的患者腰椎最易发生骨质丧失，其次为股骨近端，最少的是前臂骨。椎体楔形或粉碎性骨折是应用激素治疗患者的常见并发症，其发生率为 11%～20%，故应予特殊关注。

根据英国一项髋骨骨折的病例对照性研究，激素应用可使髋骨骨折发生率增加 1 倍，但目前并不了解骨折发生与激素用药剂量之间有何关联。有研究发现，泼尼松每日剂量 10mg，在应用 20 周时减量至停药者亦发生骨质丢失，另有报道称，接受泼尼松维持量为≤7. 5mg/d，长期治疗者仍可发生骨折。

必须指出，泼尼松剂量 >7. 5mg/d 长期治疗与骨质丧失发生率上升有着密切关系。

类风湿关节炎本身即有骨质丧失危险性，使用激素后这一并发症发生率进一步增高。一般而言，泼尼松剂量 >7. 5mg/d，持续应用 >6 个月者，应评估患者发生骨质疏松的各种可矫治性与不可矫治性危险因素，如有一个或一个以上不可矫治性危险因素，应考虑尽早给予双磷酸盐治疗。

（四）动脉粥样硬化

越来越多的报道显示类风湿关节炎、系统性红斑狼疮与其他风湿性疾病患者的心血管死亡率增高。与未接受激素治疗的对照组比较，接受激素治疗组的心血管病死亡率要高 1 倍左右。

七、如何安全合理使用糖皮质激素

1. 必须严格掌握用药适应证，在保证患者充分获得治疗条件下，尽量使用较小剂量，较短疗程。
2. 告知患者与家属有关激素的各种不良反应表现。
3. 用药前筛选有无结核病结核菌素（PDD）试验与摄胸片。
4. 治疗前与治疗中检测血糖，每周查尿糖一次。
5. 定期监测血压变化。
6. 筛选有无白内障与青光眼（治疗前与治疗中）。
7. 防治性腺功能减退。

8. 按病情制订运动方案，避免长期卧床，但禁忌剧烈运动。

9. 尽可能避免做选择性外科手术。

10. 摄食维生素 A 20 000 单位/d ×7 天可促进伤口愈合（妊娠期禁用）。

11. 经常注意皮肤，指（趾）甲、口腔、阴道、直肠有无霉菌等感染。

12. 一旦发现并发感染应积极治疗，尤应想到不常见病原体的感染。

13. 尽量避免使用含氢氧化铝抗酸剂，因其与磷酸盐结合可致低磷酸盐性骨软化，而加重激素引起的骨质疏松。

14. 防治溃疡病：激素与食物同服，如需合用 NSAIDs 药物，应考虑预防性使用奥美拉唑 20 ～ 40mg/d。

15. 经常测体重、合理营养，避免肥胖。

16. 治疗前，治疗过程中定期做骨密度测定，禁烟、限制酒精摄入。

17. 递减剂量过程中，注意有无肾上腺功能不全表现。

18. 每日补充元素钙 1g，维生素 D_3 400 ～ 800IU，监测晨尿使钙浓度 $<30mg/dL$；并用噻嗪利尿剂者监测有无高钙血症，每日补充元素钙 0.5g 已足。

19. 亦可使用双磷酸盐制剂，如阿仑膦酸钠 10mg/d 或每周口服 70mg。

建议以上适用于激素长期治疗者。

八、激素局部注射的临床应用

（一）激素局部注射的剂量、优点与注意事项

优点：迅速改善关节的炎症，消除肿胀，减轻疼痛，慢性期患者可减轻关节粘连，纤维化，改善关节功能，并可减少全身用药量。

用药前必须排除局部治疗的禁忌证：如感染（关节腔或周围化脓），关节不稳定、既往关节腔注射无效者，药物注射不易进入关节腔，或有凝血功能障碍等情况。

操作时注意事项：

1. 应保证绝对无菌操作。

2. 用药量　中、小关节甲泼尼松龙 2 ～ 20mg/次，间隔 4 ～ 6 周。负重关节甲泼尼松龙 20 ～ 40mg/次，间隔 6 ～ 12 周，注射过频可加速软骨退化、肌腱软化或破裂。

3. 应随访观察局部治疗的效果及不良反应（感染、类固醇晶体性滑膜炎、肌腱断裂等）。

（二）适应证

1. 多关节炎患者某一关节炎症状特别明显（必须先排除感染性）。

2. 复发性渗出性关节炎。

3. 严重腱鞘炎。

4. 抗 NSAIDs 的滑囊炎，腱鞘炎。

5. 非感染性多关节炎。

（三）某一阶段适应证

以下风湿性疾病在病程某一阶段亦可考虑使用局部可的松注射：

1. 类风湿关节炎。

2. 骨关节炎。

3. 晶体沉积性关节炎。

4. 系统性红斑狼疮。

5. 血清阴性脊柱关节病。

6. 急性外伤性关节炎（不并发感染者）。

7. Tietze 综合征。

九、小结

糖皮质激素是治疗多种风湿性疾病的主要药物，以治疗类风湿关节炎（RA）为例，10个随机双盲对照试验中9个显示，激素可改善并防止RA破坏性进展。激素不仅有抗炎作用，而且有免疫抑制作用，它的合理使用已使无数患者获益，不仅改善了症状而且提高了生活质量。但最近发现有部分患者对激素呈抗药性，专家认为此种抗药性源于激素受体的异构体，即受体有α和β受体，正常情况激素仅与α受体结合而发挥作用，但某些患者β受体呈高度表达，此时该受体不仅不和激素结合，反可抑制激素和α受体结合，因此虽然激素血浓度高但不能发挥其效能而表现抗药现象，甚至反而出现激素的众多不良反应。

激素研究的重要进展之一是正在大力开发新型制剂，此包括：①选择性糖皮质激素受体激动剂（SEGRA），即EK216348。它选择性地作用于特定受体，并发挥强力的转录后抵制作用，减少转录后激活作用；②氮甾体激素，可同时释放少量一氧化氮且抗炎作用强于泼尼松，不良反应亦小，且没有活化破骨细胞的作用。

鉴于风湿性疾病的复杂性与多样性，以及皮质类固醇激素作用与不良反应的多向性，故应严格掌握用药的适应证，并遵循个体化原则选择合适的给药方式、剂量与疗程，治疗期间严密观察药物反应与不良作用，以最大限度地发挥激素的疗效并避免不良反应。

第三节　改善病情抗风湿药

改善病情抗风湿药物（DMARDs）包括多种药物，它们的共同特点是可以改善风湿免疫疾病与其他关节病，诸如银屑病性关节炎等的症状与体征表现。最初DMARDs的定义包含着这类药物应具有预防放射线学上关节破坏的效能，但尽管传统上羟氯喹与醋硫葡金（金洛芬）归属于DMARDs类药物，但它们并不能延缓关节病变的进展。近年若干种新型生物制剂亦被考虑属于DMARDs范畴，因其能改善关节的结构性改变。

定义上限定，一种药物至少必须能够改变类风湿关节炎病程1年者才能称为DMARD。亦即需符合下列条件之一：关节活动功能持续改善、炎症性滑膜炎好转，关节结构损害进展减慢或预防了它的发生。

传统的DMARDs药物治疗后至少需3～6个月才能出现显著效果，故亦称为慢作用药物，理解本类药物这一特点并告知患者是非常重要的，以便使患者与医师都能树立信心坚持长期治疗。

由于RA患者发病后数月即可出现关节结构破坏，故近年专家主张对该类患者应尽早启动DMARD类药物治疗；病情严重者则应施行不同药物的联合治疗。

对使用一种DMARD制剂反应不佳或出现不耐受不良反应时可换用另一种DMARD类制剂；如一种DMARD药临床效果欠佳但尚能耐受则可加用第二种DMARD类药物，此可发挥协同作用，提高疗效。

一、柳氮磺吡啶（SSA）

柳氮磺吡啶（SSA）早在20世纪40年代即已用于类风湿关节炎（RA）的治疗。治疗RA的药物对照研究表明本药的疗效与金制剂相当。

（一）免疫药理

本药为5－氨基水杨酸（5－ASA）与磺胺吡啶（SP）的偶氮化合物。

1. 抗炎作用　抑制前列腺素、白三烯、氧自由基等炎症介质的生成。

2. 免疫抑制作用

（1）抑制单核－巨噬细胞分化、增殖，并抑制血管内皮细胞黏附分子（ICAM－1）表达。

（2）抑制有丝分裂原诱导的淋巴细胞转化、增殖（肠道、滑膜）。

3. 抗菌作用　抑制肠道细菌（克雷伯杆菌）。

（二）药代动力学

生物利用度：原形 SSA 生物利用度 < 15%，经小肠细菌分解后转化为 5 - ASA，其生物利用度为 10% ～ 30%；磺胺吡啶生物利用度为 60%。

口服后 SP 血浆峰值出现在 10 小时，SP 代谢后半衰期为 10 ～ 15 小时，SP 及其代谢产物在尿中排泄。

（三）临床应用

1. 类风湿关节炎　可减轻关节炎症、缓解晨僵，改善血液学指标，长期应用可减缓病情进展，延缓关节侵蚀进展。

2. 强直性脊柱炎　因抑制其肠道菌群作为基础治疗药，伴有外周关节症状者效果尤为显著。

3. 其他　反应性关节炎、赖特综合征、肠源性关节炎等。

（四）用法与剂量

常用剂量 1.0 ～ 2.0g/d 分次口服，起始剂量 0.5g/d，逐步递增至 2.0g/d。

（五）不良反应

1. 消化道　腹胀、腹痛、恶心、呕吐。

2. 皮肤　皮疹（用药初期），罕见 Stevens - Johnson 综合征。

3. 血液系统　白细胞、血小板减少，偶见再生障碍性贫血。

4. 肝脏　可逆性肝转氨酶升高，偶有药物性肝炎。

5. 其他　可逆性精子减少与成熟障碍。

（六）注意事项

1. 用药前后检测血常规、尿常规（治疗头 3 个月，每 3 ～ 4 周查一次）。

2. 对磺胺、阿司匹林或 SSA 过敏者禁用。

3. 有遗传性葡萄糖 - 6 - 磷酸脱氢酶（G6PD）缺乏的溶血性贫血禁用。

4. 有哮喘史、嗜酒、肝、肾功能不全者慎用。

二、抗疟药 - 羟氯喹（HCQ）

1894 年 Payne 报道首先用喹宁治疗风湿性疾病，1951 年 Page 又报道用抗疟药治疗系统性红斑狼疮取得成功。目前本类药物仍是系统性红斑狼疮等风湿性疾病的主要治疗药物。

（一）免疫药理

羟氯喹呈碱性，可积聚于酸性囊泡（如溶酶体）中，使细胞内 pH 值提高，故而抑制抗原肽 - MHC 复合物形成，使 CD4 细胞失活，从而降低了对抗原反应。羟氯喹尚能与 DNA、RNA 结合成复合体，抑制抗体生成。抗疟药、羟氯喹在治疗风湿病的机制仍未完全阐明。

1. 抗炎作用

（1）降低磷脂酶 A_2 的活性，抑制花生四烯酸代谢，使前列腺素合成减少，且可阻断炎症组织所需能量（ATP）的生物合成，故降低炎症反应。

（2）稳定溶酶体膜，减少溶酶体释放，抑制组胺，缓激肽，透明质酸酶、乙酰胆碱等炎性物质产生、释放，降低毛细血管通透性，而减少炎症渗出。

（3）降低血浆纤维蛋白合成使成纤维细胞生成减少，故可阻抑肉芽组织形成。

2. 免疫抑制

（1）抑制植物血凝素诱导的淋巴细胞转化、增殖，抑制细胞免疫。

（2）抑制浆细胞活性，使抗体产生减少。

（3）低浓度羟氯喹可抑制 IL - 1，IL - 6，IFN，TNF - α 生成。

3. 其他　光滤作用；抗血小板聚集、黏附可预防血栓形成；降低血清胆固醇水平。

（二）药代动力学

口服后吸收迅速而完全，2～3 小时达峰值血浓度。口服后 24 小时血中仍维持较高浓度，50% 与血浆蛋白结合，很快分布在肾、肺、肝、脾脏组织中，在含有色素细胞的组织如虹膜、脉络膜中浓度尤高（可达血浓度 300 倍）。

半衰期 3.5～12 天，尿排出率 55μg/d，停服 77 天后，尿排出率 1μg/d，5 年后（停服最后一天算起）在血浆、红细胞、尿液中仍可检测到羟氯喹。

（三）用法与剂量

口服 0.2～0.4g/d，专家建议身高 < 152.4cm 者，剂量为 0.2g/d；身高 < 167.7cm 者剂量为 0.3g/d。

（四）临床应用

盘状狼疮，亚急性皮肤狼疮，狼疮性肾炎及系统性红斑狼疮并发的抗磷脂抗体综合征等。

对轻型类风湿关节炎，可作为类风湿关节炎早期联合治疗的基础药物。

其他：血管炎（结节性多动脉炎，皮肤血管炎，白塞病等）干燥综合征、硬皮病（心脏受损者不用）等。

（五）不良反应

1. 胃肠道　恶心、呕吐、腹痛、腹泻。

2. 皮肤　皮疹、瘙痒、毛发、脱发、干枯、变白。

3. 神经系统　头痛、无力、肌痉挛、神经性耳聋、多发性神经病，疲乏，无力、精神症状等。

4. 眼、复视、眼肌麻痹（高剂量）角膜沉积、视网膜病变　连续服用 2 年以上者，1%～2% 患者发生视网膜病变，色视异常，红色光视丧失，视野异常等（氯喹不良反应大于羟氯喹）。

5. 其他　心脏传导阻滞、心肌损伤、白细胞减少，罕见再生障碍性贫血，白血病等。转氨酶升高等。

（六）注意事项

（1）治疗前与治疗期间，每 2～6 个月检测一次血、尿常规，肝、肾功能。

（2）每 6 个月眼科检查一次，出现视觉症状或有视网膜病变者应立即停药。

（3）妊娠、哺乳妇女忌服。

三、米诺环素（Minocycline，美满霉素）

米诺环素是 2002 年美国风湿病学会（ACR）在对类风湿关节炎治疗中添加的 5 种新治疗药物之一。

（一）免疫药理

本药是长效半合成四环素类广谱抗生素。

1. 抗炎作用　抑制脂氧合酶，抑制磷脂酶 A_2，使前列腺素生成减少，中性粒细胞趋化聚集，清除超氧自由基。

抑制胶原合成，及 NO－Ⅱ的表达，抗炎症介质，上调 IL－10。

抑制金属蛋白酶的活性、抑制骨吸收，可能有修复破坏的骨质作用。

2. 免疫抑制　抑制 T 淋巴细胞分化、增殖。

抑制抗体产生，抑制炎症介质 IL－2，TNF－α 和干扰素－γ（IFN－γ）的分泌，故有抗风湿作用。

3. 抗感染　对 G^+ 和 G^- 球菌、杆菌均有较强的抑制作用，对支原体、衣原体亦有抑制作用。本药的抗感染作用也可能是对类风湿关节炎触发因素的“间接”治疗。

（二）药代动力学

本药吸收迅速，口服米诺环素 0.2g 后，血药浓度峰值出现在 1～4 小时，半衰期为 15.5 小时，血清蛋白结合率 76%～83%，易透入机体各组织。

本药大部分由胆汁、尿排泄。

（三）临床应用

1. 类风湿关节炎，早期轻度至中度可改善症状，缓解病情。

2. 其他　赖特综合征，反应性关节炎，骨关节炎等。

（四）用法与剂量

0.1～0.2g/d，分次口服，治疗6个月无效时应停用。

总体而言，本药不良反应少，且较轻微，常见不良反应为消化道症状，头晕和皮疹，但一般均能耐受，本药在国内应用经验较少，有待进一步观察，积累经验。

（五）不良反应

1. 消化道　食欲不振，恶心、呕吐、口腔炎、舌炎、食道溃疡（罕见）。

2. 肝脏　黄疸，血清转氨酶升高，脂肪肝，急性重型肝炎（罕见）。

3. 皮肤　斑丘疹、色素沉着，多形红斑，罕见 Steven - Johnson 综合征。

4. 神经系统　头晕、耳鸣、共济失调（停药后可恢复）。

5. 肾脏　加重肾功能不全。

6. 血液系统　白细胞减少，嗜酸性粒细胞增多。

7. 其他　哮喘、褐色牙。

（六）注意事项

1. 妊娠、哺乳期、妇女禁用。

2. 老人肝、肾功能损伤者慎用或不用。

3. 定期监测血常规、尿常规、肝、肾功能。

4. 长期治疗偶可发生“狼疮样综合征”。

四、沙利度胺

1956年沙利度胺（反应停）作为口服镇静剂问世。其后因孕期妇女服用后出现胎儿先天性异常（海豹型畸形），故于1960年从市场中撤除。但随后 Sheskin 用于麻风病伴有躁狂和结节性红斑的治疗，发现用药后24～28小时全身症状迅速缓解，红斑结节消退。本药对特发性发热、皮疹、葡萄膜炎、关节炎、睾丸炎等治疗也有效。近年用于强直性脊柱炎，类风湿关节炎、白塞病等自身免疫病治疗亦获有显著效果。尚用于人类免疫缺陷性病毒感染（HIV）、移植物抗宿主疾病、多发性骨髓瘤、乳腺癌等疾病均显示一定效果。反应停是一种新型强力的免疫调节剂，但不是免疫抑制剂。对它的作用机制及毒性尚需深入研究。

（一）免疫调节

1. 选择性抑制单核细胞和巨噬细胞生成 TNF - α（增加 TNF - α mRNA 的降解）。

2. 改变细胞表面 TNF - α 诱导的整合素表达。

3. 降低白细胞趋化、吞噬，并抑制白细胞进入炎症部位，拮抗炎症介质 PGE_2、组胺等。

4. 是人类T细胞生成的强力辅助刺激剂（通过T细胞受体复合物的刺激作用）对 $CD8^+$T 细胞作用强于 $CD4^+$T 细胞，故调整了 Th_1/Th_2 的比值。

5. 增加单核细胞生成 IL - 4、IL - 5，抑制 IL - 1、IFN - γ 生成，及血管内皮生长因子、成纤维生长因子。

6. 抗新血管生成（治疗实体性肿瘤）。

（二）临床应用

白塞病（以血管炎为病理的自身免疫病，临床表现复发性口、生殖器溃疡，皮肤色素膜炎），沙利度胺治疗口、生殖器溃疡疗效显著，Saylan 报道，22例严重完全型白塞病，服用沙利度胺400mg/d，5

天，以后 200mg/d，15～60 天后，溃疡痊愈。其耐受率 82.6%。

严重特发性口腔、生殖器溃疡，本药治疗后 92% 患者的溃疡痊愈。关节炎、强直性脊柱炎（AS）、难治性类风湿关节炎等用沙利度胺起始剂量 150～200mg/d，病情控制后 50～100mg/d。国内学者用沙利度胺治疗 AS 患者，于 6～12 个月时起最大疗效，并证实沙利度胺能缓解症状，控制病情，延缓放射学的进展，此可能是抑制了 TNF－α 基因的表达。

其他：结节病、硬皮病，皮肤血管炎、坏疽性脓皮病、溃疡性结肠炎、成人斯蒂尔病等。

（三）不良反应

1. 致畸　新生儿短肢畸形（海豹型畸形）、十二指肠狭窄、中线血管瘤等。

2. 多发性神经病变（女性多见）　初起时为对称性上下肢感觉异常，“针刺样”疼痛，立即停药后，可能恢复。神经病变常呈进行性，肢体感觉丧失，肌萎，呈不可逆性。

3. 其他　昏昏欲睡、眩晕、口干、便秘、食欲亢进等。

（四）注意事项

1. 仅适用于其他方法治疗无效的风湿性疾病（白塞病、强直性脊柱炎、皮肤血管炎等）。

2. 应预先制定剂量疗程并进行预后评估。

3. 告知患者使用本药的利与弊，特别是致畸性与神经系统损害的可能性，并签署知情同意书。

4. 确保女性患者用药前未怀孕，并应保证在用药期间与停药后 3 个月有效避孕。

5. 治疗前进行神经生理功能检查，治疗期定期（6 个月）复查。

6. 应控制每次处方的药量，以防患者贮存药物，对不再使用的存余药物应予回收，以确保患者安全。

五、雷公藤总苷

我国于 20 世纪 70 年代，首先应用本药治疗类风湿关节炎并取得明显效果。1995 年我国列为基本药物广泛用于治疗各种自身免疫性疾病。

（一）免疫药理

雷公藤含多种成分（生物碱、萜类、糖类、有机酸、无机盐等），具有多种药理作用。如免疫调节，抗炎，抗肿瘤及抗生育等。雷公藤通过激活下丘脑－垂体－肾上腺轴（HPAA）等机制而起抗炎与免疫抑制作用。

1. 抗炎症作用

（1）抑制单核－巨噬细胞合成的前列腺素 E_2（PGE_2）、氧自由基、组胺等。

（2）抑制血管通透性，减少渗出、炎症后期血管内皮增生、纤维增生和肉芽组织形成。

2. 免疫抑制

（1）大剂量雷公藤可抑制巨噬细胞抗原提呈功能。

（2）抑制 T 淋巴细胞的增殖，明显抑制 $CD4^+$ 细胞，故使 $CD4^+/CD8^+$ 比值下降。

（3）直接抑制 B 淋巴细胞增殖，或经抑制 Th 细胞后抑制 B 细胞，故抑制 DNA 和蛋白合成，减少 IgG、IgM 及自身抗体生成。本药作用于细胞周期 G_0－S 期。

（4）抑制巨噬细胞产生 IL_1、T 细胞表达的 IL_2 和 IL_2 受体与抑制关节滑膜表达的 TNFα。

3. 剂量　小剂量雷公藤增强 NK 细胞活性；大剂量时抑制 NK 活性。

4. 抗生育作用。

（二）药代动力学

口服吸收不完全，以小肠吸收为主，在肝脏缓慢代谢，分布于肝、肾、肺等器官，半衰期 58.6 小时，未经吸收的药物经粪便排泄。吸收的原药及代谢产物经肾脏排泄。

（三）临床应用

1. 类风湿关节炎　是本药主要适应证，有效率达 90% 以上。用药后能较快控制症状，改善关节功能和实验室指标异常（血沉、C－反应蛋白、IgG、IgM 等），从而提高患者生活质量。雷公藤亦是与其他“改变病情”药联合应用的基础配伍药。

2. 系统性红斑狼疮（伴关节炎、浆膜炎）、皮肤型狼疮、深在性红斑狼疮，尤其是狼疮肾炎（弥漫增殖型、系膜增殖型）与皮质激素、细胞毒药物联合应用时可减少这些药物的剂量，缩短病程并减少药物不良反应。

3. 其他　强直性脊柱炎，幼年型特发性关节炎，硬皮病及血管炎等风湿性疾病。

（四）用法与剂量

口服 40～60mg/d［1～1.5mg/（kg·d）］分次口服，病情控制后可减量维持。

（五）不良反应

1. 胃肠道　食欲减退、恶心、呕吐、腹胀、罕见消化道出血（应立即停服）。

2. 肝脏　肝酶升高，重者可有黄疸、肝损伤。

3. 血液系统　粒细胞减少、血小板减少。

4. 生殖系统　雷公藤是抗生殖药物，可致月经紊乱、闭经、卵巢功能衰退。男性精子数减少，精子发育异常。

（六）注意事项

1. 有肝炎史、嗜酒者用药前需监测肝功能，如肝功能正常亦应减少剂量。

2. 月经期间、孕妇、哺乳期禁服，服药期应避孕。

3. 老年人、儿童、未婚者慎用。

4. 有严重肝、肾功能损伤或消化道溃疡、未控制的感染者禁用。

六、白芍总苷（TGP）

白芍总苷（TGP）是我国自行研制并于 1998 年批准上市的抗炎与免疫抑制药物，主要治疗类风湿关节炎，具有镇痛、抗炎与免疫调节作用。本药的药理作用与非甾体抗炎药及细胞毒免疫抑制剂不同。经循证医学研究及临床应用证实本药是一种较安全有效的风湿性疾病治疗药物。

（一）免疫药理

1. 抑制巨噬细胞合成 PGE_2，白三烯（LTB4）等炎症介质。

2. 清除自由基（H_2O_2）、降低脂质过氧化和氮氧化物生成。

3. 抑制巨噬细胞、滑膜细胞、淋巴细胞生成 IL－2，IL－1，TNF－α。

4. 调节下丘脑－垂体－肾上腺轴（HPAA）功能，小剂量 TGP 兴奋大剂量抑制 HPAA 功能。调整 TH/TS 比值（提高外周血 CD8 值），降低 RF 滴度。

5. 其他　有催眠，抗惊厥，保护肝细胞超微结构等。

（二）临床应用

类风湿关节炎、干燥综合征、狼疮肾炎、多肌炎、自身免疫性肝炎等。

（三）用法与剂量

1.8～2.4g/d，分次口服，疗程 3～9 个月。

（四）不良反应

1. 消化道　食欲差，轻度腹痛，腹泻（较多）大便稀，次数增多，但多能自行缓解。

2. 过敏性皮疹。

3. 一般无肝、肾损害作用，亦无骨髓抑制与致畸作用。

（五）小结

近年随着循证医学研究资料的进一步积累，DMARD 在治疗类风湿关节炎等风湿性疾病中的地位业已牢固确立，DMARDs品种较多，其生物治疗各不相同，其中MTX的临床应用已有丰富经验，其优良的耐受性与长期疗效临床应用十分广泛。

既往，临床医师凭经验使用DMARDs治疗RA，随着对RA发病机制的深入研究，已成功研制了多种针对发病机制的某个特异性环节的治疗药物。其中Etanercept（依那西普）、Infliximab（英利昔单抗）是有很大希望的代表性药物。临床应用经验已显示此新型药物可防止关节破坏与功能残疾的进展。

近年更致力于DMARDs联合治疗方案，以更有力地抑制关节炎症及其所致的关节破坏。

七、金制剂（Auranofin 金诺芬、醋硫葡金）

金制剂早在20世纪20年代起即用于类风湿关节炎治疗，于80年代起改用口服金制剂醋硫葡金（金诺芬）商品名瑞得，替代注射剂型，本药至今仍是类风湿关节炎主要的“改变病情”治疗药物之一。

（一）免疫药理

金诺芬与激活的中性粒细胞的氰酸盐生成氰化金而抑制细胞内氧化过程而起作用。

1. 抗炎作用　抑制炎症多个环节，抑制炎性细胞游走、吞噬，降低血管通透性等。抑制血管内皮细胞增生和新生血管的形成，减少血管翳数量。

2. 免疫抑制　氰化金抑制T、B淋巴细胞的DNA合成，并降低抗体生成。

（二）临床应用

1. 类风湿关节炎　抑制关节炎症，改善症状，修复破坏的骨质。但服药后平均需6个月才出现疗效，一旦生效，应坚持应用2年以上。

2. 其他　银屑病关节炎，幼年型类风湿关节炎，反应性关节炎等。

（三）用法与剂量

起始剂量为3mg/d，以后可递增至6mg/d，奏效后可减为3mg/d作维持治疗。

（四）不良反应

1. 皮肤黏膜　皮炎、瘙痒、口腔炎、溃疡。

2. 亚硝酸盐反应　用药后15～30分钟皮肤发红，低血压。

3. 血液系统　中性粒细胞减少、血小板减少，甚至发生再生障碍性贫血（儿童用药应特别注意）。

4. 胃肠道　腹泻（金在粪便排泄，故起始剂量应小）。

5. 肾毒性　蛋白尿、少数有膜性肾小球肾炎发生。

八、D－青霉胺（D－PEN）

青霉胺（D－PEN）是2002年美国风湿病学会（ACR）批准的治疗类风湿关节炎的改变病情药物之一，但本药有较高的不良反应，故应慎用，现已临床上很少应用。

（一）免疫药理

D－PEN是青霉素的代谢产物，属含巯基的氨基酸。临床使用的是右旋（D）异构体。其基本作用机制是与体内铜离子协同作用产生超氧离子攻击细胞膜，故抑制T、B淋巴细胞增殖。

青霉胺治疗风湿性疾病的确切机制仍未完全阐明。

（二）临床应用

1. 类风湿关节炎（起效慢，6个月后才显效）、伴血管炎或Felty综合征等患者。

2. 其他　系统性硬化症，原发性胆汁性肝硬化，胱氨酸尿等。

（三）用法与剂量

起始剂量125～250mg/d，以后每3个月增加125mg/d直至剂量达500～750mg/d，病情控制后可减量维持。

（四）不良反应

1. 胃肠道　食欲不振、恶心、呕吐，口有金属异味。
2. 皮肤　瘙痒、皮疹、重者疮疹性皮炎、黏膜溃疡（应减少用药剂量）。
3. 肾脏　肾损伤发生率约 20%、出现蛋白尿、肾病综合征、肾炎表现者应停药。
4. 肌肉　重症肌无力、多发性肌炎。
5. 血液系统　白细胞、血小板减少，罕见再生障碍性贫血。
6. 自身免疫病　出现抗核抗体阳性的药物性狼疮，阻塞性细支气管炎等。

第六章

感染与关节炎

第一节　细菌性关节炎

一、细菌性关节炎的流行病学

细菌性关节炎经过治疗常可完全治愈，但其发病率和病死率在类风湿关节炎（RA）患者、人工关节置换者、老年人及有多种严重并发症的患者中仍居高不下。1994 年，Goldenberg 曾写到："化脓性关节炎的治疗和预后在过去的 20 年里无实质性改善。"这样的陈述在我们今天看来可能仍然是正确的。尽管如此，对两大常见微生物——淋病奈瑟菌和金黄色葡萄球菌所致的化脓性关节炎发病机制的深入研究，及对假体装置的病理生理学了解，可能为细菌性关节炎的治疗和预防方面带来革新。

由于宿主的局部和全身系统具有防御能力，正常可动关节对细菌感染有抵抗力。但是，细菌仍然能通过血行途径到达关节滑膜并引起化脓性关节炎。大关节较小关节更易受累，并为单关节受累，多关节感染（一个以上关节受累）不到 20%。荷兰的一项以社区人群为基础的前瞻性调查颇具代表性，其受累关节的分布情况：膝关节占 55%，踝关节占 10%，腕关节占 9%，肩关节占 7%，髋关节占 50%，肘关节占 5%，胸锁关节占 5%，骶髂关节占 2%，足部关节占 2%。

化脓性关节炎在普通人群中的发生率为每年 2/10 万～5/10 万，在儿童为每年 5.5/10 万～12/10 万，在类风湿关节炎患者为每年 28/10 万～38/10 万，在人工关节置换者则高达每年 40/10 万～68/10 万。发病率的逐渐升高可能与骨科手术、人口老龄化和应用免疫抑制剂增多有关。引起细菌性关节炎的微生物种类取决于当地的流行病学情况。例如，老年人关节置换术后的单关节炎多由葡萄球菌引起，而在性活跃的年轻女性，游走性关节炎伴皮肤损害多由播散性淋球菌感染引起。耐甲氧西林金黄色葡萄球菌引起的化脓性关节炎多见于老年人、静脉吸毒人群和有假体关节者。

二、细菌性关节炎的病因

大多数化脓性关节炎由细菌血行播散至关节滑膜引起。滑膜的血供丰富，缺乏限制细菌通过的基底膜，使微生物在菌血症期间易经血液到达关节。导致化脓性关节炎的少见原因包括：关节内抽液或注入糖皮质激素后细菌直接进入关节腔；被动物或人咬伤；被钉子或植物刺伤；关节手术，尤其是髋和膝关节成形术；邻近骨髓炎、蜂窝织炎和化脓性滑囊炎的播散。

根据患者的年龄和关节是否为假体罗列了导致关节感染的常见病原微生物，总体来看，在各年龄阶段的儿童中，金黄色葡萄球菌是最常见的致病因素，其次是 A 组链球菌和肺炎链球菌。新生儿和小于 2 个月的婴儿对 B 组链球菌和革兰阴性杆菌的敏感性比年长的儿童更高。在极少情况下，假单胞菌、淋病奈瑟菌和白假丝酵母菌（白色念珠菌）可能与低龄儿童患病相关。自从 B 型流感嗜血杆菌（HIB）疫苗投入使用后，由流感嗜血杆菌引起的化脓性关节的发病率急剧下降。在性活跃的青少年中，需要考虑淋病奈瑟菌。在滥用静脉毒品的青少年中，铜绿假单胞菌（绿脓杆菌）和假丝酵母菌（念珠菌）属是潜在的病原体。镰状细胞性贫血的患者易于发生沙门菌关节炎，而免疫缺陷的儿童感染革兰阴性杆菌

的风险很高。引起儿童关节感染的其他少见致病菌还有脑膜炎奈瑟菌、厌氧

引起成人非淋病性化脓性关节炎的微生物中，75%～80%为革兰阳性球菌，15%～20%为革兰阴性杆菌。在自体关节和假体关节的感染中，金黄色葡萄球菌最常见。表皮葡萄球菌在假体感染中常见，但在自体感染中少见。链球菌属包括肺炎链球菌，是第二常见的革兰阳性需氧菌。发生率最多的是化脓性链球菌，之后的B、G、C、F组链球菌。非A组链球菌疾病的患者常有并发症，如免疫抑制、糖尿病、恶性肿瘤及严重泌尿生殖道和胃肠道感染。成人中B组链球菌关节炎并不常见，但在成人糖尿病和髋部假体关节感染晚期患者中可发展为严重感染。B组链球菌引起的侵袭性多关节炎可能导致严重的功能破坏和永久性残疾。革兰阴性菌的易感人群包括有滥用静脉毒品史、年龄过小或过大和免疫缺陷的患者。最常见的革兰阴性病原体为大肠埃希菌和铜绿假单胞菌。

厌氧菌感染占化脓性关节炎的5%～7%。常见的厌氧菌包括类杆菌、痤疮丙酸杆菌和多种厌氧型革兰阳性杆菌。厌氧菌的易感因素包括：伤口感染、关节成形术和宿主免疫力低下。关节间隙内有恶臭液体或气体时，应警惕厌氧菌感染，并应进行必要的培养，培养时间至少2周以上。厌氧菌和凝固酶阴性的葡萄球菌在假体关节感染中更为常见。

累及多个关节的化脓性关节炎较单关节感染少见。此类患者多有一种或多种并发症，部分曾经为静脉药物成瘾者。多关节化脓性关节炎在RA患者中的发生率很高，平均为25%（18%～35%）。尽管金黄色葡萄球菌是最常见的致病菌；除此之外，G组链球菌、流感嗜血杆菌、肺炎链球菌及需氧菌和厌氧菌混合感染也是多关节感染的致病菌。多关节感染也常发生在特定的人群，如新生儿和镰状细胞性贫血患者，或有淋病奈瑟菌、脑膜炎奈瑟菌、沙门菌属等病原体感染的患者。

多种细菌感染（两种或两种以上细菌）的多关节炎（两个或两个以上关节受累）在临床上很少见。常累及大关节。在已报告的5例病例中，4例有膝关节受累（2例为双侧），3例有肘和腕关节受累，2例有肩关节受累。感染的平均关节数为3个。4例（80%）出现菌血症，且都是由滑液中同一病原菌引起。分离出的细菌大部分是化脓性关节炎的常见致病菌。革兰阳性需氧菌和厌氧菌的混合感染较为常见。大多数病例（80%）的特征是：感染从受累关节向邻近蔓延，进而导致局部破坏性病变扩散，如骨髓炎、骨筋膜室综合征、脓肿或窦道形成。全身并发症包括感染性休克和多器官功能衰竭，60%的病例有中毒休克综合征。在这项小型病例研究中发现多细菌感染的多关节化脓性关节炎的病死率可达60%。

关节穿刺术结合关节腔内注射糖皮质激素是治疗各种关节病的常用方法。关节内抽液和注药导致化脓性关节炎的病例较少见，约占患者的0.000 2%。关节镜手术是治疗关节病的另一种常用方法，并发化脓性关节炎的比率也很低（不到全部关节镜手术患者的0.5%）。凝固酶阳性和阴性葡萄球菌占到这些感染的87%以上。在极少数病例中，膝关节化脓性感染与前交叉韧带修复有关，其感染来源是组织异体移植物。培养出的革兰阴性菌有铜绿假单胞菌、柠檬酸菌属、产酸克雷伯菌及金黄色葡萄球菌、粪肠球菌和铜绿假单胞菌的混合感染。

三、细菌性关节炎的发病机制

急性细菌性关节炎常由淋球菌或非淋球菌引起。在淋球菌关节炎中，淋病奈瑟菌细胞表面具有多种致病因子。淋病奈瑟菌是通过丝状外膜附属器或菌毛附着于细胞表面。另一种外膜蛋白质——蛋白Ⅰ，分为ⅠA和ⅠB两型。蛋白ⅠA与宿主因子H结合，可灭活补体成分C3b，阻止宿主补体系统激活。蛋白ⅠA还能阻止中性粒细胞内吞噬溶酶体的溶解，使吞噬细胞内的微生物存活。脂寡糖是一种与其他革兰阴性菌的脂多糖相似的淋球菌分子，具有内毒素活性，可导致淋球菌关节炎的关节破坏。

金黄色葡萄球菌是引起非淋球菌关节炎的最常见细菌。金黄色葡萄球菌的致病力与其附着于关节内宿主组织逃避宿主防御及引起关节破坏的能力有关。

微生物表面成分可识别黏附基质分子使金黄色葡萄球菌更易进入关节内组织。MSCRAMs包埋在金黄色葡萄球菌细胞壁的肽聚糖中。它们可以与宿主的胶原蛋白、纤维蛋白原、弹性蛋白、玻璃体结合蛋白、层粘连蛋白和纤维连接蛋白等基质蛋白质结合。基因敲除的动物模型实验证明，胶原结合蛋白的编

码基因是金黄色葡萄球菌导致关节感染的一个重要致病因素。许多金黄色葡萄球菌分离株也可表达纤维连接蛋白结合蛋白：FnbpA 和 FnbpB。如用基因敲除实验阻止 FnbpA 和 FnbpB 的基因表达，则金黄色葡萄球菌完全不能黏附到纤维连接蛋白包被的表面上（例如人工关节）。

几种金黄色葡萄球菌细胞表面蛋白质的基因（如蛋白 A、纤维连接蛋白、凝固酶）以及外毒素［如中毒性休克综合征毒素 -1（TSST -1）、肠毒素 B、蛋白酶和溶血素］都由附属基因调节因子调控。当感染之初细胞数较少时，agr 基因能促使细胞产生黏附于宿主组织的细胞表面蛋白。一旦细菌进入到组织或矫形外科装置并从生长的增殖期进入静止期时，agr 基因便会抑制细胞表面蛋白质编码基因的表达，同时激活外毒素和破坏组织的胞外酶的编码基因的表达。由于在不同感染时期的复杂效应，agr 基因抑制物或许减轻了组织破坏，但促进了更多的组织感染。这种效应可能与慢性感染有关，如发生于人工关节的感染。

黏附受体使金黄色葡萄球菌能够在宿主细胞（如成骨细胞、内皮细胞和中性粒细胞）内活动。细菌一旦进入细胞内，就可免于遭受宿主免疫系统和抗菌药物的清除。黏附到关节组织后，细菌可激活宿主的免疫应答。调理作用和吞噬作用是清除病原菌的重要防御机制。金黄色葡萄球菌的两种致病因子——蛋白 A 和荚膜多糖——能干扰这些防御机制。蛋白 A 通过与 IgG 的 Fc 段结合干扰与补体的结合。蛋白 A 被称为 B 细胞的超抗原，因为人类 30% 的 B 细胞表达有 Fab 介导的蛋白 A 结合分子。蛋白 A 可与 B 细胞结合而激活 B 细胞，随后 B 细胞因凋亡而耗竭。这一过程也许包含着免疫系统控制金黄色葡萄球菌感染的能力。在实验中，阻止蛋白 A 基因的编码，变种菌株引起的小鼠模型的关节破坏程度比野生菌株轻。

荚膜多糖可干扰调理作用和吞噬作用。在已报道的 11 种金黄色葡萄球菌荚膜血清型中，5 型和 8 型占临床感染的 85%。这两型荚膜较薄，更易与宿主的纤维连接蛋白及纤维素结合。一旦它们与这些宿主蛋白质结合，荚膜就会增殖成厚荚膜，这可以使细菌对调理作用和吞噬作用具有更强的抵抗力。厚荚膜还可隐藏高免疫原性黏附蛋白（MSCRAMMs）。在小鼠模型中，5 型荚膜的变种菌株引起的感染率较低，与野生菌株相比，所导致的关节炎症也较轻微。血液透析患者使用 5 型和 8 型多糖构成的疫苗使金黄色葡萄球菌菌血症减少了一半以上。单次疫苗接种使宿主受保护的时间约为 40 周。

金黄色葡萄球菌外毒素（如 TSST -1 和肠毒素）作为超抗原，可与宿主主要组织相容性复合物（MHC）Ⅱ类分子及 T 细胞受体（TCR）结合，使某些 T 细胞克隆增殖和活化。这一活化过程可激发多种细胞因子的释放，包括白介素 -2（IL -2）和肿瘤坏死因子 -α（TNF -α）。这些细胞因子的产生可导致全身的中毒症状和关节破坏。激活的 T 细胞先增殖，然后可能通过细胞凋亡而消失，从而导致免疫抑制。细胞内未被炎症反应杀伤的细菌就可能导致爆发性或持续性感染。向小鼠体内注入无 TSST -1 和肠毒素的金黄色葡萄球菌，很少引起关节炎，即使引起关节炎，也比注入野生株金黄色葡萄球菌引起的轻。用无超抗原性功能的变异重组型肠毒素 A 免疫小鼠，可使死亡率明显下降。

当关节腔内细菌感染时，宿主会释放多种细胞因子和炎症介质。IL -1β 和 IL -6 最先被释放到关节间隙内，使炎症细胞聚集。中性粒细胞和巨噬细胞可吞噬大量入侵的细菌，同时释放其他细胞因子，包括 TNF -α、IL -Ⅰ、IL -6 和 IL -8。在金黄色葡萄球菌所致兔关节炎动物模型中，用单克隆抗体来阻断 TNF -α，用 IL -Ⅰ受体拮抗体来阻断 IL -Ⅰ，同时给予这些细胞因子抑制剂和金黄色葡萄球菌，关节内的白细胞浸润可减少 80%。但如果在感染发生 24 小时后给予相同抑制剂，则无法阻止白细胞浸润，这提示 TNF -α 和 IL -Ⅰ在金黄色葡萄球菌导致的关节炎早期发挥着重要作用。在感染发生后的几天，IFN -α 的释放与 T 细胞聚集有关。在金黄色葡萄球菌化脓性关节炎的小鼠模型中，IFN -α 与关节炎加重有关，另一方面，它也能保护机体免于发生败血症。宿主早期的细胞因子反应可能有利于清除病原微生物、控制感染，但晚期的细胞因子反应可能会加重感染所致的破坏。

四、临床特征

急性细菌性关节炎常为单关节炎。5%～8% 的患儿和 10%～19% 的非淋球菌感染成人可发生多关节感染。事实上由于任何关节病最初都可以表现为单个关节肿胀，所以急性单关节炎要与各种原因引起的多关节炎鉴别。当患者表现为急性单关节炎时，需要考虑三大主要病因：外伤、感染、晶体性滑膜炎（如痛风和假性痛风）。多关节化脓性关节炎通常见于系统性炎性疾病，如脊柱关节病、RA、系统性红斑狼疮和其他结缔组织疾病，也可见于严重败血症患者。

1%～3%的淋病奈瑟菌感染者可发生播散性淋球菌感染。对性活跃的年轻人来说，最常见的急性单关节炎是淋球菌性关节炎。在无抗生素的时代，新生儿的淋球菌性关节炎很容易识别。女性播散性淋球菌感染是男性的3倍多。女性感染更常见是因女性更常有无症状隐性感染或未经治疗的原发感染灶。细菌播散与宫内避孕器的使用有关，且易发生在月经期、孕期和盆腔手术期。

典型的淋球菌关节炎有一种或两种表现形式。一种表现为发热、寒战、水疱脓疱样皮肤病变、腱鞘炎和多关节痛。血培养常为阳性，而滑液培养却很少呈阳性。淋病奈瑟菌可以在生殖器、肛门、咽部分泌物中培养出阳性结果。腕、指、踝、趾多发性腱鞘炎是此种播散性淋球菌感染的特征性表现，可与其他形式的感染性关节炎相鉴别。淋球菌性关节炎的另一种典型表现是化脓性关节炎，通常累及膝关节、腕关节、踝关节，多个关节可同时感染，关节滑液培养一般呈阳性。

非淋球菌化脓性关节炎的典型表现是急性起病的单关节疼痛、肿胀和活动度下降。大关节最常受累。成人膝关节受累的病例达50%以上，而髋关节、踝关节和肩关节受累较少。在婴幼儿中，髋关节受累更常见。化脓性关节炎患者常有基础疾病且有易感性。许多患者有免疫低下、静脉滥用毒品、人工关节置换，有肿瘤、肾衰竭或RA等基础疾病。

细菌性关节炎患者多出现发热，但少有寒战。老年患者可不出现发热。儿童化脓性关节炎常伴有发热、不适、食欲下降、易激惹和进行性不愿活动患肢。体格检查主要表现为受累关节皮温升高、压痛、关节积液，主动活动和被动活动受限。对临床医生来说，RA患者并发化脓性关节炎是一个很大的挑战，因为患者感染率高、预后差。类风湿关节炎患者并发化脓性关节炎预后不良且病死率高。在许多病例，受累关节是化脓性关节炎还是类风湿关节炎病情恶化难以鉴别。当怀疑为化脓性关节炎时，关节穿刺及滑液检查是最重要的诊断方法。如果关节位置较深或抽吸滑液困难，可行B超或荧光透视引导下穿刺。

五、诊断和诊断试验

有关节炎表现的所有患者都应进行关节腔穿刺和关节滑液分析。正常关节内有少量滑液，清亮、黏稠，含极少量的白细胞。滑液中蛋白质浓度约为血浆中蛋白浓度的1/3，滑液中葡萄糖浓度与血浆接近。感染性滑液常为脓性，白细胞计数升高，一般高于50×10^9/L，且常超过10×10^9/L，主要是多形核细胞。滑液中葡萄糖、乳酸脱氢酶及总蛋白水平对诊断化脓性关节炎的价值有限。尽管滑液中葡萄糖浓度降低（低于400mg/L，或低于血糖浓度的一半）和乳酸脱氢酶升高提示细菌感染，但都不足以作为诊断化脓性关节炎的敏感性或特异性指标。

只有从关节穿刺液的革兰染色涂片上找到细菌或从滑液中培养出细菌才能确诊细菌性关节炎。未经抗生素治疗的非淋菌性关节炎滑液培养的阳性率为70%～90%。化脓性关节炎血培养的阳性率为40%～50%，约10%的病例血培养是确定病原菌的唯一方法。关节外的感染部位有时能为寻找关节感染的病原微生物提供线索。例如，化脓性关节炎与肺炎球菌性肺炎、大肠埃希菌引起的尿路感染、葡萄球菌或链球菌引起的蜂窝织炎有关。滑液涂片革兰染色能识别出50%～75%的革兰阳性球菌，但革兰阴性菌的识别率在经培养证实的病例中不到50%。

炎性标志物如红细胞沉降率（ESR）、C－反应蛋白（CRP）和白细胞常会升高，但敏感性低，且阴性不能排除化脓性关节炎的诊断。将血浆和关节液中的降钙素原作为化脓性关节炎的标志物尚在研究阶段，但结果并不确定。一项检测研究了42例患者滑液中性粒细胞衍生游离循环脱氧核糖核酸的水平，结果发现以<300ng/mL为正常值时，j－cf－DNA诊断敏感性为89，特异性为100%，阳性预测值为100%，阴性预测值为97%。如果j－cf－DNA被验证并标准化，它将成为诊断化脓性关节炎的一项有价值的辅助检测手段。

皮肤病变处的淋病奈瑟菌培养常为阴性，滑液培养的阳性率不到50%，血培养的阳性率低于1/3，这可能与淋病奈瑟菌的培养条件要求较高有关。但是其他部位如尿道、宫颈、直肠、咽部的标本（如泌尿生殖道）的淋病奈瑟菌却常容易培养。在滑液培养阴性的疑似淋球菌关节炎的病例中，聚合酶链反应（PCR）技术能探查出滑液中淋病奈瑟菌的 DNA，但这种技术尚未标准化和广泛应用。

滑液培养时，滑液应直接送入实验室，可置于常规肉汤固体的培养基上，也可接种于需氧或厌氧的血培养瓶中。与标准技术相比，接种 5 ～ 10mL 至培养瓶中或更少量的滑液至分离管中，可以提高培养的阳性率。与普通琼脂培养相比，使用 BACTEC Peds Plus/F 培养瓶和 BACTEC 9240 检测系统（Md）能明显提高培养的阳性率，且污染更少。

在感染早期，化脓性关节炎的 X 线平片表现往往正常，但为了寻找其他疾病或邻近骨髓炎的证据，应摄片以获取基础数据资料。X 线片通常显示一些炎性关节炎的非特异性改变，包括关节周围的骨量减少、关节积液、软组织肿胀以及关节间隙消失。随着感染的进一步发展，将出现骨膜反应、关节中间或边缘侵蚀和软骨下骨破坏。骨性强直是化脓性关节炎的晚期后遗症。股骨头脱位及半脱位是新生儿髋关节感染的独特表现。

超声是一种发现髋关节等深部关节积液、引导关节腔穿刺的可选方法，这种方法同样也适用于其他关节，如膝关节的腘窝囊肿、肩关节、肩锁关节、胸锁关节等。^{99m}锝三相骨扫描常用于诊断儿童干骺端骨髓炎和股骨头缺血性坏死。全身骨扫描在幼儿中更常用，因为除了局灶症状，在这个年龄阶段，化脓性关节炎和骨髓炎可能是多灶性的。在各年龄段的化脓性关节炎中，关节早期的“血池”相及延迟相中都可看到关节周围摄取增多。但是骨扫描仅能提供非特异性信息，而不能区分化脓性关节炎和其他非感染因素引起的关节炎。在关节炎的诊断中，骨扫描比 X 线平片更加敏感，因为放射性核素摄取异常先于 X 线平片上骨形态改变出现。因此，解释骨扫描的结果必须考虑到有关的临床背景，并得到确诊关节或骨感染的微生物资料的支持。

在难以估计关节的其他情况或关节解剖结构复杂时，计算机断层扫描（CT）和磁共振成像（MRI）能有效地显示感染的范围。MRI 早期检测关节液的敏感度很高，并且对软组织结构和软组织脓肿的显影优于 CT。这两种成像技术都能在早期显示骨侵蚀、软组织的范围，而且都有助于进行肩关节、髋关节、肩锁关节、胸锁关节、骶髂关节以及椎小关节平面的关节穿刺。MRI 的表现如骨髓反应，提示继发性骨髓炎的存在，它能使化脓性关节炎恶化。当怀疑多个关节受累时，建议行三相骨扫描。

六、治疗

完成化脓性关节炎的临床检查且进行适当的细菌培养后，应该立即采取治疗措施。在培养结果出来之前，对临床上高度怀疑关节感染而暂未确诊的患者应开始抗生素治疗。如果延迟治疗，关节内的感染就更难以控制，将造成关节软骨的永久性破坏。如果不治疗，关节内的感染就有机会通过血行途径扩散到身体的其他部位而影响广泛，治疗会更为困难。

无论感染关节是自身关节还是人工假体关节，治疗都应遵循体内感染的治疗原则：必须使用抗生素并充分引流感染的密闭腔隙。临床情况与之前的实验室资料有助于抗生素的选择。宿主因素、关节外其他部位感染、滑液的革兰染色涂片都是早期选用抗生素的最佳指导。

如果在患者滑液中发现革兰阳性球菌，或医生怀疑有来自皮肤的葡萄球菌感染，则有窄谱抗生素的应用指征。如果患者可能对甲氧西林耐药，则选用耐青霉素酶的青霉素或万古霉素。如果滑液提示革兰阴性菌感染或有泌尿系的感染，则选用针对大肠埃希菌和其他普通尿路感染病原体的特异性抗生素（如氨苄西林、头孢菌素类抗生素）。当健康年轻的性活跃者发生社区获得性化脓性关节炎且关节液涂片革兰染色未发现细菌时，应选择能覆盖淋球菌的头孢曲松。如果滑液中发现革兰阳性球菌，应选择万古霉素，因现在大部分社区获得性金黄色葡萄球菌感染为耐甲氧西林的金黄色葡萄球菌。在培养结果出来前，合理的经验性抗感染治疗可选择能覆盖淋球菌、金黄色葡萄球菌和链球菌的头孢曲松加万古霉素。对年老体弱患者或性传播疾病低危人群，如果其滑液涂片革兰染色为阴性，应首选抗多种病原菌（包括金黄色葡萄球菌、链球菌和革兰阴性杆菌）的广谱抗生素。经典的治疗方案是：联合使用抗葡萄球菌类抗生素（如万古霉素）加三代头孢菌素（如头孢曲松）。

一旦细菌培养和药敏结果出来，应根据结果及时改用最有效、最安全和窄谱的抗生素治疗。早期治疗首选胃肠外途径给药，如果口服药能够达到并维持有效的血药浓度，则之后可改为口服给药。由于抗生素可从血液自由扩散至滑液，所以无证据支持关节内给药是治疗化脓性关节炎的必须或首选方法。在不能确定疗效的病例中，可通过测定血清或滑液中抗生素水平了解药物浓度是否达到治疗水平。

虽然一些临床医生认为，自体关节化脓性关节炎患者需紧急外科引流，但医学文献建议并非如此。在行关节腔穿刺滑液分析后，绝大多数化脓性关节炎对恰当的抗生素治疗反应良好。在对感染性关节炎的实验研究中，早期使用抗生素治疗能减少胶原的丧失和关节表面的破坏，而很少需要开放性外科引流。目前一致认为，感染关节及时充分的引流可大大降低关节功能丧失的风险，但最好的关节引流方法尚存争议。

回顾性研究显示，与开放性外科引流相比，每天对感染关节进行穿刺抽液能更好地保存关节的功能，但后者的总体死亡率更高。对该现象的解释是：选择每日进行关节抽液的患者比适合进行外科开放引流患者的并发症多。如果在连续关节抽液过程中，滑液细胞计数和多形核细胞比例不断下降，那么抗感染治疗可能已起效。如果出现以下几种情况，则应马上选择外科引流：穿刺抽液存在技术上的困难（如髋关节或肩关节）或关节无法得到彻底的引流，关节积液不能及时消除；关节液的杀菌治疗延误；感染的关节之前已被类风湿疾病破坏，感染的滑膜组织或骨骼需行清创术。关节镜的出现降低了外科死亡率，且伤口愈合更快，康复时间缩短，因此关节镜已替代了关节切开术。近期，一例来自英国的前瞻性分析表明，大多数患者可通过反复抽液痊愈，而不需要外科引流（关节镜或关节切开术）。虽然统计学差异不明显，但药物治疗确实能给住院患者带来更好的治疗效果和更少的功能恶化。另一项针对20例自体髋关节化脓性关节炎患者的研究表明，对于有临床症状，尤其病程大于3周的患者，预示需行关节切除成形术。以上这些结果提示对感染时关节炎患者选择外科治疗需谨慎而行。

抗生素治疗化脓性关节炎的最佳疗程尚无前瞻性研究。对于淋病奈瑟菌引起的自体关节感染，头孢曲松治疗时间为1周。对于非淋球菌引起的化脓性关节炎，疗程为2～6周。根据类型、微生物敏感性和是否存在骨髓炎而定，若选择长效抗生素治疗（4～6周），肠外抗生素治疗2周后临床症状改善，炎性标志物下降，可改为敏感抗生素口服。对于由敏感微生物引起的、无并发症的自身关节感染，抗生素治疗时间较短，约2周；而对于自身关节感染严重且免疫力低下的患者，治疗时间需延长至4～6周。对于流感嗜血杆菌、链球菌和革兰阴性球菌引起的化脓性关节炎，抗生素治疗时间通常是2周；葡萄球菌所致的化脓性关节炎的疗程需3～4周；肺炎链球菌或革兰阴性杆菌感染的疗程至少持续4周。

在治疗疾病的最初几天，通过外固定制动受累关节及有效止痛能减轻痛苦。一旦患者能够运动关节，应尽快物理治疗。开始为被动活动，然后逐渐过渡到主动活动。因为早期积极活动训练有益于关节功能的最终恢复。矫形外科医生和理疗师参与治疗，有利于选择最佳的引流方法，并使关节功能得到最大程度的恢复。

如果患者对青霉素过敏，可选用的药物包括万古霉素［40mg/（kg·d），分4次用］或克林霉素［20～40mg/（kg·d），分4次用］。

七、人工假体关节感染

对晚期关节炎患者进行全关节置换是20世纪医学界的主要进步之一，在21世纪仍在蓬勃发展。假体关节感染虽不常见，但却是关节置换术的严重并发症。2006年，在美国，每年约有80万例全膝和全髋关节置换手术，感染率为1%～3%。膝关节假体的感染率（1%～2%）高于髋关节和肩关节（0.3%～1.3%）。由于之前的假体感染而实施人工假体再植入术的感染率更高（髋关节感染率为3%，膝关节感染率为6%）。类风湿关节炎患者的关节假体感染的风险大约是骨关节炎患者的2倍。

人工假体关节感染的风险与多种因素有关。一项对462例骨科置换术后感染的病例进行回顾性研究发现，最重要的感染危险因素包括：

（1）非假体部位的手术部位感染（比值比OR为35.9）。

（2）国家院内感染监视系统手术患者风险指数评分在2分以上（OR为3.9）。

（3）存在恶性疾病（OR 为3.1）。

（4）关节成形手术史（OR 为2.0）。

在一些并发其他疾病的患者（如糖尿病或 RA 患者）中，感染的危险性更高。其他外科危险因素包括：双侧同时关节成形术，手术时间长（>2.5 小时），输血，泌尿道感染，金黄色葡萄球菌菌血症。

矫形置换术可以损伤宿主的防御能力。人工假体装置可削弱调理素活性并降低中性粒细胞的杀菌能力。多形核白细胞可将溶酶体酶和过氧化物释放到人工假体周围，导致组织损伤和局部血流阻断。吞噬细胞聚集到植入的假体周围可导致能抵抗感染的细胞更少。最后，聚甲基丙烯酸甲酯骨水泥能抑制中性粒细胞和补体的功能，而且聚甲基丙烯酸甲酯聚合时所产生的热能可损伤邻近的骨皮质，造成无血管的坏死区域，而这是细菌生长的有利条件。置换术后，人工假体迅速被宿主蛋白质所覆盖，这些蛋白质包括白蛋白、纤维蛋白原和纤维连接蛋白。金黄色葡萄球菌带有大量宿主蛋白质结合受体（MSCRAMMs），不容置疑成为人工假体关节感染最常见的致病菌。有人工关节的患者发生金黄色葡萄球菌菌血症时，有近 1/3 的人会发生假体感染。

影响感染发生的另一关键机制是：细菌具有形成覆盖假体表面生物被膜的能力。生物被膜的定义是“紧密附着于表面的微生物细胞集合体，外包有主要由多糖物质构成的基质”。生物被膜的形成是一自然过程。微生物可在内置的医疗设备、饮用水系统管道和活体组织内生长。表皮葡萄球菌尤其擅长于附着在人工假体关节等异物上并形成生物被膜。这些细菌少数来自患者的皮肤或黏膜，或者来自术者和医务人员的手，在植入假体时污染并转移到矫形外科装置上。葡萄球菌表面蛋白 SSP－1 和 SSP－2 是一种伞状聚合物，有助于表皮葡萄球菌黏附到聚苯乙烯上。表皮葡萄球菌能产生一种叫多糖/黏附素的物质，这对形成黏液这种细胞外基质非常重要。兔的心内膜炎模型研究发现，多糖/黏附素变异株比野生株的毒力弱。

人工假体关节感染可分为早期感染（置换术后 3 个月内）、延迟感染（术后 3 ～ 24 个月）和晚期感染（置换术后 24 个月以后）。早期感染和延迟感染常与置换术时手术污染有关，而晚期感染常是由细菌经血行播散至关节所致。由于金黄色葡萄球菌的高致病力，它是绝大多数早期和晚期感染的致病菌。金黄色葡萄球菌小集落突变株可能是人工假体植入后持久、反复感染的原因。这些金葡菌亚种感染很难治愈，因为它们生长缓慢，且对于作用于细胞壁的抗菌药和氨基糖苷类药物相对耐受。延迟感染通常是由毒力较弱的微生物引起，如凝固酶阴性的链球菌和丙酸杆菌属。然而这些低毒力的微生物也是最常见的皮肤污染菌，所以谨慎解读培养结果很重要。

临床上，人工假体关节感染的最常见症状是感染的关节疼痛。鉴别疼痛来自于关节假体机械性松动还是假体感染很困难。一般来说，无感染的假体松动所致的疼痛发生在活动时，关节感染所致的疼痛在休息和活动时均出现。早期和晚期关节感染常出现发热和假体部位的皮温升高、红肿和积液，而这些在延迟假体感染时并不明显。临床表现的不同很可能提示这三类感染相关的最常见微生物的毒力不同。当出现有脓性分泌物排出的窦道时，说明感染已累及植入物，是取出假体的指征。

在假体感染的诊断中，炎性标志物有不同的敏感性和特异性。在近期的荟萃分析中，IL－6 和 CRP（分别为 97% 和 88%）的升高比白细胞计数（WBC count）或 ESR（分别为 45% 和 75%）升高的敏感性更高。与 WBC（87%）、CRP（74%）和 ESR（70%）的升高相比，IL－6 升高（91%）的特异性最高。关节成形术后炎性标志物升高后恢复至正常水平的时限各不相同。IL－6 在术后几天内恢复正常，CRP 水平可持续升高达 3 周，ESR 可持续几个月。因此在可疑假体感染的患者中，较低或正常水平的 CRP 或 IL－6 有很好的阴性预测价值。连续拍 X 线片可能有所帮助，出现骨膜反应和连接皮质的窦道对诊断有特异性。^{99m}锝标记的亚甲基二磷酸盐骨扫描对诊断假体感染非常敏感，但缺乏特异性，因为在关节假体植入后最初 6 ～ 12 月行骨扫描者都呈阳性。如果怀疑为晚期假体关节感染，骨扫描可能是有用的检查方法。因为金属植入物能使 CT 影像产生假象，故其使用受到限制。MRI 只能用于钛或钽材质的假体患者。

关节穿刺抽液有助于鉴别关节疼痛是感染引起的还是非感染因素引起的，对非类风湿关节炎患者尤其适用。在一项研究中，滑液白细胞计数超过 $1.7\times10^9/L$ 的诊断敏感性为 94%，中性粒细胞分类超过

65% 的诊断敏感性则达 97%。如果无炎性基础疾病如类风湿关节炎，这两个指标的特异性分别为 88% 和 98%。滑液涂片革兰染色敏感性低（<20%），但特异性高（>97%）。窦道分泌物培养无意义，除非培养出了金黄色葡萄球菌。

外科手术时，通常至少留取三块组织标本，包括关节囊壁、滑膜衬里层、骨水泥界面、脓性分泌物或死骨片，关节拭子敏感性低，应避免留取。如果患者无败血症或其他系统性疾病，在外科修复术前至少应中断 2 周抗生素治疗。在留取所有组织标本培养前，应避免围手术期的抗生素使用。采用这种方法培养出特定病原微生物的组织标本数目与感染概率呈正相关。如果所有标本培养均呈阴性，那么感染的概率 <5%。如果三块或更多标本培养为阳性，感染的可能性超过 94%。最后，阳性培养结果应参考假体关节部位，如从单一膝关节假体标本中分离出痤疮丙酸杆菌，相比肩关节假体获得而言，从膝关节假体分离出的痤疮丙酸杆菌更有可能是污染。

对于近期接受过抗生素治疗的患者，在假体移出时可进行超声处理。近期研究表明，在过去 14 天接受过抗生素治疗的患者中，移出假体经超声处理清除细菌其培养获得阳性结果的敏感性（75%）比假体周围组织（45%）的更高。

假体关节感染的药物治疗始终充满挑战性。存在生物被膜的微生物对抗生素有更强的抵抗力。一方面，药物很难穿透生物被膜层。有生物被膜的微生物比普通悬浮微生物生长得更慢，所以作用于快速分裂细菌的抗生素不能有效治疗与医疗装置有关的感染，如万古霉素、青霉素和头孢菌素类。另一方面，由于利福平、氟喹诺酮等能更有效地作用于静止期微生物，它们可能会更有效。虽然大多数专家推荐利福平联合其他药物治疗对利福平敏感的金黄色葡萄球菌，但支持联合治疗的临床证据还不充分。较新的抗生素的疗效目前还不明确，如利奈唑胺、达托霉素和替加环素。在金黄色葡萄球菌骨髓炎兔模型中，替加环素联合利福平 100% 根除了 14 只兔的感染。

晚期假体关节感染的治疗是综合性的。对于大多数患者来说，有效的治疗要求移除假体装置，并联合使用抗生素。不移除感染的人工假体可导致复发率增高，这可能与植入物的生物被膜形成有关。在移除关节假体和感染骨同时植入新假体与感染高复发率有关。研究表明，一期修复术或保留假体的清创术在某些情况下可能有效。对于关节肿胀疼痛症状少于 8 天或 3 周的患者和关节假体稳定、几乎不伴软组织破坏及窦道的患者来说，如果术前滑液培养为阴性，或培养出容易治疗的微生物，则适合进行保留关节假体的清创术。多数患者的治疗分为两个阶段，先移除感染假体和清除感染骨，用抗生素浸渍的甲基丙烯酸甲酯隔离物固定关节并静滴抗生素 6 周（第 1 阶段），然后再植入新的假体（第 2 阶段），该方法的成功率为 80% ～ 90%。在少数情况下，当去除感染人工装置风险太大、人工装置无松动或口服抗生素可控制感染时，抗生素不一定需要持续应用。

假体关节细菌感染的发病机制非常复杂。部位、毒力和宿主因素均影响疾病的预后和治疗方法。只有理解其中的相互作用，才可以找到更好的治疗方法和预防措施，如对择期关节置换术的患者使用针对荚膜抗原或表面黏附素的疫苗。

八、假体关节感染的预防

术前评价患者是否存在牙周病、菌尿等隐性感染及在关节置换前彻底清除所有感染已成为预防假体关节感染的共识。在围手术期预防性地使用抗生素能明显减少术后早期感染这一观点上也已达成共识并成为常规做法。然而，在能引起短暂菌血症的诊疗操作（尤其是牙病）前预防性地使用抗生素能否防止晚期假体关节感染却很有争议。

美国口腔医学会 2010 年发表的文章指出："鉴于抗生素可能发生药物不良反应、细菌耐药及费用高等，对于植入人工关节的患者，建议不必预防性应用抗生素"。许多矫形外科、口腔科、颌面外科医生对此表示反对。"关节成形术后患者（即使是高危人群），在牙病治疗期间预防性使用抗生素也是毫无科学根据的"。

与操作相关的菌血症所引起的晚期假体关节感染率极低，每年每 10 万例全关节置换患者中仅有 10 ～100 例。但是，在进行所有可致短暂性菌血症的操作之前为所有关节置换患者行抗生素治疗的费用却十分昂贵。这种预防性抗菌治疗的效果也不明确，而且成本－效果分析的结果也不一致。这些差异源于缺乏可靠数据的支持和计算中所用的假设不同。在感染风险最高的患者中，导致菌血症的侵入性操作有时能引起全关节置换的感染。因此有必要将预防性使用抗生素的利弊与患者商议，以便做出医患双方都满意的治疗方案。

我们有使用生物制剂治疗类风湿关节炎及其他炎症性关节炎的经验，但在择期矫形手术前使用肿瘤坏死因子抑制剂和甲氨蝶呤是否会增加感染风险尚不清楚。对 10 例术后感染患者的回顾性分析显示，肿瘤坏死因子抑制剂的使用与严重感染的发生显著相关比值比［OR］为 4.4。一项对 2005 年有关肿瘤坏死因子抑制剂的临床文献进行的荟萃分析显示，应用肿瘤坏死因子抑制剂发生严重感染的风险增加。应用肿瘤坏死因子抑制剂时必须仔细权衡风险和益处，根据个体情况充分告知患者如何使用该药。

九、结论

21 世纪，化脓性关节炎患者的患病年龄越来越大，易感因素与并发症也越来越多。随着人类寿命的延长和老年患者的增多，人工假体关节患者也逐渐增多，因此全关节置换发生感染的病例也逐渐增多。但是病原菌并无显著变化，葡萄球菌（44%～66%）仍是最常见的致病菌，其次是链球菌（18%～28%）和革兰阴性杆菌（9%～19%）。化脓性关节炎治疗的新挑战主要是如何改善预后，如何治疗耐药菌感染及怎样改善预后不佳患者的全身状况。

化脓性关节炎的预后可通过死亡率、感染关节的功能改善程度或长期和短期疗效进行评价。在关节感染幸存者中，关节软骨丧失、活动能力丧失或受累关节疼痛加剧都是功能性结局不良的表现。切除患肢、需手术融合关节或重建关节功能也提示结局不佳。大多数研究报道的是成年化脓性关节炎患者出院时的情况，而缺少长期随访资料。受累关节退行性病变的发生率、感染的复发和再发率、关节功能受损随时间的进展率都无详细研究。

许多回顾性研究描述了影响患者出院时预后不佳的典型特征。一项以社区调查为基础的前瞻性研究发现，在 154 例成人和儿童细菌性关节炎中，33% 的幸存者预后不佳。单因素变量分析显示，高龄、之前具有其他关节疾病、假体关节感染都是预后不佳的因素。但患病年龄小、并发症、使用免疫抑制剂、功能分级、多关节感染、病原菌种类及治疗延迟等因素与预后不佳相关。英国一项大型的回顾性研究显示，243 例患者中 11.5% 死于化脓性关节炎，31.6% 死于其他原因。多因素分析显示，预测死亡的重要因素包括：就诊时临床表现复杂、年龄超过 65 岁、多关节感染和肘关节受累。预测发病的易感因素包括年龄大于 65 岁、糖尿病、开放性外科引流、除金黄色葡萄球菌外的革兰阳性菌感染。

第二节　莱姆病

莱姆病（LD）是经蜱传播由伯氏疏螺旋体感染引起的多系统受累性疾病。20 世纪 70 年代后期，在康涅狄格州莱姆镇进行的一项幼年型关节炎群体病例的研究使该病首次受到医学界的关注。特征性的皮疹表现为单一或多发的扩展性红色斑点，常预示关节炎的发生。在欧洲，这种称为移行性红斑（EM）的皮疹及后续发生的神经病变与硬蜱的叮咬有关。进一步研究发现，关节炎是皮肤、心脏、关节和神经系统多系统累及的临床表现之一。1982 年，Burgdorfer 从硬蜱中分离出病原体，即伯氏疏螺旋体。莱姆病患者可产生针对该病原体的抗体，并且皮肤、脑脊液（CSF）和滑膜组织的培养证据证实了该病是一种感染性疾病。它是目前美国最常见的虫媒传播性疾病。

一、莱姆病的生态学和流行病学

莱姆病呈全球性分布，报道的病例大多数来自于北美洲、欧洲和亚洲。硬蜱属家族的硬壳蜱是上述地区已知的仅有的莱姆病的带菌者。其他节肢动物和吸血昆虫，例如蚊子，则不能传播此类疾病。莱姆病的发病率随地域的差异而不同，这与感染伯氏疏螺旋体蜱的流行情况有关。在美国的 50 个州和哥伦比亚地区，均有莱姆病的病例报道，但是大多数病例聚集在东北和大西洋中部地区、中西部的上游和加利福尼亚北部。2009 年，疾病预防控制中心（CDC）收到29 959例确诊病例及 8 509 例疑似病例的报告，其中 93% 的确诊病例来自以下 11 个州：宾夕法尼亚州、新泽西州、纽约州、马萨诸塞州、康涅狄格州、威斯康辛州、马里兰州、明尼苏达州、新罕布什尔州、特拉华州和缅因州。

与莱姆病有关的螺旋体属于 B. burgdoferi sensulato（Sl），其中包括狭义伯氏疏螺旋体［B. burgdorferisensu stricto（ss）］，伽氏螺旋体和阿弗西尼螺旋体。这三个基因型在欧洲均有发现，然而在北美洲则主要是。基因型的差异可以解释在两个大陆之间莱姆病临床表现的不同：B. garinii 与神经病变有关，B. afzelii 与晚期皮肤损害有关，B. burgdorferi 与关节炎有关。由于 B. burgdorferi ss 感染有突出的肌肉关节表现，所以本章节着重介绍北美洲的莱姆病。

二、蜱和莱姆病

莱姆病主要发生在人类容易接触到觅食的蜱的温带地区。硬蜱生存期为 2 年，其中经过三个发育阶段——幼虫、若虫、成虫，每一阶段仅需进食一次。伯氏疏螺旋体的延续不是以排卵的方式进行，而是以寄生宿主和蜱之间传递的方式得以延续。小型啮齿类动物是 B. burgdorferi 和 B. afzelii 的主要贮存宿主，而 B. afzelii 的主要贮存宿主是鸟类。在美国南部，蜱主要依靠蜥蜴生存，而蜥蜴不是伯氏疏螺旋体适合的宿主，这可能是该地区莱姆病少见的原因之一。

在初春，幼虫叮咬一个受感染的贮存宿主后，获得伯氏疏螺旋体，然后蜕变成若虫，并保持休眠状态至晚春和夏天。莱姆病的发病高峰是在夏季的几个月间，这时人们开始与觅食的若虫接触，若虫具有更杂乱的觅食方式。饱食的若虫蜕变为成虫蜱，后者几乎专门依靠鹿生存，鹿供给蜱群生存和繁殖，但伯氏疏螺旋体不能在鹿体内存活。

三、发病机制

（一）伯氏疏螺旋体对哺乳动物宿主的侵入

在蜱叮咬过程中，伯氏疏螺旋体从蜱的中肠移行到唾液腺，之后随唾液进入被叮咬的宿主。移行的过程大约需要 24 小时，在这一过程中螺旋体开始繁殖，并且发生表型改变，使伯氏疏螺旋体能够在新的宿主体内存活。螺旋体首先是在蜱叮咬的皮肤部位繁殖，如果没有被皮肤的免疫系统清除，它们能够短时通过组织和血流播散感染任何器官。伯氏疏螺旋体造成组织损害的程度取决于螺旋体的毒力，其存在部位的生长条件，以及宿主调节炎症反应等各种因素。

伯氏疏螺旋体基因组分析显示，其没有与其他细菌性病原体共同的已知致病因子，这可以帮助解释莱姆病的发病机制。然而其基因组富含编码假生脂蛋白的基因，目前仅对其中的一小部分进行过详尽的研究。外在表面蛋白（Osp）A 是螺旋体定居蜱所必需的一种中肠植物血凝素。Osp C 是初发感染哺乳动物所必需的，但是在螺旋体播散并定植在其他组织后则非必需。伯氏疏螺方体可抑制宿主的纤维蛋白溶酶，以便于其在组织间移动；同时表达细胞表面配基，包括核心蛋白多糖结合蛋白 A 和 B、BBK32 和 p66，以便于伯氏疏螺旋体与细胞外基质和细胞表面整合素结合。螺旋体可表达抗原变异的外在表面蛋白 VIsE，这是其能够在具有免疫力的宿主体内持续感染所必需的因素。

（二）莱姆病的病理学

在组织标本中很少看到完整的螺旋体，并且螺旋体的基因组显示没有已知毒素，因此认为莱姆病病理学的基础是机体对伯氏疏螺旋体成分的炎症反应，而不是螺旋体本身直接破坏组织。对 EM 病变、心脏组织、滑膜活检标本和神经系统组织（脑脊膜、脊髓和神经根）的组织病理学研究显示，有不同程度的单核细胞和淋巴样浆细胞浸润，特别是在血管周围，这些细胞对巨噬细胞、T 细胞和 B 细胞细胞表面标记染色呈阳性。莱姆病关节炎患者的关节渗出液呈现白细胞计数升高的急性炎症反应，其滑膜与类风湿关节炎相似，表现为由单个核细胞浸润介导的慢性炎症和由 T 细胞、B 细胞和浆细胞形成的假性淋巴滤泡。在滑膜和少数神经周围区域，血管周浸润可能与闭塞性动脉内膜炎有关。

（三）对伯氏疏螺旋体的免疫反应

天然免疫细胞是通过模式识别受体的 Toll 样受体（TLR）家族的衔接来识别伯氏疏螺旋体，尤其是

TLR2/TLR1（二聚体脂蛋白）、TLR5（鞭毛蛋白）和 TLR9（螺旋体 DNA），结果导致炎性细胞因子（包括白细胞介素 -1β 和肿瘤坏死因子 -α）、趋化因子（白细胞介素 -8）、一氧化氮和前列腺素产生，使炎症细胞能够聚集到感染部位。伯氏疏螺旋体也能够通过 TLR 依赖性和非 TLR 依赖性途径诱导组织基质金属蛋白酶表达而致病。伯氏疏螺旋体经过吞噬细胞的消化后还能作用于其他模式识别受体，包括细胞内 NOD2 受体；NOD2 受体可识别肽聚糖，且体外研究已证实其还可以强化炎症反应。

体液免疫是宿主抵抗伯氏疏螺旋体感染的主要防御因素。伯氏疏螺旋体脂蛋白是 B 细胞分裂素，是在无 T 细胞辅助下产生的抗体，它足以消除炎症，并且能够预防莱姆病小鼠模型的攻击性感染。随着适应性免疫的产生，含有 IgG 的免疫复合物和冷球蛋白开始出现于莱姆病患者的血清中，而且浓集于莱姆病关节炎患者的关节中。在神经疏螺旋体病患者的脑脊液中能够发现病原特异性抗体和招募 B 细胞的趋化因子如 CXCL13，这些抗体中的一部分也能够结合神经抗原。

伯氏疏螺旋体感染可激活 $CD4^+$ 和 $CD8^+$ T 细胞，并且 1 型 T 辅助细胞免疫应答占优势，这与更严重的关节炎和神经疏螺旋体病有关。Th_{17} 细胞也参与其中，因为伯氏疏螺旋体中性粒细胞激活蛋白 A 能够诱导离体滑液 T 细胞分泌 IL -17。T、B 细胞对 Osp A 的免疫应答与抗生素不敏感的莱姆病关节炎形成有关。尽管自身免疫的病因学存在证据支持（参见后面关于抗生素不敏感的莱姆病关节炎部分），但是莱姆病关节炎的自限性特点也提示，检测到的免疫应答是适度的，并且可能是直接清除持续存在的抗原而不是活的微生物。除此之外，当病原体和炎症产物已被清除时，关节炎持续的可能是由于宿主的免疫反应异常或调节延迟所致。CD_{25}^+ 调节性 T 细胞缺陷能导致小鼠莱姆病关节炎病程延长，从莱姆病关节炎患者滑液中分离出来的 γδT 细胞能够通过诱导 Fas 依赖性细胞凋亡，调节伯氏疏螺旋体特异性 $CD4^+$ T 细胞的免疫应答。

（四）螺旋体持续存在的机制

在机体内，伯氏疏螺旋体主要存在于结缔组织的细胞外基质中。尽管在细胞内偶尔可见到螺旋体，但尚未发现伯氏疏螺旋体的生活周期有细胞内阶段。伯氏疏螺旋体利用细胞外病原体的免疫逃避，可直接抑制吞噬细胞的摄取和由抗体、补体所介导的溶解作用。伯氏疏螺旋体表达 Erp 和补体调控因子，能够通过获取表面蛋白与宿主 H 因子结合，抵抗补体介导的裂解作用。在感染进程中，伯氏疏螺旋体通过抗原变异和减少脂蛋白的表达来防止抗体介导的清除作用。VIsE 基因通过对其表达位点的随机重排产生抗原性不同的 VIsE 变异体，这种变异体是螺旋体在体内生存必需的一种蛋白质。在小鼠伯氏疏螺旋体感染的慢性期，结缔组织（尤其在皮肤）的细胞外基质内可以见到螺旋体，而不伴有相关的炎症反应。

四、莱姆病的临床特征

当螺旋体在皮肤和后续播散的远处器官定植后，莱姆病的症状随着机体对螺旋体免疫应答的发生分阶段出现。临床表现的特征取决于患者首次就诊时疾病所处的时期。莱姆病的典型特征是：临床表现未经特殊治疗可以自行消退，患者也可以不出现疾病早期的症状，而直接表现出疾病晚期的临床特征。

（一）早期的局部感染

EM 是莱姆病的特征性皮肤损害，80% 的患者有此表现。在蜱叮咬后 1 个月内（平均 7 ～ 10 天）局部出现皮损，尤其易出现在成人的皮肤皱褶或衣服束绑部位以及儿童的发际周围。EM 起初像一个红色的斑点，之后以每天 2 ～ 3cm 的速度扩展，直径可以扩大到 70cm 以上，有明确的流行病学史及直径超过 5cm 的特征性皮损有助于确立莱姆病的诊断。EM 最常表现为均一性的红斑，但是在较大皮损的中心区域，红斑可以消退，而呈现一种典型的“牛眼”征。中心区域很少出现水泡或坏死，而且除麻刺感或烧灼感外，也很少出现其他症状。通常也不出现剧烈的瘙痒感或疼痛感，否则应该考虑其他的诊断。

EM 可以伴有流感样全身症状，包括低热、不适、颈痛或僵硬、关节痛和肌痛。如果出现特别严重的全身症状，医生应该警惕是否并发了另一种经蜱传播的病原体感染，例如果氏巴贝虫或嗜吞噬细胞无形体（人粒细胞边虫病的病原体，曾称为人粒细胞埃立克体）。莱姆病也可以不出现 EM，而只表现全身症状。莱姆病缺乏上呼吸道或胃肠道症状，故有助于和普通病毒感染鉴别。与莱姆病有关的骨骼肌肉症状以及虚弱疲乏应该与纤维肌痛综合征和慢性疲劳综合征鉴别，通常后两种病起病更隐匿，并且没有客观的体征和实验室指标异常。

一种新发现的与南方蜱有关的发疹性疾病（STARI）可以出现与 EM 的“牛眼”征相似的皮肤损害。这种皮疹与美洲钝眼蜱的叮咬有关，它为东南和中南部州所特有，但是在更靠北的缅因州或更靠西的得克萨斯州和俄克拉荷马州的中部也有发现。与 EM 相似，STARI 的全身症状可以伴随皮疹出现，但是无皮肤以外的其他器官病变。STARI 的病因不清。虽然在美洲钝眼蜱中发现了一种称为 Borrelia lonestari 的不可培养的螺旋体，但是 STARI 患者没有莱姆病的阳性血清学表现，并且在 STARI 皮损的活检标本中也未发现病原体，抗生素对 EM 和 STARI 都有效，但是 STARI 患者的全身症状消退比 EM 患者更快。

（二）早期播散性感染

在发生感染的数周内，伯氏疏螺旋体可以通过皮肤、血液和淋巴系统播散，而累及多个器官组织。此时在皮肤、心脏或神经系统通常可以发现明显的临床症状。播散感染的患者有虚弱疲乏和不适的表现。典型的局部体征和症状可轻可重，但患者通常主诉极度疲乏。

（三）皮肤病变

50% 的未经治疗的莱姆病患者出现多发性 EM 皮损，这是播散性感染的一种表现。典型的继发性皮损较小，可以出现在身体的任何部位，但最显著的部位则是躯干部。这种皮损通常呈扁平的斑疹，可发展成部分中央皮疹消退。EM 可以伴有持续数小时至数天的游走性肌肉、关节以及关节周围疼痛，但明确的关节炎则认为是疾病后期的表现。

（四）心脏病变

近年来心脏受累的发生率降低到 1%，这或许可归因于对伯氏疏螺旋体感染的早期诊断和治疗。心脏病变最常发生于感染的最初 2 个月，表现为不同程度的房室传导阻滞，偶尔伴有轻微的心肌炎、心包炎。虽然可能存在心脏多个层面的累及，但电生理学研究发现，传导阻滞主要发生在希氏束以上的部位，并且可累及房室结。重度的充血性心力衰竭罕见，欧洲报道的慢性心肌病在美国尚未见报道。出现莱姆病心肌损害的患者常有 EM 病史，并可同时伴有关节痛和肌痛，无瓣膜病变有助于莱姆病心脏炎与风湿热的鉴别，严重的心肌功能异常或心包受累则提示存在其他感染性疾病的可能。

（五）神经系统受累

急性神经性莱姆病的发生率低于 10%，其最常见的表现是颅神经麻痹或脑膜炎，偶尔也可见到神经根病和脑脊髓炎。8% 的患者出现颅神经麻痹，通常累及第Ⅶ对颅神经，导致单侧或双侧面瘫。然而，即使在流行区发生于非冬季月份的面神经麻痹，也仅有 25% 的患者是由于伯氏疏螺旋体感染引起的。双侧面瘫仅见于少数其他疾病——吉兰 - 巴雷综合征（GBS，又称急性多发性神经炎）、人类免疫缺陷病毒感染、结节病（sarcoidosis，又称肉状瘤病）和其他原因导致的慢性脑膜炎——所有这些疾病较容易与莱姆病鉴别。其他颅神经（Ⅲ、Ⅳ、Ⅴ、Ⅵ或Ⅷ）很少受累。与病毒性脑膜炎相似，莱姆病脑膜炎表现有发热、头痛和颈强直，同时伴有 CSF 淋巴细胞增多和蛋白升高。在儿童，脑膜炎可伴有 EM、颅神经受累和颅内压增高（视盘水肿），这些表现在成年患者罕见。典型的莱姆病神经根病症状类似于机械性神经根病，表现为受累区域的疼痛、软弱、麻木和反射消失。当无椎间盘病变的诱发因素且影像学未能显示相应神经根水平的病变时，应当考虑莱姆病的诊断。未经治疗的莱姆病神经根病可发展为双侧性，这也有助于与机械性病变鉴别。当躯干受累引起单侧胸痛或腹痛时，莱姆病神经根病常常被误诊为内脏疾病或尚未出现水泡性皮损的早期带状疱疹。

（六）其他器官系统受累

由于播散性伯氏疏螺旋体的感染，其他多个器官也可以出现病变，包括眼（角膜炎）、耳（感觉神经性耳聋）、肝（肝炎）、脾（坏死）、骨骼肌（肌炎）以及皮下组织（脂膜炎）。一般而言，当与莱姆病其他典型的表现同时存在或不久前刚出现过时，则提示莱姆病的诊断。

（七）晚期病变

感染发生数月后，未经治疗的患者可以出现莱姆病的晚期表现，常常累及关节（随后单独详述）、神经系统和皮肤。在这一阶段，伯氏疏螺旋体双重［酶联免疫吸附测定（ELISA）和 IgG 免疫印迹］血清学检测常呈阳性。

（八）晚期神经病变

目前晚期神经性莱姆病已经罕见，患者可表现为脑脊髓炎、周围神经病变或脑病。脑脊髓炎主要见于欧洲的 B. garinii 感染，是一种缓慢进展的单病灶或多病灶的中枢神经系统的炎症性疾病，在 MRI 呈现脑白质的 T2 高信号。CSF 检查通常显示淋巴细胞增多、蛋白升高和葡萄糖正常，并且可以发现血清抗伯氏疏螺旋体 IgG 和鞘内抗体阳性。这些发现有助于莱姆病脑脊髓炎与多发性硬化症的鉴别，后者血清和 CSF 标本中偶尔出现针对伯氏疏螺旋体的阳性反应的 IgG，但是无鞘内抗体产生。伴有莱姆病血清学阳性的多发性硬化症患者对用于神经莱姆病病变的抗生素治疗无反应。

晚期周围神经系统受累表现为“袜套和手套”样分布的轻度感觉运动神经病变。电生理学研究显示，有轻度融合性多发性单神经炎的证据。患者可出现间断的肢体感觉异常，以及偶发的神经根痛。查体最常见的异常是下肢振动感觉减退。血清存在抗伯氏疏螺旋体 IgG，但是 CSF 检查正常，即与局限于周围神经系统的病变一致。对伴有这种形式的神经病变的患者，应该考虑其他感染性疾病（梅毒、人类免疫缺陷病毒感染和丙型肝炎病毒感染）、代谢性疾病（尤其是维生素 B_{12} 缺乏、糖尿病和甲状腺疾病）和自身免疫性疾病［抗核抗体（ANA）或类风湿因子相关的疾病］。

莱姆病脑病患者有记忆力减退和认知功能障碍，系统的神经心理学测验有助于诊断。偶尔，患者可以出现 CSF 异常，如蛋白升高、淋巴细胞增多和鞘内抗伯氏疏螺旋体抗体阳性，但 CSF 也可以正常。然而，考虑莱姆脑病的诊断时，血清抗伯氏疏螺旋体 IgG 应该存在。在莱姆病脑病出现轻微认知功能障碍时，必须与继发于慢性应激反应、失眠、纤维肌痛、慢性疲劳综合征或年龄因素等引起的认知缺陷鉴别。也应该排除任何慢性脑病、代谢性中毒方面的原因。脑部的影像学检查通常显示正常或非特异性改变，对莱姆病相关脑病的诊断并无帮助。

（九）晚期皮肤病变

晚期皮肤损害表现为慢性萎缩性肢端皮炎，主要出现在欧洲，与 B. afzelii 感染有关，不过任何种类的伯氏疏螺旋体感染都可引起这种皮损。慢性萎缩性肢端皮炎可隐袭性进展数年，最常出现在手或足的背部。它最初表现为单侧的蓝红色肿胀性病变，然后进展为皮肤萎缩及玻璃纸样改变，伴有明显的血管显露。大约 60% 的患者同时伴有受累肢体的周围感觉神经病变。皮肤活检标本显示，有大量的淋巴浆细胞浸润。抗生素能够改善疼痛和肿胀，但对皮肤萎缩无效。

五、莱姆病关节炎和莱姆病的其他骨骼肌肉表现

各期莱姆病都常伴有骨骼肌肉症状，包括关节、肌腱、滑囊和肌肉的游走性疼痛。典型的肌肉骨骼疼痛每次累及一或两个部位，任何部位的受累仅持续数小时至数天，伴有极度疲劳。近年的研究显示，明确的关节炎的发生率由早年报道的 50% 下降到了不足 10%。当有关节炎存在时，尽管滑膜和滑液的培养结果通常呈阴性，但是 ELISA 和 IgG 免疫印迹法检测伯氏疏螺旋体呈阳性，聚合酶链反应（PCR）也能检测到伯氏疏螺旋体 DNA。虽然莱姆病关节炎可类似于寡关节幼年型关节炎或反应性关节炎，但通常患者 ANA、类风湿因子和抗环瓜氨酸肽抗体呈阴性，且 HL－B27 等位基因的频率并未增加。关节液分析和滑膜组织病理学不能区分这些疾病。中轴和骶髂关节受累并非莱姆病的特征，但是可以见到肌腱端炎。大多数莱姆病关节炎患者伯氏疏螺旋体感染双重血清学检测呈阳性。

关节炎通常在感染伯氏疏螺旋体后数月或数年才出现，半数的患者先有游走性关节痛。最具特征性的表现为单关节或寡关节炎，累及一个或数个大关节（总数不超过 5 个），80% 的患者有膝关节受累。

关节皮温高，伴有大量渗出液，在膝关节通常超过100mL，而疼痛相对轻微。滑液呈炎症性，白细胞计数在（2～70）$\times 10^9$/L之间（平均约为24×10^9/L），分类以中性粒细胞为主。随着关节炎的慢性化，滑膜活检标本显示仅有单个核细胞浸润，或更进一步发展或与类风湿滑膜炎相似。大量的渗出液可导致Baker囊肿形成和破裂。颞颌关节也常受累，有研究显示，其占关节炎患者的25%，在受累关节中排第一位。通常受累的其他关节包括肩关节、踝关节、肘关节、腕关节和髋关节。莱姆病关节炎很少主要累及小关节，与此同时，持续12个月以上的单关节炎也较少见。莱姆病关节炎通常为间歇性，发作期持续数周至数月。复发性关节炎突出表现为少量渗出液、进展性滑膜肥厚、骨侵蚀和软骨破坏。少部分（<10%）的间歇性关节炎患者进展为慢性关节炎，通常仅累及一个关节，常常为膝关节。

莱姆病关节炎的自然病程提示为一种自限性疾病。20世纪70年代后期，在应用抗生素治疗莱姆病之前，Allen C. Steere等随访观察了21例未用抗生素治疗的患者，这些患者都是先有EM后出现莱姆病关节炎，随访时间为1～8年。6例患者仅有单次关节炎发作，其他15例虽出现反复发作的关节炎，但是在随访期间，其发作关节炎的频率逐渐减少。持续存在反复发作的关节炎患者数以平均每年10%～20%的幅度递减。类似的结果也见于那些被延误4年才开始应用抗生素治疗的儿童患者。

少数莱姆病关节炎患者经过标准方案的抗生素治疗后仍有持续性关节炎和增生性滑膜炎，并对进一步的抗生素治疗无反应。“抗生素不敏感”的莱姆病关节炎的发生机制尚不明确，可能是由于螺旋体或其抗原持续存在所诱导的自身免疫或炎症反应失调所致。一项对治疗前已留存组织标本的回顾性研究显示，感染了侵袭力更强的RST1伯氏疏螺旋体菌株的患者更易发展成抗生素不敏感的莱姆病关节炎，这说明螺旋体的毒力在抗生素不敏感的莱姆病关节炎中扮演着重要角色。虽然在抗生素不敏感的莱姆病关节炎患者的组织中没有发现存在螺旋体DNA阳性的PCR证据，但莱姆病小鼠模型的实验证明，当抗生素杀死感染性螺旋体之后，特别是在病原体原始负荷高的情况下，在疾病的进展期，螺旋体的残骸，包括伯氏疏螺旋体DNA，可持续存在于软骨和肌腱起始点。最近发现在抗生素不敏感的莱姆病关节炎患者中普遍存在TLR1的单核苷酸多态性（TLR1 1805 GG），其损害了宿主对伯氏疏螺旋体的天然防御，并且有与类风湿关节炎相关的等位基因HLA－DRB1＊0401、HLA－DRB1＊0101和HLA－DRB1＊0404频率的增加，提示这类关节炎患者存在遗传易感性。由于在抗生素不敏感的关节炎患者中，存在着大量对伯氏疏螺旋体Osp A有反应的B细胞和T细胞，因此有学者提出，在病原体被清除后，由感染触发的对Osp A的免疫反应可能是由自身抗原来维系。已发现对应于163～175位氨基酸的Osp A多肽（OspA163～175）与人类白细胞功能相关抗原1α——一种在炎症组织中表达的黏附分子——有共同表位。但是，人类白细胞功能相关抗原1α多肽对Osp A163～175特异性T细胞仅有微弱的刺激作用，通常不能促使抗生素不敏感关节炎的Th_1细胞产生γ－干扰素。已在抗生素不敏感的莱姆病关节炎患者的血液和滑膜组织中，发现了针对细胞角蛋白10的抗体，它是滑膜毛细血管的一种成分。这些抗体也能结合Osp A，可能促成了感染被清除后的持续性炎症反应。在50%的抗生素不敏感的莱姆病关节炎患者中发现了链接T和B细胞对表皮细胞生长因子的反应，但其在延长炎症反应中的作用尚不清楚。如果自身免疫导致了抗生素不敏感的莱姆病关节炎的发生，其最终必定受控于免疫调节，因为这种形式的莱姆病关节炎通常也在4～5年内痊愈。由此看来，在抗生素不敏感的莱姆病关节炎患者中，调节性T细胞的比例应与治疗后关节炎的治愈速度呈正相关。

六、诊断

对于有相应临床表现且有伯氏疏螺旋体感染的蜱暴露风险的患者，应该考虑莱姆病的诊断。阳性的血清学证据是诊断各期感染所必需的，但早期局部感染除外，在该期仅凭EM的形态学特征就可确认。常规实验室检查是非特异性的，一些患者表现为外周血白细胞（中性粒细胞）计数轻度升高、红细胞沉降率（血沉）增快和肝功能异常。临床标本的螺旋体培养或显微镜观察敏感性低，不能作为诊断的常规检查。取EM皮损最边缘的皮肤活检标本培养是一个例外，这些标本中超过40%可检测到伯氏疏螺旋体，但这极少用于确认EM。

（一）血清学检查

莱姆病的实验室诊断主要依靠抗伯氏疏螺旋体抗体。然而，抗伯氏疏螺旋体抗体的存在充其量表明先前曾经感染过该病原体，不应视为活动性感染的证据。在非流行区，大约5%的正常人可以出现莱姆病血清学阳性；在流行区，大约7%的人群出现无症状性抗伯氏疏螺旋体IgG抗体。

推荐应用两种方法检测伯氏疏螺旋体特异性抗体，初筛时应用ELISA或间接免疫荧光法检测伯氏疏螺旋体反应性IgM和IgG，然后应用免疫印迹法来验证其阳性或可疑的结果是由结合伯氏疏螺旋体抗原的抗体所致。ELISA和免疫荧光检测法敏感性高，但缺乏特异性，因为伯氏疏螺旋体抗原与其他细菌性病原体存在交叉反应。对ELISA和免疫荧光检测的阳性结果应进一步用伯氏疏螺旋体蛋白的免疫印迹分析来验证。早期感染的显带特征包括抗41kD鞭毛蛋白和Osp C（其分子量范围在21～24kD，取决于所用的伯氏疏螺旋体株）的抗体。在播散感染期，尤其是莱姆病晚期，可见到与多种伯氏疏螺旋体蛋白反应的IgG。

一些商业实验室应用重组抗原建立了检测方法，应用尚未验证的和尚未在同行评议文献上发表过的标准来解释免疫印迹的结果。因此，疾病预防控制中心（CDC）建议，对于莱姆病的血清学诊断只运用由美国食品和药品管理局（FDA）核准的验证试验。

对于疑诊莱姆病、而症状与体征均不足1个月的患者，应该做IgG和IgM的双重检测，然而疾病病程长时则只出现IgG阳性结果。如果患病后1个月，血清IgM单独阳性，则很可能是假阳性，这种情况见于其他感染性疾病（尤其是传染性单核细胞增多症以及其他螺旋体和蜱传播的感染）、类风湿关节炎（有或无类风湿因子）和ANA阳性相关性疾病（系统性红斑狼疮）。如果ELISA或免疫荧光检测结果是阴性，则不需再做进一步的检测。总之，双重检测对EM的敏感性在急性期为29%～40%，在恢复期为29%～78%；在神经、关节炎和其他晚期的莱姆病患者，则大于95%。

一种基于肽段的ELISA试剂盒现已投放市场，该方法用的是一种名为C6（IR6）的V1sE蛋白的高度保守恒定区。C6肽ELISA检测在莱姆病的各个时期都有高度的敏感性和特异性，尤其在莱姆病的早期十分有用。阳性或可疑阳性的结果，应该通过IgM和IgG免疫印迹确认。

在使用抗生素治疗之后，由全细胞ELISA或C6肽ELISA（仅IgG）检测到的抗伯氏疏螺旋体IgM和IgG通常缓慢下降，但其阳性可持续数年，故不推荐把重复血清学检测作为评估治疗效果的方法。

（二）脑脊液中抗伯氏疏螺旋体抗体的检测

在疑诊的神经疏螺旋体病患者，常常要通过检测CSF和血清中抗伯氏疏螺旋体IgG的比例来评估鞘内抗体的产生。在欧洲神经疏螺旋体病鞘内抗体的产生通常比在北美莱姆病更常见，这可能是由于在中枢神经系统感染中，B. garinii比B. burgdorferiss更多见。在莱姆病治疗后，抗伯氏疏螺旋体抗体可持续存在于CSF中，因此不适合用于疗效的评估。

（三）聚合酶链反应

PCR已被用于检测多种临床标本中伯氏疏螺旋体DNA，但其阳性率各异。临床上PCR最常用于莱姆病关节炎的诊断，PCR检测伯氏疏螺旋体DNA的敏感性为85%。而PCR检测CSF伯氏疏螺旋体DNA的敏感性较低（<40%），患者更常见的阳性指标是脑脊液淋巴细胞增多。尿液标本不推荐做PCR，因为存在敏感性差异以及非伯氏疏螺旋体DNA靶点的非特异性放大。虽然目前已有某些商业实验室可提供血液或尿液标本中伯氏疏螺旋体DNA的PCR检测，但都未被正式批准。FDA尚未批准用PCR技术检测患者标本中的伯氏疏螺旋体DNA。

（四）莱姆病的其他检测

为了协助莱姆病的诊断，一些商业实验室提供了尿抗原检测、细胞壁缺陷型伯氏疏螺旋体的免疫荧光染色检测和淋巴细胞转化检测。这些实验的准确性和临床应用价值尚未得到充分的肯定，并且也遭到了疾病预防控制中心的反对。

（五）影像学诊断

影像学对诊断莱姆病所起的作用有限，因为缺乏确定诊断的特征性表现。有炎症的关节拍摄普通X

线片所显示的变化与炎症性关节病一致，包括关节积液、滑膜肥厚、关节周围骨质疏松、软骨缺损、骨侵蚀和附着点钙化。有炎症的关节做 MRI 检查，可以证实 X 线的发现，并且能够显示伴发的肌炎和淋巴结肿大，对儿童患者而言，可能有助于鉴别莱姆病关节炎与化脓性关节炎。

神经疏螺旋体病患者的头颅和脊柱的 MRI 在 T2 加权像能够显示与炎症性或脱髓鞘进程一致的局部结节性病灶或斑片状白质病灶。这些病灶通常在莱姆病治疗后即可消退，在某些情况下数年后消退。莱姆病后综合征患者的脑 MRI 和更敏感的液压转向复原技术检查显示，大约有 50% 的患者正常或显示非特异性小的白质损害。正电子发射断层扫描术和单光子发射型计算机断层成像术通常是正常的，或仅显示皮质下或皮质血流灌注不足的非特异性改变。

七、治疗和预后

现已公布了莱姆病临床评估和治疗的最新指南。未经治疗的莱姆病的许多表现可自行消退，抗生素治疗的目的是加快症状和体征的消退，以及预防后期临床表现的发生。对于 EM、播散性 EM、单纯的面神经麻痹、轻度心肌炎（Ⅰ°房室传导阻滞）和关节炎，通常口服抗生素治疗即可。播散性感染和晚期莱姆病则需要较长疗程的抗生素治疗，与早期莱姆病相比，其症状消失的滞后时间通常更长。在非妊娠的成人和 8 岁及以上的儿童患者，抗生素应选多西环素，因为其对有可能与早期莱姆病一起发生的嗜吞噬细胞无形体亦有效。阿莫西林和头孢呋辛酯也可用于治疗莱姆病的 EM、面神经麻痹和其他非神经表现。大环内酯类抗生素比其他抗生素效果差，仅适用于对多西环素、阿莫西林或头孢呋辛酯不能耐受的患者。第一代头孢菌素类对莱姆病的治疗无效。

明确的神经系统受累（不包括单纯的面神经麻痹）和有症状的心脏受累是静脉注射抗生素的两个主要指征。静脉应用 2 ～ 4 周的头孢曲松是首选的抗菌治疗方案，备选的抗生素是头孢噻肟或青霉素 G。然而越来越多的证据表明，口服多西环素吸收好，中枢神经系统穿透性高，对脑膜炎和神经根病有效。对有脑膜刺激征的颅神经麻痹患者建议做腰椎穿刺，因为 CSF 淋巴细胞增多是静脉用药治疗的一个指征。无症状性 CSF 淋巴细胞增多可出现于面神经麻痹，不是静脉用药治疗的指征。对于慢性神经病变不推荐重复治疗，除非存在复发的客观征象。

伴有心脏受累症状（胸痛、气短、晕厥）的患者或有明显传导系统病变（Ⅰ°房室传导阻滞伴 P－R 间期≥0. 3ms、Ⅱ°房室传导阻滞或Ⅲ°房室传导阻滞）的患者，应该住院进行心脏监护和静脉抗生素治疗，建议咨询心脏病科医生，必要时安装临时心脏起搏器。出院时可将静脉注射抗生素改为口服抗生素以完成抗生素的疗程。

对于关节炎，推荐应用多西环素或阿莫西林口服 1 个月，如果炎症在治疗 3 个月内未消退，再重复一次口服治疗过程。对于经 1 个月口服抗生素治疗后，仍有中重度关节肿胀的患者，可用头孢曲松静脉注射 2 ～ 4 周；尽管关节炎通常不需额外治疗，可以自行消退，但当炎症轻微时仍可以考虑再应用 1 个月的口服抗生素治疗。当关节液伯氏疏螺旋体 PCR 转为阴性时，延长抗生素的疗程不会带来更多的益处，在这种情况下，推荐应用非甾类抗炎药和羟氯喹治疗抗生素不敏感的莱姆病关节炎。对极少数经缓解病情抗风湿药治疗无反应的患者，应用甲氨蝶呤和肿瘤坏死因子－α 抑制剂取得了成功。对大多数经药物治疗无效的患者，关节镜滑膜切除术可将其治愈。关节内注射糖皮质激素可能与更高比例的抗生素治疗无效有关，目前已极少应用。

（一）妊娠和莱姆病

对于妊娠和哺乳期的女性莱姆病患者，除多西环素以外，其他推荐给非妊娠期患者的治疗方案都可以使用。伯氏疏螺旋体的确可以母婴传播，但是与妊娠期的梅毒不同，无证据表明该病原体可引起先天性综合征。只要确保妊娠期患者应用推荐的莱姆病治疗方案，母亲的莱姆病感染就不会对胎儿造成伤害。

（二）预期结局

大多数莱姆病患者经过足够疗程的抗生素治疗后，疾病的所有症状和体征均可消退。大约 15% 经过治疗的莱姆病患者出现赫氏反应，即在抗生素治疗开始 24 ～ 48 小时内出现自限性的症状加重。在治疗的第一周内，极少数患者会出现疾病进展，即使出现新的 EM 或面神经麻痹，随着治疗的进行，这些表现也会逐渐改善。大多数莱姆病关节炎患者在经过 1 个月的抗生素治疗后关节炎症消退，少于 10% 的患者发展成抗生素不敏感的关节炎，尽管如此，其也能在 4 年之内消退。

治疗后莱姆病的疲乏和肌肉骨骼疼痛可持续数月，当患者诉有持续性疼痛和疲乏时，应该评估是否并发果氏巴贝虫或嗜吞噬细胞无形体的感染。有并发感染的患者，往往就诊时有更多的症状，与单纯的莱姆病相比，症状消退的更迟缓。客观的非进展性的体征，如面神经麻痹后的轻微面肌无力，可能是由不可逆的组织损伤所致，进一步的抗生素治疗似乎是无益的。

第三节　骨与关节的分枝杆菌感染

在美国和其他发达国家，如何识别骨骼肌肉系统的结核（TB）和其他分枝杆菌感染已经成为风湿病科医生的一个重要挑战。1999 年前，大多数风湿病科医生整年都看不到一例分枝杆菌感染的病例。这种病例即使在学术中心也很少见，往往是临床研讨会上作为一个不寻常的教学病例展现出来。

然而，1999 年抗肿瘤坏死因子（TNF）药物在美国上市并在临床常规应用后，风湿病学科医生发现结核病例数出现了难以估量的增加。幸运的是，皮肤结核菌素试验（TSTs）和其他方法的常规筛查使新发病例的数量明显减少，特别是潜在感染复发相关的病例。然而，对于这些患者和使用其他生物治疗的患者，接触新的暴露人群而发生初始感染的风险必须保持警惕。此外，由于对非结核分枝杆菌感染没有可选择的筛查措施，应用免疫抑制治疗时对此保持警惕更加重要。

另一个导致结核分枝杆菌感染增加的主要原因是，作为一个世界性问题而持续存在的人类免疫缺陷病毒（HIV）的流行。至 1991 年为止，在美国，21% 的肺外结核病例与获得性免疫缺陷综合征（AIDS）有关。在发展中国家，HIV 流行导致了并发骨关节结核分枝杆菌感染显著增加。这些病例的特征有：提示血行播散的多发病灶，进展迅速，多与肺部感染并存。在任何继发性肌肉骨骼结核分枝杆菌感染患者中，HIV 检测应作为一个常规项目。自引入有效的抗反转录病毒治疗后，HIV 患者并发结核和非结核分枝杆菌感染的发病率在美国已经显著下降。

尽管在发达国家非 HIV 感染人群中，结核分枝杆菌感染并不常见（在美国，一般人群的结核分枝杆菌感染率稳定下降），但在发展中国家仍然是一个重要问题。在发展中国家，结核仍然是灾难性疾病，每年出现 900 万新发病例和 160 万死亡病例。在世界范围内，结核病是仅次于 HIV/AIDS 的致死性感染性疾病。世界上每一秒钟都会有新发的结核分枝杆菌感染病例。全世界大约 1/3 的人口感染过结核，这就像一个病原体库，使结核病的全球控制复杂化。更令人担忧的是，极端耐药结核杆菌（XDR－TB）的出现。这些菌株对所有一线和大部分二线抗结核药物都耐药。在南非，一次 XDR－TB 的暴发感染导致了 100% 的病死率，患者诊断后的平均存活时间仅为 16 天。世界经济全球化正在增进发达国家和发展中国家人民之间的联系。新近从疫区进入美国的移民，形成了一个不断扩大的潜在性结核分枝杆菌感染的病原体库。

诊断肌肉骨骼分枝杆菌感染的挑战性不仅仅在于其少发。这种感染常常难以察觉，可能缺乏疼痛、发热、寒战等骨骼肌肉系统细菌感染的典型症状。另外，除非一开始就考虑到了结核感染，否则常规的培养技术将不能分离出病原体。由于没有提高对这种类型感染的警惕性，骨骼肌肉系统结核分枝杆菌的诊断经常被延误，并且这种现象将持续存在。

基于上述原因，21 世纪的风湿病科医生需要了解一组在他们常规的医学训练中很少或没有经历的疾病。

一、临床分类

为了洞悉风湿病科医生在处理分枝杆菌感染过程中遇到的临床问题的全貌，可以将结核分枝杆菌感染分为不同类别来考虑。Franco－Paredes 和他的同事提出了一种具有临床价值的分类方法，将分枝杆菌感染分为四类。下列将介绍这一分类方法。

（一）直接累及肌肉骨骼系统

肌肉与骨骼系统的分枝杆菌感染的典型表现为：骨骼、脊柱、周围关节局限性的慢性、无痛病变，当累及软组织时可产生局部的非特异性疼痛，常无肿胀。由组织直接转移引起的感染，损伤的程度往往比较轻微，或者在临床发病后很久才出现。诊断可能被延误数月甚至数年，部分原因在于早期症状轻微，常常被误认为是非感染性的，直到疾病进展和功能丧失才促使医生采用更积极的诊断措施。

全身症状通常轻微或不存在，实验室炎性指标往往正常。关节积液一般很少，即使获得了液体样本，也只提示非特异性炎性反应。虽然新型影像学技术可以用于发现较早期的病变和分辨结核病灶与其他感染或肿瘤，但影像学异常仍有可能较晚出现。典型的肺内或肺外表现并非总是存在。例如，不到50%的骨关节结核患者存在陈旧性和活动性肺部疾病的证据。TST 和 γ 干扰素释放试验（IGRA）为病因学提供了线索，但其结果并非总是阳性，尤其是在免疫衰竭和免疫抑制的患者。在大多数病例，正确的诊断高度依赖于显微镜检查和受累组织培养证实有感染原的存在。

在 HIV 感染病例中，分枝杆菌感染的诊断往往在确诊 AIDS 之前，并可导致 AIDS 的发现和确认。不典型的肺结核和肺外结核（多病灶的）很常见，在 AIDS 并发结核感染的病例中，60%～70% 发生肺外结核，而肺外结核仅占所有结核患者的 16%。

骨结核的临床类型包括脊柱炎、骨髓炎、外周关节感染和软组织脓肿。对 230 例未接受抗生素治疗的结核患者进行连续观察发现，5.2% 有骨骼受累，其中 60% 侵犯脊柱。骨关节结核为血源性播散。最易感染的部位是脊柱和髋关节，其次为膝关节和腕关节，其他关节很少受累。肌肉骨骼结核的全身症状不常见，如果出现，提示其他器官感染了结核。脊柱结核引起的脊椎塌陷，起初有可能被误认为是较常见的骨质疏松导致的脊柱压缩性骨折。结核很少累及骨骼肌，但是对于扩大的肌肉损害，需要注意鉴别诊断。累及肌腱、转子囊、阔筋膜的散发病例显示，本病存在多种可能性。诊断需要活检和培养。影像学检查难以有效区分结核与肿瘤。

在非流行地区，骨结核通常发生在年老体弱的人群，大部分是位于中轴骨的孤立性溶骨病灶。骨结核与首次感染之间通常相隔很长时间，提示是先前的亚临床感染的再次活动。患者出现 TST 假阴性的几个原因包括长期应用糖皮质激素或并发其他消耗性疾病，如类风湿关节炎或慢性肾功能不全，从而导致抵抗力下降和 TST 无反应。由于对肺结核的药物治疗有效，非流行区域儿童的脊柱结核已经明显减少。

相反，在感染率高的地区，结核感染更多的发生在儿童和中青年人。这些患者中多灶性骨结核的发病率高，常累及肋骨、骨盆、椎骨附件、颈椎棘突、足和长骨骨干，他们的 TST 反应呈阳性。骨的感染来源于血源性播散，有时继发于其他肺外病灶。当发生在肺部时，典型的表现是粟粒型肺结核。骨的感染也可以来自感染的淋巴结，可以是局部直接扩散，也可以来自淋巴管引流。

1. 脊柱结核　脊柱是骨结核感染的主要部位，占所有骨结核的 50%～60%。在 HIV 阴性患者中，48%～67% 的病灶位于脊柱的下胸段和胸腰段，而在 HIV 阳性的患者，腰椎最常受累。感染通常首先发生在邻近椎间盘的椎骨前方的软骨下方。骨变化的进程需要 2～5 个月，首先扩散到骨松质和骨皮质，而后穿过椎间盘扩散到邻近的椎骨。骨组织破坏可造成椎体塌陷，多发生于椎体前部，导致驼背畸形。孤立的神经弓受累和脊柱内脓肿也可发生。

椎旁脓肿起源于前纵韧带下感染的扩散。在胸椎，可以蔓延至胸膜腔和肺实质。在颈椎，可以出现在颈后三角或咽后间隙。在腰椎，冷脓肿特征性地造成腰大肌向外侧移位，沿其长轴分布，表现为位于腹股沟三角、臀肌或大腿上部内侧的占位性病变。在个别病例，冷脓肿还可以不伴有明显的骨受累。

这种表现的特殊变异类型是韧带下结核，感染沿着纵韧带下方在脊柱上下蔓延，引起前侧椎体的多发性扇形病灶，而不累及椎间盘。这在颈椎更加常见。

脊柱结核的临床表现通常包括局部疼痛，常伴有低热、体重减轻、寒战和一些非特异性全身症状。不同的研究显示，1%～27% 的患者出现下肢轻瘫或截瘫。与化脓性和布鲁杆菌脊柱骨髓炎相比，脊柱结核更常表现为病程长、胸段受累、无发热、脊柱畸形、神经缺陷和椎旁或硬膜外肿块。结核性脊椎炎有时表现为慢性炎性背痛，类似典型的脊柱关节病。

骨活检标本的分枝杆菌菌落计数相对较低。腰大肌脓肿涂片和培养的阳性率只有 40%。在一组按照严格的临床和影像学标准诊断的患者中，73% ～ 82% 的活检标本有相对应的组织学特征；其中 80% ～95% 白培结果是阳性。鉴别诊断的范围很广，包括化脓性和真菌性骨髓炎、原发性和转移性肿瘤、结节病、多发性骨髓瘤和嗜酸性肉芽肿。

颈椎结核相对少见，在美国大约占肺外结核的 0.4% ～ 1.2%。最常见的症状是颈部疼痛和僵硬，也可以出现声嘶、吞咽困难、斜颈、发热、厌食和神经系统症状。如果不能早期诊断，脊柱结核可以蔓延至脊髓。X 线片可以发现椎体前部特征性的溶骨现象，而椎体后部没有受累，还可发现驼背畸形、椎间盘累及和椎旁部分钙化的肿块。CT 和 MRI 有助于了解椎管内情况。咽后壁感染可以蔓延至颅颈连接处，甚至可能引起寰枢椎脱位和神经系统并发症。

骶髂关节结核占骨结核病例的 10%，往往没有疾病的其他证据。所有单侧骶髂关节炎的病例都必须怀疑感染，尤其是结核感染特别是缺乏脊柱关节病的其他特点时。来自疫区和既往有结核病史者结核的可能性更大。受累侧臀区疼痛是最主要的症状，常伴有患侧的下肢疼痛和神经根痛。体格检查可发现骶髂关节部位的压痛和触痛。骶髂关节影像学显示关节间隙变宽和侵蚀性病变。ESR 增快和贫血常见，典型的患者 TST 阳性。骶髂关节活检显示肉芽肿性组织学特征，或非特异性炎症，大多数病例的组织培养呈阳性。

10% 的患者出现非典型的脊柱病变，可能导致诊断和治疗的延误。单个椎体不典型的影像学表现包括椎体向心性塌陷、硬化灶和选择性椎弓和肋椎骨横突关节受累。多个椎体受累可以表现为连续性或跳跃性的病变。不典型的临床表现也可能是椎间盘突出、难治性背痛综合征、脊髓肿瘤或脑膜肉芽肿。

2. 结核性骨髓炎　骨损害多开始于病原体在骨髓的血源性种植。受累最多的是干骺端，且感染病灶可穿过生长板累及邻近的关节，这通常发生在疾病的晚期。骨损害为典型的破坏性改变。少见部位如耻骨联合、骶髂关节和肘关节的溶骨性损害可能被误诊为恶性肿瘤。骨髓炎可发生于以前受过创伤的骨和关节。

儿童和成人都可发生结核性骨髓炎。虽然任何骨骼都可以受累，但股骨和胫骨受累最常见。儿童患者也可发生指/趾炎。来自流行地区的一个大型病例研究报道，结核性骨髓炎占骨关节结核的 19% 和血源性骨髓炎的 15%。骨痛是最常见的表现，其次为局部肿痛，形成脓肿和窦道。诊断延误时间平均为 28 个月。

多灶性骨关节结核是较少见的类型，但来自流行地区的多灶性骨破坏的患者都应该考虑结核感染。

为了明确骨关节结核的诊断，必须对受累部位进行组织活检。在 CT 上，软组织病变可见特征性的边缘强化。CT 还有助于进行经皮穿刺活检和脓肿穿刺引流。组织活检一般为肉芽肿性炎症。在一个有 121 例病例的研究中，活检组织病原菌培养阳性的占 33%，呈现肉芽肿性组织学特征的占 46%，两者同时存在的占 21%。大约 50% 的病例的 X 线可见周围有薄层硬化的空腔形成，有时空腔内可见骨碎片。由于临床表现不明显，骨骼受累的真实程度很难确定。虽然 ^{99m} 锝骨显像（^{99m}Tc）较常规 X 线检查敏感，但一些早期病例、无痛病例和严重破坏的病例会出现假阴性结果。超过 80% 的病例 TST 呈阳性反应。

化疗常常是有效的。少数病例需要接受外科清创术。在获得培养结果之前，应以组织学检查结果为基础开始治疗。在抗结核治疗前后，窦道分泌物的培养常可发现化脓性细菌，但一般考虑污染所致。病灶边缘硬化提示治愈。误诊为化脓性骨髓炎会导致不必要的手术和抗结核治疗被延误，引起感染扩散至关节内和慢性残疾。

3. 化脓性关节炎　结核分枝杆菌的关节感染仅次于脊柱感染。典型类型是发生于大中关节的单关节炎，最常见的是髋和膝关节。其他常见的关节为骶髂关节、肩关节、肘关节、腕关节和跗骨关节。感染开始于滑膜，破坏性病变的进展较化脓性关节炎慢。假体关节的结核分枝杆菌感染已有报道，通常为潜在感染的复发。

关节结核常被误诊。一组连续病例观察研究了关节结核的典型特征。在 23 例肌肉骨骼结核病例中，脊柱受累 9 例，髋关节受累 1 例，其余 13 例均为外周关节受累。大部分患者为 50 岁以上的男性。一般否认结核病病史和接触史。所有病例均诉有关节疼痛和肿胀。4 例患者有活动性肺结核的证据，2 例患者有无菌性脓尿，尿培养发现结核分枝杆菌。接受 TST 筛查的 10 例患者仅有 5 例为阳性反应。11 例患者的 X 线检查提示，7 例患者有侵蚀性关节炎改变，其他 4 例未见关节变化。诊断延误时间平均为 8 个月。

获得正确的诊断需要采取积极的措施，通常需要滑膜活检和培养。最初的检查经常引起误导，并可能导致误诊和漏诊。滑液分析的结果多种多样，不能帮助区分关节结核与其他关节炎和化脓性关节炎。在更多的情况下，细胞计数仅仅提示炎症，而不是化脓性关节炎，即使是中性粒细胞占优势。滑液抗酸染色发现病原体有助于确诊，但阳性率仅有 10% ～ 20% 。相比之下，滑液培养更容易获得阳性结果。影像学改变与其他化脓性关节炎相似，初为关节周围骨质丢失，进而发生骨边缘侵蚀和关节软骨破坏。

采用开放性活检技术，超过 90% 的病例可见肉芽肿性组织学特征和组织培养阳性。直接扩增试验在关节结核诊断中缺乏应用的数据，但对可疑病例可获得早期诊断。单独的组织学检查不可靠，因为肉芽肿性滑膜炎也可见于非结核分枝杆菌感染、结节病、结节性红斑、布鲁菌病、克罗恩病和异体反应。如前所述，滑液抗酸染色涂片的诊断价值有限。结核性关节炎也见于儿童，有时见于疾病的早期阶段；滑液活检和培养被推荐用于儿童单关节炎和 TST 阳性的病例。

在类风湿关节炎并发化脓性关节炎时，应该考虑到结核的可能性，尽管这种情况在发达国家并不常见。相反，类风湿因子阳性可见于结核病，当存在有慢性单关节炎时易导致误诊。

（二）治疗风湿性疾病期间出现的结核病

由于接受免疫抑制药物的治疗，一些风湿性疾病患者的免疫功能失调。这种受损的免疫反应可诱发潜在的结核活动。TNF 在肉芽肿的形成和局限中具有关键作用，可促进对结核分枝杆菌的包裹。在抗 TNF 药物广泛使用前，类风湿关节炎患者中结核病的发生率大约为 6/10 万，尽管有人认为结核病在类风湿关节炎患者中的发病率高于普通人群。在一个大样本调查中，类风湿关节炎患者中估计与英夫利昔单抗治疗有关的结核病发病率超过 1 000/10 万人年。在美国，同期的比例为 52/10 万人年。依那西普诱发结核再发的风险低于英夫利昔单抗：接受依那西普治疗的类风湿关节炎患者结核病发病率为 10/10 万人年，而英夫利昔单抗为 41/10 万人年，该数据来源于美国食品和药品管理局（FDA）。最近，英国和法国生物制剂使用的注册数据均显示，使用阿达木单抗和英夫利昔单抗发生结核感染的风险更高。新的 TNF 拮抗剂相关的数据资料较少，而且在同类第一代药物被批准使用后。广泛进行的治疗前筛查，使得药物间的比较变得更加复杂。TNF 特异性单克隆抗体在导致结核分枝杆菌肉芽肿扩散方面的作用强于 TNF 受体。无论如何，对任何一种 TNF 拮抗剂均应保持同样的警惕性。而且，对所有的该类药品均应假设会导致新的感染和潜在感染复发的风险增加。

其他生物制剂诱发结核复发的风险相对较低，因为其作用机制与细胞内微生物相关的宿主防御关系并不密切。动物研究提示，阿巴西普并不削弱小鼠对结核分枝杆菌感染的免疫反应，但该结果尚未在人类中获得确认。在临床试验中，接受阿巴西普和托珠单抗治疗的患者均为已通过 TST 预筛查排除阳性反应的患者，故难以进行直接对比。几乎没有证据提示 B 细胞在包裹结核分枝杆菌的过程中发挥主要作用，因此利妥昔单抗的说明书中没有建议行 TB 筛查。

潜在结核患者应用糖皮质激素也存在较大的风险。导致这种风险的原因很多，例如细胞免疫应答和单核细胞趋化及功能受损，包括单核细胞产生 TNF 的功能。最近英国的一项大样本病例对照研究发现，糖皮质激素的使用可使结核发病危险增加 5 倍。这种风险具有剂量依赖性，但也见于应用生理剂量的泼尼松（7.5mg/d）时。与抗 TNF 治疗类似，这种结核发病风险在治疗早期最大。最近法国的一项研究发现，每天给予 10mg 或更大剂量的泼尼松与结核病发病风险的增加有关，但剂量较小则无关。

抗 TNF 治疗诱发的结核活动通常发生于治疗的 6 个月之内，多表现为肺外结核。类风湿关节炎患者结核筛查记录的设立和使用肿瘤坏死因子（TNF）拮抗剂之前治疗潜在的结核，可使活动性结核的发病率降低 78% 。为高危人群制订治疗潜在结核感染的策略，可以有效并安全地降低接受抗 TNF 治疗者发生活动性结核的可能性。确实，这提示该情况下发生活动性结核主要归咎于不完整的筛查计划。相反的是，项包括 84 例 PPD 阳性且接受依那西普治疗的患者的单中心研究显示，虽然仅有 78 例患者接受预防性治疗，而其中 26 例没有进行完整的治疗，但在平均 2 年的随访中没有发生一例活动性结核的报道。虽然对潜在结核感染的筛查已经降低了活动性结核的发病率，但 TST 的假阴性降低了筛查效果。

对于需要接受抗 TNF 治疗而又伴有潜在结核感染的患者，其治疗方法尚未制订统一标准的方案。一些学者建议，对于 TST 阳性、但 X 线胸片正常且从未接受抗结核治疗的患者，在开始抗 TNF 药物治疗前，如果没有其他特殊原因，应先接受至少 1 ～ 2 个月的抗结核治疗，以确认他们可以耐受全疗程的抗潜在结核治疗。合适的方案包括 9 个月的异烟肼（INH）或 4 个月的利福平（RIF）。发现有活动性结核的患者在考虑使用抗 TNF 药物前，应接受完整疗程的标准抗结核治疗。

虽然抗 TNF 治疗和糖皮质激素的应用是发生结核的特殊危险因素，但所有接受削弱细胞免疫的免疫抑制剂治疗的风湿病患者均应该考虑到这种风险的存在。老年人、营养不良者和来自结核病高流行率国家的患者应格外考虑到这种风险。

（三）抗结核治疗导致的风湿病

使用抗结核药物后可引起多种多样的风湿病表现。其中包括异烟肼和利福平引起的药物诱导性狼疮。与其他药物诱导性狼疮病例一样，这种狼疮与抗核抗体阳性和抗组蛋白抗体的存在相关。通常这些患者症状较轻，停止药物治疗后疾病可逆转。

已有应用氟喹诺酮类药物导致关节和肌腱病变的报道，特别是环丙沙星和左氧氟沙星。肌腱断裂（通常是跟腱）的风险在 50 岁以上者最大，而同时应用糖皮质激素可增加这种风险。

吡嗪酰胺干扰肾小管分泌尿酸，与成人的高尿酸血症和痛风的发生相关。

一些患者在开始抗结核治疗后病情出现恶化。这种病情变化可能是潜在疾病的复发，特别是发生在由于感染而停用免疫抑制药物时。症状包括发热、不适、体重减轻以及呼吸系统症状加重。这种反应的机制尚未完全明确，但已被归于免疫重建炎症综合征的范畴。这种反应更多见于 HIV 感染患者，也见于停用其他抗 TNF 治疗后使用英夫利昔单抗的患者。糖皮质激素能减轻这种反应。

（四）结核病的免疫反应现象

免疫反应现象的多样性与结核分枝杆菌感染有关。在临床实践中并不常见。

Poncet 病是一种无菌性多关节炎，见于结核活动时。虽然多个关节可被累及，但最常见于膝关节、踝关节和肘关节。其机制被认为与继发于少见感染的其他形式的反应性关节炎相似。绝大部分病例在结核得到良好处理后好转。已有报道治疗膀胱癌时使用卡介苗（BCG）膀胱灌注后发生反应性关节炎的病例。

其他已报道的与结核分枝杆菌感染有关的少见免疫反应模式包括结节红斑、硬红斑和淀粉样变（AA 型）。

二、诊断

（一）结核菌素皮肤试验

TST 也被称为纯化蛋白衍生物（PPD），已经应用近 1 个世纪，但仍是使用最广泛的结核分枝杆菌筛查试验。在开始抗 TNF 治疗前，已常规进行该项检测。TST 代表了来自结核分枝杆菌天然抗原的混合，但同时受到假阳性和假阴性的困扰。它不能区分潜在感染和活动性感染，且在严重的活动性结核中可能为阴性。糖皮质激素（≥15mg/d 泼尼松）可使 PPD 试验检测潜在结核时呈阴性。老年人和营养不良者也可能不表现出阳性的 TST 结果。

假阳性结果同样可能发生于非结核分枝杆菌感染和以前接种过卡介苗的患者。在接种过卡介苗的患者中，随着时间的延长，PPD 阳性率会下降，但每个个体下降的速度可能有所不同。一些原因会影响可信度，包括接种卡介苗的次数和后来接受 PPD 试验的次数。一些患者在接种卡介苗 15 年后仍阳性。但是，20mm 或更大的 PPD 结果却很少是由 BCG 接种导致的。另外，在面对高危状况如开始抗 TNF 治疗时，假如硬结的直径在 5mm 左右，需要考虑潜在结核的可能。

风湿病科医生应认识到，TST 是一个重要但不完美的潜在结核分枝杆菌感染筛查工具，敏感性和特异性大约为70%。TST结果阴性不应该降低临床医师监测正在接受抗TNF治疗患者复发或新发结核的警觉，特别是在高危人群中。

（二）影像学检查

虽然已经讨论了提示结核的影像学特性，但并没有特异性的骨骼影像学特征能帮助确立诊断。影像学的早期特征可能很少或没有。X线胸片多是正常的，或不能显示结核的特征。

常规X线片有助于确定骨破坏、病变范围和邻近的软组织损害方面。MRI对于确定早期病变更加有用，它有助于区别结核、其他感染和新生物，并能帮助评价疾病的程度。锝和镓闪烁扫描也能帮助定位骨和软组织的病变，但疾病早期常出现假阴性结果。CT有助于行细针穿刺活组织检查。在中轴和外周骨骼的骨关节结核中，相对于粗针活检和手术活检，细针活检是一个更可行的方法，其好处在于无须全身麻醉。MRI和CT均有助于治疗中的监测。

（三）培养

几乎所有种类的分枝杆菌均生长缓慢，其中结核分枝杆菌生长最慢。如果样本未置于特殊培养基中，其他细菌会先于结核分枝杆菌生长。在临床感染部位能找到的结核分枝杆菌数量很少，这使结核感染的确诊更加困难，同时也导致以抗酸染色法检测滑液和其他体液的阳性率很低（仅为10%～20%）。

相对于组织培养，滑液和其他体液的培养更少出现阳性结果。如果怀疑一个关节存在结核分枝杆菌感染，应进行滑膜活检。关节镜获取的组织培养阳性率高于针穿刺活组织检查。CT引导下穿刺活检对脊柱结核的病例不能提供有价值的信息。组织病理学特征可以为结核提供早期的假定诊断，包括干酪样变和非干酪样变的肉芽肿，这一点比培养结果更有优势，因为培养结果可能需要4～6周才能确定。

（四）进一步的诊断试验

1. γ-干扰素释放试验　传统的PPD试验在敏感性和特异性以及明确潜在结核上存在局限性，这促使了以T细胞为基础的新型试验方法的发展。这种试验检测被特异性结核分枝杆菌抗原刺激后全血单核细胞的γ-干扰素的产量。γ-干扰素释放试验（IGRAs）对潜在结核感染具有良好的敏感性和特异性，因此已经成为潜在结核的有效筛查试验。这些试验能为区别结核分枝杆菌与其他非分枝杆菌感染以及最近接种卡介苗者提供特别的帮助。它们还有可能避免TST试验中发生的操作失误，并且不需要患者返回以读取试验结果。IGRAs在一些中心已经取代TST而成为潜在结核感染的常规筛查。

在免疫介导炎症性疾病的患者中，使用抗TNF治疗之前应用IGRAs诊断潜在结核感染的作用尚未确定。但已有证据提示，在这些患者中，应用IGRAs筛查潜在结核感染比TSTs具有更好的敏感性和特异性。在不同的中心，依据检测精度不同，IGRAs的效力范围为1.2%～28.6%。总而言之，由于TSTs阳性率更低，IGRAs与TST的一致性较差。IGRAs阴性与TST阳性结果的不一致与之前的BCG接种有关，IGRAs阳性与TST阴性结果的不一致则与糖皮质激素的使用有关，提示前者为TST假阳性，而后者为TST假阴性。无论如何单独IGRAs阳性或TST阳性等不一致，结果并不足以说明此类患者需接受针对可能存在的潜在结核分枝杆菌感染的治疗。当TST结果阳性，而IGRA结果阴性时，则需要以临床提供证据除外潜在结核分枝杆菌的感染。如果只使用一种检测方法，最新分析发现，在接受抗TNF治疗前的筛查中，IGRAs的应用比TST的应用更有价值。

IGRAs也已被应用于研究在接受抗TNF治疗的患者中，帮助确定以前未诊断的潜在结核感染（隐匿性）或新的获得性结核分枝杆菌感染。然而，目前没有指南可用于监测使用抗TNF治疗的患者结核分枝杆菌感染。在韩国和“台湾”的研究中心，使用抗TNF治疗的患者TST的结果的转变率为33%和37%，而对应的IGRA的转变率为14%和11%。在正式的指南问世之前，对可能持续暴露于结核分枝杆菌感染风险的地区，常规检测患者的结核感染（大概每年1次）可能是明智的。

2. 核酸扩增　利用核酸扩增进行的分子诊断技术可能有助于诊断少量分枝杆菌感染的患者，且能提供更快速的诊断结果。聚合酶链反应（PCR）抑制物的存在，特别是在肺外标本中，会导致假阴性结果。尽管拥有超过10年的经验，核酸扩增试验在诊断结核分枝杆菌中的作用仍然有争议。在检测肺外组织标本和临床上只是低度怀疑感染时，需要审慎对待其测试的结果。在一小组脊柱骨髓炎患者中，骨活检标本结核分枝杆菌感染的多重 PCR 检测达到 90% 的敏感性和 100% 的特异性，表明这项技术具有提供快速而准确的诊断价值。

三、治疗

骨和关节结核感染的治疗是一个复杂的动态过程。抗生素的选择和疾病进展的监测应当有感染科医师的共同参与。但是，风湿病专科医生应熟悉基本的处理原则。

累及肌肉骨骼系统的结核分枝杆菌感染的治疗采用与肺结核一样的联合化疗方案。肌肉骨骼结核的治疗疗程较肺部和其他肺外结核而言，前者需要更长的时间，这是由于药物在骨组织穿透力差和复发率高。

疾病预防控制中心（CDC）、美国胸科协会和美国感染性疾病协会联合发布的当前结核治疗指南推荐，除骨（6 ～ 9 个月）和中枢神经系统（9 ～ 12 个月）外，所有部位使用 6 个月疗程的治疗方案。利福平是允许短程治疗方案的关键性药物。

目前美国的结核治疗标准方案（所有肺部和肺外部位）包括四种药物联合（异烟肼、利福平、乙胺丁醇和吡嗪酰胺）的起始治疗，被称为 IREZ 治疗。一旦结核分枝杆菌被确认对 INH 敏感，乙胺丁醇可停药。吡嗪酰胺需给药 2 个月，而利福平和 INH 则应在整个治疗过程中持续应用。

那些对治疗反应较慢的患者应使用长程治疗方案。结核病的影像学特征甚至在治疗超过 6 个月后也不会有变化，因此治疗的反应主要以临床特征为依据，包括疼痛缓解、全身症状消退和活动性改善。复发和耐药菌感染的患者建议使用长程治疗方案。

外科手术很少用于骨关节结核的早期处理。除非是病情严重和进展性的患者，或脊柱后凸 40°及以上者。多重耐药结核分枝杆菌感染者也是进行外科清创术的相对适应证。在足疗程的化疗后，患者仍有严重的关节破坏和活动受限时，可选择外科手术。

在成功的化疗后，可进行髋关节和膝关节的关节成形术，其效果通常较好。如果手术在感染后数年进行、且手术中获取的组织培养阴性时，假关节几乎不会出现感染复发；但是对于一个在足疗程的化疗后仍不能行动的患者来说，这是不切实际的。这种患者在手术过程中应持续抗结核治疗，并至少坚持至术后 3 个月。如果假关节出现结核复发，有时仅仅需要抗生素治疗。然而，在很多病例中，去除假关节对于完全消除感染是必要的。

逐渐增加的耐药型结核病发病率，使药物的合理选择复杂化。在美国，在大约 7% 的结核病菌株对异烟肼具有原发性单药抗药性。只要能被鉴定，这种耐药菌株就不会对治疗结果产生实质性的影响。多重耐药结核（MDR－TB）是指对异烟肼和利福平均耐药的菌株。过去 10 年间，美国的发病率相对稳定，小于 1% 。在世界其他地方，MDR－TB 的发病率在新发病例中超过 6% ，而在曾接受过治疗的患者中超过 30% 。MDR－TB 的治疗较为复杂，常需要使用多种二线药物（常具有毒性），疗程 18 ～ 24 个月，甚至更长。XDR－TB 指菌株对所有一线药物和至少三种二线药物均耐药。至少 17 个国家已有 XDR－TB 的报道，其中哈萨克斯坦、伊朗和南非的发病率特别高。治疗 XDR－TB 的选择非常有限，出现治疗失败和死亡的概率很高。

未坚持完整的治疗是继发耐药的一个特别重要的危险因素，且复发后治疗时耐药的风险增加。为了减少感染的扩散和耐药性结核的发生率，应强烈主张直接督导治疗。

四、非结核分枝杆菌引起的骨关节感染

结核分枝杆菌在环境中广泛存在，包括在土壤、水和动物宿主中。它们通常不经人－人传播。感染这些病原体的病例报道越来越多。尽管这些病原体感染绝大部分发生于肺部，但在正常宿主，也可导致皮肤和软组织感染，儿童可能发展为局灶性淋巴结炎。骨关节的感染通常由病原体直接接种或由邻近组织感染扩散所致。钝伤已被确定为非结核分枝杆菌感染导致脊柱骨髓炎的一个危险因素。存在免疫抑制的宿主可能发生肌肉骨骼系统的非结核分枝杆菌感染，但这些感染的发生率明显低于结核分枝杆菌。与结核分枝杆菌相比，非结核分枝杆菌可能更多地导致腱鞘炎、滑膜炎和骨髓炎，而较少导致脊柱感染。

一篇综述报道在1965年至2003年之间仅发现了31例非结核分枝杆菌感染导致脊柱骨髓炎的病例。尽管已知存在超过120种非结核分枝杆菌，但大多数肌肉骨骼系统的感染主要由海分枝杆菌、堪萨斯分枝杆菌和鸟型分枝杆菌（又名鸟分枝杆菌复合体，Maviumcomplex，MAC）等引起，但嗜血分枝杆菌、龟分枝杆菌、蟾分枝杆菌的肌肉骨骼系统感染也有报道。

已报道的非结核分枝杆菌感染后肌肉骨骼系统病变有三种不同类型：腱鞘炎、滑膜炎和骨髓炎。腱鞘炎的典型表现为慢性单侧手和腕关节肿胀。滑膜炎的典型表现为膝关节、手和腕关节的慢性无痛性非对称性肿胀。已发现有一些种类的分枝杆菌与这些症状相关，而且从接受免疫抑制剂治疗的患者体内分离的分枝杆菌种类越来越多。除免疫抑制和直接接种等易患因素外，还包括环境接触和既往存在关节疾病。

非结核性杆菌的肌肉骨骼感染必须与结核分枝杆菌感染相鉴别，因此正确的诊断通常需要行组织活检和培养。如果能获得滑液标本，滑液呈典型的炎性表现；滑液的培养只有在符合分枝杆菌的培养要求时才有所帮助。从组织活检标本中检出抗酸杆菌和肉芽肿性炎症常可为微生物学的鉴定提供证据，但组织学特征并非总是显示肉芽肿形成。为了证实临床表现和组织学发现，有必要做分枝杆菌培养，包括针对海分枝杆菌的特别技术。直接扩增试验对于更快明确组织标本中分枝杆菌的种类可能有所帮助，但来自肌肉骨骼系统病例的数据有限。除分枝杆菌外，可导致肉芽肿性滑膜炎的其他病因包括真菌、布鲁菌病、结节病、炎性肠病和非金属异物。这些病例中有相当部分是由海分枝杆菌以外的其他非结核分枝杆菌引起。

MAC已成为HIV/AIDS患者并发分枝杆菌感染的最常见病原体，这些患者更容易发生播散性疾病。幸运的是，随着有效的抗反转录病毒治疗和MAC预防措施的引入，HIV/AIDS并发MAC的发病率已经明显下降。

结核分枝杆菌的分离具有显著的临床意义。相反，面对非结核分枝杆菌菌株时，临床医师必须判断其是否为污染、无意义的定植或疾病的病因。相关的指南已被证实对这方面有帮助：

1. 疾病应与一种或多种分枝杆菌感染相当的综合征相一致。

2. 应排除其他病因，如结核和真菌。

3. 分离出的分枝杆菌与人类疾病有关，当这种分枝杆菌一般不出现在周围环境污染中（堪萨斯杆菌、海分枝杆菌、猿猴分枝杆菌、苏加分枝杆菌、溃疡分枝杆菌），则最有意义。

4. 分离病原体的部位应是真正的感染部位，而非污染或定植部位（在骨标本、滑膜组织和滑液标本中获得病原体强烈支持感染，而呼吸道分离的病原体可能是污染或定植）。

5. 大量增殖提示严重感染。

6. 多次培养结果阳性提示严重感染。

由于实验室明确病原体和药物敏感测试可能需历时数周至数月，故最初的治疗应包括可覆盖结核分枝杆菌和其他分枝杆菌的多种药物。一种常见的经验性起始治疗方案是：针对结核分枝杆菌的标准IREZ治疗与克拉霉素联合治疗，直到最终培养结果回报。最新的美国胸科协会关于非结核分枝杆菌治疗的指南出版于2007年。在治疗特殊病例时，特别是耐药菌的感染，感染部位的外科清创术可能具有重要作用。目前对最有效的药物依然存在争议，延长疗程经常是有必要的，且复发并不少见。与结核治疗一样，针对不同患者的个体化治疗，在非结核分枝杆菌感染的治疗中具有决定性作用。有效治疗的关键在于明确菌株的独特特性及其对药物的敏感性。

五、风湿病治疗中出现的非结核分枝杆菌感染

暂无已发表的数据显示接受包括甲氨蝶呤在内的非生物制剂缓解病情抗风湿药时发生非结核分枝杆菌感染的风险。由于认识到转变治疗方案如糖皮质激素和生物治疗可能带来更大的风险，故中断或继续治疗均应依据个体化原则，并听取感染性疾病专家的意见。

在接受抗TNF治疗的患者中，应逐渐将非结核分枝杆菌考虑为重要的病原体感染。或许因为采用相关的筛查试验，目前在美国，这种感染的发生率是结核感染的2倍，最近一篇针对Med Watch数据库

所报道的239例非结核分枝杆菌感染病例的综述表明了这种感染的复杂性，其中有一篇针对105例依据已建立的疾病标准确定为疑似或确诊病例。绝大部分已报道的病例发生于患有类风湿关节炎的老年女性，这可能是由于类风湿关节炎并发非结核分枝杆菌感染在该组患者中较常见，同时大部分患者接受糖皮质激素和（或）甲氨蝶呤治疗。据报道，在该组患者中存在多种不同病原体的混合感染，伴MAC感染是最常见的类型。与结核分枝杆菌感染类似，该组患者的患病风险与所有药物相关而非与某种特定药物相关，尽管其中以英夫利昔单抗所致的感染报道最多。肺外疾病是常见表现，通常见于所有的病原体。与结核分枝杆菌感染相似，应用英夫利昔单抗治疗后MAC存在相矛盾的治疗反应。虽然发生非结核性杆菌感染后停止抗TNF治疗是适当的选择，但在治疗分枝杆菌过程中安全地重新开始依那西普治疗亦有报道。

应用抗TNF治疗中对非结核分枝杆菌感染的风险管理已经成为挑战。虽然在治疗时进行筛查有助于降低结核分枝杆菌感染的风险，但目前尚没有方法用于筛查非结核性杆菌感染。由于这种感染更多见于患有肺疾病的个体，临床医师应考虑对类风湿关节炎并发支气管扩张的患者在应用抗TNF治疗前进行更严格的评估。尽管 $CD4^+$T细胞数量低于50或更低的HIV阳性患者推荐进行MAC感染的预防，但目前对于抗TNF治疗中MAC感染的预防没有经验和指南可供参考。1例表现类似于类风湿关节炎的海分枝杆菌感染的病例，在应用英夫利昔单抗治疗过程中出现了滑膜炎和皮下结节，进一步表明这些感染的复杂性。

第四节　骨与关节的真菌感染

真菌感染是引起骨髓炎和关节炎相对少见但却十分重要的原因。可以引起骨髓炎的常见真菌病包括：球孢子菌病、芽生菌病、隐球菌病、假丝酵母菌（念珠菌）病和孢子丝菌病。真菌性关节炎较少见，常与孢子丝菌病、隐球菌病、球孢子菌病、芽生菌病、假丝酵母菌（念珠菌）病相关，偶尔也与其他的真菌感染相关。本章中将讲述真菌感染的流行病学特征、肌肉骨骼的临床表现和治疗。

在某些病例中，深部真菌感染的流行病学特征和临床特征可能提示诊断，但其潜在的症状常与其他非感染性疾病相似，可能会误导诊断。旅行和移民已经改变了真菌感染的地域分布特征。在使用免疫抑制剂的患者中，真菌感染可能会非常严重并很难控制；对于这些患者，主要的风险是播散性真菌感染。风湿病治疗中所使用的抗细胞因子药物及其他免疫抑制剂治疗，尤其是那些肿瘤坏死因子（TNF）靶向治疗，与播散性真菌感染相关，就像适应性免疫缺陷综合征（AIDS）、妊娠以及针对器官移植和恶性肿瘤的治疗一样。在一些病例中，风湿科医生需要认真考虑播散性真菌感染的诊断，而且在使用生物制剂之前评价其风险时也要慎重考虑这一点；播散性真菌感染可能会使关节炎的临床过程变得更为复杂。本章将介绍风湿性疾病治疗进程中出现真菌感染的临床表现。

通常可以通过组织学检查或相关组织培养来诊断真菌感染。改良后的组织活检技术使真菌诊断变得更容易，如果考虑有真菌感染的可能，应该做此种实验室检查。真菌感染的滑液白细胞计数和培养结果个体差异很大，有时会误导临床。血清学检测有助于真菌感染的诊断和分类。某些情况下能够进行血液和组织中真菌抗原和DNA的检测，但是这些方法的临床应用仍在研究之中。

一、球孢子菌病

土壤真菌粗球孢子菌和posadasii粗球孢子菌，在吸入孢子后通常会导致原发性呼吸道疾病。也可导致自限性的急性肺炎，常伴随诸如关节痛、结节性红斑（溪谷热）等全身性表现，但其传染性常常不显著，而且罕有病例转化为慢性或播散性疾病。球孢子菌病是美国西南部和美洲中部和南部的地方病，但是因为旅游、来自污染物的感染和陈旧性感染的再活动，在非流行病地区诊断的病例数不断增加。当土壤被污染或在刮风的情况下，感染的病例数会增加。人与人之间的直接传播罕见。肺外感染是肺原发性病灶血源性播散引起的。骨和关节是感染播散的常见部位，尤其是对于免疫功能减弱的患者。

感染性膝关节炎较常见，一般是来自滑膜的直接感染。另一种关节感染是由邻近的骨髓炎（包括椎骨、腕、手、踝、足、骨盆和长骨）扩散引起的。其临床特征是：逐渐加重的疼痛和关节僵硬，但肿胀不明显，而有早期的影像学改变。在一项队列研究中，57 例球孢子菌病患者中有 51 名仅有关节炎表现，其余 6 名有其他系统症状。

骨关节球孢子菌病误诊很常见，主要是由于首次感染后数月到数年才出现迟发性播散，以及临床症状不典型。诊断的标准包括：相应的临床表现、血清学依据、组织病理学检查和培养。在全身播散性感染出现之前的早期感染，常常可以通过沉淀素试验检测到 IgM 型球孢子菌素抗体阳性。对于大部分患者来讲，检测 IgG 抗体的补体结合试验的血清学效价在一定范围内可以提示播散性疾病，并且在有效治疗后明显下降。在感染及免疫抑制患者中，早期的球孢子菌血清学检测可能为阴性。一种特异的针对尿中球孢子菌半乳甘露聚糖抗原的酶免疫测定法（EIA）有助于重症球孢子菌感染的诊断。常通过活检样本证实有肉芽肿性滑膜炎和典型的小球体而确诊，部分病例可以通过阳性的培养结果和直接扩增试验来明确诊断。滑液中的白细胞计数并非必要的，可能淋巴细胞占优势。滑液培养的阳性率较低；滑膜组织的培养或许更有助于诊断。放射性核素骨扫描有助于确定感染部位。

对于早期诊断的滑膜炎，单纯的抗真菌治疗即可，起始治疗一般口服氮二烯五环类抗真菌药物，通常为氟康唑及伊曲康唑。两性霉素 B 为推荐的可选择的治疗药物，尤其是损伤可能迅速恶化及特别关键部位的感染，例如脊髓炎。已经证实脂质体两性霉素 B 与普通的脱氧胆酸两性霉素 B 相比，具有较小的肾毒性以及输注相关不良反应，而且对传统的两性霉素 B 耐药的病例可以给予剂量较高的脂质体两性霉素 B，但这些尚无正式的临床试验研究。对于更为广泛的播散性感染或关键部位的感染，如脊柱，以及对于高风险的患者，抗真菌治疗方案的选择以及疗程比较复杂。倾向于外科手术的因素为：大脓肿，脓肿进行性增大或破坏性损害，死骨形成的存在，脊柱的不稳定性或关键器官组织的创伤（例如受硬膜外脓肿压迫的脊髓），新的抗真菌药如伏立康唑和泊沙康唑在临床治疗中显示其明确的疗效。长期氟康唑预防性治疗可以减少免疫抑制患者再复发的风险。

球孢子菌滑膜炎也可发生于免疫复合物介导的炎症过程中。典型的是多关节炎，这使原发性肺部病变和播散性疾病更为复杂。它伴有发热、结节红斑或多形红斑、嗜酸性粒细胞增多和肺门淋巴结肿大，可在 2 ～ 4 周内消退。

二、芽生菌病

芽生菌病由皮炎芽生菌引起，在美国的中北和南部地区流行。感染通常导致散发和群发的肺部疾患，原因是接触被病原体污染的腐烂木屑的泥土和灰尘。除了病原体接触史外，患者没有任何独特或易感的特征。临床表现包括：高热和其他全身症状，肺部和皮肤的受累，其病死率相当高。白细胞增高及红细胞沉降率加快很常见。骨痛、局部肿胀、软组织脓肿是骨关节疾病最常见的表现，血源性播散很常见；皮肤病变和骨关节病变更常发生。25% ～ 60% 的播散性病例发生骨病变，3% ～ 5% 出现关节炎。在一项 45 例骨骼芽生菌病的研究中，41 例发生骨髓炎，12 例发生脓毒症性关节炎。最常累及的骨是长骨、椎骨和肋骨。

在芽生菌病中出现的关节炎是单关节炎，最容易发生关节炎的部位是膝关节、踝关节和肘关节，偶尔为多关节受累。仅在一小部分病例中，关节感染仅仅累及骨骼；关节影像学通常表现为穿凿样骨病变。滑液一般为化脓性的，与培养一样，显微镜检查可以明显发现病原体。滑膜的组织病理检查表现为上皮样肉芽肿，伴出芽酵母形成。通常也可以通过受累的非关节部位病理检查做出诊断。尿液抗原检测非常敏感，但是在其他的流行性真菌感染患者中可能会出现假阳性。对于中重度到重度芽生菌病患者，推荐应用两性霉素 B 治疗 1 ～ 2 周或病情明显改善后口服伊曲康唑至少 12 个月。对于轻度到中度病例，建议口服伊曲康唑 12 个月。在患者治疗至少 2 周后应检测伊曲康唑血药浓度，以确保适当的药物浓度。

三、隐球菌病

隐球菌病的病原体是新型隐球菌。后者在生物界普遍存在，可以在鸽粪中找到。隐球菌病与热带的一种桉树有关，另外还与温哥华岛、加拿大周围以及美国的西北部疾病暴发有关。它是仅与细胞介导的宿主防御缺陷有关的常见病原体，包括 HIV 感染、移植、淋巴网状内皮系统恶性肿瘤、赘生物、接受肿瘤坏死因子 – α 抑制剂及糖皮质激素治疗的患者。

隐球菌病临床表现各异，疾病初期肺部受累常见，但有时可通过血行播散到很多不同的部位，包括中枢神经系统和皮肤。虽然骨的感染常见，但是造成溶骨病变的仅占 5% ～ 10%。关节累及的报道很罕见。骨的病变需要与转移性肿瘤鉴别。

据报道，隐球菌关节炎中 60% 是无痛性单关节炎，其余为多关节炎。其中膝关节是最常受累的关节。有腱鞘炎并发腕管综合征的个案报道。在 AIDS 出现之前，报道的几例患者大部分是影像学证实的关节周围的骨髓炎。这些患者都是青年人，没有消耗性疾病，也没有播散的证据，仅 50% 有肺部病变。滑膜组织表现为急性或慢性滑膜炎、多核巨细胞和明显的肉芽肿形成以及特殊染色下大量的出芽隐球菌。近期有大量关于免疫抑制的患者出现播散感染的病例报道。值得一提的是，骨关节的隐球菌感染与结节病有关，虽然目前还不清楚这个相关性是结节病本身还是由于应用免疫抑制剂治疗所致。血清隐球菌抗原检测非常敏感，部分原因是因为骨关节感染为血源性播散导致。治疗方案根据感染的解剖学部位和宿主的免疫状态而定，两性霉素 B 和氟康唑疗效比较好。严重隐球菌感染的病例，常在开始的 2 ～ 4 周用 5 – 氟胞嘧啶联合两性霉素 B 或氟康唑作为诱导治疗。

四、假丝酵母菌（念珠菌）病

假丝酵母菌（念珠菌）是广泛存在的酵母菌。白假丝酵母菌（白色念珠菌）是人类的正常寄生菌，其他种类的假丝酵母菌可以在非动物环境中生存，例如土壤。从 20 世纪 40 年代开始应用抗生素起，由于免疫抑制剂和胃肠外营养的普遍应用，皮肤黏膜和深部器官的假丝酵母菌感染发病率正在逐渐增加。虽然很少有骨髓炎的报道，但在儿童和成人中，它是血源性播散的一个潜在的严重并发症。假丝酵母菌感染也可发生在外科手术和假丝酵母菌污染的海洛因注射过程中，通过直接的组织接触也可发生假丝酵母菌感染。在两性霉素 B 成功治疗其他部位的感染后可以出现骨的感染。感染通常位于两个相邻的椎体之间或位于单独的长骨。外科手术的接触可能发生胸骨、脊柱、下颌骨的感染。少部分患者可以累及多个部位。全关节置换术后也可发生假关节的假丝酵母菌感染。

骨关节假丝酵母菌感染在临床上表现为局部疼痛，其他症状和实验室异常在个体中差别较大。有症状部位的影像学检查常可以发现骨髓炎的骨变化。开放性或穿刺针活检可获得病变的骨组织，通过组织培养可以发现各种假丝酵母菌而得到正确的诊断。有应用直接基因扩增试验的报道。用唑类（如氟康唑、伊曲康唑、伏立康唑、泊沙康唑）、棘球白素类（如卡泊芬净、米卡芬净、阿尼芬净）或两性霉素 B 治疗可能有效。菌种鉴定及药物敏感试验有助于抗真菌治疗药物的选择。例如，光滑假丝酵母菌通常对唑类抗真菌药及两性霉素敏感性差，但是对棘球白素类敏感。克鲁斯假丝酵母菌对唑类抗真菌药耐药，对两性霉素敏感性差，但是对棘球白素类抗真菌药物敏感。葡萄牙假丝酵母菌对两性霉素耐药，近平滑假丝酵母菌对棘球白素类敏感性差。外科清创术的应用必须个体化，单药治疗椎体受累但无神经并发症的假丝酵母菌感染是有效的。

假丝酵母菌（念珠菌）病不是单关节炎的常见病因。虽然已有报道化脓性关节炎是由于其他类型的假丝酵母菌感染引起，但白色假丝酵母菌是最常见的病原体，有报道其常累及膝关节，发生在多灶性关节外假丝酵母菌感染的前后，常伴有全身症状，儿童和成人都可以发生。易感因素包括胃肠道和肺部疾患、麻醉剂成瘾、静脉内导管、白细胞减少、免疫抑制剂治疗（包括 TNF 抑制剂）、应用广谱抗生素和糖皮质激素。一些患者既往有关节炎病史，在关节腔穿刺后发生感染。影像学检查可以发现绝大多数病例同时存在骨髓炎。滑液白细胞计数差别较大，所有患者的滑液中都可以培养出假丝酵母菌属，但涂片检查不一定能够发现。滑膜的病理学检查表现为非特异的慢性炎症，而不是肉芽肿。

五、孢子丝菌病

孢子丝菌病是申克孢子丝菌感染引起，它是一种广泛存在于土壤和植物中的腐生菌。通过皮肤接触在人类传播，极少数通过呼吸道吸入传播。它通常在热带和亚热带工作的劳动者之间传播。最常见的感染部位是皮肤和淋巴管，但也可以由肺部播散到中枢神经系统、眼、骨骼和关节。在具有免疫功能的宿主中，典型的感染是单一部位的感染，而在免疫缺陷的宿主中，包括在接受抗细胞因子治疗的患者，可以出现多发性病灶。

与相对常见的皮肤感染相比，关节孢子丝菌病少见。在一项队列研究中，84%的病例没有皮肤感染，提示感染途径是通过肺部所致。孢子丝菌病常发生在患有可使宿主抵抗力发生改变的慢性疾患人群中，例如酒精中毒、骨髓增生异常。孢子丝菌病关节炎大多是无痛性的，可表现为单关节炎或多关节炎。常受累的关节有膝、手、腕、肘和肩关节。手、腕关节受累是其与其他真菌性关节炎的不同之处。关节感染有扩散到软组织形成窦道的倾向，全身症状少见。

影像学改变多种多样，从邻近关节的骨质减少到常见的穿凿样骨病变。滑液通常呈炎症性改变。滑膜炎的总体特征是破坏性的血管翳形成；其显微镜下特征为：肉芽肿性病理学改变或少数非特异性炎症。在病变的组织中很难发现病原体，常通过关节液或感染组织的阳性培养结果进行诊断。室温孵育有助于菌丝S期的生长。血清学检查对孢子丝菌病的诊断没有意义。在一小部分病例中，孢子丝菌病播散可能导致一种潜在的致命性感染，其特征性表现是：低热、体重下降、贫血、溶骨病变、关节炎、皮肤病变、眼部和中枢神经系统受累。这种病例发生在免疫抑制的患者中，如血液系统恶性肿瘤或HIV感染患者。

1979年报道的44例孢子丝菌病患者中，关节清创术与大剂量静脉注射两性霉素B的联合治疗的效果是最理想的（11例治疗患者全部治愈），而单独使用两性霉素的疗效稍差（19例治疗患者中14例治愈）。最近已有研究证实，伊曲康唑对大多数患者初始治疗是有效的。伊曲康唑治疗无效和多部位感染可以选择两性霉素B。相反，氟康唑对骨关节孢子丝菌病的治疗效果不佳。对罹患AIDS的患者需长期使用伊曲康唑治疗。

六、曲霉菌病

曲霉菌无处不在，但是免疫功能正常的人很少感染。相反，对于免疫抑制的儿童和成人，曲霉菌侵袭性感染是一种致命的并发症。感染可以从肺部直接扩散到邻近的椎体、椎间盘和肋骨（多为儿童），或通过血液扩散。伴有相邻骨髓炎的单关节炎也有报道，膝关节受累最为常见。在感染的组织中可以发现病原体。已有研究证实，酶免疫分析法（EIA）检测半乳甘露聚糖可以作为侵袭性曲霉菌病的标志物，另外（1→3）-β-D-葡聚糖测定同样可以提示侵袭性真菌感染。采用外科清创术和抗真菌药物联合治疗的方案一直存在质疑。对于侵袭性曲霉菌病，伏立康唑优于两性霉素B，是目前推荐的首选治疗。采用脂质体两性霉素B、泊沙康唑、卡泊芬净和米卡芬净对上述治疗无效病例的补救治疗有效。目前尚未有研究证实联合治疗优于单药治疗。

七、组织胞质菌病

荚膜组织胞质菌是一种可以导致地方病的土壤寄生菌，流行地区为美国的中西和东南地区。组织胞质菌的骨关节感染少见，但有膝关节、腕关节和踝关节感染的报道。包括应用TNF拮抗剂后处于免疫抑制状态的成人和儿童易患播散性的组织胞质菌病，临床上可能与结节病、结核和反应性炎性疾病混淆。此病的诊断依赖于适当的真菌染色、培养方法、抗原检测和血清学抗体试验。有个案报道强调人工假体真菌性关节炎的发生率很低。更常见的组织胞质菌骨关节炎的表现是一种伴有急性肺部感染的高敏综合征，它的特征是自限性多关节炎、结节红斑和多形红斑。伊曲康唑联合脂质体两性霉素B是治疗严重感染的首选药物，而伊曲康唑用于治疗一般的组织胞质菌感染。

八、足放线菌病

足放线菌是存在于环境中的真菌，可存在于免疫功能正常和免疫功能抑制的宿主中。在皮肤接触后可以导致病灶的侵入性和播散性感染。芽生足放线菌常累及骨和软骨，导致化脓性关节炎和骨髓炎。外科治疗和抗真菌治疗很难消除感染，病原体对两性霉素B耐药。有病例报道，单用伏立康唑或伏立康唑联合特比萘芬能有效控制感染。

九、真菌感染的治疗

在过去的几十年里，抗真菌化学药物治疗已经得到了明显改进，最初是两性霉素 B 的引入，后来是包括氟胞嘧啶、酮康唑、氟康唑和伊曲康唑等口服抗真菌药物的发展。近期的进展包括：比两性霉素 B 毒性小的脂质体两性霉素 B 以及两性霉素 B 脂质体复合物。目前已经证实，广谱抗真菌药伏立康唑和泊沙康唑是广谱唑类抗真菌药，对曲霉菌病和毛霉菌病的治疗效果较好。现在有另一类可选择的新的抗真菌药——棘球白素类（卡泊芬净、米卡芬净和阿尼芬净）可以用来治疗曲霉菌病和假丝酵母菌感染。有些综述报道了详细的治疗指南。在正确选择药物和疗程方面，临床医生必须考虑到感染的病原体疾病的临床表现、患者的免疫状态、耐药情况、药物的不良反应、治疗的直接和间接费用。由于感染患者可能同时存在接受抗移植排斥治疗、免疫紊乱、恶性肿瘤或 AIDS 而免疫系统防御能力下降的情况，治疗变得更为复杂。

伊曲康唑是地方性真菌病（芽生菌病、组织胞质菌病和孢子丝菌病）的首选治疗。推荐的负荷剂量是 200mg，每日 3 次，连用 3 天，之后每日 200 ～ 400mg。伊曲康唑的吸收是不可预知的，需要测定血液中伊曲康唑的浓度以保证充分的药物疗效。伊曲康唑的吸收需要胃酸，所以给药的同时应避免使用质子泵抑制剂、H_2 受体拮抗剂等药物所致的胃内酸度下降。治疗疗程至少 6 个月，部分病例可能需要治疗 1 年。对于隐球菌病，氟康唑是推荐的氮二烯五环类抗真菌药物。脑膜受累和威胁生命的感染首选两性霉素 B。若需获得详细的治疗指南和药物不良反应，可参阅综述，美国传染病学会的指南以及特殊感染的主要参考文献。

十、抗风湿病治疗可继发真菌感染

许多与骨关节疾病相关的同种真菌感染可导致接受抗风湿治疗的患者感染，特别是接受生物制剂治疗的患者。真菌感染的动物模型提示，TNF 在宿主防御反应中起着重要的作用，这些病原体包括曲霉菌、假丝酵母菌（念珠菌）、隐球菌、球孢子菌和孢子丝菌。

在美国的西南部球孢子菌感染流行地区，已有接受 TNF 拮抗剂治疗后出现球孢子菌感染的病例报道。在一项已经发表的最大的报道中，13 例中有 12 例是发生于英夫利昔单抗治疗后，1 例发生于依那西普治疗后。这些病例中 2 例表现为新发感染而不是疾病复发。在同一个医疗中心，英夫利昔单抗治疗与其他抗风湿治疗相比，球孢子菌感染的相对危险度为 5. 23。在所有病例中，球孢子菌感染无其他已知的危险因素，包括糖尿病、妊娠、HIV 感染。也有报道，球孢子菌感染发生于非流行病地区，推测可能与病原菌暴露有关。

在美国中部密西西比河谷区域球孢子菌感染流行地区，也有接受 TNF 拮抗剂治疗后发生播散性感染的报道，应用英夫利昔单抗后球孢子菌感染发生率高于其他生物制剂治疗。目前原因不明，可能的原因包括英夫利昔单抗独有的作用机制、接受该药治疗的患者较多、患者的选择、联合其他免疫抑制剂治疗，或者上述某几种因素的同时存在。在大多数病例中，发生于 TNF 拮抗剂治疗后的组织胞质菌病感染的患者，都曾接受过另外的免疫抑制剂治疗。患者的典型表现为：咳嗽、呼吸困难、发热、全身不适，可能会快速进展为严重疾病。92% 播散性组织胞质菌病患者的尿液中可检出组织胞质菌抗原，而且该检测有助于快速诊断。暴露于组织胞质菌可导致无症状潜伏性感染，然而，这就很难确定到底是继发于有症状性感染疾病复发还是有新发感染。TNF 拮抗剂治疗后隐球菌肺部感染和播散性感染均有报道，也有曲霉菌、假丝酵母菌、足放线菌、孢子丝菌感染的报道。目前尚未有阿巴西普或利妥昔单抗治疗后真菌感染的报道，是否与这些药物风险较低有关，还是与接受这类药物治疗的患者较少有关，还需要进一步观察。

卡氏肺囊虫肺炎（PCP）是由一种最初分类为原虫的真菌（卡氏肺囊虫）感染引起。PCP 是一种与 HIV 感染相同的机会性感染，有报道发生于一些接受抗风湿治疗后的患者，包括环磷酰胺及小剂量甲氨蝶呤，通常联合糖皮质激素治疗。有意思的是，日本报道 PCP 与小剂量甲氨蝶呤治疗有着特殊的关系，无症状肺包子虫病发生率在老年人中高达18.8%，该作者提出聚合酶链反应（PCR）检测可能鉴定治疗过程中高风险PCP携带者。包括利妥昔单抗及TNF拮抗剂的生物制剂的应用与PCP的发生有关，PCP表现为发热、干咳和喘息。接受免疫抑制剂治疗的患者临床表现比HIV感染的患者病情更严重。病原体可以在HIV患者痰中检出，但在风湿病患者中很少检出。PCR方法检测出卡氏肺囊虫DNA可以做出诊断。血清中升高的β-D-葡聚糖（一种常见的真菌细胞壁成分）也有助于诊断。一项21例的病例研究证实，接受英夫利昔单抗治疗的患者中，年龄较大、既往有肺部疾病史、大剂量糖皮质激素治疗，以及人血白蛋白和IgG偏低是患PCP的潜在危险因素。PCP胸部X线片表现为弥漫性浸润影，CT扫描表现为磨玻璃影；胸部X线片表现很难与甲氨蝶呤性肺炎鉴别，治疗方案包括外源性辅助供氧，以及甲氧苄啶，磺胺甲噁唑（TMP/SMX）或喷他脒羟乙磺酸盐治疗。在HIV并发PCP的患者中，大剂量激素常常用于辅助治疗，而采用免疫抑制剂治疗的研究较少。

PCP感染也与接受非生物制剂的免疫抑制治疗有关，特别是应用环磷酰胺治疗系统性红斑狼疮、血管炎以及其他自身免疫性疾病时，也有发生PCP的风险，尽管风险较低。在最近的一项回顾性研究中，分析了76 156例接受环磷酰胺治疗的系统性红斑狼疮患者，发生PCP的风险为15.88例/10 000例患者，即0.158%。潜在危险因素包括大剂量糖皮质激素的应用、淋巴细胞数减少（特别是CD4淋巴细胞计数减少）、肾疾病以及高疾病活动度。肺部受累的血管炎患者PCP风险是增高的，这类患者以及系统性红斑狼疮肺部受累发生PCP的诊断均比较困难。遗憾的是，目前还没有关于自身免疫性疾病PCP预防的公开指南，也没有这种情况下明确的护理标准指导意见。最近关于血管炎的临床研究常把PCP的预防作为方案的一部分，建议用它来做护理的指南。近期针对美国风湿病学家的两项调查，发现常规处方预防性抗生素的比例分别仅是50.4%和69.5%。专业的风湿病医生以及刚毕业的医学生更偏向使用预防性治疗药物。TMP/SMX似乎比氨苯砜或雾化吸入喷他脒更有效，尽管它们能明显增加狼疮患者磺胺过敏的风险。除了肺囊虫，对于真菌感染的预防性治疗目前还没有统一的标准或建议。

鉴于接受生物制剂治疗有发生真菌感染的风险，慎重选择患者很重要。有真菌感染史以及明显有病原体接触史的患者，只有在可选择的治疗无效或不能耐受时，才考虑应用生物制剂。接受生物制剂治疗过程中尽可能地减少暴露于感染源［例如：避免暴露于被组织胞质菌污染的老旧建筑里（拆除、修建、清洁），以及鸡舍、鸟舍、木屋或洞穴（洞穴探险）］，还应避免暴露于球孢子菌流行区域的户外灰尘。迄今为止，还没有筛选潜在感染及预防性治疗的实践经验。暴露于球孢子菌的患者血清中IgG和IgM抗体滴度可能会升高，抗体滴度在最初暴露后的3～6个月是正常的，然而，这些检验不适合识别远期感染。迟发型超敏反应试验可能有助于较长时间的感染的诊断，但是这个试验在美国尚未普遍应用。此外，在这种情况下绝大多数球孢子菌感染表现为急性感染而不是疾病再发。胸部影像学表现为钙化性肉芽肿及先前的组织胞质菌感染，但这是非特异性表现。在日本，对接受甲氨蝶呤治疗的无症状卡氏肺囊虫携带者，建议TMP/SMX治疗至PCR试验正常，而且可以减少发生肺炎的风险，但这些还尚未在美国人群中研究。缺乏有效的筛选试验使得早期识别感染和制订治疗方案很困难。事实上，美国食品和药品管理局（FDA）要求在TNF拮抗剂的产品说明书上标注关于发生真菌感染风险的“黑匣子”，反映这类感染的延误诊断有潜在的致命性后果。

第五节　人类免疫缺陷病毒感染的风湿病表现

从1981年首次描述获得性免疫缺陷综合征（AIDS）以来，人类免疫缺陷病毒（HIV）的大范围流行就成为首要的全球健康危机之一。2008年，联合国艾滋病规划署（UNAIDS）报告中的最新数据显示，AIDS的全球流行趋势正在变缓，但在某些地区新增病例正以惊人的速度持续增长，例如南非、东欧和亚洲中部和东部地区。据估计，全世界约3 300万人感染HIV。

近年来，一些国家在教育和公共健康意识等方面逐步提高，对控制HIV疫情的进步无疑已经使年轻人群的患病率下降。随着新型治疗手段的应用和健康管理的完善，人类下一个十年的预期寿命将会延长，HIV感染也有望像慢性病一样得以控制，且与其相关的骨骼肌肉和风湿病并发症及其治疗措施也将有所增加。

风湿性疾病中，临床医生在使用免疫抑制剂治疗具有致残性的炎症性疾病时，面临着病毒导致的免疫功能低下的挑战。对于免疫功能低下的患者，诊断感染尤为重要，因为随着 HIV 疾病的进展，机会性感染的可能性上升，而这种感染可以引起肌肉骨骼不适的主诉。在疾病早期（$CD4^{+}$细胞计数 >300/μl），虽然机会性感染的可能性较低，但仍可发生细菌感染（特别是结核感染）。在这些人群中使用免疫抑制剂需要有严格的规定。

一、HIV 相关性骨关节疾病

（一）HIV 相关性关节痛

超过5%的 HIV 阳性患者可出现不明原因的关节痛。关节痛和肌痛也是 HIV 血清变化的全身症状的一部分。关节痛是否归因于 HIV 感染本身或其他感染（如丙型肝炎病毒）引起的循环中病毒和宿主免疫复合物，目前尚无定论。其发病机制不清，但细胞因子或短暂性骨缺血可能参与其中。但单纯表现为关节痛的患者很少发展为炎性关节病。最恰当的治疗包括非麻醉性止痛药和心理安慰。

（二）痛性关节综合征

痛性关节综合征是一种持续时间短于 24 小时的自限性疾病，几乎无客观的临床证据，其特征是剧烈的关节痛和骨痛。它主要发生 HIV 感染的晚期阶段。病因不明，且患者中尚未发现滑膜炎的证据。膝关节受累最常见，也可累及肘关节和肩关节。影像学检查无特异性，偶见关节周围骨质疏松。该综合征以对症治疗为主。

（三）HIV 相关性关节炎

HIV 感染相关性血清阴性关节炎首次报道于 1988 年，发生率为 12%。在 HIV 广泛流行的非洲撒哈拉沙漠以南的地区，HIV 相关性关节炎最为常见。在 HIV 血清感染率 7%～8% 的刚果，AIDS 是无菌性关节炎的主要病因（占所有病例的 60%）。通常表现为少关节炎，主要累及下肢，呈自限性，持续时间小于 6 周。与其他病毒性关节炎相似，病变主要累及下肢的膝（84%）、踝（59%）和跖趾关节（23%），以及上肢的腕（41%）、肘（29%）和掌指及指间关节（25%）。部分患者病程较长并伴有关节破坏。

病因不明，已证实与 HLA－B27 或其他已知的遗传因素无关。关节滑液培养通常无菌，虽然一项报道称在关节滑液中检测到管网状包涵体，提示病毒性来源，但这可能是 HIV 本身所致。除了有长期症状的个别患者可出现关节间隙变窄、破坏外，受累关节的影像学检查通常正常。治疗包括非甾类抗炎药（NSAIDs），重症患者可给予小剂量糖皮质激素。也可使用羟氯喹和柳氮磺吡啶。

（四）HIV 感染中发生的反应性关节炎

美国的早期报告显示，在 HIV 感染时更易发生反应性关节炎。然而后期研究表明，反应性关节炎的高发可反映出 HIV 感染高危人群活跃的性生活特征。这一观点在对非洲撒哈拉沙漠以南地区的研究中未得到证实，该地区 HLA－B27 阳性率低，在 HIV 流行之前很少有脊柱关节病的报道。当 AIDS 流行后，反应性关节炎和未分化脊柱关节病的患病率急剧增长，较少见的银屑病关节炎也开始出现，提示 HIV 感染的病原学作用。

典型表现是血清阴性的下肢外周关节炎，常伴附着点炎（腊肠指/趾、跟腱炎、足底筋膜炎）。皮肤、黏膜表现较为常见，尤其是溢脓性皮肤角化病和环状龟头炎。也可出现泛发性银屑病样皮疹。临床表现的重叠使 HIV 相关性反应性关节炎与银屑病关节炎有时难以鉴别。尿道炎的发生率与 HIV 阴性的反应性关节炎相近。可出现中轴关节受累和眼葡萄膜炎，但发生率不高。来自非洲的纵向研究显示，病情进行性进展者预后不良。

在白种人中，HIV 相关性反应性关节炎中 HLA－B27 的阳性率为 80%～90%。而非洲的研究显示，大多数患者 HLA－B27 阴性。有研究表明，HLA－B27 抗原可延缓 AIDS 的进程。在 HLA－B27 阳性的无症状 HIV 感染者中，其杀伤性 T 细胞反应主要以识别 gag 编码的 p24 蛋白表位为主，后者在 HIV 阳性、HLA－B27 阴性患者中缺乏。其他与 HIV 感染预后良好相关的人类白细胞抗原（HLA）Ⅰ类抗原也与银屑病和银屑病关节炎相关，包括 HLA－B13 和 HLA－B17（B57、B58）。在赞比亚人群中，HLA－B＊5－703 对 HIV 的进展有保护作用，但易发生脊柱关节病。

治疗与 HIV 阴性的反应性关节炎相同。主要使用 NSAIDs；特别推荐吲哚美辛，它不仅有效，而且体外研究证实可以抑制 HIV 病毒复制，这是其特有的作用。患者单用 NSAIDs 效果常欠佳。有研究证实柳氮磺吡啶剂量为 2g/d 时有效，且另一项研究发现其可改善 HIV 感染。甲氨蝶呤由于具有免疫抑制作用，起初认为应禁用。然而，近期更多的研究表明，在密切监测 HIV 病毒载量、$CD4^+$ 细胞计数和患者临床状况的情况下，甲氨蝶呤在 HIV 相关性反应性关节炎和银屑病关节炎治疗中可占一席之地。

报道称羟氯喹不仅对治疗 HIV 相关性反应性关节炎有效，而且在体外可减少 HIV 病毒复制，并降低体内 HIV 病毒载量。阿维 A 酯［0.5～1mg/（kg·d）］对 HIV 相关性反应性关节炎和银屑病关节炎的关节和皮肤损害有效，不过由于此药不良反应较大，一般仅在对其他治疗反应不佳时使用。亦有使用肿瘤坏死因子拮抗剂的报道，但使用时需高度谨慎，仅在 $CD4^+$ 细胞计数 > 200/μl 及 HIV 病毒载量 < 60 000/mm^3 才可使用。一项对 8 名患有脊柱关节炎或类风湿关节炎的 HIV 患者的前瞻性研究发现，在初始治疗时遵循这些注意事项，肿瘤坏死因子拮抗剂的有效性和安全性可长达 5 年。

（五）银屑病和银屑病关节炎

在 HIV 阳性患者，特别是未接受抗反转录病毒治疗的患者中，银屑病皮疹的范围可能较为广泛。值得注意的是，皮肤 T 细胞淋巴瘤与银屑病表现类似，在 HIV 阳性患者中应注意两者的鉴别诊断。赞比亚的一项报道显示，28 例非洲银屑病关节炎患者中有 27 例 HIV 呈阳性。主要表现为累及下肢的进展性多关节炎。银屑病通常表现为广泛的斑块型与点滴型混合，与关节病变不同，皮肤病变在 AIDS 发病后不会缓解。已证实抗反转录病毒治疗对 HIV 相关性银屑病和关节炎均有效。光疗可改善皮疹，但也可能加速病毒复制，使 HIV 病情恶化、并增加患皮肤癌的风险。还有报道其他一些药物有效，包括环孢素（使用时需要严密监测肾功能）和阿维 A 酯。也可使用甲氨蝶呤，但必须谨慎。肿瘤坏死因子拮抗剂可用于难治性病例，且部分患者的皮肤损害和关节炎可显著改善，但需慎用（见前文），某些患者在用药过程中出现频繁的多种微生物感染而导致停药。

（六）未分化脊柱关节病

未分化脊柱关节病患者具有反应性关节炎或银屑病关节炎的某些表现如附着点炎（足底筋膜炎和跟腱炎），但未发展为某种典型的脊柱关节病。治疗主要是对症处理（NSAIDs，病变局部注射糖皮质激素），病变广泛的患者应考虑加用柳氮磺吡啶。

（七）缺血性骨坏死

大多数的股骨头坏死病例发生于高效抗反转录病毒治疗（HAART）后。最常见的原因是蛋白酶抑制剂相关的血脂代谢异常，但还没有对照研究证实是抗反转录病毒药物本身所致。其他危险因素包括酗酒，使用糖皮质激素、醋酸甲地孕酮，抗磷脂抗体，静脉注射吸毒以及 HIV 感染本身。股骨头坏死最常见的症状是负重时疼痛和活动痛。有些患者可无症状，而是通过偶然的影像学检查发现。当软骨下出现塌陷时，大多数患者就会出现症状。与 HIV 阴性患者一样，X 线片、CT、MRI 和核医学检查已成功用于股骨头坏死的诊断。

（八）肥大性肺性骨关节病

肥大性肺性骨关节病影响骨、关节和软组织，可发生于伴有卡氏肺囊虫肺炎的 HIV 感染患者。主要特征为下肢的剧烈疼痛、杵状指、关节痛、非凹陷性水肿，以及踝、膝和肘关节周围软组织受累。受累部位皮肤发亮、水肿、皮温升高。影像学检查显示，下肢远端长骨出现广泛的骨膜反应和骨膜下增生。骨扫描显示，骨皮质表面摄取增加。针对卡氏肺囊虫肺炎的治疗可以缓解这些症状。

（九）骨量减少和骨质疏松

无论是否进行抗反转录病毒治疗，HIV 感染患者骨量减少和骨质疏松的发生率都比正常人高 3 倍以上，并导致病理性骨折。一项荟萃分析显示，15%的 HIV 阳性者存在骨质疏松，52%骨量减少。一些学者认为，HIV 感染本身可导致骨代谢异常。蛋白酶抑制剂的使用、HIV 长期感染、高病毒载量、高乳酸水平、低碳酸氢盐水平、碱性磷酸酶升高和抗病毒治疗前低体重均是发生骨量减少的危险因素。维生素 D 缺乏在 HIV 感染者中也常见，一项队列研究报道，47%的 HIV 感染者存在中至重度的维生素 D 缺乏。对 211 例 HIV 阳性患者的回顾性研究发现，维生素 D 缺乏与并发丙肝病毒感染、先前患有 AIDS 以及较高的 $CD4^+$ 细胞计数相关。临床医生应界定一个维生素 D 水平的低值用于筛检维生素 D 的缺乏，并给予足够的补充。常使用二磷酸盐维持骨密度，有消耗性表现的 HIV 感染患者还可使用睾酮。

二、HIV 相关性肌病

HIV 感染的肌肉受累表现多样，包括单纯的肌痛、无症状性肌酶升高、严重的致残以及 HIV 相关性多发性肌炎或化脓性肌炎。HIV 的血清变化可与肌红蛋白尿和急性肌痛同时出现，提示 HIV 的亲肌性可以出现在感染早期。

（一）肌痛和纤维肌痛

门诊的 HIV 阳性患者中，有 1/3 的患者主诉肌痛，11%的患者有纤维肌痛。纤维肌痛与病程较长和抑郁病史相关。治疗与非 HIV 感染的纤维肌痛类似。

（二）非炎症性坏死性肌病和 HIV 相关性消耗综合征

慢性感染、恶性肿瘤、吸收不良和营养缺乏导致的严重消耗常引起 AIDS 患者乏力和劳动力丧失。这种消耗可导致体重及肌肉组织减少。HIV 相关的恶病质和肌肉消耗即构成了非洲的“消瘦病”。肌病的患者中 42%为发病机制不明的非炎症性坏死性肌病。即使没有明显的消耗表现，患者肌活检也显示有弥漫性萎缩、轻度神经源性萎缩或不伴明显炎症的粗肌丝损耗。这些情况是由免疫介导、还是受代谢或营养因素影响尚不清楚。有报道称，糖皮质激素可以修复肌力和肌肉组织。

（三）线状体肌病

线状体肌病除见于罕见的先天性疾病外，在一些 HIV 阳性患者中也可发生。其表现为 Z 带崩解导致的非特异性的肌原纤维改变。肌活检示萎缩的 I 类纤维杂乱分布，肌纤维中央的胞质中有许多杆状小体，电镜下为杆状体，局部无纤维坏死和炎性浸润。部分患者有相关的单克隆丙种球蛋白病。虽无炎症表现，但糖皮质激素治疗可能有效。此外，已有 2 例采用静脉注射免疫球蛋白（IVIG）治疗成功的报道。

（四）HIV 相关性多发性肌炎

HIV 相关性多发性肌炎在 HIV 感染早期就有非常典型的临床表现，也可为其特征性表现。在对得克萨斯州一个县诊所大样本 HIV 阳性门诊患者的研究中，多发性肌炎的患病率为 2.2%。HIV 相关性多发性肌炎的发病机制尚不清楚一项病理学研究推测可能源于病毒的直接侵入（导致细胞病变，进而肌肉坏死），另一项研究显示，可能由 HIV 宿主自身免疫反应导致。

多发性肌炎最常表现为亚急性进行性近端肌无力伴肌酸激酶升高。肌痛不是突出的临床表现。皮肤、眼外肌和面部肌肉不常受累。另一方面，HIV 感染者中患皮肌炎的报道较少，通常发生在免疫缺陷的晚期。

某些 HIV 相关性多发性肌炎患者的肌酸激酶水平略升高甚至正常。一项来自非洲撒哈拉以南地区的回顾性报告发现，HIV 相关性多发性肌炎患者的肌酸激酶水平比未感染 HIV 的多发性肌炎患者低 4 倍。

在 MRI T_2 加权相上，无论抑脂与否，多发性肌炎都显示高强度信号，无边缘强化，而化脓性肌炎可见边缘强化。MRI 还可以指导肌肉活检，后者是确诊疾病的“金标准”。肌电图表现为：早期复极和完全干扰型的肌病性运动单位电位、纤颤电位、正向棘波以及提示刺激过程的复杂重复放电波。光学显微镜下，肌肉活检标本中可见肌肉组织间质有不同程度的炎性细胞浸润伴肌纤维变性和再生，这些表现和 HIV 阴性的多发性肌炎相似。极少伴发血管炎。肌肉活检显示，无论是 HIV 阳性或阴性的肌炎患者，侵入或包绕正常的纤维的大部分为 $CD8^+$T 细胞和巨噬细胞及表面表达 MHC Ⅰ类抗原。但 HIV 阳性患者肌内膜浸润的 $CD4^+$ 细胞显著减少，这是与 HIV 阴性多发性肌炎的唯一区别。

治疗与其他炎性肌病相似，中等剂量糖皮质激素对肌酸激酶升高和肌无力有效。难治性病例需要使用免疫抑制剂，如甲氨蝶呤、硫唑嘌呤或霉酚酸酯（吗替麦考酚酯）。有静脉注射丙种球蛋白治疗成功的病例报道。这些药物需谨慎使用，严密观察患者临床状态、$CD4^+$ 细胞计数和 HIV mRNA 水平。

肌酸激酶升高在 HIV 感染的门诊患者很常见，可继发于 HIV 感染本身、HIV 感染的高危行为因素（如吸毒）或 HIV 治疗后。大多数患者肌酸激酶的升高是短暂的且无严重后果，但在行肌电图和肌肉活检前需严密随访患者，以便发现疾病恶化的征象。

（五）包涵体肌炎

包涵体肌炎被认为是 HIV 感染的并发症。其与散发性包涵体肌炎在临床表现、组织学和免疫学上均无差异。肌肉活检显示两种并发的过程——细胞毒 T 细胞介导的自身免疫过程及肌纤维空泡化和淀粉样蛋白沉积的变性过程。特别令人感兴趣的发现是，在 HIV 相关性包涵体肌炎患者的单个核细胞的肌纤维中 Toll 样受体 3 mRNA 表达水平升高并组成性表达，而已知 Toll 样受体 3 可介导来自病原体的炎症刺激和内源性损伤信号，连接天然免疫和适应性免疫系统。一篇对 4 例 HIV 相关性包涵体肌炎病例的综述发现，肌纤维周围的 $CD8^+$ 细胞是病毒特异性的，可能与肌纤维表面的抗原发生交叉反应，这表明 HIV 可能触发病毒特异性的炎症反应，导致包涵体肌炎发生。

（六）治疗相关性肌病

某些患者在接受大剂量齐多夫定治疗后出现可逆的毒性线粒体肌病，表现为肌痛、肌肉压痛和近端肌无力，与 HIV 多发性肌炎相似。有报道称，在使用齐多夫定或其他核苷类逆转录酶抑制剂（NRTIs）（如地达诺新）治疗的 HIV 阳性患者中，线粒体毒性表现为上睑下垂或眼肌麻痹。病理特征为出现破碎红纤维，即出现萎缩破碎的红纤维伴有明显肌原纤维变性，包括粗肌丝消失和胞质小体形成，另外还有轻微的炎性浸润。停药后症状缓解，4 周内肌酶水平降至正常，8 周内肌力恢复。任何 HIV 感染患者出现肌酶水平升高，特别是伴肌痛或肌无力症状时，需停用齐多夫定 4 周，重新评估患者情况后行肌电图或肌活检。

（七）横纹肌溶解症

横纹肌溶解症可发生于 HIV 感染的任何阶段，可分为 3 组：HIV 相关的横纹肌溶解症，包括原发性 HIV 感染横纹肌溶解症、复发性横纹肌溶解症和孤立性横纹肌溶解症；药物诱导的横纹肌溶解症；AIDS 晚期横纹肌溶解症，并发或不并发肌肉机会性感染。与 HIV 患者横纹肌溶解症相关的药物包括地达诺新、拉米夫定、复方磺胺甲噁唑片、利托那韦、茚地那韦和拉替拉韦。

三、弥漫性浸润性淋巴细胞增多综合征

弥漫性浸润性淋巴细胞增多综合征（DILS）仅在 HIV 阳性患者中出现。以唾液腺肿大和外周 $CD8^+$ 细胞增多为特征，并常伴有干燥症状及其他腺体外表现。自 HAART 使用后 DILS 的患病率不断下降。在得克萨斯州的休斯敦市，以腮腺肿大为衡量标准，发现 HAART 使用前 DILS 的患病率为 4%，积极的 HIV 治疗后患病率降至 0.8%。希腊的一项研究以口眼干燥作为衡量标准（需小唾液腺活检和锝闪烁显像），使用 HAART 前该地区 DILS 的患病率为 7.8%，用后患病率显著下降。

DILS 的主要免疫遗传学与 HLA－DRB1 等位基因相关（主要是 HLA－DRB11＊1102、DRB1＊1301 和 DRB1＊1302），此基因位于第 3 可变区，表达 ILEDE 氨基酸序列。DILS 患者具有更有效的 $CD8^+$ 淋巴细胞应答，延缓了 HIV 由低侵袭性的 M 型株向快速复制的 T 型株进化，进而使发展为 AIDS 的进程延缓。这种反应至少部分与 DILS 相关的 HLA－DRB1 等位基因和 M 型株 HIV 上的 V3 环共有的 6－氨基酸残基表位的同源性相关。循环和组织局部浸润的淋巴细胞免疫表型分析以及唾液腺 T 细胞受体序列分析表明，DILS 代表了一种 MHC 限制性、抗原免疫的 $CD8^+CD29^-$ 淋巴细胞的寡克隆选择，这种细胞表达选择性归巢受体，可以浸润唾液腺、肺和其他器官，在局部可能有抑制 HIV 复制的作用。

小唾液腺活检显示灶性唾液腺炎，类似于干燥综合征，不过腺体破坏较后者轻。与原发性（非 HIV 相关的）干燥综合征不同，炎性浸润细胞大部分为 $CD8^+$ 淋巴细胞。DILS 患者腮腺淋巴上皮囊肿较常见，常导致唾液腺分泌功能降低，引起疼痛。

无痛性腮腺肿大是 DILS 常见的特征性临床表现。60% 以上的患者同时伴有干燥症状。尽管腮腺和颌下腺肿大在这种疾病中比较普遍，但是腺体外某些的表现也很明显。

DILS 的诊断标准如下：

1. 酶联免疫法和蛋白印迹法证实血清 HIV 阳性。
2. 双侧唾液腺肿大或眼干持续 >6 个月。
3. 组织学证实唾液腺或泪腺淋巴细胞浸润，不伴肉芽肿或占位性肿块。

小唾液腺活检大多呈阳性。当不能进行唇腺活检或活检诊断不明时，可行镓 -67 闪烁成像。^{99m}锝扫描诊断意义不大。对于应用蛋白酶抑制剂的患者，闪烁成像是最主要的辅助诊断手段，因为使用这些药物的患者小唾液腺活检很少阳性。CT 用于了解腺体肿大的程度、评价腮腺囊肿和可能的唾液腺恶性病变。

无症状性腺体肿大和有轻度干燥症状的患者观察随访即可。抗反转录病毒治疗对 DILS 相关的唾液腺肿大和干燥症状以及其并发症（如神经病变）有效。中等剂量的糖皮质激素（泼尼松 30 ～ 40mg/d）对 DILS 腺体肿大和干燥症状有效，同时不会增加机会性感染及病毒载量，或减少 $CD4^+$ 细胞计数，但疗效短暂。淋巴细胞性间质性肺炎需要用更大剂量糖皮质激素治疗（泼尼松 60mg/d），有时需要延长疗程。禁止用放射线治疗。第Ⅶ对颅神经麻痹对任何治疗均反应欠佳。联合抗反转录病毒治疗对腮腺淋巴上皮囊肿有效，囊内注入 1mL（40mg）甲强龙或曲安奈德混悬剂可治疗顽固性囊肿。频繁复发病例需行手术切除囊肿。

四、HIV 感染相关性血管炎

HIV 感染患者可以出现多种血管炎。发热、不适、之力、皮损、头痛和神经症状在 HIV 阳性患者较常见，血管炎的诱发因素包括特定的病原体和药物，也有不明原因的特发性血管炎。感染因素中，巨细胞病毒和结核分枝杆菌感染最常见。炎症性血管炎并不常见，在 HIV 患者中发生率 <1%。

一项系列研究发现，148 例有症状的 HIV 阳性患者中 34 例（23%）存在血管炎。其中 11 例符合美国风湿病学会的血管炎分类标准，包括过敏性血管炎 6 例、结节性多动脉炎 4 例、过敏性紫癜 1 例。另一项系列研究发现，98 例中国患者中有 20% 存在血管炎，包括 15 例白塞病样疾病、2 例过敏性紫癜、2 例手指坏疽和 1 例中枢神经系统血管炎。伴有高 CD_4^+ T 细胞计数以及正在免疫重建过程中的患者可以出现肉芽肿性血管炎（原名韦格纳肉芽肿）和肺显微镜下多血管炎。变应性肉芽肿性血管炎也可发生。白塞综合征和复发性多软骨炎也可出现在 HIV 感染患者中，且 HAART 治疗有效。非洲 HIV 感染者中报道了 1 例快速进展的主动脉局灶性坏死性血管炎伴大动脉瘤形成和破裂。同样也有 HIV 感染患者主动脉根扩张伴巨细胞动脉炎的报道 HIV 阳性的儿童和成人均有发生川崎病的报道。冷球蛋白血症性血管炎伴相关性淋巴细胞性间质性肺炎的发生可伴或不伴有丙型肝炎病毒感染。

孤立性中枢神经系统血管炎患者常表现为器质性脑综合征和神经功能障碍。在儿童与 1 例成人的病例报告中，HIV 感染相关的脑动脉瘤病变可以在 Willis 环形成多发的梭形动脉瘤。中枢神经系统血管炎常表现为反复发作的脑卒中。虽然成像技术（MRI，血管造影）对诊断有所帮助，但是确诊必需行脑组织活检。报道称，CD_4^+ 细胞计数降低患者的坏死性肉芽肿性血管炎病变并不仅局限于中枢神经系统，抗反转录病毒治疗有效。最近也有采用抗 CD_{25}抗体治疗白细胞破碎性脑血管炎的报道。

诊断依赖于对疾病的高度警觉、血管造影和特异的器官活检。与免疫功能健全的患者相似，核周型抗中性粒细胞胞浆抗体（pANCA）和胞质型（cANCA）可用于诊断肉芽肿性血管炎或显微镜下多血管炎。组织活检及培养对排除疑似感染很重要。

糖皮质激素是 HIV 相关性血管炎的主要治疗药物，细胞毒药物（如环磷酰胺）、静脉注射丙种球蛋白和血浆置换用于治疗难治性病例。继发于血管炎的痛性神经病变对大剂量糖皮质激素治疗反应良好，但糖皮质激素对 HIV 相关性周围神经病变治疗效果不佳。

五、原发性肺动脉高压

肺动脉高压是一种严重的致死性疾病，好发于年轻患者。AIDS 并发肺动脉高压者的肺动脉压力高于非 AIDS 患者。组织病理学显示主要为丛性肺动脉病变，也有血栓栓塞性病变的报道。一项研究发现，它可能与 HLA－DRB1*1301、HLA－DRB1*1302 和连锁等位基因 HLA－DRB3*0301 有关。

临床症状表现为进行性呼吸困难、下肢水肿、干咳、乏力、晕厥或一过性黑矇、胸痛。肺功能显示轻度限制性通气障碍和不同程度的弥散功能减低。一项对 131 例 HIV 感染并发肺动脉高压病例的回顾性分析发现，从诊断 HIV 感染至诊断肺动脉高压的间期为 33 个月。从诊断到死亡的时间平均为 6 个月。对血管扩张剂（钙通道阻滞剂、西地那非、静脉和吸入性前列腺素类药物、内皮素拮抗剂）和 HAART 治疗反应各异，有报道称，上述治疗可以降低病死率。

六、HIV 相关性肌肉骨骼感染

（一）化脓性肌炎

化脓性肌炎是一种骨骼肌原发感染性疾病，感染并非源于邻近组织，可能来源于血液，常形成脓肿。感染性肌炎在发达国家比较少见，但是在 HIV 流行的地区，如非洲和印度，此病仍然是 HIV 感染的重要并发症。常在感染晚期 $CD4^+$ 细胞计数少于 200/μl 时发生。金黄色葡萄球菌是最常见的病原体。其他病原体包括化脓性链球菌、新型隐球菌、结核分枝杆菌、鸟胞内分枝杆菌、星形诺卡菌、肠炎沙门杆菌、大肠埃希菌、弗罗因德枸橼酸杆菌、摩尔摩根菌、铜绿假单胞菌和 A 型链球菌。

化脓性肌炎的临床表现大致可以分成 3 期：感染期、化脓期和晚期。第一期通常持续 1 ～ 3 周，以局部痉挛样疼痛、硬结伴低热为特征。大肌群特别是下肢最常受累。进入第二期，疼痛和发热加重，以受累肌肉出现水肿和脓液为特征。若不经治疗，疾病进入第三期，发病的 3 周内即可出现败血症和死亡。化脓性肌炎的病死率为 1% ～ 20% 。有时需要白细胞标记扫描，但超声和对比增强 MRI 有助于感染灶的定位。治疗通常需要口服和静脉注射抗生素联合手术引流。

（二）细菌性关节炎和骨髓炎

目前尚无证据表明 HIV 感染患者骨和关节的细菌感染发生率更高。金黄色葡萄球菌是最常见的病原体，但胃肠外药物的使用和非 HIV 感染本身也能导致金黄色葡萄球菌感染。据报道，其他多种病原体可导致 HIV 患者发生骨髓炎，包括结核分枝杆菌、沙门菌属、星形诺卡菌、肺炎链球菌、淋病奈瑟菌、巨细胞病毒、侵入型曲霉菌、鼠弓形体、光滑球拟酵母菌、新型隐球菌和粗球孢子菌。HIV 感染患者中与骨髓炎相关的病死率超过 20% 。最常累及腕、胫骨、股骨头和胸廓，但也有累及其他罕见部位的报道，如髌骨和下颌骨。

（三）肌肉骨骼结核

1% ～ 5% 的结核感染患者伴有肌肉骨骼结核，占肺外结核的第四位。其表现类似于许多骨骼疾病，可累及不同部位。低于 50% 的肌肉骨骼结核患者伴有肺结核的影像学证据。急性或复发性肺结核可导致结核分枝杆菌血行播散。在免疫功能正常的患者，骨结核灶为单发，但是 AIDS 患者中约有 30% 的患者表现为多中心骨破坏。最常累及椎骨，主要是胸椎下段和腰椎上段。结核性脊椎炎的发生率为50% ～ 66% ；外周关节炎为 20% ～ 30% ；骨髓炎为 10% ～ 20% ；腱鞘炎和滑囊炎为 1% ～ 3% 治疗包括四联抗结核药物治疗和手术。

（四）非结核性杆菌感染

免疫功能正常的人很少发生非结核性杆菌引起的肌肉骨骼感染。常导致 HIV 患者化脓性关节炎或骨髓炎的非结核性杆菌包括：鸟胞内分枝杆菌复合菌组、堪萨斯分枝杆菌、嗜血分枝杆菌、地分枝杆菌和偶发分枝杆菌。其中嗜血分枝杆菌在骨骼感染中最常见，占一半以上。堪萨斯分枝杆菌次之，占 25% 。这些系统性感染可累及多个关节、骨骼部位。约 50% 的患者出现皮肤病变，如结节、溃疡和窦道形成。感染常发生于 HIV 感染晚期，通常在 $CD4^+T$ 细胞计数 <100/μl 的阶段。鸟胞内分枝杆菌复合菌组引起的骨髓炎还与 HAART 治疗开始后的免疫重建炎症综合征有关。除了标准的抗结核治疗外，克拉霉素治疗有效。

（五）杆菌性血管瘤骨髓炎

1983 年，Stoler 等首次在 AIDS 患者中描述了一种由两种密切相关的微生物——汉塞巴尔通体和五日热巴尔通体导致的多系统感染——杆菌性血管瘤。这种疾病几乎只发生于 HIV 感染患者，其他免疫低下的患者偶有发生。

在临床标本组织学检查中发现有血管增殖，Warthin - Starry 银染色可发现杆菌，杆菌性血管瘤因此而得名。细菌感染引起血管增殖性反应，随之出现各部位损害，如皮肤（类似于卡波西肉瘤）、淋巴结（淋巴腺炎）、中枢神经系统（无菌性脑脊髓膜炎或颅内肿块）、骨（骨髓炎）和肝（紫癜样肝病）。约 1/3 有皮肤损害的患者伴有骨髓炎。这些损害通常以皮质骨广泛破坏、骨膜炎、骨髓侵犯和类似于蜂窝织炎的软组织肿块为特征。多西环素或红霉素治疗后杆菌性血管瘤可以完全缓解，但骨病变需行手术引流。

（六）真菌感染

除了细菌感染，晚期 HIV 感染患者（$CD4^+T$ 细胞计数 <100/μl）的骨骼肌肉发生真菌感染的风险很高，特别是白假丝酵母菌（白色念珠菌）和申克孢子丝菌感染。申克孢子丝菌感染表现为单关节或多关节受累及腱鞘炎，且难以根治，需要长期抗真菌治疗。HIV 感染者还可以发生各种播散性真菌感染如组织胞质菌病、隐球菌病和芽生菌病，这些感染常导致骨髓炎。

（七）寄生虫感染

肌肉弓形虫病可发生于重度免疫抑制的患者，通常表现为伴有疼痛的亚急性肌病和多脏器弓形虫病。肌肉活检标本的肌纤维中常可发现弓形虫包囊，使用特异性抗体或电子显微镜更易于确定包囊。肌肉弓形虫病可出现类似于多发性肌炎的肌无力。治疗以联合具有协同作用的抗刚地弓形虫药物为基础，主要包括乙胺嘧啶和磺胺嘧啶或三磺嘧啶。

七、HIV 感染对其他风湿性疾病的影响

早期报道表明，HIV 感染时原有的类风湿关节炎可以缓解。同样 HIV 感染可能会降低系统性红斑狼疮的活动度，尤其在 $CD4^+T$ 细胞计数较低的时期。当 HAART 应用及 $CD4^+$ 细胞计数升高时，随着免疫重建综合征的出现，大部分自身免疫疾病也重现或复发。

八、HAART 相关的免疫重建综合征

抗反转录病毒治疗的覆盖面已由 2003 年的 7% 发展到 2005 年的 20%。免疫重建炎症综合征（IRIS）是 HIV 患者接受 HAART 后细胞免疫上调导致的一种矛盾的临床恶化表现。这种现象起初被描述为感染复发，但最近被描述为自身炎症和自身免疫现象。一项样本量超过 13 000 例 HAART 治疗 HIV 患者的荟萃分析发现，13% 的患者出现 IRIS。从开始接受 HAART 治疗到 IRIS 发病的平均时间约为 9 个月。

Shelburne 等提出了 4 条免疫重建炎症综合征的诊断标准：

（1）已确诊 AIDS。

（2）抗 HIV 治疗后 $CD4^+$ 细胞计数升高，HIV 病毒载量下降。

（3）治疗过程中出现感染和炎症症状。

（4）其他病因无法解释症状。

深入了解 IRIS 的免疫学原理有助于阐明 HIV 患者接受 HAART 后，宿主对原有的或伴发的感染的非典型过度炎症反应的机制。HIV 感染导致 CD_4^+ 记忆性细胞和初始细胞急剧减少，外周血活化 T 细胞增多以及胸腺功能障碍。HAART 可以导致 HIV 持续抑制以及同时 T 细胞增殖的双向调节模式。第一期

主要为记忆性 CD_4^+ 细胞释放，持续数周至数月。第二期，大约 6 个月后，主要为初始 T 细胞增殖伴辅助性 T 细胞因子的变化。IRIS 在免疫恢复的两个时期均可发生，这两期也可产生不同的感染和自身免疫现象。

器官特异性自身免疫现象比系统性自身免疫疾病更常见，主要发生在免疫重建的晚期。这些现象可能是初始 T 细胞释放的表现，而非记忆 T 细胞重建的表现。17 例患者在应用 HAART 21 个月后发生 Graves 病。亦有末端回肠炎、普秃（全身毛发均脱落）、脑 CD_8^+ 淋巴细胞增多和吉兰 - 巴雷（Guillain - Barre）综合征的报道。最新报道称，应用 HAART 后还可出现多发性肌炎、类风湿关节炎、系统性红斑狼疮、川崎病样发热、自身免疫性肝炎、成人 Still 病和结节病。在免疫重建过程中，这些疾病大多比器官特异性自身免疫病发生得早。此外，据报道停用肿瘤坏死因子拮抗剂后会出现 IRIS，1 例停用阿达木单抗的 HIV 患者出现了 IRIS 伴隐球菌肺炎。

如果已经诊断为 IRIS，若继续使用 HAART，大多数症状将不会改善或无法治疗。如果炎症累及的区域（如中枢神经系统或眼）出现不可控制的严重损害，需停止 HAART，并考虑谨慎使用糖皮质激素。当 CD_4^+ 细胞计数 > 200/μl 时使用 HAART，IRIS 的发生可能性较小。IRIS 发生的其他危险因素包括初次 HAART 治疗和在 HAART 起始时存在高抗原负荷伴机会性感染。目前虽然更系统的分析资料尚不充分，但迫切需要建立与自身免疫相关的免疫重建的诊疗指南。由于强烈的炎症反应可能预示着对 HAART 导致的免疫重建的反应良好，大多数的 IRIS 患者的预后良好，生存率也可能升高。

九、HIV 治疗相关的风湿病并发症

先前已有核苷类转录酶抑制剂（如齐多夫定）导致肌炎和蛋白酶抑制剂导致骨坏死和腮腺脂肪瘤的报道。此外有报道称，使用茚地那韦治疗可以继发粘连性关节囊炎、Dupuytren 挛缩、腱鞘炎和颞下颌关节功能障碍。

十、HIV 感染相关的实验室检查异常

HIV 患者常伴有体液免疫异常，但临床症状却不明显。最主要的实验室异常是多克隆高丙种球蛋白血症，发生于 45% 的 HIV 阳性患者。17% 的 HIV 感染患者类风湿因子和抗核抗体低滴度阳性，罕见低补体血症和抗 ds - DNA 抗体阳性，95% 未治疗的 AIDS 患者可出现 IgG 型抗心磷脂抗体，特别是进展期患者，在 HIV 阳性患者中的阳性率为 20% ～ 30%。但很少发生血栓性疾病。HIV 阳性患者血清中可以出现 cANCA 和 pANCA 及抗肾小球基底膜抗体。HIV 阳性患者接受 HAART 治疗后冷球蛋白血症发生率降低。事实上，HAART 治疗后多数血清学异常可改善或消失。

十一、小结

HIV 全球流行的影响仍在扩大，风湿病学家应密切关注发生于 HIV 阳性患者的广泛的风湿性疾病谱。HAART 的应用改变了 HIV 感染的自然病程。它使一些 HIV 相关的临床症状的发生频率和表现形式发生变化，并且直接（毒性作用）或间接（免疫重建）导致一些新的症状出现。随着生存率的提高和新型治疗方法的改进，HIV 阳性患者并发的风湿性疾病谱将不断更新变化，对于风湿病学家而言，值得深入研究。

第六节　病毒性关节炎

关节痛和关节炎是某些病毒感染的突出特征，病毒感染也是许多风湿性疾病的病因之一。通过认识病毒如何引起关节炎，以及病毒和宿主细胞相互作用状态，可了解病毒是如何触发、引起并维持类风湿关节炎等慢性炎症性关节炎。

病毒对于特定宿主的作用取决于宿主的状况，包括年龄、性别、遗传背景、感染史和免疫反应等。特定病毒感染宿主的能力取决于病毒的感染途径、组织亲和性、复制方式、细胞病理学作用、导致持续

感染的能力、病毒宿主样抗原表达和病毒改变宿主抗原的能力。细胞基因表达的病毒修饰调节可能导致自身免疫。感染的细胞可出现典型的坏死、程序性死亡（凋亡）或自体吞噬。对细胞表面的病毒编码抗原开始产生的免疫反应，导致细胞破坏并改变细胞间连接。抗体反应可产生免疫复合物，沉积于病毒感染的局部或滑膜。另一种情况，虽然细胞存活，但它们的行为由于病毒基因的表达而发生改变。病毒基因产物对细胞基因的激活可以诱导细胞周期或细胞因子产生，它们可以触发针对宿主细胞的免疫反应并使其永久存在。病毒蛋白质对宿主自身抗原的分子模拟可以打破免疫耐受，病毒成分成为触发免疫反应的“危险信号”。

一、细小病毒 B19

人类细小病毒 B19 是细小病毒家族、细小病毒亚族、红病毒属的成员之一。它是小单链 DNA 病毒，可在红系祖细胞内自主复制（按种类命名）。B19 病毒无包膜，直径约 23nm。感染发生于红系祖细胞；非红系组织也可发生感染，但受到限制，这意味着病毒颗粒出现但不致病，或是因为非壳体结构病毒基因表达，阻止病毒颗粒的装配。细小病毒是种属特异性的，尚无引起交叉感染的证据。常见的犬细小病毒不会感染人类。

（一）流行病学

B19 病毒感染在世界范围内较常见，由呼吸道分泌，也可经血制品传播。多暴发于冬末及春季，密切接触增多的时候，但也可发生于夏季和秋季。大多数 B19 病毒感染，尤其在儿童，常无症状或被诊断为非特异性病毒感染。暴发周期为 3 ～ 5 年，提示为新一批易感儿童进入学校所需时间。大约 60% 的成人血清学检查表明曾有 B19 病毒感染。易感成人中以与儿童接触较多的职业者感染机会最大（约 50%），如学校教师或儿科护士。非流行季节亦有散发病例。即使缺乏病毒暴发的监测资料，也应该考虑该诊断可能。

（二）发病机制

关节症状和皮疹伴随一过性的血清抗 IgM 型 B19 抗体升高，提示在疾病急性期循环免疫复合物有致病作用。尽管有些慢性关节症状患者循环中无病毒的证据，但在慢性 B19 病毒感染关节病患者的骨髓和滑膜中可以发现 B19 病毒 DNA。慢性 B19 病毒感染关节病的持续存在可能是由于体内无法产生针对病毒小衣壳蛋白 VPI N 末端的 IgG 抗体，这种 VPI 蛋白可以编码中和性表位。有些慢性 B19 病毒感染关节病患者体内可出现抗 B19 病毒非结构蛋白 NSI 的抗体，这可能反映存在针对 B19 病毒颗粒表面 NSI 或细胞死亡时释放 NSI 的免疫反应。NSI 蛋白本身与细胞基因的相互作用可能在维持慢性 B19 病毒感染关节病中起到了一定作用。NSI 蛋白在体外可上调白介素 -6（IL -6）启动子的转录，也可在 tat 及完整的 tar 元件存在下上调人类免疫缺陷病毒（HIV）长末端重复序列的转录。有报道，类风湿关节炎患者滑膜中 B19 病毒 DNA 及蛋白阳性率较高，与滑膜产生的 IL -6、肿瘤坏死因子 -α（TNF -α）增多相关。这些观点仍有争议。B19 病毒可能通过 NSI 诱发凋亡，这被认为对细胞有毒性作用。理论上，在无通透性的滑膜细胞中产生的 NSI 可以通过破坏正常细胞之间相互作用或细胞间调节而诱发自身免疫反应。

（三）诊断

1. 临床特征　B19 病毒从感染至症状出现的潜伏期为 7 ～ 18 天。在慢性溶血性贫血患者，B19 病毒可导致一过性的再生障碍危象。在其他健康儿童，B19 病毒可引起传染性红斑，又称第五病，以鲜红色“掌击脸样皮疹”和躯干及四肢的斑疹或斑丘疹为特点。70% 的受感染儿童可无症状，另外一些可有轻微的流感样症状，包括发热、头痛、咽痛、咳嗽、厌食、呕吐、腹泻和关节痛。在成人，皮疹更轻微，而且通常没有“掌击脸样皮疹”。少见的皮肤表现包括水泡、血泡或脓包，伴有或不伴有血小板减少性紫癜、过敏性紫癜和“手套袜套”样肢端红斑。B19 病毒感染可伴有手指感觉异常，足趾麻木少见。可有进行性上肢乏力和轻度的神经传导减慢及运动感觉电位幅度减小。B19 病毒可通过胎盘感染胎儿，在 B19 病毒导致的贫血或病毒性心肌病的基础上出现胎儿水肿。B19 病毒感染偶尔有全血细胞减少、单纯性贫血、血小板减少、白细胞减少、心肌炎、神经病变和肝炎。有报道 B19 病毒感染可伴有血管炎，包括巨细胞动脉炎。

先天性或获得性免疫缺陷的患者，包括化疗所致或获得性免疫缺陷综合征（AIDS），都可有持续性 B19 病毒感染，伴有慢性或复发性贫血、血小板减少或白细胞减少。B19 病毒感染是 AIDS 发生纯红细胞再生障碍性贫血的首要原因。

华盛顿安吉利斯港的一项有关暴发性传染性红斑的研究发现，随年龄增长，皮疹、关节痛和关节肿胀的发生率上升。在成人患者中，严重的流感样症状包括发热、寒战、不适和肌痛，可先于或伴发突然发作的中重度对称性多关节炎。其关节分布类似类风湿关节炎，以近端指间关节、掌指关节、腕关节、膝关节和踝关节受累为突出表现。24 ～ 48 小时内发作，所有关节均可受累。中轴关节较少受累。关节症状常常呈自限性。

初始感染后，关节肿痛、发热和红斑这些客观表现多于数周内消退。一小部分患者症状持续较长时间，可分为两类：约 2/3 有持续晨僵和间歇发作性关节痛；其他 1/3 在发作间期无症状。慢性 B19 病毒感染患者关节症状可持续数月至数年。疼痛是发作期突出特点，患者通常主诉晨僵。约 12% 表现为“早期滑膜炎”的患者有 B19 病毒感染，且多为女性。

2. 实验室检查　病毒血症持续 5 ～ 6 天，可出现网织红细胞减少，在网织红细胞正常的患者，血红蛋白、中性粒细胞和淋巴细胞可轻微下降。在病毒血症期，可出现流感样症状。IgM 抗体反应在病毒血症后 4 ～ 6 天出现，与病毒血症及鼻病毒清除有关。

抗体反应与以皮疹和关节症状为特点的二期临床病变有关。抗 B19 IgG 抗体反应几乎与 IgM 抗体反应同时发生，二者经常发生重叠。低中滴度的类风湿因子，抗体 DNA 抗体、抗淋巴细胞抗体、抗核抗体和抗磷脂抗体可在疾病初期出现。

在病毒血症期间，免疫电镜可检出血清中的病毒颗粒，但临床上很少采用此方法。B19 病毒血症中可检出 B19 DNA。由于成人患者通常在关节症状后出现，因此最有用的诊断试验是检测血清中的抗 B19 IgM。已采用放射免疫和酶联免疫吸附法来检测 B19 抗原和针对 B19 衣壳的特异性抗体。在急性感染后 2 个月抗 B19 IgM 抗体呈阳性，然后迅速消退。在某些患者中，抗 B19 IgM 可在急性感染 6 个月或更长时间内检出。由于成人中抗 B19 IgG 阳性率很高，抗 B19 IgG 阳性而抗 B19 IgM 阴性对诊断没有帮助。有报道正常滑膜中存在 B19 DNA，这提示，若无抗 B19 IgM 阳性，组织中检测到 B19 DNA 无临床意义。

3. 鉴别诊断　许多 B19 病毒感染关节病患者符合美国风湿病学会类风湿关节炎的诊断标准：晨僵持续超过 1 小时，对称性受累，至少三个关节区受累，近端指间关节、掌指关节和腕关节受累。类风湿因子可呈低中滴度阳性。B19 病毒感染关节病患者无类风湿结节和关节破坏，这是与典型的侵蚀性类风湿关节炎的鉴别之处。

B19 病毒感染偶尔可出现系统性红斑狼疮（SLE）的表现。这意味着二者临床表现类似抑或 B19 病毒在诱发或加重系统性红斑狼疮中起到一定作用，该现象仍需进一步研究。

成人风疹病毒感染表现为皮疹、对称性多关节痛或多关节炎，临床上与 B19 病毒感染很难鉴别。风疹病毒的产前检查、风疹接种史或接触史有助于选择适合的诊断性血清学检查。

（四）治疗和预后

B19 病毒感染无特效治疗或疫苗。因此，治疗以对症处理为主，可采用非甾类抗炎药。静脉注射免疫球蛋白已经成功用于治疗免疫缺陷伴骨髓抑制及 B19 病毒持续感染的患者。但既往研究不推荐用这种方法治疗慢性关节炎。本病长期预后良好，虽然关节痛和晨僵症状可持续较长时间，但是慢性 B19 病毒感染不出现关节破坏。尚未证实 B19 病毒作为一种辅助因子会与典型侵蚀性类风湿关节炎发病有关。

二、披盖病毒

披盖病毒家族包括风疹病毒属和α病毒属。

（一）风疹病毒

风疹病毒是风疹病毒属中的唯一成员，是具有包膜的单链 RNA 病毒。病毒颗粒呈球形，直径 50 ～ 70nm，有 30nm 的致密核心，包膜糖蛋白形成 5 ～ 6nm 的钉状突起，具有血凝集活性。

1. 流行病学　风疹病毒由鼻咽部分泌物传播，冬末和春季为发病高峰。疫苗接种已经减少了风疹病毒暴发，并且发病患者群已由儿童向大学生和成人转移。从感染到出现皮疹的潜伏期为 14 ～ 21 天。病毒血症常在皮疹前 6 ～ 7 天出现，并在皮疹前达高峰，皮疹出现后 48 小时内消除。出疹前 7 天到出疹后 14 天，鼻咽部拭子可检出病毒，但高峰在出疹前和出疹后 5 ～ 6 天。

2. 发病机制　在体外，风疹病毒可持续感染滑膜细胞及软骨细胞。在慢性风疹关节炎患者中，对特异性风疹病毒包膜糖蛋白表位的体液免疫反应不完全可使风疹病毒持续感染滑膜和淋巴细胞。皮疹和关节炎与抗体产生同步出现，这提示免疫复合物或抗体起到一定作用。滑液中风疹病毒抗体浓度高于血清。感染个体的滑液淋巴细胞在体外可自发分泌风疹抗体，提示在关节局部也可发生针对风疹病毒的免疫反应。

3. 诊断

（1）临床特征：儿童及成人感染后可能没有症状。出疹前 5 天可发生低热、乏力、鼻炎和明显的淋巴结肿大（颈后、耳后、枕部）。麻疹样皮疹最先出现在面部，2 ～ 3 天内向躯干、上下肢扩散。面部皮疹可融合成片，在四肢出疹时消退。部分患者出现皮肤一过性发红。

关节症状通常见于女性，在皮疹前后 1 周内出现。对称性或游走性关节痛比滑膜炎更常见。晨僵明显。关节症状常在数天到 2 周内缓解。最常受累的关节包括近端指间关节、掌指关节、腕关节、肘关节、踝关节和膝关节。亦可出现关节周围炎、腱鞘炎和腕管综合征。症状可持续数月到数年。

接种肝炎减毒活疫苗可引起肌痛、关节痛、关节炎和感觉异常，这些症状与自然感染相似，始于接种后 2 周，持续时间一般不超过 1 周。但有些患者症状持续可超过 1 年。目前使用的 RA27/3 疫苗株可使 15% 或以上接种者发生关节症状。

有两种风湿性综合征可能与儿童自然感染或疫苗接种有关。在“捕捉者蹲屈姿势综合征”中，腰椎神经根病变可以引起患者晨起时腘窝疼痛，膝关节伸直时疼痛加剧，蹲踞体位疼痛逐渐减轻，但是次晨再次出现。在手臂综合征中，臂丛神经病变导致手臂和手疼痛麻木，夜间加重。这两种综合征可在感染或接种后 1 ～ 2 个月出现，初次发作可持续达 2 个月。1 年后可能复发，但最终会自愈，无远期后遗症。

（2）实验室检查：虽然组织和体液包括咽拭子可培养出风疹病毒，但急性感染的诊断通常依赖于血清风疹 IgM 抗体。依赖 IgG 抗体血清诊断需用急性期及恢复期血清。IgM 和 IgG 通常在关节症状出现时即出现。IgM 抗体峰值在症状出现后 8 ～ 21 天，5 周后消失。抗风疹病毒 IgG 在 1 ～ 3 周内迅速增加，并长期存在。单纯血清阳性或 IgG 阳性但滴度不高仅提示具有免疫力。

（3）鉴别诊断：风疹病毒需与其他病毒性关节炎和炎性关节病进行鉴别，包括类风湿关节炎，该病也可能会与细小病毒 B19 感染混淆。

4. 治疗和预后　非甾类抗炎药有助于控制症状。一些学者已推荐用小剂量至中等剂量的类固醇激素控制症状和病毒血症。风疹病毒感染长期预后良好。

（二）α病毒

α病毒属是有包膜的单链 RNA 病毒，通过蚊传播。部分可引起急性发热性关节炎，其命名反映了其临床影响，如 Chikungunya 病毒意思是“扭曲或弯曲”（坦桑尼亚语），O'nyong - yong 病毒意思是“关节破坏者”（乌干达 Acholi 省的方言），igbora 的意思是“折断翅膀的疾病”。

1. 流行病学　Chikungunya、O'nyong - yong 和 igbora 病毒具有血清学相关性。Chikungunya 病毒是在

1952—1953 年坦桑尼亚发热性关节炎流行时分离出来的。在非洲、亚洲、印度、印度尼西亚可能发生过类似的流行；早在 1779 年，美国南部也有流行。由蚊子传播给人类决定了其地理分布。地球变暖带来的一个可怕后果是受感染蚊子的分布范围扩大。

Chikungunya 热是一种地方性流行病，已报道在印度洋海岛、马来西亚和香港曾有暴发。2007 年曾在意大利暴发。1959 年 2 月，在乌干达西部的 Acholi 省发生与 O'nyong - nyong 病毒血清学相关的大规模暴发流行。并向乌干达及其相邻地区扩散，以 2 ～ 3 公里/天的速度传播，2 年内 200 多万人受到感染。在 O'nyong - nyong 最初感染流行后，一直无新发临床病例，直至 1996 年在 Acholi 地区再发。尽管在此期间无暴发流行，血清学调查已证实 O'nyong - nyong 病毒是地方性流行病。

Weber 线是澳洲和亚洲的地理分界线，在此线的西部发现 Chikungunya 病毒，而在此线以东才有罗斯河病毒抗体。澳大利亚、新西兰和西太平洋地区罗斯河病毒感染引发了流行性发热和皮疹。1979—1980 年，斐济岛因罗斯河病毒引起的发热性多关节炎患者有 4 万余名。澳大利亚热带和温带每年都有地方病和流行病病例。昆士兰和新南威尔士地区降雨量大，流行期前常常出现蚊虫繁殖增多。在澳大利亚每年有 0.2% ～ 3.5% 的人口发生感染，男女比例相当，但出现临床表现者以女性居多。多数受感染的成人有症状；儿童发病率较低。澳大利亚流行的另一种病毒是 Barmah 森林病毒，其感染方式及特点与罗斯河病毒类似。

在瑞典、芬兰、俄罗斯的卡累利阿地峡附近的森林地区，从事户外活动或从事职业劳动的人群感染 Sindbis 病毒的风险最高；在不同的地区分别称为 Okelbo 病、Pogosta 病和 Karelian 热。鸟类是中间宿主，有报道在中非、津巴布韦、南非和澳大利亚亦有散发病例和小爆发。

Mayaro 病毒首次于 1954 年在特立尼达被发现，是玻利维亚、巴西和秘鲁的热带雨林区的流行病。从流行区旅行来的人成为美国的输入病例。

2. 诊断

（1）临床特征：Chikungunya 热在 1 ～ 12 天潜伏期后出现，表现为暴发性高热和严重关节痛。发热持续 1 ～ 7 天，躯干、四肢可出现典型的斑疹、斑丘疹，有时为瘙痒性皮疹，偶尔在面部、手掌和足出现。有的在疾病第 2 ～ 5 天退热期出现，皮疹持续 1 ～ 5 天，随发热复发，可只出现瘀斑或黏膜出血。某些患者皮肤受累可出现皮肤脱屑，可出现球结膜明显水肿、头痛、畏光、球后痛、咽炎、厌食、恶心、呕吐和腹痛，弥漫性肌痛、肩背痛常见。游走性多关节痛、晨僵、肿胀多发生在手部小关节、腕、足和踝关节，大关节受累较轻。先前有损伤的关节症状可能不相称。大量渗出少见，儿童症状轻。症状持续的患者可出现类风湿因子低滴度阳性。

O'nyong - nyong 热与 Chikungunya 热的临床表现相似。1984 年，igbo - ora 曾在科特迪瓦的四个村庄引起流行性发热、肌痛、关节痛和皮疹。对 1996 年 O'nyong - nyong 热暴发时的分离物进行测序提示，igbo - ora 病毒是 O'nyong - nyong 病毒的一个变种。

罗斯河病毒所致的多关节痛较严重，通常为游走性和非对称性，并可致残。潜伏 7 ～ 11 天后出现症状，指间关节、掌指关节、腕、膝、踝、肩、肘和趾关节均可受累。多关节肿胀和腱鞘炎常见，关节痛在早晨和休息后加重。皮疹表现为斑疹、丘疹、斑丘疹和瘙痒性皮疹。躯干和四肢可见典型的水泡、丘疹和瘀斑。手掌、足掌和脸部也可受累。典型的皮疹在关节症状前 1 ～ 2 天出现，但也可在关节痛出现前 11 天至出现后 15 天出现，并且其消退后色素脱失，变为褐色或脱屑。半数的患者无发热，或仅有中度发热，持续 1 ～ 3 天。恶心、头痛和肌痛常见。也可出现呼吸道症状、轻度畏光和淋巴结肿大。1/3 的患者出现感觉异常和手掌、足底痛，可出现腕管综合征。Barmah 森林病毒感染所致的关节炎比罗斯河病毒感染的关节炎少见，且症状较轻，但更易出现皮疹，且颜色更鲜红。

皮疹、关节痛是 Sindbis 病毒感染的常见症状，两种症状的出现可相差数天。全身症状轻，包括低热、头痛、乏力、不适、恶心、呕吐、咽炎和感觉异常。典型的斑疹先在躯干出现，然后向双臂和双腿、手掌、足底扩散，有时向头部蔓延。斑疹为丘疹，易形成水泡。受压部位如手掌和足底水泡明显。皮疹消退后可遗留褐色色素沉着。手掌和足底的水泡可变成血泡，恢复期皮疹可复发。

1988 年，巴西 Belterra 暴发了 Mayaro 病毒感染，其特征是突起发热、头痛、头晕、畏寒和腕、手指、踝和趾关节痛。临床表现发生率达 80%。可出现关节肿胀、单侧腹股沟淋巴结肿大和白细胞减少。躯干和四肢斑丘疹持续约 3 天。

（2）实验室检查：确诊 α 病毒感染依赖实验室检查。应对任何居住或从疫区返回的发热患者进行实验室检查。发病 2 ～ 4 天内血清中可分离出 Chikungunya 病毒。中和抗体、血凝抑制试验和补体固定试验均可用于检测抗体。Chikungunya 病毒的特异 IgM 抗体可持续 6 个月或更长时间。向鼠脑内注射 O'nyong – nyong 病毒可使其出现脱毛、皮疹和生长迟缓，可以分离出 O'nyong – nyong 病毒。血凝抑制试验和补体固定试验可用于证实 O'nyong – nyong 病毒。由于 Chikungunya 病毒在血清学上与 o'nyong – nyong 病毒密切相关，因此由 Chikungunya 病毒或 o'nyong – nyong 毒诱导的小鼠抗血清对 O'nyong – nyong 毒反应都好，但 O'nyong – nyong 病毒的抗血清与 Chikungunya 病毒反应欠佳。分子检测方法的出现提高了诊断的特异性。目前已经有特异性反转录聚合酶链反应来检测 RNA 病毒。

在 Chikungunya 热患者中，滑液黏度降低，凝集不良，白细胞计数在 $2 \times 10^9/L$ ～ $5 \times 10^9/L$。即使血清抗体阴性，也可分离出罗斯河病毒。1979 年前，在澳大利亚流行时，患者发病时抗体为阳性；但 1979—1980 年在太平洋群岛流行时不同，症状出现达 1 周后仍无病毒血症和血清学抗体。滑液细胞计数为 $1.5 \times 10^9/L$ ～ $13.8 \times 10^9/L$，以单核细胞和空泡状巨噬细胞为主。特异性 IgG 血清滴度进行性升高可用来诊断 Barmah 森林病毒感染。特异性血清学检测可确诊 Sindbis 病毒感染。

3. 发病机制　Chikungunya 热或关节炎的发病机制不明。受累皮肤表现为红细胞从表浅毛细血管和血管套中渗出。出血的机制可能是病毒吸附人类血小板引起血小板聚集。滑膜炎可能是由病毒直接感染滑膜所致。一个慢性关节病患者，关节镜下见滑膜萎缩和组织学正常。但在乍得的一个患者的外周单个核细胞中分离出了致病机制尚不清楚。

免疫荧光法可早期在单核细胞或巨噬细胞中检测出罗斯河病毒抗原。但电镜和细胞培养不能检出完整病毒。红斑性或紫癜性皮疹显示轻度皮肤血管周围单核细胞浸润，多为 T 淋巴细胞。紫癜区域也可见红细胞漏出。在红斑和紫癜皮肤病变的上皮细胞和红斑区域的血管周围，可检出病毒抗原。

在无病毒血症患者的皮肤小水泡中已分离出 Sindbis 病毒。皮肤表现为血管周围水肿、出血、淋巴细胞浸润和坏死区域。抗 Sindbis 病毒 IgM 可持续数年，Sindbis 病毒性关节炎也可能与病毒持续存在有关。

4. 治疗和预后　治疗以支持对症为主。非甾类抗炎药有效，但应避免使用阿司匹林，因为可诱发 α 病毒引起的皮疹出血症状。非甾类抗炎药治疗 Chikungunya 热无效时可用氯喹。急性期运动锻炼可减轻僵硬。α 病毒感染的治疗一般是对症处理，患者能完全康复而不留后遗症。急性 Chikungunya 热症状可持续数月。约 10% 的患者在感染后 1 年仍然有关节症状，一些患者发展为慢性关节痛。有个案报道称，有些慢性关节病患者可出现关节破坏，但不能排除其他继发因素。

轻度活动可减轻罗斯河病毒性关节炎患者关节症状。尽管可能遗留多关节痛，一半患者在 4 周内可恢复日常活动。关节症状可能复发，约一半患者的关节痛、肌痛和嗜睡可持续至少 6 个月。以后发作频率逐渐减少，但据报道患者关节症状可持续 3 年。

Sindbis 病毒感染后，非侵蚀性慢性关节病常见。高达 1/3 的患者发病后关节病变可持续 2 年或更长，少数患者症状长达 5 ～ 6 年。Mayaro 病毒感染患者的关节痛可持续数月。

三、乙型肝炎病毒

乙型肝炎病毒（HBV）属于肝 DNA 病毒科肝 DNA 病毒属，是一种有包膜的双链二十面体 DNA 病毒，直径约 42nm。

（一）流行病学

HBV 感染是世界性疾病，经肠外（血液传播）和性传播。在亚洲、中东和非洲撒哈拉以南地区发病率最高。在中国发病率高达 10%，而美国为 0.01。在流行病区，感染发生早，通常在围生期。早期 HBV 感染无症状，随年龄增长 HBV 携带率及特异抗体阳性率下降。在西方，大多数感染是通过成人性传播或注射器传播，可导致急性肝炎。5% ～ 10% 的感染者持续感染。在流行病区，HBV 是慢性肝病的常见原因和肝细胞癌的首要原因。

（二）临床特征

从病毒感染到出现临床肝炎的时间常需要 45 ～ 120 天。黄疸出现前的前驱症状为发热、肌痛、不适、厌食、恶心和呕吐，可持续数天到 1 个月。关节炎常急性起病，病情严重，为对称性。另一方面可同时有多关节受累或游走性。手和膝关节最常受累，但腕、踝、肘、肩及其他大关节也可受累。手部小关节可出现梭形肿胀，晨僵常见。可在黄疸前数天至数周出现关节炎和荨麻疹，并持续数周，上述症状常在临床黄疸出现后很快消失。关节炎多为前驱期表现，慢性活动性肝炎或慢性 HBV 病毒血症的患者可出现复发性多关节炎或关节痛。结节性多动脉炎与慢性乙型肝炎病毒血症有关。

（三）诊断

多关节炎伴荨麻疹提示有 HBV 感染的可能。急性肝炎可能无症状，但出现关节炎时常有胆红素和转氨酶升高。关节炎发作时，血清乙肝表面抗原（HBsAg）达高峰。血清中可检出病毒、病毒 DNA、多聚酶和乙肝抗原。抗乙肝病毒颗粒核心抗原 IgM 抗体提示 HBV 急性感染而非既往或慢性感染。

（四）发病机制

感染早期有明显的病毒血症，由循环中 HBsAg 及其抗体（HBsAb）形成可溶性免疫复合物。免疫复合物在滑膜沉积常导致免疫复合物介导的关节炎。可检出的免疫复合物包括 HBsAg、抗体和补体成分。

四、丙型肝炎病毒

丙型肝炎病毒（HCV）是黄病毒的一种，是一种有包膜的单链球形 RNA 病毒，病毒直径为 38 ～50mm。

（一）流行病学

HCV 感染是世界性疾病，同 HBV 一样，在非洲和亚洲地区发病率较高，约 1/4 的感染者发生急性和慢性肝炎。在日本约有 50% 的肝炎由 HCV 引起，在美国估计约有 270 万人感染 HCV。

HCV 通过肠外（血液）传播，也可经性传播，但少见。一半以上的非甲非乙型肝炎由 HCV 引起。多种 HCV 基因型变异体构成六组类型，其发病机制、疾病严重性和对干扰素的反应各不相同。

（二）临床特征

急性 HCV 感染通常为良性病程。80% 以上输血后感染者不出现黄疸或无症状。肝酶可升高，但通常是轻微升高，转氨酶正常不能排除 HCV 感染。社区获得性患者常有较多症状，且转氨酶明显升高。暴发性丙型肝炎少见。急性 HCV 感染可伴发类似类风湿关节的急性关节炎表现，包括手关节、腕、肩、膝和髋关节受累。

HCV 感染常与混合性（Ⅱ型和Ⅲ型）冷球蛋白血症相关。原发性混合性冷球蛋白血症表现为关节炎、紫癜和冷球蛋白血症三联征——多数患者伴有 HCV 感染。HCV 感染的冷球蛋白血症也可不出现关节炎和紫癜。冷球蛋白血症可能与坏死性血管炎有关。原发性混合性冷球蛋白血症中出现的 HCV 抗体与严重的皮肤损害有关，包括雷诺现象、紫癜、青斑、肢体远端溃疡和坏疽。原发性混合性冷球蛋白血症和抗 HCV 抗体阳性患者 75% 可在冷沉淀中发现 HCV RNA。

（三）诊断

血清学试验采用酶联免疫检测抗原。重组抗原带免疫印迹测定可以确诊。聚合酶链反应用于检测 HCV 病毒血症、病毒负荷和基因型。少数血清阴性患者可用聚合酶链反应检测 HCV RAA。肝活检有助于确定血清抗 HCV 抗体或 RNA 阳性的患者肝病的分期，即使在肝酶正常时也有益，因为肝酶并不能反映肝组织学变化。许多根据肝受累进行的血液检查项目有助于疾病分期。

（四）发病机制

尽管有针对病毒表位的抗体反应，但 HCV 感染一般持续存在。$CD4^+CD_{25}^+$调节性 T 细胞增加可能会减轻对 HCV 的免疫反应。病毒包膜蛋白的高突变率会导致逃脱突变型和变异株的出现。HCV 表面可能有 IgG Fc 段结合区；针对 HCV 的体液免疫反应会通过表位扩展结合免疫球蛋白的 Fc 段。感染后 20 年内，慢性 HCV 感染可导致肝硬化、终末期肝衰竭和肝细胞癌，但对这些后遗症的发生率仍存在争论，机制尚不清楚。

（五）治疗

应用干扰素 - α2b（IFN - a2b），300 万单位/次或更大剂量，3 次/周，连用 6 个月，可降低病毒滴度约一半左右。IFN - α2b 可能对 HCV 相关的冷球蛋白血症有效。第一个疗程结束后复发常见。应用聚乙二醇化干扰素可延长药物半衰期并减少药物清除率，同时加用利巴韦林可改善治疗效果。干扰素应用是否会诱发自身免疫病如自身免疫性甲状腺炎尚存争议。伴有冷球蛋白血症者应用干扰素无效，伴发血管炎时需加用免疫抑制剂。

五、1 型人类 T 细胞白血病病毒

1 型人类 T 细胞白血病病毒（HTLV - 1）是一种反转录病毒，在日本南部流行，与寡关节炎和结节样皮疹有关。抗 HTLV 血清学阳性患者皮肤结节中可发现 C 型病毒颗粒，滑膜组织中有分叶核白血病性 T 淋巴细胞浸润。

六、其他病毒

有许多其他常见的病毒综合征，偶尔出现关节受累。儿童水痘很少出现单关节炎和少关节炎。成人腮腺炎发生前后 4 周内，偶尔发生小关节或大关节滑膜炎。腮腺炎病毒性关节炎可持续数周。腺病毒和柯萨奇病毒 A9、B2、B3、B4 和 B6 感染与复发性多关节炎、胸膜炎、肌痛、皮疹、咽炎、心肌炎和白细胞增多有关。EB 病毒诱发的单核细胞增多常伴有多关节痛，但也可仅表现为膝关节炎。据报道，9 型埃可病毒引起多关节炎、发热和肌痛。单纯疱疹病毒或巨细胞病毒感染很少引起关节炎，但免疫缺陷的骨髓移植受体出现严重巨细胞病毒性多关节炎已有报道。疱疹病毒可引起某些摔跤者发生膝关节炎，称为摔跤者疱疹。疫苗接种后出现少见膝关节炎亦有报道。

第七章

痛风

痛风是由于嘌呤类物质代谢紊乱，产生尿酸过多和（或）尿酸排泄减少，血尿酸浓度持续增高所致的一组疾病。临床特点为高尿酸血症、反复发作的急性关节炎、尿酸钠盐形成痛风石沉积、痛风石性慢性关节炎，其严重者可导致关节活动障碍和畸形、肾尿酸结石、痛风性肾病和肾功能不全。原发性痛风多见于40岁以上男性及绝经后女性。

性别及年龄对血尿酸值影响很大，青春期以前男性平均值约为33mg/L。青春期以后男性维持高峰状态，平均值约为52mg/L，中年以后逐渐增高。女性青春期血尿酸值上升不明显，到更年期可略显升高。

高尿酸血症的发病率因种族和地区的不同而有差异。欧美地区的发病率约为20%～18%，南太平洋的土著人群则高达64%。痛风的发病率则远低于高尿酸血症。欧美地区痛风的发病率占总人数的0.13%～0.37%，年发病率为0.20%～0.35%。

第一节　病因及发病机制

一、遗传因素

在古代就已发现痛风有家族性发病倾向，有家族史的患者病情也较重，且男性患病率明显高于女性。研究表明，双亲有高尿酸血症和痛风者，比单亲有高尿酸血症和痛风者病情重，而且从儿童即可发病。但痛风在世代和家系中的出现是无规律的，原发性痛风患者中，10%～25%有阳性家族史，痛风患者近亲中的15%～25%有高尿酸血症。因此，原发性痛风属常染色体显性遗传或常染色体隐性遗传，部分则为性连锁遗传（即X连锁隐性遗传），但外显性不完全。高尿酸血症的遗传情况变异极大，可能是多基因性。很多因素可影响痛风遗传的表现形式，如年龄、性别、饮食、心脑疾病及肾脏功能等，如近20年来东方民族痛风患病率直线上升，以致成为常见病就是一个极好的例子。现已确定的两种先天性酶异常是通过性连锁遗传的，即次黄嘌呤-鸟嘌呤磷酸核糖转移酶（HG-PRT）缺乏和磷酸核糖焦磷酸合成酶（PRPPS）活性过高，女性为携带者，男性发病，多为隔代遗传，在原发性痛风中仅占极少数，因此这种遗传方式不存在于大多数痛风患者。

二、嘌呤与尿酸代谢及其调节

嘌呤和尿酸代谢异常是痛风的重要生化基础。人体内的嘌呤包括腺嘌呤、鸟嘌呤、黄嘌呤及次黄嘌呤等，其中以腺嘌呤、鸟嘌呤为主。主要以嘌呤核苷酸的形式存在，在作为能量供应、代谢调节（第二信使cAMP和cGMP分子）及组成辅酶（NAD，FAD和CoA）等方面起着十分重要的作用。

1. 嘌呤核苷酸的合成途径　食物中的核酸，主要以核蛋白的形式存在，在胃酸的作用下分解成核酸和蛋白质，核酸进入小肠后在各种水解酶的作用下依次生成核苷酸和核苷而被吸收，在肠道内最终被氧化生成尿酸。因此，食物来源的嘌呤主要生成尿酸，很少被机体利用。生理学研究表明，人体内的核苷酸仅有少量（20%）来自食物中核酸消化产物的吸收，大部分（80%）由机体细胞自身合成。嘌呤核苷酸的合成有以下两个途径：

（1）第一途径即经典的从头合成途径：即利用磷酸核糖、氨基酸、一碳单位及 CO_2 等简单物质，经过一系列复杂的酶促反应，合成嘌呤核苷酸。这是20世纪50年代由John Buchanan和Robert Greenberg实验室发现的。上述合成过程十分复杂，简述如下：①5－磷酸核糖经过磷酸核糖焦磷酸合成酶的作用，活化生成磷酸核糖焦磷酸（PRPP）；②PRPP在磷酸核糖焦磷酸酰胺转移酶（APRT）催化下生成5－磷酸核糖胺（PRA）；③PRA经过一系列的反应生成次黄嘌呤核苷酸（IMP）；④IMP在腺苷酸代琥珀酸合成酶及裂解酶的作用下生成一磷酸腺苷（AMP），后者在激酶的作用下形成ADP和ATP。IMP在脱氢酶的作用下，氧化成黄嘌呤核苷酸（XMP），然后在鸟苷酸合成酶的作用下生成一磷酸鸟苷（GMP），后者又可转化成二磷酸鸟苷（CDP）和三磷酸鸟苷（GTP）。现已证明，肝脏、小肠黏膜及胸腺是从头合成嘌呤核苷酸的主要器官，并且合成部位主要位于胞质内。

（2）第二合成途径又称补救合成途径：即细胞利用现成的嘌呤碱和嘌呤核苷重新合成嘌呤核苷酸，这一途径较为简单。腺嘌呤、次黄嘌呤和鸟嘌呤分别在腺嘌呤磷酸核糖转移酶（APRT）和次黄嘌呤－鸟嘌呤磷酸核糖转移酶（HGPRT）催化下，利用第一途径合成的PRPP，生成AMP、GMP和IMP。补救合成的意义在于一方面机体可节省一些能量消耗，另一方面体内某些组织器官如脑、骨髓等由于缺乏有关酶，不能从头合成嘌呤核苷酸，他们只能利用由红细胞从肝脏运送来的游离嘌呤碱和嘌呤核苷补救合成嘌呤核苷酸。

2. 嘌呤核苷酸的分解与尿酸的生成　次黄嘌呤核苷酸（IMP）在腺苷脱氨酶的作用下生成次黄苷，次黄苷再依次转化为次黄嘌呤和黄嘌呤。GMP进一步生成鸟苷、鸟嘌呤及黄嘌呤。AMP也可依次生成腺苷和次黄苷，最终也转化为黄嘌呤。共同产物黄嘌呤在黄嘌呤氧化酶作用下氧化后形成尿酸。尿酸是嘌呤核苷酸分解代谢的最终产物，合成部位主要发生在肾脏、小肠及肝脏，大部分尿酸经肾脏排泄，极小部分以涎液、胃液、肠液、胆汁及胰液分泌的形式进入肠腔，进一步分解成尿囊素和尿素，最终由肠道排出。

3. 代谢调节因素　嘌呤核苷酸的从头合成是体内提供嘌呤核苷酸的主要来源，机体对其合成速度进行着精细的调节，一方面满足机体对嘌呤核苷酸的需要，同时又不会供过于求。调节机制主要在下列环节：①PRPP和谷氨酰胺的含量。②GMP、IMP和AMP对磷酸核糖焦磷酸酰胺转移酶（APRT）的负反馈抑制作用；该转移酶是限速反应酶。HGPRT和PRPP合成酶也是嘌呤合成中起重要作用的酶。综合起来，人体内至少有六种酶参与尿酸的生成过程，其中五种酶均促进尿酸生成。它们包括：APRT或HGPRT、IMP脱氢酶、腺苷酸代琥珀酸合成酶、PRPP合成酶及黄嘌呤氧化酶。当这些酶活性增加时，尿酸合成即增加，反之，尿酸的合成则减少。上述酶中以黄嘌呤氧化酶最为重要。HGPRT的活性增强可抑制尿酸的生成，活性减弱时则尿酸生成增加。痛风患者绝大多数是由于遗传缺陷，导致上述促进尿酸合成的酶活性增强所致，如PRPP合成酶活性异常升高、HGPRT缺陷等，其中大多数为黄嘌呤氧化酶活性增强。痛风患者虽有上述酶活性的异常，但测定这些酶的活性的方法较为复杂，只限于临床研究中使用，而不能作为临床常规检测。目前，临床上仍以血尿酸作为痛风诊断和治疗的一项参数指标。

据估算，正常男性成年人的血尿酸池平均为1 200mg，体内尿酸的含量是尿酸生成与排泄动态平衡的结果。尿酸的化学分子式为2，6，8－三氧嘌呤，弱酸性，解离常数5.7。在正常生理条件下，尿酸几乎全部以尿酸盐的形式存在，部分与白蛋白结合而存在，因而尿酸在血中有游离型和结合型两种形式。游离型尿酸易于在组织内沉积，而结合型必须先与血浆蛋白解离后才可在组织内沉积。当血浆蛋白尤其是白蛋白浓度有明显变化时。可对血中尿酸的测定结果产生明显的影响。由于尿pH值较低，因此大部分以游离尿酸的形式存在。

三、高尿酸血症病因及发病机制

高尿酸血症是痛风的重要生化基础。广义地说，血中尿酸超过正常值的上限，即超过360μmol/L（6.0mg/dL），就可称为高尿酸血症。但严格地说，血尿酸超过360μmol/L（血尿酸盐在血浆中的溶解饱和度）时，才可称为高尿酸血症。从临床角度来看，血尿酸超过417μmol/L（7.0mg/dL）时，尿酸盐呈过饱和状态，此时血尿酸极易在组织内沉积而造成痛风。目前一般认为，当血尿酸超过417μmol/L（7.0mg/dL）时，即为肯定的高尿酸血症。

高尿酸血症的发生原因可分为原发性和继发性两大类。原发性：①酶及代谢缺陷：见于PRPP合成酶活性增加或HGPPT部分缺乏，均使尿酸产生过多，为性连锁遗传，占总数的1%以下。②原因不明：主要指原因不明的肾脏清除减少，及原因不明的尿酸产生过多，多为多基因遗传，统称为特发性痛风。继发性：①伴有HGPRT缺乏及G－6－P酶缺乏使尿酸产生增加所占比例<1%：见于Lesch－Nyhan综合征和糖原贮积病Ⅰ型等。②伴有核酸转换增加：见于外科手术后、放疗或化疗后、危重患者、慢性溶血、红细胞增多症、恶性肿瘤、骨髓或淋巴增生病等。③嘌呤原料增加：饮食因素（乙醇及高嘌呤饮食）。④伴有肾清除减少的情况：如药物、中毒或内源性代谢产物等因素使尿酸排泄受抑制和（或）吸收增加，见于慢性肾炎、高血压、脱水状态、糖尿病酮症或乳酸酸中毒、甲状腺功能减退症或甲状旁腺功能亢进症、慢性铅及铍中毒及过度利尿等。正常情况尿酸由肾小球滤过，90%经近曲小管重吸收，再经近曲小管远端分泌而排出体外，在这一部位还有很强的重吸收功能，最终从尿中排出尿酸的量为滤过量的6%～10%。肾脏功能正常时，肾小管分泌尿酸的能力很大，可高达滤过率的85%，肾小管分泌尿酸与血尿酸浓度呈正相关，即当血尿酸水平升高时，近端肾小管分泌尿酸的量也增加。因此，血中尿酸受肾小球滤过率影响，内源性或外源性有机酸增加，可竞争性抑制尿酸分泌。

高尿酸血症的发病机制：①嘌呤吸收过多：在高尿酸血症的发生中，内源性代谢紊乱较外源性因素重要得多。限制摄入嘌呤后，血尿酸水平降低十分有限，24小时尿尿酸排泄量仍然较高，这类患者在所有痛风患者中不足10%。大多数患者即使进食无嘌呤饮食，仍不能纠正高尿酸血症，说明高嘌呤饮食并不是痛风的原发病因。②嘌呤生物合成增加：痛风患者表现为嘌呤生物合成增加，主要根据以下指标来判断，即低嘌呤饮食5天，24小时尿尿酸高于3.6mmol（600mg）或在口服/静脉注射^{15}N或^{14}C甘氨酸后，尿中放射性核素标记的尿酸盐含量增高。部分痛风患者表现为持续的尿尿酸升高，说明患者的嘌呤生物合成增加。③尿酸排泄障碍：痛风时肾小管分泌尿酸障碍和对尿酸的重吸收增加，前者更为重要，现在认为这是致高尿酸血症的直接原因。此类患者约占痛风的90%，该缺陷在尿酸合成代谢正常的患者尤为明显。

无症状性高尿酸血症是指用尿酸氧化酶法测定的血尿酸值在男性≥417μmol/L（7mg/dL）或女性≥357μmol/L（6mg/dL）而无任何临床症状的状态。无症状性高尿酸血症一旦出现关节炎、痛风石或泌尿系结石等，即标志无症状性高尿酸血症的终止而进入痛风。只有5%～12%的高尿酸血症发展为痛风。痛风发作与尿酸值及持续时间、患者年龄之间有直接关系。有学者认为，高尿酸血症与痛风之间并无本质上的区别，可以把它看成是痛风的早期阶段。没有临床症状的单纯高尿酸血症患者，并不代表其关节组织或肾脏完全正常而未受到尿酸沉积的影响，只不过是这种尿酸沉积引起的组织损害比较轻微，尚未造成明显的临床症状。无症状的高尿酸血症患者在人群中的发病数比痛风要高得多。但大部分患者仅有化学上的异常，并且可能终生未能找到原因，称之为特发性高尿酸血症。至于高尿酸血症何时转变为痛风，以及如何预测高尿酸血症在将来是否会发展为痛风，目前尚无肯定的意见。因此，这一状态与有临床症状的如关节炎、高尿酸血症在本质上是有区别的。但确切的原因尚不清楚。

四、痛风性关节炎发病机制及诱因

大多数痛风患者的最初临床表现是反复发作的急性痛风性关节炎，其中95%为中老年男性患者。初次发作的平均年龄为40岁，急性期具有骤然发作和剧烈疼痛的特征，多数患者的关节炎表现为发作与缓解交替，病程长者发作期长而缓解期短，甚至有的患者迁延不愈，表现慢性痛风石性痛风。女性患者占5%，多数出现在绝经之后，且多为多关节炎。先天性HGPRT缺乏或PRPP合成酶活性增加所致的原发性痛风性关节炎，发病年龄往往在30岁以下。

发病机制：研究表明，在炎症初期，关节局部温度降低，突然的高尿酸血症，体液的pH值降低，以及原沉积在结缔组织部位的结晶脱落，大量的尿酸结晶进入关节腔，尿酸结晶与免疫球蛋白结合后被吞噬细胞所吞噬。随着吞噬细胞受到尿酸结晶刺激，激活环氧合酶和脂氧合酶，促进花生四烯酸转化为前列腺素以及其他致炎物质如白介素、肿瘤坏死因子等，使炎症得以进一步发展。随着炎症的继续，某些血清因子如脂蛋白 B－100、某些酶类的影响，以及前列腺素的抗炎作用，抑制了炎症的发展，导致炎症进入缓解期。由此可见，痛风性关节炎具有刺激因素诱导发作、炎症的发展及炎症的自发消退的基本过程。目前公认急性痛风性关节炎的发作是由于尿酸浓度过高，并超过了尿酸的溶解度而呈过饱和状态，致使尿酸钠微晶体在软骨、滑膜及周围组织沉积而引起的非特异性炎症反应。在炎症反应过程中多形核白细胞吞噬结晶并释放多种炎症介质对关节损伤发挥重要作用。但是，临床上发现，急性痛风性关节炎发作时并非所有患者的血尿酸水平均升高，以及一些有大量痛风石的患者，往往并没有急性痛风性关节炎发作史。也可见到在应用降低尿酸药物治疗时，血尿酸水平降低反而可诱发关节炎急性发作，以及用秋水仙碱控制的急性发作的关节炎，并不影响尿酸的代谢。因此，尿酸结晶在关节炎发作与缓解中的作用都还不甚清楚。

诱发因素：①饮食：高嘌呤膳食，体重超重、肥胖及高脂血症，不仅使糖尿病和高血压的发病率上升，而且可诱发痛风性关节炎的发作。一般认为，高嘌呤膳食往往使血尿酸值在短时间内迅速上升，从而易诱发痛风性关节炎发作。还有另一种情况是，素食民族患痛风者很多。②饮酒：乙醇对痛风的影响比膳食要严重得多。研究表明，乙醇代谢能使血乳酸浓度增高，像其他有机酸一样，乳酸可抑制肾小管分泌尿酸，并降低尿酸的排泄。乙醇还能促进腺嘌呤核苷转化，使尿酸合成增加。③药物：某些药物可导致急性痛风性关节炎发作。在某些情况下可能是一种特异质反应，如维生素 B_1 和维生素 B_{12}、胰岛素及青霉素等。临床上使用的促尿酸排泄和抑制尿酸生成的药物，在某些易感个体，由于血中尿酸水平突然降低，促使原有尿酸盐结晶脱落，可导致关节炎加重或转移性痛风的发作。由于心肺疾病而长期使用利尿剂，也可导致痛风的发作。④创伤：临床上常可见到痛风性关节炎的发作往往与患者长途步行、关节扭伤、穿鞋不适及过度活动等因素有关，这可能与局部组织损伤后，尿酸盐的脱落所致。第一跖趾关节在步行中单位面积受力最大，因而是本病发病及病程中受累频率最高的关节，常有慢性损害的倾向，需要指出的是，痛风性关节炎急性发作的诱因不包括严重的外伤，这是与外伤性关节炎及骨折的重要区别之处。

五、痛风性肾病的发病机制

尿酸生成过多及（或）肾脏排泄减少造成高尿酸血症时，尿酸盐在肾脏内引起的病变，称为痛风性肾病或高尿酸血症肾病，临床上主要有以下几种表现形式：①急性高尿酸血症肾病；②慢性高尿酸血症肾病；③尿酸性肾结石。据统计，痛风患者 20%～25% 有尿酸性肾病。

正常人 2/3 的尿酸经肾脏排出。肾脏功能正常时，肾小管分泌尿酸量与血尿酸水平成正比。当肾功能不全时，即可发生明显的高尿酸血症。目前认为，慢性高尿酸血症的原因约 90% 系尿尿酸排泄障碍所致，而尿尿酸排泄障碍中约 80% 与尿酸分泌不足有关。影响肾脏尿酸排泄的因素主要有：①酸性尿液：当尿 pH <5.0 时，尿酸不易溶解而形成结晶，特别在远曲小管和集合管的尿液呈酸性时，更容易形成结晶并沉淀于肾实质。据研究，痛风患者肾小管细胞内的谷氨酰胺酶活性降低，不能正常利用谷氨酰胺中的氨以中和尿中的 H^+。②肾小管有机酸分泌过多：一方面竞争性抑制尿酸的分泌，另一方面有机酸在肾小管抑制 Na^+-K^+－ATP 酶和 ATP 的合成，进而增加尿酸盐的吸收，这种情况多见于乳酸及酮症酸中毒、饥饿与脱水、妊娠、酗酒、骨髓增生病、放、化疗以及危重患者等。③脱水或血容量不足：肾小管对水分吸收增加，使尿酸在肾小管的浓度增加，促使尿酸盐结晶沉积。④某些利尿药：特别是噻嗪类如呋塞米，虽然由于利尿而促进尿酸的排泄，但更主要的是它能减少肾小管对尿酸的分泌，最终导致血尿酸升高。

慢性尿酸性肾病主要指持续性高尿酸血症，经过数年或更长时间，20% 可先后出现肾小管和肾小球受损，少部分发展至尿毒症。其发生率仅次于痛风性关节损害，与病程和治疗有密切关系，但与痛风性关节炎的严重程度无关，即轻度的关节炎患者也可有肾病变，而严重的关节炎患者不一定有肾脏异常。病理改变：尸检证实，几乎 100% 的痛风患者有肾病变，病理上表现为髓质内尿酸盐结晶的沉积，越往髓质部越明显。沉积的结晶在局部引起炎症反应，炎细胞的浸润和间质血管的纤维化，最后发生肾小管的阻塞、肾血管硬化、肾小球基底膜纤维化和增厚。

在短时间内血尿酸急剧升高而造成大量尿酸结晶沉积在集合管、肾盂或输尿管，引起尿路阻塞，产生肾内外梗阻，使肾小管内压力增高，肾小球滤过压降低，最终造成肾功能不全，进而出现少尿、无尿、氮质血症和急性肾衰竭等一系列表现，称为急性高尿酸性肾病。主要见于核蛋白分解增加，尿酸生成增加，使血尿酸明显升高时。发生原因多为继发性，如淋巴和骨髓增生病，恶性肿瘤放疗或化疗及严重创伤和手术时，引起关节炎时称为继发性痛风。

六、尿酸结石发病机制

由于血中尿酸的排泄主要通过肾脏，加上尿液的 pH 一般偏酸性，所以痛风患者易于在泌尿系发生结石。尿酸结石是指尿酸结晶沉积在肾及尿路形成泥沙样或较大结石。原发性痛风患者尿酸结石的发生率与血尿酸呈正相关，血尿酸在 774μmol/L（13mg/dL）以上者，发生率达 50%。40% 的尿酸结石发生在痛风性关节炎之前。

发病机制：①尿液中尿酸浓度升高：见于各种原因引起的尿酸产生过多或应用促尿酸排泄药物时，使尿酸在尿中排出增加。此外，由于皮肤大量出汗失水或胃肠道水分丢失增加，使尿量减少，尿液中的尿酸浓度相对增加。据统计，当 24 小时尿尿酸排出量超过 1 000mg 时，50% 的患者发生肾结石。②尿液 pH 降低：尿酸是一种弱酸，其解离常数 PKa 为 5. 75。在 pH4. 75 时，91% 的尿酸呈非游离状态，易于以结晶形式沉积。尿 pH6. 75 时，大部分尿酸为游离状态，易于从尿中排出。有研究认为痛风患者尿液 pH 值持续呈酸性、并缺乏节律变化。③尿量：尿量少则尿酸不易溶解，尿量多则溶解度高，故对尿酸排泄十分有利。因此痛风患者每日尿量应在 2 000mL 左右。④肾功能：当肾脏功能受损时，尿酸也容易在肾内沉积而导致肾结石。泌尿系统感染和畸形患者，由于尿液排泄不畅、肾盂积水而易致尿酸盐沉积形成结石。

Gutman 和 Yu 认为，痛风患者尿 pH 值降低是由于肾小管上皮内谷氨酰胺酶活性降低，谷氨酰胺产生的氨减少，可使尿 pH 值降低。但在某些尿酸结石患者，血清和尿尿酸水平均正常，肾小管上皮内谷氨酰胺酶活性也可正常。因此，痛风患者或尿酸结石的患者 pH 值变化的机制尚不十分清楚。有人统计，尿酸结石患者中仅有 25% 的患者并发痛风，多数没有痛风和高尿酸血症。因此，尿酸结石的形成是多种因素造成的。

尿酸结石发生在泌尿系管腔内可造成梗阻以上的积水，以不完全梗阻较多见。结石形成后，常常出现难以治愈的感染、加速结石的生长和肾损害，可发生肾盂肾炎、肾积脓且肾周围脓肿。尿酸结石停留在肾盂、肾盏，可刺激上皮脱落，出现溃疡、白细胞浸润和纤维组织增生。移行上皮增生，有可能诱发鳞状上皮癌。在肾髓质内，由于大量的尿酸盐结晶沉积，可出现慢性间质性肾炎、肾小球和肾小管纤维化。尿酸结石可加重这一过程。可导致慢性肾功能不全和尿毒症。

第二节　临床表现

一、痛风性关节炎

急性痛风性关节炎的典型的特点是起病急骤，有时甚至呈暴发性，多在夜间发作，第一次发作通常在健康状况良好的情况下突然出现关节肿胀和剧痛，在 24 ～ 48 小时达到高峰，受累关节及其周围软组织明显发红、发热和肿胀，剧痛难忍，局部甚至不敢接触被单，否则疼痛加重，以及关节活动受限。这一些特点可区别于其他种类的关节炎，具有很强的特征性。70% 的患者首发于𧿹趾第一跖趾关节，病程中该部位受累者达 90%，其次为足背、踝、膝、指、腕等关节，肩、髋和脊柱关节受累少见，病程初期 85% ～ 95% 的患者仅累及单关节，这是典型的急性痛风性关节炎又一特点。部分患者发病前可有疲乏、周身不适及关节局部刺痛先兆。未经治疗的急性痛风性关节炎，病程通常持续 1 周左右而自行缓解。缓解期关节局部不遗留任何不适，这也是本病的另一特征。随着病程的延长，历时数月或数年可再发，但多数患者第一次发作后至第二次发作的间隔期一般在1～2年。以后的间歇期逐渐缩短而发作期逐渐延长，受累关节愈来愈多，最后导致不能完全缓解并遗留慢性关节畸形。

部分患者在痛风性关节炎发作时，伴有畏寒、发热、全身酸痛不适、软弱无力、头痛、食欲减退等全身症状，发热多为低热或中等度热。全身症状的有无及轻重除了与个体差异有关外，主要与关节炎的炎症程度成正比。有资料表明，首次发作的痛风性关节炎往往有比较明显的全身症状，随着病程的迁延，全身症状可逐渐减轻。此外，在关节炎发作时，如果有其他并发症存在，例如痛风石破溃后并发感染、肾结石并发肾盂积水或泌尿道感染时，则可有更为明显的全身症状。

不典型的急性痛风性关节炎主要见于以下情况：①儿童及青少年患者可先有肾结石，然后出现关节炎，而且症状较重，发作频繁，病情进展迅速并累及多个关节。②多关节炎型，多见于绝经后妇女，特别是并发高血压或肾脏疾患而长期使用利尿药的患者。某些人种如非洲和美国黑人妇女的多关节炎发生率可达34%。③少部分患者第一次发作症状较轻，经过1～2天症状即消失。随着病情的进展，关节炎发作越来越频繁，症状也越来越不典型。

随着病程的延长，可出现具有特征性的痛风结节（痛风石，Tophi），常见部位在耳轮、跗趾第一跖趾关节、指、腕、膝及肘等处，也可见于任何关节周围。小的如芝麻大，大的如鸡蛋，质硬，易破溃，内有白色石灰样物质，其基本化学成分是尿酸钠盐结晶。一般情况下，痛风石往往出现于关节炎发作后10年以上。研究表明，患者的发病年龄早、病程长、血尿酸高及未得到及时有效治疗时，痛风石出现也较早，发展较快且体积也大。血尿酸升高的程度及持续时间与痛风石的形成有直接的关系。关节炎进入慢性期后可出现骨质穿凿样改变，周围组织纤维化，关节僵硬及畸形。

有关痛风性关节炎发作的间歇期，大多数患者第二次发作出现在头次发作后的6个月至2年内，在大多数痛风的患者中，医师可得到一个清楚的、详细的早期发作和症状完全缓解的间歇期，很少的痛风患者无发作间歇期。大约不到10%的患者虽经长期随访，始终未见再发。未经有效治疗的患者，发作往往越来越频繁，间歇期也越来越短，受累关节多、症状重、持续时间长，无症状时间越来越短，甚至炎症难以消退而无间歇期，治疗效果也很不理想。

二、痛风性肾病

临床表现：慢性高尿酸血症通常经过10～20年才发展成氮质血症，临床表现与慢性肾小球肾炎十分相似。主要表现为：①腰痛及水肿，早期可仅有轻度腰痛，随着病情进展可出现水肿；②高血压的发生率占40%～45%，多为中度高血压，用一般降压药能够控制；③蛋白尿占85%，往往出现较早并且程度较轻，尿蛋白一般为+～++，早期很少有大量的蛋白尿；④血尿约占54%，系结晶的刺激损伤所致；⑤当出现继发泌尿系感染时，患者可有发热、尿频、尿急或尿痛等肾盂肾炎表现；⑥由于尿酸盐结晶首先沉积于肾髓质，随着病情的发展以后才累及肾小球，因此，早期的患者几乎全部出现肾小管功能受损的症状，表现为尿的浓缩和稀释功能下降，尿渗透压下降。晚期可出现内生肌酐清除率低下直至尿毒症。通常，随着病程的延长，肾损害的发生率也升高。但在家族性高尿酸血症患者，不仅肾损害发生的年龄较轻，而且即使治疗，也不能阻止肾损害的进展，肾脏病变广泛而且严重，预后较差。临床上，高尿酸血症患者一般先出现痛风性关节炎急性发作，关节病变明显时表现为肾脏损害，少数患者也可始终没有痛风性关节炎急性发作病史，并且在肾损害晚期出现尿毒症时，关节炎发作往往较轻。另外，值得注意的是，耳郭或关节附近皮下尿酸盐沉积形成的痛风结节，其大小与肾损害的程度也不成比例，即当有大的痛风结节时肾损害反而减轻，没有结节者肾损害也可较重。

急性高尿酸性肾病主要为在短时间内肾功能不全，进而出现少尿、无尿、氮质血症和急性肾衰竭等一系列表现。常见于淋巴和骨髓增生病，恶性肿瘤放疗或化疗及严重创伤和手术时发生。

三、尿酸结石

尿酸结石的临床表现因结石的大小、形状、部位及有无感染等并发症而有所不同。较小的结石可自动从尿中排出，较大者可引起疼痛、血尿、感染和梗阻等表现。当结石进入肾盂输尿管连接处和输尿管时，可出现腰及上腹部发作性疼痛，疼痛常突然发作，呈绞痛、钝痛、胀痛或隐痛，严重如刀割样，一般位于病侧并向同侧腹股沟或外阴部放射，患者呈急性病容，严重者面色苍白，全身出冷汗，脉细快，血压可降低，呈虚脱状态，常需解痉药治疗后可缓解。结石接近膀胱处可伴有尿频、尿急及尿痛症状。疼痛发作时，常伴有肉眼血尿或镜下血尿。当患者伴发尿路感染时，可有发热、膀胱刺激症状等表现。由于结石较大而发生尿路梗阻时，可出现排尿困难、尿流中断，甚至尿闭。

第三节　实验室及辅助检查

一、血尿酸测定

目前国内外普遍采用尿酸氧化酶法测定血尿酸，该法是利用尿酸氧化酶还原尿酸的比色法来测定，特异性最高。经典的化学法是利用磷钨酸能被尿酸盐还原为蓝色的磷钨酸复合物这一原理，通过光电比色结果来判断血尿酸含量。此方法沿用较久，特异性及敏感性均欠佳。目前较为先进的血尿酸测定法为高压液相层析和质谱法。这一方法特异性和敏感性均很高，是近年来尿酸测定方法上的重大改进与发展。据统计，血尿酸值在我国正常男性为：178 ～ 416μmol/L（3.0 ～ 7.0mg/dL），正常女性为：148.5 ～356.0μmol/L（2.5 ～6.0mg/dL）。未经治疗的痛风患者血尿酸多数升高，继发性较原发性痛风升高更为明显。部分患者在痛风性关节炎急性发作时血尿酸水平仍然正常，因此，不能依赖血尿酸诊断痛风性关节炎。

测定血尿酸时应注意以下几点：①应在清晨空腹状态下抽血送检，必要时在患者抽血前 1 天避免高嘌呤饮食并禁止饮酒；②抽血前停用影响尿酸排泄的药物如水杨酸类药物、降压药及利尿药等，应至少停药 5 天以上；③抽血前应避免剧烈活动如奔跑或快速登高等；④由于血尿酸浓度有时呈波动性，故一次血尿酸测定正常不能完全否定血尿酸增高，如临床有可疑处，应重复检查。

二、尿尿酸测定

尿尿酸是反映肾小管对尿酸的重吸收和分泌功能的一项检查，在临床上可用以判断高尿酸血症是由于尿酸生成过多还是尿酸排泄减少，或是两者兼有，另外，对于选择治疗药物及监测治疗效果都有一定的指导作用。在进食低嘌呤饮食 5 天后，正常人 24 小时尿尿酸结果应低于 600mg，或常规饮食时 24 小时尿尿酸应 $<$1 000mg。如果血尿酸升高，而 24 小时尿尿酸 $<$600mg，则为尿酸排泄不良型，否则可能是产生过多型，区别两者对治疗上有一定价值。

测定 24 小时尿尿酸时应注意以下几点：①如果患者已有肾功能减退、结石引起的尿路梗阻、大量肾盂积水、尿潴留及排尿不畅等情况，可使测定结果受影响；②应准确留取 24 小时的尿量，留尿的容器应放防腐剂，关键在于向患者讲清收集 24 小时尿的方法；③留尿当天如有腹泻、呕吐等脱水情况或发热、尿路感染或其他急性疾病时，应改期进行。

三、关节滑液检查

正常滑液呈草黄色，膝关节的滑液量不超过 4mL，清亮而透明。镜下观察白细胞数 $<20\times10^6$/L（200/mm^3），中性粒细胞 $<$25%。痛风性关节炎患者滑液的主要特征是滑液量增多，外观呈白色而不透亮，黏性低，白细胞数常 $>50\times10^9$/L（50 000/mm^3），中性粒细胞 $>$75%。最具特征性的是在偏振光显微镜下见到被白细胞吞噬的或游离的尿酸盐结晶，该结晶呈针状（5 ～ 20μm），并有负性双折光现象，这一现象在关节炎急性期的阳性率约为 95%。偏振光显微镜下观察晶体的注意事项：①尿酸盐结晶发生折光时，折射角为 45°，焦磷酸钙结晶为 20°～ 30°，其形态为棒状或菱形，纤维蛋白、软骨碎片及灰尘可出现双折射；羟基磷灰石呈铜币样，辅以光学补偿器可明确地将不同晶体区别开来；②所用玻片和盖玻片必须干净无划痕；③尽量观察标本的中央部分；④必要时关节液用肝素抗凝，以免影响观察。

四、组织学检查

对于可疑的痛风石组织，可做活检，用无水乙醇固定，切片分别在普通显微镜和偏振光显微镜下观察尿酸盐结晶。紫尿酸胺试验呈蓝色者为尿酸盐。

五、X 线检查

痛风性关节炎患者多在发病数年或数次发作后才出现骨关节病变，故在早期常无明显的 X 线片改变。早期急性关节炎时仅表现为受累关节周围软组织肿胀。反复发作时可在软组织内出现不规则团块状致密影，称为痛风结节。在痛风结节内可有钙化影，称为痛风石。由于痛风石在软骨的沉积，可造成软骨破坏和关节间隙狭窄，关节面不规则。病程较长的患者，在关节边缘可见偏心性半圆形骨质破坏，较小者似虫噬状，随着病情进展逐渐向中心扩展，形成穿凿样缺损，这也是慢性痛风性关节炎较为特征性的改变之一。

第一跖趾关节是具有特征性的好发部位。骨质缺损常见于第一跖骨头的远端内侧或背侧，其次是第一趾骨的近侧，常并发邻近软组织的肿胀、踇趾外翻畸形，第一趾骨头增大。手和腕关节平片显示近端和远端指间关节病变，其次是掌指关节、腕骨间关节及腕掌关节破坏。肘关节通常表现为滑囊炎及肘关节两侧肿胀，尺骨鹰嘴骨质破坏。痛风一般很少累及肩关节、髋关节、骶髂关节和脊柱关节。

痛风在累及肾脏时，引起肾结石和肾间质病变。由于尿酸盐结石为阴性结石，腹部平片一般不能发现结石，须借助 B 超检查或静脉肾盂造影才能确定。

第四节　诊断

一、诊断

（一）痛风

当前国内外多采用美国风湿病协会制订的诊断标准：①急性关节炎发作一次以上，在 1 天内即达到发作高峰。②急性关节炎局限于个别关节。整个关节呈暗红色。第一踇趾关节肿痛。③单侧跗骨关节炎急性发作。④有痛风石。⑤高尿酸血症。⑥非对称性关节肿痛。⑦发作可自行停止。凡具备上述条件三项以上，并可除外继发性痛风者即可确诊。

（二）痛风性关节炎

中老年男性肥胖者，突然出现第一跖趾关节或踝关节或足背等单关节红肿剧痛，并在发作后 24 ～ 48 小时达到高峰，对秋水仙碱治疗有效，1 周左右症状缓解，伴有或不伴有血尿酸增高可诊断为急性痛风性关节炎。然而关节滑液或结节活检证实的尿酸盐结晶是确诊本病的依据。

（三）痛风性肾病

一般慢性高尿酸血症患者先有关节病变，又发现肾病变时很容易确定痛风性肾病诊断。但当患者没有关节病变或关节病变较轻时须与慢性肾小球肾炎引起的高尿酸血症相鉴别。后者的主要临床特点有：①高尿酸血症先于肾功能损害；②男女发病率无显著差异；③发病年龄较早，可在任何年龄；④先出现肾小球损害表现，然后再出现肾小管损害表现，血尿酸水平升高十分明显，大多数在 595μmol/L（10.0mg/dL）以上；⑤24 小时尿尿酸排出较少。当患者出现肾盂肾炎的表现时，应仔细追问血尿、肾绞痛病史，测定血尿酸水平及查尿结石成分是否是尿酸盐，从而区别于慢性肾盂肾炎。

（四）尿酸结石

根据典型的疼痛性质、部位和放射特点，通过询问既往痛风病史、血尿酸持续升高史及类似疼痛反复发作病史，进行必要的体检和 X 线、B 超及实验室等检查，一般均可得到确诊。X 线检查可显示肾外形、结石大小、数目、形态、部位。泌尿系平片可发现含钙的阳性结石，95% 以上均可显影。静脉肾盂造影可显示纯尿酸阴性结石，结石部位表现为透明区。当患者有结石梗阻和肾功能较差时，可选择膀胱镜检查及逆行性尿路造影。超声检查方便快速，可发现整个泌尿系结石，并可估计肾盂积水的程度和肾实质的厚薄。当取得结石标本时，结石成分的理化分析有助于进一步确诊及指导治疗。对结石进行偏振光显微镜检查、红外线光谱分析、X 线衍射分析及电子显微镜检查，均可显示尿酸及尿酸盐特征。用紫尿酸铵法也可确定尿酸结石。方法是将结石研成粉末，置于蒸发皿中，加浓硝酸 1 滴，小心加热至干，显橙黄色，继续加热至红色；加氢氧化铵 1 滴呈紫红色，即为尿酸铵。

二、鉴别诊断

（一）蜂窝织炎及丹毒

痛风性关节炎急性发作时因关节及其周围红肿，常被误诊为蜂窝织炎或丹毒。但后者主要表现为感染症状如畏寒、发热及白细胞升高等全身症状较为突出，局部皮下软组织肿胀明显而关节无疼痛、肿胀和触痛，不经治疗症状不会自行消失，以及对秋水仙碱治疗无效等特点，可和痛风性关节炎区别开。

（二）其他结晶性关节炎

此类关节炎系由结晶所致的一组关节病变，多见于老年人。除了尿酸盐结晶外，还有焦磷酸钙（CPPD）、磷灰石、胆固醇、类固醇，以及较少见的夏科 - 雷登结晶体。

（三）银屑病关节炎

银屑病关节炎有少关节型及典型的累及手和足的远端指（趾）间关节型，同时约有 20% 的患者伴血尿酸增高，故须与痛风性关节炎鉴别。但前者为慢性经过，受累关节及关节周围无大范围发红和发热区，无剧痛及无无症状间歇期，以及有银屑病疹和不同于痛风性关节炎的 X 线改变，不难将二者区别。

（四）急腹症

尿酸结石诊断时尚需与急腹症的常见疾病如阑尾炎、胆囊炎和胆石症以及胆道蛔虫症等相鉴别。

第五节　治疗和预后

一、治疗

痛风的治疗方法是综合性的，主要包括一般治疗、急性痛风性关节炎发作期的治疗、间歇期的治疗、慢性关节炎期和痛风结节的治疗以及痛风并发症的治疗等方面。

（一）一般治疗

1. 低嘌呤饮食　虽然外源性嘌呤不是痛风发病的主要原因，用低嘌呤饮食 7 天后也仅能使血尿酸值降低 59.5 ～ 119μmol/L（1 ～ 2mg/dL），但高嘌呤饮食常可使血尿酸暂时增加，可诱发关节炎急性发作。因此，控制含嘌呤高的食物，减少关节炎的急性发作次数仍然是必需的。高嘌呤食品主要包括动物内脏、水产品如沙丁鱼、虾、蟹和肉类等。另外，火锅中的肉类、海鲜和青菜等混合涮食，由于嘌呤具有很高的亲水性，汤汁内含有极高的嘌呤。低嘌呤食品主要有牛奶、鸡蛋、蔬菜和谷类制品等。饮食控制只能作为一项辅助治疗措施而不能取代必要的药物治疗。

2. 严格忌酒　乙醇在体内产生乳酸，可降低尿酸的排出。啤酒也含有大量的嘌呤，有人统计在啤酒厂工作的人员，可能因啤酒饮用量较大而痛风的发病率也明显上升。多饮水可增加尿量，促使尿酸排出。

3. 多食碱性食物　如油菜、白菜、胡萝卜与瓜类等，此类黄绿色蔬菜呈碱性，可使尿 pH 值升高，促进尿液中尿酸溶解，增加尿酸排出量，防止形成尿酸性结石。

4. 休息　在痛风性关节炎急性期应注意休息，直至症状明显缓解。一般来说，在间歇期应多活动及锻炼，有利于减轻体重。

5. 避免使用抑制尿酸排泄的药物　如呋塞米、阿司匹林、维生素 B_1 及维生素 B_{12} 等。

6. 避免急性痛风性关节炎发作的因素　如过度劳累、紧张、寒冷、穿鞋过紧、走路过多及关节损伤等。

7. 积极治疗与痛风相关的疾病　如高血脂、高血压、冠心病及糖尿病，防止体重超重。对于肥胖的痛风患者尤应强调观察与控制体重。观察并记录体重的变化是判断病情和指导患者治疗不可缺少的指标之一。对于达到标准体重的患者，也应当严格控制高嘌呤食物的摄入，但在每日的热卡供应方面可适当放宽。

（二）急性期的治疗

关节炎的急性发作期应尽早使用抗炎止痛药物，禁用降尿酸药物及影响尿酸排泄的药物，注意休息，多饮水，维持饮食治疗。

1. 一般治疗　卧床休息、抬高患肢，疼痛缓解后方可活动。

2. 抗炎止痛　由于秋水仙碱的毒性较大，而且非甾类抗炎药具有与其相同的疗效，因而目前通常尽早给予非甾类抗炎药，常用的药物有舒林酸（如奇诺力）、萘丁美酮（如瑞力芬）、阿西美辛（如优妥）及双氯芬酸（如扶他林、戴芬或迪克乐克）等都有较迅速的抗炎止痛作用而且不良反应较少。具体用法如：舒林酸 0.2g，口服，每日 2 次；萘丁美酮 1.0g，每日 1 次，晚饭后服；双氯芬酸 25 ～ 50mg，每日 3 次，饭前服；阿西美辛 90mg，每日 1 次。以上药物只需选用一种，不应同时服用两种或多种，否则疗效不增加而增加不良反应。通常抗炎止痛药物一两天可收效，症状消失停用，多数患者的疗程不超过 2 周。当关节炎反复发作，症状较重，及对上述药物无效或产生不良反应时可考虑使用肾上腺皮质激素，如泼尼松，10 ～ 20mg/d，分 2 次服，症状改善后及时减量或停用。一般认为短期应用皮质激素是安全的。

3. 秋水仙碱　过去将秋水仙碱列为治疗痛风性关节炎急性发作的首选治疗，但由于不良反应较大，且治疗剂量与中毒剂量很相近，容易发生中毒，常常导致明显的胃肠道反应、白细胞降低或骨髓抑制、肝肾功能损害，某些个体还有严重的变态反应，有时甚至危及生命。临床经验证实，对痛风性关节炎急性期的治疗不必拘泥于非用秋水仙碱不可。但对一些难治性患者不排除可以用秋水仙碱的可能性。

4. 降尿酸药物　不仅没有抗炎止痛治疗急性关节炎的药理作用，而且还会因不正确的使用后使血尿酸下降，促使关节内痛风石表面溶解，形成不溶性结晶而加重炎症反应，因此在关节炎的急性期也禁用促进尿酸捧出的药物。

（三）间歇期及慢性期治疗

关节炎发作期过后，对于无痛风石、无泌尿系结石和痛风性肾病患者，不必做特别的药物治疗。但如有其中任何一种表现或有频繁发作的关节炎则需要采用降尿酸治疗。降低血尿酸水平的药物有两类：一类是促进尿酸排泄的药物，另一类是抑制尿酸生成的药物。降低血尿酸药物总的应用原则是先从小剂量开始，根据测定的血和尿尿酸水平调整药物用量，摸索出最小有效剂量维持治疗，保持血尿酸在正常范围，以减少关节炎发作和治疗痛风石及结石。小剂量逐渐递增给药法可减少药物不良反应，如可以避免大量尿酸盐沉积到肾小管及间质，引起急性尿酸性肾病，同时也可避免血尿酸水平急剧下降而诱发痛风性关节炎的发作，以及便于发现药物不良反应。另外，在肾功能正常或轻度损害时及尿酸排出量减少或正常时，可用促进尿酸排泄药物；在中度以上肾功能损害及（或）尿酸排出过多时，用促进尿酸排泄的药物可增加尿酸盐从肾脏排泄，造成尿酸结石形成，加重肾脏损害。

1. 促尿酸排泄药　此类药物的共同作用机制是阻滞肾小管对尿酸的重吸收，增加尿尿酸的排泄，从而降低血尿酸水平。一般认为，经饮食控制血尿酸仍 >536μmol/L（9mg/dL），每年关节炎发作在 2 次以上，有痛风石及肾功能正常或仅有轻度损害者可选用此类药物。当血尿酸水平下降至 297μmol/L（5.0mg/dL）或 327μmol/L（5.5mg/dL）以下时，可有效地起到预防急性发作及尿酸结晶的形成。

第二次世界大战期间，由于青霉素的大量使用，人们为节约使用青霉素及提高青霉素在血中的浓度而研制出了丙磺舒。该药能抑制青霉素在肾小管的分泌。随后，Gutman 又发现丙璜舒具有促进尿酸排泄及降低血尿酸的作用，并于 1950 年应用于痛风的治疗。丙磺舒（Probenecid，又称羟苯磺胺 Benemid）是一种有效的促尿酸排泄药，丙磺舒进入胃肠道可被迅速而完全地吸收，服药 1 小时后即可在血浆内出现，约 24 小时后有 70% 的药物从循环中消失，其生物学半衰期为 6 ～ 12 小时。进入人体丙磺舒的主要的代谢途径是侧链氧化形成羟化或羟化衍生物，在血中大部分与血浆蛋白结合，经肾脏滤过后在远曲小管以非离子扩散的形式被重吸收，从而抑制了尿酸的重吸收。每天 1. 0g 可使痛风患者尿尿酸排泄量增加约 50%，血尿酸水平平均下降 1/3。它既不影响肾小球滤过率，也不影响肾血流量，对电解质的排出也无影响，无抗炎镇痛作用。开始治疗时以丙磺舒 0. 25 ～ 0. 5g，每日 1 ～ 2 次，然后每隔 1 周将日量增加 0. 25 ～ 0. 5g，直至 1. 0 ～ 2. 0g/d 维持治疗，最大剂量不超过 3. 0g/d。由于多数患者为尿酸排泄不良型，故在肾功能正常或大致正常时，可常规使用，也可根据 24 小时尿尿酸值来确定为排泄不良型。此外，由于本品的作用部位在肾脏，要求患者的肾功能尚属良好（肌酐清除率 > 20mL/min，BUN < 14. 2mmol/L）。本品的不良反应较少，一般可长期使用。大约 5% 的患者出现过敏性皮炎、发热和胃肠道反应，治疗初期由于尿酸盐从沉积部位转移至血中，一些尿酸盐结晶有可能脱落进入滑膜液，可引起转移性急性痛风性关节炎发作。因此，应用丙磺舒时须注意以下几点：①大量饮水。②加用碳酸氢钠或碱性药物，碳酸氢钠 3. 0g/d，分 3 次服，有人推荐使用枸橼酸 – 枸橼酸钠溶液（Shohl's 溶液），20 ～ 60mL/d，分 3 次服，或碳酸酐酶抑制药乙酰唑胺 0. 25g，每日 3 次，经验介绍效果良好。碱化尿液期间，须经常测定尿 pH 值，根据 pH 值的变化调整碱性药物用量，一般维持尿 pH 值在 6. 5 左右，不可超过 7. 0，否则容易引起草酸钙或其他结石形成。服药期间禁用抑制尿酸排泄的药物如利尿药等。③伴有活动性溃疡、磺胺药物过敏或肾功能低下及痛风性关节炎急性发作期的患者不宜使用。本品饭后服用，可避免胃肠道反应。④对于非痛风患者，尽管持续给药，几天以后本品的促尿酸排泄作用即消失；而对痛风患者，则表现为持续的促尿酸排泄作用。这种差异主要与尿酸池的容量大小有关，即痛风患者特别是伴有痛风石的患者，其尿酸池明显扩大，只要池中有可溶性尿酸盐，则不断溶解进入血液循环。⑤鉴于本品可竞争性抑制有机弱酸（如青霉素等）的分泌，两者合用时应减少抗生素的使用剂量。

苯溴马隆（Benzbromarone，痛风利仙，苯溴香豆酮）早在 1965 年就已经发现本品有明显的促尿酸排泄作用，在欧洲已应用多年，19 世纪 90 年代才进入我国。单服苯溴马隆 100mg，6 小时后血中达到峰值。主要的代谢产物是苯马隆，大部分代谢产物与葡萄糖醛酸结合，并经胆管从粪便排出。本品主要通过抑制近曲小管对尿酸的重吸收而达到排尿酸的作用，它不影响肾小球滤过率，但当肾小球滤过率下降时，苯溴马隆的降尿酸作用也受到影响。用法：苯溴马隆 50mg/d，每日早餐后服用，1 ～ 3 周血尿酸仍未下降者可再递增 25 ～ 50mg/d，一般维持量可达 50 ～ 100mg/d。苯溴马隆的主要不良反应与丙磺舒相似，一般较轻，大部分患者能够耐受，仅有少数患者出现腹泻、绞痛及诱发急性痛风性关节炎发作。

磺吡酮为保泰松的衍生物，即保泰松的苯环或丁基侧链被一个酸性基团取代，增加了该化合物的酸性，从而增强了排出尿酸的作用。研究表明，口服磺吡酮后 1 小时血浓度达到峰值，半衰期为 3 小时，药物全部与血浆蛋白结合，几乎不被肾小球滤过，主要经肾小管分泌排出体外。磺吡酮的药理作用和丙磺舒一样，都是促使肾小管对尿酸的重吸收减少。对丙磺舒过敏或不能耐受者，可用磺吡酮替代。剂量和用法：磺吡酮 0. 1g，每日 4 次，以后每周递增 0. 1g，直至 0. 3 ～ 0. 4g/d，最大剂量 0. 8g/d。苯磺酮的不良反应及注意事项如下：①有一过性皮疹，轻度胃肠道反应和肾毒性；②长期应用可发生血小板和粒细胞减少，一般停药后可很快恢复正常，但仍应注意血常规改变；③偶见肾脏毒性反应，重者可致急性肾衰竭；④有轻度的水、钠潴留作用，对慢性心功能不全者要慎用。

2. 抑制尿酸生成药　此类药物目前仅有别嘌醇，本品于 1963 年由 Hitchings 和 Elion 发现，是一种强力的嘌呤氧化酶抑制药。

由于本品是次黄嘌呤的同分异构体，它与黄嘌呤氧化酶的亲和力比次黄嘌呤与黄嘌呤氧化酶的亲和力大，因此可与次黄嘌呤竞争结合黄嘌呤氧化酶，生成氧嘌呤，从而减少黄嘌呤、次黄嘌呤向尿酸的转化。同时，别嘌呤在体内还可经过补救途径，生成别嘌呤核苷酸，消耗了 1 – 焦磷酸 – 5 – 磷酸核糖（PRPP）而使嘌呤核苷酸的从头合成减少，对于次黄嘌呤鸟嘌呤磷酸核糖转移酶（HGPRT）缺乏的尿酸合成过多的患者有特效。别嘌醇的生物半衰期仅1～3小时，其代谢产物氧嘌呤仅有一部分通过肾脏排出。由于本品的作用部位不在肾脏，故对肾脏有损害的患者仍可使用。因为别嘌醇不增加尿酸的排泄，因此一般不会诱发痛风性关节炎急性发作，对伴有肾结石的痛风患者尤其适用。由于别嘌醇的以上特点，它是至今唯一能有效地减少尿酸生成及降低血尿酸水平的药物，其应用十分广泛。用法：别嘌醇0.1g/d，分2次服，以后每2周递增0.1g，直至0.3g/d，分3次服用。调整药物期间检查血尿酸水平如降至正常可以此有效量维持；如尿酸水平仍高，还可递增，但一般剂量不超过0.6g/d，分3次服。一般服药后1～2天血清尿酸开始下降，7～10天明显下降，3～6个月血清尿酸可达正常。本品有一定的不良反应，以皮疹及药物热等较多见，通常在用药后数周发生，发生率可达10%～15%，其中以毒性上皮溶解坏死和剥脱性皮炎最严重，病死率高；其次是肝肾功能损害，严重者可发生急性肝细胞坏死。对骨髓也有一定的抑制作用。另外，国外已有多例在服别嘌醇期间发生突然死亡而死因尚未确定的病例。因此，应用本品应以小剂量开始，逐渐递增，其好处之一是每例患者的最小有效量不同；好处之二是便于观察药物的不良反应。另外，应定期复查肝、肾功能、血常规和血及24小时尿尿酸。此外，本品还可增加某些药物如巯嘌呤和硫唑嘌呤等的作用和毒性，在合用时应加以注意。由于痛风患者的尿酸升高多为排泄不良型，别嘌醇不作为常规使用，仅用在24小时尿尿酸明显升高的尿酸产生过多型，或肾功能有中度以上（肌酐清除率<35mL/min）损害，或血中尿酸升高特别明显或有痛风石及对大剂量的促尿酸排泄药物反应不佳的患者才使用。

另外水杨酸类药物也有降尿酸作用。此类药物包括水杨酸、阿司匹林、二氟尼柳等。临床研究表明，水杨酸盐对肾脏排尿酸的作用具有剂量相关效应，即在小剂量时表现出抑制尿酸盐从肾小管的分泌，在大剂量时则表现为抑制肾小管对尿酸的重吸收而增加尿酸的排出。水杨酸的PKa为3.0，口服后经肾小球滤过，在肾小管既能排泌又能被重吸收。在碱性尿中以水杨酸盐的形式出现。阿司匹林1.0～1.5g，每日3～4次，有降低血尿酸的作用。由于此类药物的不良反应较大，加之现在又有作用更强的促尿酸排泄药物，故已不再作为降低血尿酸的主要药物。

（四）痛风性肾病的治疗

慢性高尿酸性肾病的治疗目的是设法降低血尿酸水平，一般尽量维持在298～327μmol/L（5.0～5.5mg/dL）以下。基本治疗原则包括：①饮食疗法；②应用降低血尿酸药物；③应用碱化尿液药物等。有关的治疗药物详见前述。对于轻度或中度肾功能障碍，尿酸排泄量减少或正常时，可选用促进尿酸排泄药物。对于中度以上的肾功能障碍，用促进尿酸排泄的药物可增加尿酸盐从肾脏排泄，造成尿酸结晶形成，加重肾损害，故不宜使用，而别嘌醇的降低尿酸作用并不是通过增加尿路中尿酸的排泄，也不至于因用药而发生尿路梗阻，可作常规使用。此外，有作者建议使用某些利尿药和降压药物，一方面可减轻慢性高尿酸性肾病常伴有的水肿、高血压等症状，另一方面利尿药螺内酯和氨苯蝶啶可分别对抗醛固酮的保钠排钾作用和抑制远曲小管的H^+-Na^+交换，从而促进肾脏对尿酸的排泄。慢性高尿酸性患者高血压的发生率较高（47%～67%），而且高血压本身又可加重对肾脏的损害，因此，慢性高尿酸性肾病与高血压有着密切的联系。对于这些患者的治疗，选择血管紧张素转化酶抑制药，有助于增加肾脏血流量，既降低了血压，又可促进肾小管的排尿酸作用。呋塞米和噻嗪类利尿药可抑制尿酸的排泄，应该避免使用。β受体阻断药或钙拮抗药可使肾脏血流量减少，不利于尿酸的排泌，因此也不宜使用。总之，对于慢性尿酸盐性肾病的治疗，一方面要设法降低血尿酸，另一方面也要防止尿酸盐在肾髓质和间质沉积，防止尿酸在集合管、肾盂及输尿管形成阻塞，引起急性尿酸性肾病。

急性高尿酸性肾病的处理原则基本与慢性高尿酸性肾病相似，主要区别点：①尽早使用脱水药和利尿药，包括呋塞米和噻嗪类药物。目的在于尽快将尿路中的尿酸清除体外，作为一种应急措施，在短时间内可较大量使用，待病情缓解即停用，尤其是原发性痛风患者，否则将加重肾损害，甚至引起急性肾坏死。②大剂量使用别嘌醇，开始剂量为8mg/（kg·d），分2次服，3～4天后改为20～100mg，每日1次。③低嘌呤饮食、大量饮水及碱化尿液，尽可能维持尿pH值在6.5～6.8，可用碳酸氢钠静脉滴注或用乙酰唑胺（醋氮酰胺）提高尿液pH值。必要时，可行透析疗法，以去除高尿酸血症。

（五）尿酸结石的治疗

在疼痛发作时可给予解痉止痛药物以减少患者的痛苦。饮食及药物治疗的基本方法及原则与痛风相似，即低嘌呤饮食，碱化尿液及给予别嘌醇，有助于降低结石的发生率。每日大量饮水，尿量维持在 2 000 ～3 000mL，特别是睡前饮水以保持夜尿量，同时配合一些利尿解痉药物，可使部分小的结石排出。大部分细小的结石往往经过药物治疗后能自行或溶解后排出体外。对于结石 >1cm 且比较固定者，则可考虑手术取石。近年来，可采用经皮肾镜取石、经尿道输尿管肾镜取石及体外碎石术等，90% 的上尿路结石患者不需要传统的开放手术。体外碎石治疗效果好，不良反应小及并发症少。如果结石过大，可分次进行，必要时可用上述几种方法结合进行。据统计，确实需要开放手术的患者不到 10%，其适应证如下：①反复发作的绞痛，上述方法不能排石或取石者；②并发严重梗阻及感染危及肾实质者；③急性梗阻性少尿或无尿；④无功能肾；⑤结石并发肾癌者。不失时机地采用开放性手术治疗，可以提高疗效，有利于保护肾功能。但是，尿酸结石的形成多数与尿酸代谢紊乱有关，这一点有别于其他类型的结石。因此，在选择外科治疗的同时，须强调药物及饮食治疗。

二、预后

若能及早诊断，并遵医嘱控制饮食，规范治疗，大部分痛风病患者可以正常工作、生活。30 岁以前患病者病情重，预后差。并发高血压、糖尿病、高脂血症者，预后差。若病情控制不利，反复发作，损害肾脏者，预后差。

第八章

类风湿关节炎

第一节　概述

类风湿关节炎（RA）是一种以侵蚀性关节炎为主要表现的全身性自身免疫病。本病表现为以双手、腕、膝、距小腿和足关节等小关节受累为主的对称性、持续性多关节炎。此外，患者尚可有发热、贫血、皮下结节及淋巴结肿大等关节外表现。血清中可出现类风湿因子（RF）及抗环瓜氨酸多肽（CCP）抗体等多种自身抗体。病理表现为关节滑膜的慢性炎症、血管翳形成。未经正确治疗的 RA 可迁延不愈，出现关节的软骨和骨破坏，最终可导致关节畸形和功能丧失。

RA 可发生于任何年龄，以 30 ～50 岁为发病的高峰。本病以女性多发，男女患病比例约1 ：3。我国大陆地区的 RA 发病率为（22 ～60）/10 万，患病率为 0.2%～0.4%。

第二节　病因与发病机制

1. 病因　一般认为，类风湿关节炎的发病，是具有遗传倾向的个体通过接触到特定的环境危险因素后产生。这些遗传因素和环境危险因素相互作用导致内在的免疫系统的紊乱，从而在大部分病例中产生了自身抗体，例如类风湿因子和抗瓜氨酸抗体，进而产生了前炎症因子，最终导致一系列的炎症性关节炎改变。

在过去的几十年中，流行病学研究鉴定了大量的类风湿关节炎的潜在环境危险因子，如 EB 病毒（EBV）、细小病毒 B19 及结核分枝杆菌、人乳头瘤病毒（HPV）等。而近年来在欧洲白种人后裔的遗传学研究的突破，使得我们对该病发病的遗传学结构有了更深入的理解。

这些不断对类风湿关节炎的认识，使得我们意识到该病并非一种单纯的疾病，而是一系列不同表型混合的综合征。对于不同的亚型，最好的区分方式是将对瓜氨酸肽反应的不同分为抗体阳性和抗体阴性两组。这两组疾病不仅在临床上表现、治疗反应而且在易患危险因素和遗传背景上均有不同。

2. 发病机制　类风湿关节炎的发病机制尚不完全清楚，多数人认为类风湿关节炎实际上是由多个不同的疾病亚型组成。这些疾病的亚型可能是激发不同的炎症因子反应的结果，炎症反应导致了持续的滑膜炎症和关节软骨以及邻近骨骼的破坏。

（1）炎症：炎症反应的一个核心内容就是肿瘤坏死因子的过表达，该细胞因子参与的炎症反应通路可以造成滑膜的炎症和关节的损毁。肿瘤坏死因子的过表达通常是由 T 淋巴细胞、B 淋巴细胞、滑膜成纤维样细胞和巨噬细胞的共同作用引起。这一炎症过程会导致许多相关细胞因子的过度表达，如白介素 -6 等，而后者又可以促成持续的炎症和关节破坏。

（2）滑膜细胞和软骨细胞：在类风湿关节炎受累的关节中，主要受累的细胞类型为滑膜和软骨细胞。滑膜细胞可以分为成纤维细胞样滑膜细胞和巨噬细胞样滑膜细胞。而前炎症性细胞因子的过表达被认为是巨噬细胞样滑膜细胞作用的结果。在类风湿关节炎中，成纤维细胞样滑膜细胞的表现与健康人的有所不同。在实验动物模型中，将成纤维样滑膜细胞与软骨培养，可以导致该细胞侵蚀软骨，这被认为是与关节破坏相关的行为。对关节破坏的诸多研究表明，破骨细胞的激活是骨骼侵蚀的一个重要原因。这个研究发现也可以一个研究来证明，即通过特异的阻断破骨细胞活性可以减轻关节的损毁然后并不能影响关节的验证情况。仍不清楚的是关节炎症的起因，究竟是骨骼为首要原因，然后累及关节，或者是相反的情形。一种观点认为，类风湿关节炎是在关节中起病，原因就是病理条件下成纤维样滑膜细胞具有异常表现，并且可以扩散至整个关节，提示可能为多关节炎的原因。免疫炎症反应的调节取决于不同类型细胞的数量和活性。研究者对于特定抗原诱导的关节炎小鼠模型进行了一些关节炎免疫炎症反应的研究，发现在小鼠模型中，通过注射特定低剂量的 T 细胞可以缓解关节炎症，证明 T 细胞可以起到保护作用。后继实验继续将这些实验发现应用于临床研究。

（3）自身抗体：类风湿因子是一个经典的自身抗体，类风湿因子的 IgM 和 IgA 型都是重要的病原学标记，可以直接作用用于 IgG 的 Fc 段。另一类自身抗体，或者说更加重要的是一些针对瓜氨酸肽（ACPA）的抗体。就绝大部分患者而言，抗瓜氨酸肽抗体阳性的患者同样会类风湿因子检测阳性。抗瓜氨酸抗体似乎对于诊断更加特异和敏感，而且对于一些难于判断预后的特征如进展性关节破坏等，更加有效。进一步研究发现，这些抗体与不同的患者亚群和疾病的不同阶段相关。类风湿关节炎患者中有 50%～80% 是类风湿因子或者抗瓜氨酸肽阳性，或者都阳性。抗体反应的成分随着时间不同而变化，在早期类风湿关节炎中缺乏特异性，而在疾病的后期，更加完整的抗体反应会逐渐形成，会出现更多的表位和异构体。从动物模型和体外研究的数据证明，抗瓜氨酸特异性抗体是导致动物模型关节炎的基础。临床研究也证明，类风湿因子和抗瓜氨酸抗体阳性的患者与所谓自身抗体阴性患者有所不同。例如，从组织学上看，抗瓜氨酸阳性的病患在滑膜组织的淋巴细胞数目更多，而抗瓜氨酸抗体阴性的类风湿关节炎拥有更多的纤维化组织和更加增厚的关节内膜。抗瓜氨酸抗体阳性的患者相对来说关节损害更加严重，而且治疗的缓解率更低。

（4）遗传学：类风湿关节炎的危险因素 50% 归咎于遗传因素。在这方面的研究进展主要在于鉴定疾病相关的遗传结构变异（单核核苷酸多态性）；现已鉴定了超过 30 多个遗传区域与该病相关。然而，目前除了 PTPN22 和 HLA 区域，近年来许多鉴定的易患基因在人群整体中都是相当普遍。因此，对于个体来说，它们导致发病的风险是相当低的。同时，研究表明，很多易患位点实际上还和其他一些自身免疫性疾病密切相关，并且一些基因分别属于相互不同的导致炎症反应的生物学通路中。在遗传研究中发现抗瓜氨酸肽抗体阳性患者的遗传易患基因具有一定特点，并且具有特定的 HLA－DRB1 等位基因。这些 HLA 等位基因具有一个共同的序列，被称之为“共享表位”。目前认为，一些抗原被一种瓜氨酸化的过程修饰，在这种过程中，翻译后的蛋白质被进一步修饰，精氨酸变为瓜氨酸。据信在这种变化后，抗原可以被具有共享表位序列的 HLA 复合体所结合。同时，一系列具有类似结构的 RA 抗原也可以与特定的 HLA 分结合，通过“分子模拟”机制在免疫反应上游触发免疫反应。这种过程的结果就是自身耐受被破坏，从而产生了针对这些抗原的自身抗体。一般认为，类风湿关节炎的遗传学风险因子或者与抗瓜氨酸抗体阳性疾病相关或者与抗瓜氨酸抗体阴性相关。而对于类风湿关节炎的环境危险因素来说，研究最为充分的是吸烟，这种危险因素是与抗瓜氨酸抗体阳性疾病，特别是 HLA－DRB1 共享表位阳性的相关。遗传学研究认为，类风湿关节炎是一种多种病因混合叠加的综合征。

第三节　病理

类风湿关节为病变的组织变化虽可因部位而略有变异，但基本变化相同。其特点有：①弥漫或局限性组织中的淋巴或浆细胞浸润，甚至淋巴滤泡形成；②血管炎，伴随内膜增生管腔狭小、阻塞，或管壁的纤维蛋白样坏死；③类风湿肉芽肿形成。

1. 关节腔早期变化　滑膜炎，滑膜充血、水肿及大量单核细胞、浆细胞、淋巴细胞浸润，有时有淋巴滤泡形成，常有小区浅表性滑膜细胞坏死而形成的糜烂，并覆有纤维素样沉积物。后者由含有少量 γ 球蛋白的补体复合物组成，关节腔内有包含中性粒细胞的渗出物积聚。滑膜炎的进一步变化是血管翳形成，其中除增生的成纤维细胞和毛细血管使滑膜绒毛变粗大外，并有淋巴滤泡形成，浆细胞和粒细胞浸润及不同程度的血管炎，滑膜细胞也随之增生。在这种增生滑膜的细胞或淋巴、浆细胞中含有可用荧光素结合的抗原来检测出类风湿因子、γ球蛋白或抗原抗体原合物。

血管翳可以自关节软骨边缘处的滑膜逐渐向软骨面伸延，被覆于关节软骨面上，一方面阻断软骨和滑液的接触，影响其营养。另外也由于血管翳中释放某些水解酶对关节软骨、软骨下骨、韧带和肌腱中的胶原基质的侵蚀作用，使关节腔破坏，上下面融合，发生纤维化性强硬、错位，甚至骨化，功能完全丧失，相近的骨组织也产生失用性的稀疏。

2. 关节外病变　有类风湿小结，见于10%～20%病例。在受压或摩擦部位的皮下或骨膜上出现类风湿肉芽肿结节，中央是一团由坏死组织、纤维素和含有IgG的免疫复合物沉积形成的无结构物质，边缘为栅状排列的成纤维细胞。再外则为浸润着单核细胞的纤维肉芽组织。少数病员肉芽肿结节出现在内脏器官中。

3. 动脉病变　类风湿关节炎时脉管常受侵犯，动脉各层有较广泛炎性细胞浸润。急性期用免疫荧光法可见免疫球蛋白及补体沉积于病变的血管壁。其表现形式有3种：①严重而广泛的大血管坏死性动脉炎，类似于结节性多动脉炎。②亚急性小动脉炎，常见于心肌、骨骼肌和神经鞘内小动脉，并引起相应症状。③末端动脉内膜增生和纤维化，常引起指（趾）动脉充盈不足，可致缺血性和血栓性病变；前者表现为雷诺现象、肺动脉高压和内脏缺血，后者可致指（趾）坏疽，如发生于内脏器官则可致死。

4. 肺部损害　可以有：①慢性胸膜渗出，胸腔积液中所见“RA”细胞是含有IgG和IgM免疫复合物的上皮细胞。②Caplan综合征是一种肺尘病，与类风湿关节炎肺内肉芽肿相互共存的疾病。已发现该肉芽肿有免疫球蛋白和补体的沉积，并在其邻近的浆细胞中可检出RF。③间质性肺纤维化，其病变周围可见淋巴样细胞的集聚，个别有抗体的形成。

淋巴结肿大可见于30%的病例，有淋巴滤泡增生，脾大尤其是在Felty综合征。

第四节　临床表现

关节病变是RA最常见和最主要的临床症状表现。亦可表现为血管炎，侵犯周身各脏器组织，形成系统性疾病。

RA的起病方式有不同的分类方法。按起病的急缓分为隐匿型（约占50%）、亚急型（占35%～40%）、突发型（占10%～25%）三类。按发病部位分为：多关节型、少关节型、单关节型及关节外型。最常以缓慢而隐匿方式起病，在出现明显关节症状前有数周的低热、乏力、全身不适、体重下降等症状，以后逐渐出现典型关节症状。少数则有较急剧的起病，在数天内出现多个关节症状。

RA的病程一般分为以下3种类型。①进展型：占患者总数的65%～70%，急性或慢性起病，没有明显的自发缓解期，适当治疗后病情可暂时好转，但停药后或遇有外界诱发因素时可导致复发。②间歇性病程：占患者总数的15%～20%。起病较缓和，通常少数关节受累，可自行缓解，整个病程中病情缓解期往往长于活动期。③长期临床缓解：占患者总数10%左右，较少见，多呈急性起病，并伴有显著关节痛及炎症。

1. 关节表现

（1）疼痛与压痛：关节疼痛和压痛往往是最早的关节症状。最常出现的部位为双手近端指间关节（PIP）、掌指关节（ICP）、腕关节，其次是足趾、膝、距小腿、肘、肩等关节，胸锁关节、颈椎、颞颌关节等也可受累。多呈对称性、持续性。

（2）关节肿胀：多因关节腔积液、滑膜增生及关节周围组织水肿所致。以双手近端指间关节、掌指关节、腕关节最常受累，尤其手指近端指间关节多呈梭形肿胀膨大。膝关节肿胀，有浮髌现象。其他关节也可发生。

（3）晨僵：是指病变关节在静止不动后出现关节发紧、僵硬、活动不灵或受限，尤以清晨起来时最明显。其持续时间长短可作为衡量本病活动程度的指标之一。95%以上的RA患者有晨僵。其他病因的关节炎也可出现晨僵，但不如本病明显。

（4）关节畸形：多见于较晚期患者。因滑膜炎的血管翳破坏了软骨和软骨下的骨质，造成关节纤维强直或骨性强直。又因关节周围的肌腱、韧带受损使关节不能保持在正常位置，出现关节的半脱位，如手指可出现尺侧偏斜、天鹅颈样畸形等。关节周围肌肉的萎缩、痉挛则使畸形更为严重。

（5）关节功能障碍：关节肿痛和畸形造成了关节的活动障碍。美国风湿病学会将因本病而影响生活能力的程度分为4级，即关节功能分级。

Ⅰ级：能照常进行日常生活和各项工作。

Ⅱ级：可进行一般的日常生活和某些职业工作，但其他项目的活动受限。

Ⅲ级：可进行一般的日常生活，但对参与某种职业工作或其他项目活动受限。

Ⅳ级：日常生活的自理和参加工作的能力均受限。

2. 关节外表现　关节外表现是类风湿关节炎临床表现的重要组成部分，反应出RA是一个系统性疾病，而不仅局限于关节。

（1）类风湿结节：是本病较特异的皮肤表现。确诊RA的患者15%～25%有类风湿结节，这些患者的RF常为阳性。多位于关节伸面、关节隆突及受压部位的皮下，如前臂伸面、肘鹰嘴突附近、枕部、跟腱等处，可单发或多发，质地较硬，通常无压痛。类风湿皮下结节的出现多见于RA高度活动期，并常提示有全身表现。

（2）类风湿血管炎：发生率约为25%，可累及大、中、小血管，导致多种临床表现。皮肤是小血管炎最常累及的部位，查体能观察到的有指甲下或指端出现的小血管炎，少数引起局部组织的缺血性坏死，严重者可见单发或多发的指端坏疽。在眼部造成巩膜炎，严重者因巩膜软化而影响视力。

（3）胸膜和肺：10%～30%的类风湿关节炎患者可出现这些损害，常见的胸膜和肺损害包括胸膜炎、间质性肺炎、肺间质纤维化、肺类风湿结节、肺血管炎和肺动脉高压。其中，肺间质纤维化和胸膜炎最为常见。

（4）心脏：心包炎是最常见心脏受累的表现。通过超声心动图检查约30%出现少量心包积液，多见于关节炎活动和RF阳性的患者，一般不引起临床症状。其他可见心瓣膜受累、心肌损害等。20%的患者有不同程度的冠状动脉受累。

（5）胃肠道：患者可有上腹不适、胃痛、恶心、食欲缺乏、甚至黑粪，但均与服用抗风湿药物，尤其是非甾体抗炎药有关。很少由RA本身引起。

（6）肾：本病的血管炎很少累及肾。若出现尿的异常则要考虑因抗风湿药物引起的肾损害。也可因长期的类风湿关节炎而并发淀粉样变。

（7）神经系统：患者可伴发感觉型周围神经病、混合型周围神经病、多发性单神经炎、颈脊髓神经病、嵌压性周围神经病及硬膜外结节引起的脊髓受压等。脊髓受压多由RA累及颈椎导致，表现为渐起的双手感觉异常和力量减弱，腱反射多亢进，病理反射阳性。周围神经多因滑膜炎受压导致，如正中神经在腕关节处受压而出现腕管综合征。多发性单神经炎则因小血管炎的缺血性病变造成。

（8）血液系统：本病可出现小细胞低色素性贫血，贫血因病变本身所致或因服用非甾体抗炎药而造成胃肠道长期少量出血所致。血小板增多常见，程度与关节炎和关节外表现相关。淋巴结肿大常见于活动性RA，在腋窝、滑车上均可触及肿大淋巴结。Felty综合征是指类风湿关节炎者伴有脾大、中性粒细胞减少，有的甚至有贫血和血小板减少。

（9）干燥综合征：30%～40%本病患者出现此综合征。口干、眼干的症状多不明显，必须通过各项检验方证实有干燥性角结膜炎和口干燥征。

第五节　辅助检查

1. 血常规　有轻至中度贫血。活动期患者血小板增高。白细胞及分类多正常。

2. 细胞沉降率　是RA中最常用于监测炎症或病情活动的指标。本身无特异性，且受多种因素的影响，在临床上应综合分析。

3. C反应蛋白　是炎症过程中在细胞因子刺激下由肝产生的急性期蛋白，它的增高说明本病的活动性，是目前评价RA活动性最有效的实验室指标之一。

4. 自身抗体

（1）类风湿因子（RF）：是抗人或动物IgG Fc片段上抗原决定簇的特异性抗体，可分为IgM，IgG，IgA等型。在常规临床工作中测得的为IgM型RF，它见于约70%的患者血清。通常，RF阳性的患者病情较重，高滴度RF是预后不良指标之一。但RF也出现在系统性红斑狼疮、原发性干燥综合征、系统性硬化、亚急性细菌性心内膜炎、慢性肺结核、高球蛋白血症等其他疾病，甚至在5%的正常人也可以出现低滴度RF。因此，RF阳性者必须结合临床表现，才能诊断本病。

（2）抗环瓜氨酸多肽抗体：瓜氨酸是RA血清抗聚角蛋白微丝蛋白相关抗体识别的主要组成型抗原决定簇成分，抗CCP抗体为人工合成抗体。最初研究显示，RA中CCP抗体的特异性高达90%以上，至少60%～70%的RA患者存在该抗体。与RF联合检测可提高RA诊断的特异性。抗CCP抗体阳性患者放射学破坏的程度较抗体阴性者严重，是预后不良因素之一。其他ACPA抗体还包括：抗角蛋白抗体（AKA）、抗核周因子（APF），近几年的研究发现，抗突变型瓜氨酸在波形蛋白（MCV）、PAD4抗体等也与RA相关。

5. 免疫复合物和补体　70%患者血清中出现各种类型的免疫复合物，尤其是活动期和RF阳性患者。在急性期和活动期，患者血清补体均有升高，只有在少数有血管炎患者出现低补体血症。

6. 关节滑液　正常人的关节腔内的滑液不超过3.5mL。在关节有炎症时滑液就增多，滑液中的白细胞计数明显增多，达2 000～75 000个/L，且中性粒细胞占优势。其黏度差，含糖量低于血糖。

7. 影像学检查　目前常用的方法包括X线平片、CT、MRI、B型超声和核素扫描。

X线平片是最普及的方法，对本病的诊断、关节病变的分期、监测病变的演变均很重要，其中以手指及腕关节的X线片最有价值，但对早期病变不能明确显示。X线片中可以见到关节周围软组织的肿胀阴影，关节端的骨质疏松（Ⅰ期）；关节间隙因软骨破坏而变得狭窄（Ⅱ期）；关节面出现虫凿样破坏性改变（Ⅲ期）；晚期则出现关节半脱位和关节破坏后的纤维性和骨性强直（Ⅳ期）。

CT检查目前也比较普及，优点是相对廉价、图像清晰，主要用于发现骨质病变，对软组织及滑膜效果不佳。MRI是目前最有效的影像学方法，对早期病变敏感，尤其是观察关节腔内的变化非常有效，但其费用较高、耗时较长、扫描关节数目有限等因素阻碍了其广泛应用。B超检查相对廉价，经适当培训后的风湿病医师进行操作，可用于常规临床工作，在确定和量化滑膜炎方面价值明确，但超声检测的滑膜炎程度对将来出现骨侵袭的预测价值有待进一步研究。

第六节　诊断与鉴别诊断

一、诊断

1. 诊断标准　RA的诊断主要依靠病史及临床表现，结合实验室检查及影像学检查。

典型病例按1987年美国风湿病学会（ACR）的分类标准（表8－1）诊断并不困难，但对于不典型及早期RA易出现误诊或漏诊。对这些患者，除RF和抗CCP抗体等检查外，还可考虑MRI及超声检查，以利于早期诊断。对可疑RA的患者要定期复查和随访。

表 8—1　1987 年美国风湿病学会类风湿关节炎分类标准

定义	注释
晨僵	关节及其周围僵硬感至少持续 1 小时（病程≥6 周）
3 个或 3 个区域以上关节部位的关节炎	医生观察到下列 14 个区域（左侧或右侧的近端指间关节、掌指关节、腕、肘、膝、距小腿及跖趾关节）中累及 3 个，且同时软组织肿胀或积液（不是单纯骨隆起）（病程≥6 周）
手关节炎	腕、掌指或近端指间关节炎中，至少有一个关节肿胀（病程≥6 周）
对称性关节炎	两侧关节同时受累（双侧近端指间关节、掌指关节及跖趾关节受累时，不一定绝对对称）（病程≥6 周）
类风湿结节	医生观察到在骨突部位，伸肌表面或关节周围有皮下结节
类风湿因子阳性	任何检测方法证明血清类风湿因子含量异常，而该方法在正常人群中的阳性率 <5%
放射学改变	在手和腕的后前位相上有典型的类风湿关节炎放射学改变：必须包括骨质侵蚀或受累关节及其邻近部位有明确的骨质脱钙

注：以上 7 条满足 4 条或 4 条以上并排除其他关节炎即可诊断类风湿关节炎。

2009 年 ACR 和欧洲抗风湿病联盟（EULAR）提出了新的 RA 分类标准和评分系统，即：至少 1 个关节肿痛，并有滑膜炎的证据（临床或超声或 MRI）；同时排除了其他疾病引起的关节炎，并有典型的常规放射学 RA 骨破坏的改变，可诊断为 RA。另外，该标准对关节受累情况、血清学指标、滑膜炎持续时间和急性时相反应物 4 个部分进行评分，总得分 6 分以上也可诊断 RA（表 8—2）。

表 8—2　ACR/EULAR 2009 年 RA 分类标准和评分系统

受累关节情况	受累关节数	得分（0 ~ 5 分）
中大关节	1	0
	2 ~ 10	1
小关节	1 ~ 3	2
	4 ~ 10	3
至少 1 个为小关节	>10	5
血清学		得分（0 ~ 3 分）
RF 或抗 CCP 抗体均阴性		0
RF 或抗 CCP 抗体至少 1 项低滴度阳性		2
RF 或抗 CCP 抗体至少 1 项高滴度（ > 正常上限 3 倍）阳性		3
滑膜炎持续时间		得分（0 ~ 1 分）
<6 周		0
>6 周		1
急性时相反应物		得分（0 ~ 1 分）
CRP 或 ESR 均正常		0
CRP 或 ESR 增高		1

2. 病情的判断　判断 RA 活动性的指标包括疲劳的程度、晨僵持续的时间、关节疼痛和肿胀的数目和程度以及炎性指标（如 ESR，CRP）等。临床上可采用 DAS28 等标准判断病情活动程度。此外，RA 患者就诊时应对影响其预后的因素进行分析，这些因素包括病程、躯体功能障碍（如 HAQ 评分）、关节外表现、血清中自身抗体和 HLA - DR1/DR4 是否阳性，以及早期出现 X 线提示的骨破坏等。

3. 缓解标准　RA 临床缓解标准：①晨僵时间低于 15 分钟；②无疲劳感；③无关节痛；④活动时无关节痛或关节无压痛；⑤无关节或腱鞘肿胀；⑥血细胞沉降率（魏氏法）：女性 < 30mm/h，男性 < 20mm/h。

符合5条或5条以上并至少连续2个月者考虑为临床缓解；有活动性血管炎、心包炎、胸膜炎、肌炎和近期无原因的体重下降或发热，则不能认为缓解。

二、鉴别诊断

在RA的诊断中，应注意与骨关节炎、痛风性关节炎、血清阴性脊柱关节病、系统性红斑狼疮（SLE）、干燥综合征（SS）及硬皮病等其他结缔组织病所致的关节炎鉴别。

1. 骨关节炎　该病在中老年人多发，主要累及膝、髋等负重关节。活动时关节痛加重，可有关节肿胀和积液。部分患者的远端指间关节出现特征性赫伯登结节，而在近端指关节可出现布夏得结节。骨关节炎患者很少出现对称性近端指间关节、腕关节受累，无类风湿结节，晨僵时间短或无晨僵。此外，骨关节炎患者的ESR多为轻度增快，而RF阴性。X线显示关节边缘增生或骨赘形成，晚期可由于软骨破坏出现关节间隙狭窄。

2. 痛风性关节炎　该病多见于中年男性，常表现为关节炎反复急性发作。好发部位为第一跖趾关节或跗关节，也可侵犯膝、距小腿、肘、腕及手关节。本病患者血清自身抗体阴性，而血尿酸水平大多增高。慢性重症者可在关节周围和耳郭等部位出现痛风石。

3. 银屑病关节炎　该病以手指或足趾远端关节受累更为常见，发病前或病程中出现银屑病的皮肤或指甲病变，可有关节畸形，但对称性指间关节炎较少，RF阴性。

4. 强直性脊柱炎　本病以青年男性多发，主要侵犯骶髂关节及脊柱，部分患者可出现以膝、距小腿、髋关节为主的非对称性下肢大关节肿痛。该病常伴有肌腱端炎，HLA－B27阳性而RF阴性。骶髂关节炎及脊柱的X线改变对诊断有重要意义。

5. 其他疾病所致的关节炎　SS及SLE等其他风湿病均可有关节受累。但是这些疾病多有相应的临床表现和特征性自身抗体，一般无骨侵蚀。不典型的RA还需要与感染性关节炎、反应性关节炎和风湿热等鉴别。

第七节　治疗

1. 治疗原则　RA的治疗目的包括：①缓解疼痛；②减轻炎症；③保护关节结构；④维持功能；⑤控制系统受累。

2. 一般治疗　强调患者教育及整体和规范治疗的理念。适当的休息、理疗、体疗、外用药、正确的关节活动和肌肉锻炼等对于缓解症状、改善关节功能具有重要的作用。

3. 药物治疗　治疗RA的常用药物包括非甾类抗炎药（NSAIDs）、改善病情的抗风湿药（DMARDs）、生物制剂、糖皮质激素和植物药。

（1）非甾体抗炎药：非甾体抗炎药（NSAIDs）是在类风湿关节炎中最常使用并且可能最为有效的辅助治疗，可以起到止痛和抗炎的双重作用。这类药物主要通过抑制环氧化酶活性，减少前列腺素、前列环素、血栓素的产生而具有抗炎、止痛、退热及减轻关节肿胀的作用，是临床最常用的RA治疗药物。近年来的研究发现，环氧化酶有两种同功异构体，即环氧化酶－1（COX－1）和环氧化酶－2（COX－2）。选择性COX－2抑制药（如昔布类）与非选择性的传统NSAIDs相比，能明显减少严重胃肠道不良反应。

目前常用的非甾体类抗炎药很多，大致可分为以下几种。

①水杨酸类：最常用的是乙酰水杨酸，即阿司匹林，它的疗效肯定，但不良反应也十分明显。阿司匹林的制剂目前多为肠溶片，用于治疗时要密切注意其不良反应。

②芳基烷酸类：是一大类药物，通常分为芳基乙酸和芳基丙酸两类，已上市的常见品种有：布洛芬、芬必得、萘普生等。芬必得是布洛芬的缓释剂，该类药物不良反应较少，患者易于接受。

③吲哚乙酸类：有吲哚美辛、舒林酸等。此类药物抗炎效果突出，解热镇痛作用与阿司匹林相类似。本类药中，以吲哚美辛抗炎作用最强，舒林酸的肾毒性最小，老年人及肾功能不良者应列为首选。

④灭酸类：有甲芬那酸、氯芬那酸、双氯芬那酸和氟芬那酸等。临床上多用氟芬那酸。

⑤苯乙酸类：主要是双氯芬酸钠，抗炎、镇痛和解热作用都很强。它不仅有口服制剂，还有可以在局部应用的乳胶剂以及缓释剂，可以减轻胃肠道不良反应。

⑥昔康类：有炎痛昔康等，因其不良反应很大，近来已很少使用。

⑦吡唑酮类：有保泰松、羟布宗等。本药因毒性大已不用。

⑧昔布类：有塞来昔布、帕瑞昔布等。此类药物为选择性 COX－2 抑制药，可以明显降低胃肠道的不良反应。

NSAIDs 对缓解患者的关节肿痛，改善全身症状有重要作用。2008 年 ACR 发表了关于 NSAIDs 使用的白皮书，明确指出选择性和非选择性 NSAIDs 在风湿病领域仍然是最有用的药物，但是临床医生须重视其存在的胃肠道、心血管、肾等不良反应。实际上，英国国立临床规范研究所（NICE）、欧盟药品评审委员会（EMEA）以及《中国骨关节炎诊治指南》都强调 NSAIDs 用药的风险评估的重要性。其主要不良反应包括胃肠道症状、肝肾功能损害以及可能增加的心血管不良事件。根据现有的循证医学证据和专家共识，NSAIDs 应用原则如下。

第一，药物选择个体化，即如果患者没有胃肠道和心血管风险，则临床医生可以处方任何种类的 NSAIDs 药物。研究显示，NSAIDs 之间镇痛疗效相当。对有消化性溃疡病史者，宜用选择性 COX－2 抑制药或其他 NSAIDs 加质子泵抑制药；老年人可选用半衰期短或较小剂量的 NSAIDs；心血管高危人群应谨慎选用 NSAIDs，如需使用建议选用对乙酰氨基酚或萘普生；肾功能不全者应慎用 NSAIDs；用药期间注意血常规和肝肾功能的定期监测。

第二，剂量应用个体化。当患者在接受小剂量 NSAIDs 治疗效果明显时，就尽可能用最低的有效量、短疗程；若治疗效果不明显时，其治疗策略不是换药，而是增加治疗剂量。如布洛芬（每次 300mg，2 次/天）第 1 周效果不佳，第 2 周应增加剂量（如 800mg/d），如果剂量加大到 1 200 ～ 2 400mg/d,疗效仍无改善，可换用其他药物。

第三，避免联合用药。如患者应用布洛芬疗效不佳，若临床医生再处方 NSAIDs 药物不但不会增强疗效，反而会加重肾和胃肠道反应的风险。

第四，强调 NSAIDs 风险评估。2004 年亚太地区抗风湿病联盟（APLAR）会议上公布的在中韩进行的关于疼痛及其治疗对亚洲人生活影响的独立调研报告提醒临床医生，疼痛治疗对提高患者生活质量非常重要，但患者对止痛药物的不良反应缺乏认识，且不愿与医生主动沟通。

NSAIDs 的外用制剂（如双氯酚酸二乙胺乳胶剂、辣椒碱膏、酮洛芬凝胶、吡罗昔康贴剂等）以及植物药膏剂等对缓解关节肿痛有一定作用，不良反应较少，应提倡在临床上使用。

（2）改善病情的抗风湿药物：改善病情的抗风湿药（DMARDs）。该类药物较 NSAIDs 发挥作用慢，临床症状的明显改善大约需 1 ～6 个月，故又称慢作用抗风湿药（SAARDs）。这些药物不具备明显的止痛和抗炎作用，但可延缓或控制病情的进展。对于 RA 患者应强调早期应用 DMARDs。病情较重、有多关节受累、伴有关节外表现或早期出现关节破坏等预后不良因素者应考虑 DMARDs 的联合应用。

尽管针对 RA 的最佳治疗方案仍在探讨和争论中，但经典的治疗 RA 的方案很多，如下台阶治疗、上台阶治疗（图 8－1）。对于早期 RA 患者，临床医生更倾向于上台阶治疗方案，因为使用下台阶治疗容易产生过度医疗的现象。但也有研究显示，对于早期 RA 患者应用下台阶方案可以更快更好的控制病情。所以在临床应用中必须在仔细评估患者病情活动度以及坚持个体化用药方案的原则才能选择最适合的治疗方案。

常用的 DMARDs 药物有以下几种。

①甲氨蝶呤（MTX）：甲氨蝶呤是目前最常使用的 DMARD 药物，多数风湿科医生建议将其作为起始 DMARD 治疗，尤其是对有侵蚀性证据的 RA 患者。口服、肌内注射、关节腔内注射或静脉注射均有效，每周 1 次给药。必要时可与其他 DMARDs 联用。常用剂量为每周 7.5 ～ 20mg。常见的不良反应有恶心、口炎、腹泻、脱发、皮疹及肝损害，少数出现骨髓抑制，偶见肺间质病变。是否引起流产、畸胎和影响生育能力尚无定论。服药期间应适当补充叶酸，定期查血常规和肝功能。

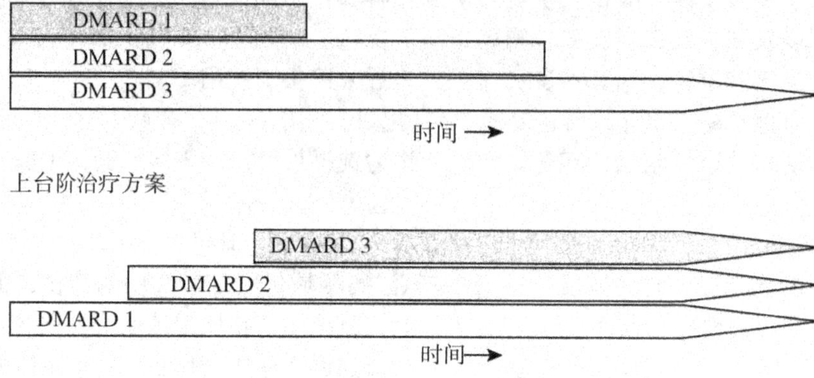

图 8—1　下台阶治疗方案和上台阶治疗方案

②柳氮磺吡啶（SSZ）：可单用于病程较短及轻症 RA，或与其他 DMARDs 合用治疗病程较长和中度及重症患者。一般服用 4 ～ 8 周后起效。从小剂量逐渐加量有助于减少不良反应。可每次口服 250 ～ 500mg 2 次/天开始，之后渐增至每次 750mg，2 次/天及每次 1g，2 次/天。如疗效不明显可增至 3g/d。主要不良反应有恶心、呕吐、腹痛、腹泻、皮疹、转氨酶增高和精子减少，偶有白细胞、血小板减少，对磺胺过敏者慎用。服药期间应定期查血常规和肝肾功能。

③来氟米特（LEF）：来氟米特在 RA 治疗中的地位日渐提高。它作为单药治疗或是 MTX 的替代药物治疗均非常有效，与 MTX 联合应用时也安全有效。该药通过抑制二氢乳清酸脱氢酶从而抑制了嘧啶核苷酸的从头合成。T 细胞和 B 细胞都有少量的二氢乳清酸脱氢酶，没有合成嘧啶核苷酸的补救途径。因此，LEF 对淋巴细胞的作用是有相对特异性的。其剂量为 10 ～ 20mg/d，口服。主要用于病程较长、病情重及有预后不良因素的患者。主要不良反应有腹泻、瘙痒、高血压、肝酶增高、皮疹、脱发和白细胞下降等。因有致畸作用，故孕妇禁服。服药期间应定期查血常规和肝功能。

④抗疟药：包括羟氯喹和氯喹两种。可单用于病程较短、病情较轻的患者。对于重症或有预后不良因素者应与其他 DMARDs 合用。该类药起效缓慢，服用后 2 ～ 3 个月见效。用法为羟氯喹每次 200mg，2 次/天，氯喹每次 250mg，1 次/天。前者的不良反应较少，但用药前和治疗期间应每年检查一次眼底，以监测该药可能导致的视网膜损害。氯喹的价格便宜，但眼损害和心脏相关的不良反应（如传导阻滞）较前者常见，应予注意。

⑤青霉胺（D－pen）：青霉胺用药剂量为 250 ～ 500mg/d，见效后可逐渐减至维持量 250mg/d。一般用于病情较轻的患者，或与其他 DMARDs 联合应用于重症 RA。不良反应有恶心、厌食、皮疹、口腔溃疡、嗅觉减退和肝肾损害等。治疗期间应定期查血、尿常规和肝肾功能。但由于本药长期应用的一些不良反应，目前临床使用较少。

⑥金制剂：金制剂包括肌内注射和口服金制剂。肌内注射的金制剂有硫代苹果酸金钠和硫代葡萄糖金钠，目前使用较少，因为它们有严重的毒性（如血细胞减少、蛋白尿），需要仔细监测，治疗和监测费用较高。口服的金制剂是一种三乙膦金化合物，叫金诺芬，于 20 世纪 80 年代中期开始使用。金诺芬比肌内注射制剂有着不同且较轻的毒性，但在很多病例中，会出现轻微的小肠结肠炎，产生腹泻而导致治疗失败。其疗效不如 MTX 及肌内注射金制剂、SSZ。初始剂量为 3mg/d，2 周后增至 6mg/d 维持治疗。可用于不同病情程度的 RA，对于重症患者应与其他 DMARDs 联合使用。常见的不良反应有腹泻、瘙痒、口炎、肝肾损伤、白细胞减少，偶见外周神经炎和脑病。应定期查血、尿常规及肝肾功能。

⑦硫唑嘌呤（AZA）：可以单用或者与其他药物联用治疗 RA，常用剂量 1 ～ 2mg/（kg·d），一般 100 ～ 150mg/d。主要用于病情较重的 RA 患者。不良反应中因骨髓抑制导致中性粒细胞减少是其最常见的并发症，其他还有恶心、呕吐、脱发、皮疹、肝损害，可能对生殖系统有一定损伤，偶有致畸。服药期间应定期查血常规和肝功能。

⑧环孢素（CysA）：与其他免疫抑制药相比，CysA 的主要优点为很少有骨髓抑制，可用于病情较重或病程长及有预后不良因素的 RA 患者。常用剂量 1 ～ 3mg/（kg·d）。主要不良反应有高血压、肝肾毒性、胃肠道反应、齿龈增生及多毛等。不良反应的严重程度、持续时间均与剂量和血药浓度有关。服药期间应查血常规、血肌酐和血压等。

⑨环磷酰胺（CYC）：较少用于 RA。对于重症患者，在多种药物治疗难以缓解时可酌情试用。主要的不良反应有胃肠道反应、脱发、骨髓抑制、肝损害、出血性膀胱炎、性腺抑制等。

⑩雷公藤：对缓解关节肿痛有效，是否减缓关节破坏尚缺乏相关研究。一般予雷公藤总苷 30 ～ 60mg/d，分 3 次饭后服用。主要不良反应是性腺抑制，导致男性不育和女性闭经。其他不良反应包括皮疹、色素沉着、指甲变软、脱发、头痛、食欲缺乏、恶心、呕吐、腹痛、腹泻、骨髓抑制、肝酶升高和血肌酐升高等。

⑪白芍总苷（TGP）：常用剂量为每次 600mg，2 ～ 3 次/天。对减轻关节肿痛有效。其不良反应较少，主要有腹痛、腹泻、食欲缺乏等。

⑫青藤碱：每次 20 ～ 60mg，饭前口服，3 次/天，可减轻关节肿痛。主要不良反应有皮肤瘙痒、皮疹和白细胞减少等。

（3）糖皮质激素：全身使用糖皮质激素（简称激素）的治疗可有效控制 RA 患者的症状，提倡小剂量（<7.5m/d）泼尼松作为控制症状的辅助治疗。而且，近期证据提示小剂量激素治疗可延缓骨质侵蚀的进展。某些患者可能需要每月予大剂量激素冲击治疗，当与一种 DMARD 联合应用时将增加其疗效。

激素可用于以下几种情况：伴有血管炎等关节外表现的重症 RA；不能耐受 NSAIDs 的 RA 患者作为“桥梁”治疗；其他治疗方法效果不佳的 RA 患者；伴局部激素治疗指征（如关节腔内注射）。

激素治疗 RA 的原则是小剂量、短疗程。使用激素必须同时应用 DMARDs。在激素治疗过程中，应补充钙剂和维生素 D 以防止骨质疏松。关节腔注射激素有利于减轻关节炎症状，但过频的关节腔穿刺可能增加感染风险，并可发生类固醇晶体性关节炎。

（4）生物制剂：可治疗 RA 的生物制剂主要包括肿瘤坏死因子（TNF）－α 拮抗药、白介素 1（IL－1）和白介素 6（IL－6）拮抗药、抗 CD20 单抗以及 T 细胞共刺激信号抑制药等。

①TNF－α 拮抗药：生物制剂可结合和中和 TNF，已成为 RA 治疗的重要部分。其中一种是融合了 IgG1 的 TNFⅡ型受体依那西普；另一种是对 TNF 的人/鼠嵌合的单克隆抗体英夫利昔单抗；第 3 种是全人源化的 TNF 抗体阿达木单抗。国产的还有益赛普和强克，属于可溶性的 TNF 受体融合蛋白。与传统 DIARDs 相比，TNF－α 拮抗药的主要特点是起效快、抑制骨破坏的作用明显、患者总体耐受性好。临床试验显示对于 DMARD 治疗失败的 RA 患者，给予任何一种 TNF 中和剂均可非常有效的控制症状和体征，对未经过 DMARD 治疗的患者也可取得相同的效果。无论是否同时合用甲氨蝶呤，重复给予这些药物治疗都是有效的。依那西普的推荐剂量和用法是：每次 25mg，皮下注射，每周 2 次；或每次 50mg，每周 1 次。英夫利昔单抗治疗 RA 的推荐剂量为每次 3mg/kg，第 0，2，6 周各 1 次，之后每 4 ～ 8 周 1 次。阿达木单抗治疗 RA 的剂量是每次 40mg，皮下注射，每 2 周 1 次。这类制剂可有注射部位反应或输液反应，可能增加感染和肿瘤的风险，偶有药物诱导的狼疮样综合征以及脱髓鞘病变等。用药前应进行结核筛查，除外活动性感染和肿瘤。

②IL－1 拮抗药：阿那白滞素是一种重组的 IL－1 受体拮抗药，目前唯一被批准用于治疗 RA 的 IL－1 拮抗药。阿那白滞素可改善 RA 的症状和体征，减少致残，减缓影像学相关的关节破坏，可单独用药，或与甲氨蝶呤联用。推荐剂量为 100mg/d，皮下注射。其主要不良反应是与剂量相关的注射部位反应及可能增加感染概率等。

③IL－6 拮抗药：主要用于中重度 RA，对 TNF－α 拮抗药反应欠佳的患者可能有效。推荐的用法是 4 ～ 10mg/kg，静脉输注，每 4 周给药 1 次。常见的不良反应是感染、胃肠道症状、皮疹和头痛等。

④抗 CD20 单抗：利妥昔单抗是一种与正常和恶性 B 淋巴细胞表面的 CD20 抗原相结合的单克隆抗体，其推荐剂量和用法是：第一疗程可先予静脉输注 500 ～ 1 000mg，2 周后重复 1 次。根据病情可在

6～12 个月后接受第 2 个疗程。每次注射利妥昔单抗之前的 30 分钟内先静脉给予适量甲泼尼龙。利妥昔单抗主要用于 TNF－α 拮抗药疗效欠佳的活动性 RA。最常见的不良反应是输液反应，静脉给予糖皮质激素可将输液反应的发生率和严重度降低。其他不良反应包括高血压、皮疹、瘙痒、发热、恶心、关节痛等，可能增加感染概率。

⑤CTLA4－Ig：阿巴西普与抗原递呈细胞的 CD80 和 CD86 结合，阻断了 T 细胞 CD28 与抗原递呈细胞的衔接，继而阻断了 T 细胞活性。主要用于治疗病情较重或 TNF－α 拮抗药反应欠佳的患者。根据患者体重不同，推荐剂量分别是：500mg（<60kg），750mg（60kg～100kg），1 000mg（>100kg），分别在第 0，2，4 周经静脉给药，之后每 4 周注射 1 次。主要的不良反应是头痛、恶心，可能增加感染和肿瘤的发生率。

4. 血浆置换或免疫吸附及其他治疗　除前述的治疗方法外，对于少数经规范用药疗效欠佳，血清中有高滴度自身抗体、免疫球蛋白明显增高者可考虑血浆置换或免疫吸附治疗。但临床上应强调严格掌握适应证以及联用 DMARDs 等治疗原则。当 RA 患者病情严重，但又传统 DMARDs 和新型抗细胞因子药物治疗无效时，可以使用此方法。

此外，自体干细胞移植、T 细胞疫苗以及间充质干细胞治疗对 RA 的缓解可能有效，但仅适用于少数难治性患者，须严格掌握适应证，仍需进一步的临床研究。

5. 外科治疗　RA 患者经过积极内科正规治疗，病情仍不能控制，为缓解疼痛、纠正畸形，改善生活质量可考虑手术治疗。手术在处理关节严重破坏的患者中有一定的作用。尽管很多关节可以采用关节成形和全关节置换，但手术最成功的关节是髋、膝和肩。这些手术的目的就是缓解疼痛和减少残疾，但手术并不能根治 RA，故术后仍需药物治疗。常用的手术主要有滑膜切除术、人工关节置换术、关节融合术以及软组织修复术等。

第八节　预后

RA 患者的预后与病程长短、病情活动度及治疗有关。对有多关节受累、关节外表现较重、血清中有高滴度自身抗体和 HLA－DR1/DR4 阳性，以及早期就有关节侵蚀表现的患者应给予积极治疗。大多数 RA 患者经过规范内科治疗后可达到临床缓解。

第九章

幼年特发性关节炎

第一节　概述

幼年特发性关节炎（JIA）是儿童关节炎中最常见的，也是儿童慢性病中较常见的一种疾病。如它的名称所提示，该病病因未明。实际上，JIA 是慢性关节炎所共有的一系列疾病的统称。该病的诊断需要结合病史、体格检查和实验室检查。绝大多数的 JIA 的患儿，他们的免疫遗传相关性、临床过程及转归都和成人起病的类风湿关节炎（RA）患者有很大区别。然而，5%～10% 的 JIA 患儿（即类风湿因子阳性的多关节炎型患儿）较其他类型的 JIA，更像成人的起病的 RA。JIA 这一命名在很大程度上代替了儿童期慢性特发性关节炎的旧标准——幼年类风湿关节炎。此两种分类法的区别及相似点将在下面讨论。事实上，这是“幼年特发性关节炎”这一术语首次被用于本书。

在年龄小于 16 岁的人群的研究中，JIA 的患病率是 57/10 万～220/10 万。在一项包括医院及诊所的研究的 Meta 分析中，报道的患病率是 132/10 万。在一项来自瑞典的人口调查研究中，Andersson - Gare 和 Fasth 曾报道 50% 的 JIA 患儿有疾病活动并且将持续到成人期。许多已发表的流行病学调查不包括那些已经成为成人的 JIA 患者，因而导致了患病率被低估。在美国和北欧的人口学调查中，其发病率在 7/10 万～21/10 万。所有关于 JIA 发病率和患病率的研究都有很大的可信区间，这是由于 JIA 的患者相对罕见，即使在大样本的研究中，实际调查到的病例数目仍很小。这就导致了实际的 JIA 的患病率高低之间有很多差异。最常被引用的数据是在美国 16 岁以下人群中，针对 70 000～100 000 的 JIA 患儿（包括病情活动和不活动的）的研究。依据 Andersson - Gare 和 Fasth 关于此病持续到成人期的报道，在美国 16 岁以上的人群中估计有 35 000～50 000 名活动性的 JIA 患儿。

在美国，幼年特发性关节炎相比成人起病的 RA，影响到的人群要小的多。然而，比起其他儿童起病的慢性病，JIA 相对常见，患病的儿童数目和儿童糖尿病差不多，至少是镰刀形红细胞贫血或囊性纤维化患儿数目的 4 倍以上，是血友病、急性淋巴细胞性白血病、慢性肾功能衰竭或肌营养不良的 10 倍以上。

第二节　病因和发病机制

幼年特发性关节炎（JIA）是指一组儿童时期不明原因的持续 6 周以上的异质性关节炎，由国际风湿病学会联盟（ILAR）提出，并定义了各亚型的临床特征。即使是同一种亚型，其严重程度和持续时间不尽相同。其中，部分可以通过遗传标记/易感基因来进行区分。本章通过病理学和遗传学的角度来研究各个亚型之间的共性与特异性。

一、少关节型幼年特发性关节炎

受累关节在 4 个或 4 个以下的患儿属于少关节型 JIA。按临床表现可分为 2 个亚型：持续型少关节炎（PO）和扩展型少关节炎（EO）。少关节型患者的病症较轻且部分有自限性，然而可能会伴发虹膜睫状体炎。

（一）滑膜和滑膜液

滑膜组织学的角度，JIA 与成人关节炎并无区别，均有淋巴细胞，单核细胞和大量的中性粒细胞浸润。但是各类 JIA 亚型的 T 细胞和细胞因子均不同。

通过对各型 JIA 患者的滑膜进行免疫组织化学分析，发现 T 细胞产生的细胞因子可引起 I 型免疫反应。在对滑膜液中促 T 细胞生成因子的进一步研究中发现，临床较轻微的 PO 型患者的滑膜液中存在一种调节 T 细胞。这也符合了当前对较轻的临床表现通常与更平衡的免疫系统相联系的假设。

（二）化验结果

单关节炎或病情轻微的 PO 患者一般不会有明显的急性血清学反映，如 ESR 或者 CRP 升高。在更严重的患者或 EO 患者中，ESR 和 CPR 则明显升高。尽管未发现类风湿因子，但经常可以出现抗核抗体低滴度阳性，除此之外没有发现其他自身抗体。

（三）虹膜炎

JIA 患儿的虹膜炎绝大部分为无痛性并且主要影响前色素层。通过裂隙灯检查可在前房发现细胞。尽管发病的病理机制尚不清楚，但是这种炎症在临床表现上与其他葡萄膜炎如结节病，白塞病或其他的感染有关的葡萄膜炎不同。研究表明，ANA 阳性可能是一个危险因素或相关原因。但是对 ANA 采用更敏感的测试（如 Hep2 细胞测试），则相关性有所减弱。

（四）炎性细胞因子和关节损伤

当前有很多研究致力于测试少关节型患者的血清和关节液中炎性细胞因子和抗炎性细胞因子的含量。这些研究往往受限于提取采样和检测的技术问题：白细胞介素 1（IL－1）和肿瘤坏死因子（TNF）极易发生体外降解，而在血液凝结的过程中 IL－6 和 TNF 的含量又会大大提升。即使如此，还是有一些一致的发现，在关节液中发现 TNF 及其天然抑制剂可溶性 TNF 受体（TNFR），以及 IL－6、IL－18 和其他趋化因子如巨噬细胞抑制蛋白－1α。这些都会导致淋巴细胞，单核细胞，中性粒细胞在滑膜聚集。PO 型患者相对多关节型患者的关节损伤往往较轻，一个可能的猜想是由于对炎性细胞因子的抑制不足会延长疾病的发生时间，从而导致更大的伤害。与此假设相一致的是 Rooney 及其同事在研究中发现，PO 型患者血清中的 sTNFR/TNF 比（sTRNF 是 TNF 的一种天然抑制剂）要高于多关节型患者。

JIA 患者常会出现软骨和骨质破坏，导致骨骺的生长速度不一致，最终导致发育畸形。但 PO 患者从影像学上看，这种破坏的发生率和程度均较轻。

（五）遗传倾向

有足够的证据表明少关节型 JIA 有明显的基因倾向。在最大一项对 JIA 病患的同胞（ASP）的调查中发现，53% 的少关节型 ASP 发病症状类似。不仅如此，ASP 一般还有明确的家庭史。这些发现都表明基因因素在这类疾病中起到很重要的作用。约有 17% 的 JIA 发病被认为与 HLA 所在的 6 号染色体的影响有关。在少关节型 ASP 具有相同的 HLA－DR 等位基因，其发病病程、类型则表现一致。HLA 基因一般与自身免疫性疾病有较强的关联，在不同人群中疾病的发生表明上文所提到基因很可能是通过影响自身免疫反应来影响病理。这主要通过这些 HLA 分子产生免疫系统（B 淋巴细胞与 T 淋巴细胞）的效应臂所对应的蛋白序列来激活，分裂和复制淋巴细胞进一步分化。其他对 ASP 的研究表明，除了该区域的基因，其他区域的基因也对 JIA 有所影响。

与少关节型 JIA 有联系的非 HLA 抗原，包括蛋白酪氨酸磷酸酶 N22（PTPN22），一种单体 TNF，SLC11A1 和一种能决定巨噬细胞抑制因子（MIF）产生的 MIF 的遗传变异体。IL－10 是一种可以抑制炎症细胞因子表达的细胞因子，它的产生由一种特异的 IL－10 遗传变异决定的。Crawley 的研究表明这种遗传性变形与 EO 亚型有联系，并且 EO 患者体内 IL－10 产量较低是遗传自他们的父母。由此可见，遗传因素会给患儿带来不同的患病风险，并且造成程度和类型上的差异。

（六）病因

普遍接受的假设是：在特定的自身免疫基因的背景下，各种外界刺激会诱导发病。许多 JIA 患者在发病之前曾发生过上呼吸道感染或疫苗注射。复杂的基因背景会决定患者关节炎的严重程度。各个基因组的具体影响还有待研究，但还没有某个单一因素会导致少关节型 JIA。

二、全身型幼年特发性关节炎

高加索人种中，约有 10% 的 JIA 为全身型。在其他人种中如日本人或中国人，这个比例会更高。疾病的严重程度差别很大。

（一）实验室检查

全身型 JIA（sJIA），没有特异的化验检查，但仍有很多典型的异常指标：如显著增高的 CRP、ESR、中性粒细胞、血小板和低色素小细胞性贫血。较重的患者还可能会有肝酶和凝血功能异常，以及各种并发症如巨噬细胞活化综合征（MAS）。MAS 最特异性诊断的因素包括血小板及纤维蛋白原降低，血清铁蛋白增高，肝酶上升和血白细胞减少。可以通过骨髓穿刺和活检来确诊 MAS。JIA 患者的血清中不含自身抗体或类风湿因子，血清补体的含量一般正常或偏高。免疫学上的异常包括血清和血浆中的多克隆高丙种球蛋白血症，炎性细胞因子如 IL－1，IL－6，IL－18 和 TNF 升高，以及趋化因子如 IL－8（CXCL18）升高。小部分急性 sJIA 可表现出 MAS，多关节炎以及中型动脉的动脉瘤，可通过血管照影发现。

除去严重的关节损伤外，其他严重的临床症状还包括并发 MAS，全身骨质疏松，生长迟缓/不生长，淀粉样变性。这些都表明全身型 JIA 会对全身机体都造成损伤，而不仅仅只针对关节。

（二）发病机制

普遍认为感染可诱发该病，但是从生物学和病毒学角度并不能确定某个病原体可单独致病。事实上，由于诊断 sJIA 需要除外败血症，sJIA 并未被定义为传染性疾病。MAS 作为常见并发症这一点很不同寻常，目前为止的研究发现，sJIA 患者在 NK 细胞活性和穿孔基因表达上有可逆的缺陷。这些缺陷可能是感染诱发 sJIA 原因的一部分，包括 NK 细胞功能异常在内的机体免疫功能下降导致机体不能有效的消灭这些传染性病原体。

有限的证据表明遗传因素也是导致 sJIA 的原因之一。来自北美的一份大的 JIA 同胞样本中只有极少的同胞是 sJIA。尽管在某些小样本的研究中，sJIA 与 HLA 的等位基因有一定的相关性，但是这种相关性在其他的病例对照研究中并没有被报道。在英国的大样本研究中，与其他类型的 JIA 往往有多分报道表明与 HLA 有所联系形成鲜明反差的是，sJIA 与 HLA 没有任何关联。

与此相对应的是，非 HLA 基因如控制巨噬细胞迁移抑制因子（MIF）的基因与所有类型的 JIA 都有联系。特别的是，一种可以导致血清和关节液中 MIF 含量偏高的 MIF 单核苷酸被认为与 sJIA 有直接联系。另外，一种非 HLA 基因可导致血清 IL－6 含量过高的 IL－6 的 174G 等位基因也被认为是可能导致 sJIA 的一种遗传因素。这些基因都与促炎蛋白有关，因此很多假设认为这些基因导致患者会对病原体等刺激产生更强烈的免疫反应。sJIA 患者另一种炎性因子 1L－β 的分泌也过高。小样本临床试验显示阻断 IL－1 和 IL－6 的表达取得了令人鼓舞的结果。这些基因失衡与最近在自身炎症性综合征上发现的先天免疫系统和抗炎途径上的基因缺陷相一致。这些自身炎症性综合征包括家庭性地中海热（FMF），高 IgD 和家庭性荷兰热，Muckle－Wells 综合征（MWS），慢性婴儿神经皮肤关节综合征（CINCA），家庭性爱尔兰热或（TRAPS）。从一般炎症的临床角度或与致炎及抗炎变异基因的联系来看，sJIA 都可以被看作是一种自身炎症性综合征。

三、多关节型幼年特发性关节炎

多关节型 JIA 通常起病较慢且病情较重，需要更个体化的治疗方案。根据 ILAR 的定义可分为两种亚型：RF^- 和 RF^+。

RF^+ 多关节型 JIA 与成人的类风湿关节炎（RA）相似，均有严重的大范围的关节骨质破坏。幼年与成年 RA 的相似处包括类风湿因子以及其他特定抗体，如抗环瓜氨酸肽，anti－Bip，以及与一些 HLA

基因的联系。在诊断这类患儿的时候必须十分小心，因为感染也可导致类风湿因子升高，ILAR 明确规定只有两次至少相隔 3 个月以上的诊断结果均为阳性才能确诊。

RF^{-}多关节型 JIA 是目前最常见的 JIA，发病年龄广且症状多样。与少关节型 JIA 相似，患者通常患有虹膜睫状体炎以及 ANA 阳性。滑膜的组织成分也与少关节型患者相似，但在 T 细胞亚型和细胞因子产物的含量上有微小差别。

感染可能诱使发病，但是一般情况下没有明显外部诱因。因此，病因同样与遗传因素有关。一份对北美 ASP 的研究发现 HLA - DRB1 * 0801 基因被发现与多关节型和少关节型 JIA 都有联系，以及一些其他的基因的影响。这些都是一些初步的数据，需要通过全世界 JIA 研究者来解决这些问题。

四、附着点炎相关的关节炎和银屑病性关节炎

这些使用临床标准分类的关节炎的发病机制不明。在与附着点炎相关的关节炎（ERA）亚型中，部分患者在青春期末期或者成年期会发展成骶髂关节炎和脊柱炎。这些患者的 HLA - B27 一般呈阳性，与成人强直性脊柱炎有很强的联系。当前对 ERA 发病机制的假设是由于 HLA - B27 导致肠道微生物缺陷而影响免疫系统。其他非 HLA 基因包括 IL - 1 基因簇在内也会引发相应的临床表现。

目前尚不清楚银屑病性关节炎的发病机制。遗传因素更多地体现在银屑病本身，即 HLA - Cw6。少部分银屑病患者会同时伴有关节炎的原因以及决定发病年龄的因素都还在研究当中。

五、总结

除了全身型 JIA，所有 JIA 都与 6 号染色体上 HLA 区域的基因突变有关系。这些基因变异在各种 JIA 亚型上都不一致并且导致了临床表现上的巨大差异，与此同时非 HLA 基因变异同样能导致临床表现的不同。目前为止，病理学和基因角度上的研究都表明全身型 JIA 应被归类为自身炎症性综合征：由于炎性系统内部的基因变异导致患者处于促炎性状态。

第三节　诊断

JIA 的诊断标准包括 16 岁以前起病，一个或多个关节炎持续至少 6 周以上，并且除外其他原因引起的关节炎。以下 4 个要点中缺少的 1 个或多个，经常则会导致误诊：①关节炎必须客观存在，即关节肿胀、渗出，或是有以下几点中的两点以上一关节活动受限、压痛、活动时疼痛或关节表面皮温升高（如仅有关节痛是不够的）；②关节炎必须持续存在至少 6 周；③其他的 100 多种引起儿童慢性关节炎的病因需要被排除；④没有特异的实验室检查或其他检查能确定 JIA 的诊断，也就是说，它是一种除外诊断。

幼年特发性关节炎被分为 7 类：全身型、类风湿因子阳性的多关节型、类风湿因子阴性的多关节型、少关节型（持续型和扩展型）、银屑病性关节炎、与附着点炎相关的关节炎和未分化的关节炎。这些亚类都有其特有的临床表现、免疫遗传相关性和临床病程。JIA 的分类标准是互相排斥的，因此对某一类型的诊断标准也可用做其他类型的排除标准。对于那些不只适用于一种标准的或是不满足任何标准的类型，可采用未分化关节炎的标准。无论是旧的 JRA 的诊断标准，还是现在的 JIA 的诊断标准，这一类疾病均用一个术语来概括以区别于其他类型的慢性关节炎。JIA 的标准是通过临床及免疫遗传的方法去进行不断验证，来评估诊断标准的同质性和稳定性，如有必要，对于已发表的诊断标准可做更改。

除了诊断标准，每一种类型的 JIA 的排除标准用下面列出的标准提示出来：

a. 患儿或其一级亲属患有银屑病。

b. 6 岁以上的人类白细胞抗原（HLA） - B27 阳性的男性关节炎患儿。

c. 一级亲属中患有强直性脊柱炎、与附着点炎相关的关节炎、炎性肠病性骶髂关节炎、反应性关节炎或急性前葡萄膜炎。

d. 至少两次 IgM 型类风湿因子阳性，间隔 3 个月以上。

e. 全身型的 JIA。

一、全身型幼年特发性关节炎

2%～17% 的 JIA 患儿是全身型的幼年特发性关节炎（sJIA）。sJIA 诊断标准需要满足患儿至少持续 2 周的发热，其中至少 3 天为每日热（即弛张热，即一天中体温峰值≥39℃，两个峰值之间体温可降至 37℃或更低），并且满足以下中的至少 1 条：a. 易消失的、位置不定的红色斑疹；b. 弥漫性淋巴结肿大；c. 肝大和（或）脾大；d. 浆膜炎（心包炎、胸膜炎或腹膜炎）。如果排除标准列表中的 a、b、c 或 d 存在的话，则可以除外 sJIA。

95% 的病例其特征性的皮疹是淡粉色、发白的、短暂的（持续数分钟或几小时），不伴瘙痒的小的斑疹或斑丘疹。sJIA 的患儿常常出现生长延迟、骨量减少、弥漫性淋巴结病、肝脾大、心包炎、胸膜炎、贫血、白细胞增多、血小板增多和急性期炎性反应物升高。类风湿因子阳性和葡萄膜炎罕见。关节外的表现是轻度到中度严重，且大多数常常是自限性的。当出现发热时，大多数的全身症状也会出现；然而，sJIA 患者也可能发展成心包填塞、继发性的消耗性凝血障碍引起的严重的血管炎以及巨噬细胞活化综合征（MAS），这些都需要大量的激素治疗。

sJIA 的长期预后是由关节炎的严重程度决定的，其常常伴随发热和全身表现而出现，但是一些患者在发热数周至数月仍没有关节炎表现。sJIA 可能在低于 16 岁的任意年龄发病，但是发病高峰是 1 ～6 岁。男孩和女孩均易发病。

二、多关节型幼年特发性关节炎

多关节型幼年特发性关节炎（poJIA）的特征是在起病最初 6 个月，患儿有 5 个以上的关节炎。要分类为 poJIA，必须不能存在除外标准中的 a、b、c 和 e。在病初的前 6 个月，间隔 3 个月以上查 RF，至少两次阳性才考虑为 RF 阳性型。2%～10% 的 JIA 患儿是类风湿因子阳性的多关节型（poJIA RF^+），10%～28% 的是类风湿因子阴性的多关节炎型（poJIA RF）。poJIA RF^+ 的患儿常常是女孩，较晚起病（最少 8 岁），HLA－DR4 通常是阳性的，有对称性的小关节炎，比 RF^- 的患儿更容易发生骨质破坏、结节和功能障碍。poJIA RF^+ 比其他类型的 JIA 更像成人的 RA。这两种 poJIA 的临床表现和结局，包括疲劳、食欲减退、蛋白质－热量营养不良、贫血、生长迟滞、性成熟延迟和骨量减少等，都是大不相同的。poJIA 在低于 16 岁均可发病，poJIA 的女孩患者发生率与男孩患者发病率的比例是 3 ：1。

三、少关节型幼年特发性关节炎

少关节型幼年特发性关节炎（oJIA）的特征是在病初的前 6 个月患儿有 4 个或更多的关节发生关节炎。其排除标准是 a、b、c、d 和 e。oJIA 的患儿被分成两类：持续型和扩展型。持续型的。oJIA 在病程中受累的总关节炎数目不超过 4 个，而扩展型的 oJIA 患儿在病初的 6 个月以后，病程中受累的总关节炎数目是 5 个或更多。oJIA 是 JIA 分类中最常见的（占所有 JIA 患者的 24%～58%）。持续型的 oJIA 在所有的 JIA 分类中其关节结果是最好的。有一半的 JIA 患者证实是膝关节的单关节受累。这些患者的关节症状通常是很轻微的，正常的或接近正常的躯体功能，膝关节的肿胀和活动受限都不少见。有 50% 的 oJIA 患儿会发展为扩展型的，其中 30% 会在起病 2 年内发展为扩展型的。在发病初期的前 6 个月进展为扩展型（即更广泛、严重的关节受累）的危险因素是腕部、手和踝关节炎；对称性的多关节炎；红细胞沉降率（ESR）升高和抗核抗体（ANA）阳性。oJIA 患儿通常较年幼（1 ～5 岁起病），更可能是女孩发病（女：男为 4 ：1），多是 ANA 阳性，发展为慢性眼睛炎症的危险性最大。oJIA 患儿 30%～50% 有眼睛受累。炎症反应主要累及眼睛前房，任何轻微表现都算的话，超过 80% 的患儿有眼睛受累。因为严重的、不可逆的眼睛病变，包括角膜薄翳、白内障、青光眼和部分或全部的视力丧失都可能发生，所以患者应定期随诊，并由有经验的眼科大夫治疗（表 9－1）。

对于 oJIA 的亚类来说，患有持续的关节炎的危险性是各异的。在一项研究中，75% 的持续型 oJIA 患者到成人期得到缓解，仅有 12% 的患者发展为扩展型的 oJIA。

表9—1　美国儿科学会制订的用于幼年特发性关节炎的眼睛随诊的指南

疾病分类	随访频率
除了sJIA以外的，任一分类的≤6岁起病的，ANA+的JIA患儿	病初的前4年每3~4个月随访一次，其后的3年每6个月一次，之后1年一次
除了sJIA以外的，任一分类的≤6岁起病的，ANA-的JIA患儿	病初的前4年每6个月随访一次，之后1年一次
除了sJIA以外的，任一分类的≥7岁起病的，ANA+/-的JIA患儿	病初的前4年每6个月随访一次，之后1年一次
sJIA	每年一次

四、银屑病性特发性关节炎

与JRA不同的是，关节炎患者伴随银屑病则被归为JIA。≤16岁的患儿出现慢性关节炎和银屑病就是银屑病性特发性关节炎（pJIA）。然而，典型的银屑病皮疹可能在关节炎出现后的很多年都不出现。据报道，33%～62%的患者在关节炎出现之前及出现的同时，没有任何需要皮肤用药的表现。仅有10%的患者关节炎和皮疹同时发生。在其余患者中（33%～67%），首先出现皮疹。因此，在JIA的标准中，如果患儿符合以下3条标准中的至少2条，则被归为银屑病关节炎：指（趾）炎、指（趾）甲凹陷或指甲松离或一级亲属患银屑病。必须由医生来做出银屑病的诊断。相关的排除标准是b、c、d和e。指（趾）炎是指一个或多个指（趾）肿胀，肿胀常常是不对称分布，超过关节界限；指（趾）甲凹陷是指任何时候1个或多个指（趾）甲至少有2个凹陷。指（趾）甲松离在JIA中没有专门定义，指的是指（趾）甲部分或全部从甲床分离。pJIA占全部JIA的2%～11%。

在绝大多数的pJIA患者中，其关节炎是外周性的、非对称的，常常累及膝关节、踝关节和手足的小关节。指（趾）炎（香肠指/趾）不仅是足趾或手指小关节发炎，也包括腱鞘发炎。尽管指（趾）炎有明显的肿胀和指（趾）关节活动受限，但是令人吃惊的是，它没有症状。70%的pJIA患者在起病时有4个或4个以上关节炎。在纵向研究中，约40%（范围为11%～100%）的pJIA患者有骶髂关节受累。

在20%的患者中，其出现的无症状的慢性前葡萄膜炎和oJIA患者的葡萄膜炎不易鉴别。

五、与附着点炎症相关的幼年特发性关节炎

这一分类表明了儿童脊柱关节病中轴型的临床表现可能许多年都不明显这一事实。患儿既有关节炎又有附着点炎，或是仅有关节炎或附着点炎同时有以下5条中的任意2条表现：①骶髂关节压痛和（或）炎症性腰骶部疼痛；②HLA-B27阳性；③≥6岁发病的男孩关节炎患儿；④急性（有症状的）前葡萄膜炎；⑤一级亲属患有强直性脊柱炎、与附着点炎症相关的关节炎、伴炎症性肠病的骶髂关节炎、反应性关节炎或急性前葡萄膜炎，则归为附着点相关的幼年特发性关节炎（eJIA）。相关的除外标准是a、d和e。约10%的JIA患者是eJIA。

附着点炎是指肌腱、韧带、关节囊或筋膜插入骨头处的炎症。最常见的表现是附着点处的疼痛和压痛，也会有肿胀。附着点炎不是eJIA所特有的，其他类型的JIA、系统性红斑狼疮（SLE）和健康儿童也可以出现。附着点炎最常见于髌骨上方、髌骨下方胫骨粗隆处、跟骨附着处、足背（跖腱膜附着于跟骨处）以及足底跖骨头处。

和JRA标准不同的是，既有关节炎又有炎症性肠病的患儿如果入选标准及除外标准均满足的话，则归为eJIA。在炎症性肠病的患儿中，其关节受累可能比胃肠道（GI）炎症早出现几个月或几年。胃肠道受累的线索包括疲劳、体重减轻、生长障碍、夜间肠蠕动、口腔溃疡、结节性红斑、脓性坏疽和贫血（要比常见的关节炎引起的症状严重）。

eJIA的患者也会有其他部位受累。25%的患者可能发生急性葡萄膜炎，其特征是间断发作的眼睛发红、畏光和疼痛等眼睛炎症表现（常为单侧）。大动脉受累及动脉瓣关闭不全很少见于eJIA患儿。

在刚起病时，大约80%的eJIA是外周关节受累，仅有25%的患者有骶髂关节或腰椎的症状或体征。在85%的患者中，有4个或4个以上关节受累。由于eJIA的标准相对较新，并且脊柱中轴的表现进展很缓慢，所以没有关于eJIA的专门的纵向研究数据。旧的诊断标准的研究数据可以用来观察随时间变化而出现中轴受累的危险性。那些诊断为血清反应阴性的附着点炎和关节炎综合征的患儿，经过11年的随访，其中65%的患者临床出现了中轴严重受累。在诊断为幼年强直性脊柱炎的患儿中，超过90%的患者最终出现临床严重的腰椎和（或）骶髂（SI）关节受累。

在eJIA患者中，ANA和RF是阴性的，常规X线片在很多年里都不能显示出骶髂关节和腰椎的特征性的病变。骨扫描也很少有帮助，因为由于骨骼的生长，所有儿童在骶髂关节及和腰椎的放射性同位素的吸收都是显著增加的。计算机断层扫描（CT）及磁共振成像（MRI）是有用的，但是要由熟悉儿童脊柱影像学的放射科医生来解读影像片。没有特异性的实验室检查。

六、未分化型幼年特发性关节炎

如果患者的表现不符合任一分类的诊断标准或是符合一种以上分类的诊断标准，则被归为未分化的幼年特发性关节炎。在已发表的数据中，2%～23%的JIA患者属于uJIA。在那些uJIA患者中，其中的60%不符合任一的JIA分类，而40%符合一种以上的JIA分类。在那些满足一种以上分类患者中，最常见的是同时满足poJIA RF范畴和eJIA或pJIA的标准。一些患儿是同时满足oJIA和eJIA或pJIA的分类标准。应进行纵向的研究来确定uJIA患者的最终诊断，来观察有多少患者仍是uJIA，有多少进展为JIA的其他分类，或是不是JIA而是其他病。

七、幼年特发性关节炎中的眼睛受累

JIA的独特表现是慢性眼葡萄膜炎。对于已发表的21个关于JIA患儿葡萄膜炎的研究做了Meta分析，其中包括4 598名患儿。这项研究证实由于地理分布的不同，JIA患儿的眼葡萄膜炎发病率有明显不同。在对斯堪的那维亚人的研究中，18.5%的患儿患有眼葡萄膜炎，在美国是14.5%，在东亚仅有4.5%。眼葡萄膜炎患病率因JIA亚类不同而不同——12%的oJIA、4.3%的poJIA和1.8%的sJIA会发展为慢性葡萄膜炎。其他研究已经证实20%的pJIA患儿和oJIA患儿的眼葡萄膜炎在临床表现、疾病的慢性程度及眼睛受累的后果上都是一样的。

JIA患儿的统一的早期规律随诊的指导方针已经形成，并且最近（2006年）由美国儿科学会的眼科学和风湿病学分会进行了更新。这些改进是基于已知的使JIA患儿发展为葡萄膜炎概率升高的相关因素：关节特征、关节炎的发病年龄、疾病的持续时间和ANA阳性。尽管广泛地对葡萄膜炎进行定期筛查和及时的治疗，但慢性葡萄膜炎的JIA患儿出现严重并发症的概率仍然很高，让人难以接受。在这项Meta分析中，在葡萄膜炎的JIA患儿中，20%的患者发展为白内障，19%发展为青光眼，16%发展为带状角膜病。目前来说，找到JIA-相关葡萄膜炎的有效治疗方法，来避免或最大限度地减轻由于长期激素治疗及眼睛慢性炎症引起的眼睛损害，是很重要的，也是尚未解决的难题。

八、结论

近期对已发表的21项儿童慢性特发性关节炎的研究做了Meta分析，其中仅有2项采用了JIA的分类标准。在这些已发表的摘要中，超过30%的儿童起病的慢性特发性关节炎（大多数归为JRA的亚类中的一类）在10年或更长时间的随访后出现明显的功能障碍。12%患者在发病3～7年后属于Steinbroker功能分级中的Ⅲ级（自理能力下降）或Ⅳ级（不能下床活动或必须使用轮椅），但是48%的患者在起病16年或更长时间后属于Ⅲ级或Ⅳ级。起病10年后30%～55%的患者仍有活动性滑膜炎。由儿科风湿病医生参与的一项关于JIA患者的纵向研究中发现，在病初的6个月的随访中，28%的pJRA、54%的poJRA和45%的sJRA患者证实存在影像学的关节破坏或关节腔狭窄。一项针对1994年以后发表的研究分析指出，这些研究曾被认为至少可以反映出近年治疗上的一些改进，但是发现仅有40%～60%的JIA患者病情不活动或是有缓解，平均有10%的患者有严重的功能受限（Steinbroker功能分级中的Ⅲ级或Ⅳ级）。

JIA 死亡率估计是 0.29%～1.10%。这是美国同年龄人群标准死亡率的 3～14 倍。

在过去的几十年，患有葡萄膜炎的 JIA 患者的眼睛结局已经有了显著改善，但是仍有令人难以接受的高的眼睛并发症的比例。在一项最近的眼睛结局的研究中，自眼病出现后平均随访 9.4 年，发现 85% 的患者视力正常，15% 有明显的视力缺失，其中视力缺失患者中 10% 的至少一个眼睛失明。

第四节　治疗和评估

一、目前药物治疗的原理

幼年特发性关节炎的治疗药物在过去的 15 年里已经发生了很大的变化。这些变化归因于有数据显示大部分幼年特发性关节炎的患儿病情并没有得到长期的缓解，并且给患儿、家庭甚至社会造成了很大的负担。直到 1990 年，在对幼年特发性关节炎象牙塔式治疗的基础上，开始尝试应用各种非甾类抗炎药（NSAIDs）和糖皮质激素，并渐渐地开始应用其他的药物治疗。20 世纪 80 年代末期的研究表明，过去对幼年特发性关节炎病程和预后的假设是错误的。先前认为幼年特发性关节炎关节破坏在病程的后期才会在影像上表现出来，并且出现关节破坏的大部分是病程 2 年以内的全身型和多关节型，及病程 5 年以内的少关节型患儿。但磁共振成像（MRI）检查可发现早期的软骨破坏，通常是在患病第一年。

幼年特发性关节炎的患儿长到成人，疾病可自愈的假设也是错误的。研究显示，50%～70% 的多关节型或全身型关节炎患儿以及 40%～50% 的少关节型患儿在成人时期疾病仍然持续活动。仅有一部分患儿在经过长期的药物治疗后，达到缓解。30%～40% 的患儿会发展成非常严重的长期关节功能丧失，包括失业，25%～50% 的患儿需要外科治疗，包括关节置换。

幼年特发性关节炎的死亡率为 0.4%～2%，平均死亡率大约是美国人口死亡率的 3 倍。全身型，淀粉样变性型（除了欧洲）和巨噬细胞活化综合征是幼年特发性关节炎患儿死亡的主要原因，且大部分死亡患儿的死亡原因都是因为这些因素。

葡萄膜炎的结局在近年已经得到了极大的改善，但眼部并发症和失明的发生率仍然很高。5%～16% 的患儿有严重的弱视，甚至是失明，16%～26% 的患儿患有白内障，14%～24% 的患儿患有青光眼，11%～22% 的患儿患有带状角膜病变。

通过检测提示预后较差的检查指标，可明确哪些患者需要早期进行积极治疗。多关节型，类风湿因子（RF）阳性，抗环瓜氨酸氨酸酶抗体阳性，人类白细胞抗原 - DR4（HLA - B27）阳性，皮下小结和早期以对称性小关节受累起病的幼年特发性关节炎预后均不良。糖皮质激素依赖型（即需要糖皮质激素控制全身症状），和在疾病治疗后 6 个月血小板计数仍大于 600 000 的全身型幼年特发性关节炎预后较差。

二、幼年特发性关节炎的内科疗法药物治疗

（一）非甾类抗炎药

仅有 25%～33% 的幼年特发性关节炎患儿，并且主要是少关节型患儿，应用 NSAIDs 效果较好。幼年特发性关节炎患儿应用 NSAIDs 治疗时，必须用药达 4～6 周方能评估药物的疗效。NSAIDs 并不能改变疾病的病程，也不能阻止关节破坏，它们主要用来缓解疼痛，僵硬和治疗全身型的发热。尚没有发现有哪一种 NSAIDs 较另一种 NSAIDs 在治疗关节炎方面具有明确的优势。有些患儿对这种 NSAIDs 无效，可能对另一种 NSAIDs 有效。

NSAIDs 是美国食品与药品管理局批准的治疗幼年特发性关节炎的药物，目前美国市场上的 NSAIDs 包括萘普生、布洛芬、美洛昔康和托美丁钠，前三种有临床可应用的液体制剂。NSAIDs 每日仅需给药 1 次或 2 次，因此患儿的依从性是比较好的。而阿司匹林每日需给药 3 次，并且需监测血药浓度和阿司匹林相关的莱耶综合征，因此在治疗幼年特发性关节炎方面，阿司匹林被其他 NSAIDs 所取代。

NSAIDs 严重的胃肠道不良反应较少见，但很多患儿会出现胃肠道症状。为了避免这些不良反应，建议吃饭时服用 NSAIDs。且可通过不断更换 NSAIDs，或者应用 H_2 阻滞药或质子泵抑制药治疗胃肠道症状。非甾类抗炎药导致轻度转氨酶升高也很常见。NSAIDs 的其他不良反应包括假卟啉症，大部分与在金头发的高加索人中应用萘普生有关，对中枢神经系统的影响包括头痛和定向力障碍，特别是在应用吲哚美辛时。在儿童中对肾的不良反应不常见，但在同时应用 2 种或 2 种以上 NSAIDs 时较常见。尚未对心血管不良反应进行正式研究，但目前尚无幼年特发性关节炎应用 NSAIDs 治疗出现心血管问题的报道。

（二）糖皮质激素

由于很多不良反应，特别是对骨骼和生长的影响，减少了对幼年特发性关节炎患儿行全身性糖皮质激素治疗。并且也没有证据说全身应用糖皮质激素可改善病情。全身性应用糖皮质激素的主要指征是难以控制的发热，浆膜炎和全身型并发的巨噬细胞活化综合征。另一个用药指征是作为一种桥接疗法，等待其他药物起效。对于一些患儿，采用周期性静脉糖皮质激素冲击治疗（每个剂量为 30mg/kg，最大量为 1g/kg）取代高剂量的口服糖皮质激素治疗。但是尚没有对照研究显示哪一种疗法对患儿的不良反应更少。

研究显示，关节腔内糖皮质激素注射治疗是很有效的，但主要应用在少关节型幼年特发性关节炎患儿。但也有一些研究显示，70% 的少关节型患儿对为期至少 1 年的关节腔内注射治疗无效，40% 的少关节型患儿对为期 2 年以上的关节腔内注射治疗无效。MRI 研究显示关节腔内注射治疗可显著降低关节腔积液，而对关节软骨没有影响。也有一项研究显示，极少一部分人在较早的应用关节腔内注射治疗时，出现两下肢长短不一。关节腔内糖皮质激素注射疗法对于其他亚型的幼年特发性关节炎患儿疗效很小，特别是对于全身型患儿。

关节腔内注射不良反应较少。其中一个可见的不良反应是关节腔周围皮肤萎缩。关节腔内注射糖皮质激素后，注射少量生理盐水并加压按压注射部位可有效预防关节腔周围皮肤萎缩。尚未发现对同一关节反复进行关节腔内注射而出现关节或软骨破坏。

一些对照研究，包括一项同时注射双侧受累关节的研究，发现长效醋酸曲安奈德比较有效，并且比其他类型的关节腔内糖皮质激素注射治疗作用时间更长。小患儿和需要多部位腔内注射治疗的患儿在关节腔内注射治疗的过程中常常需要镇静。

（三）甲氨蝶呤

对于大部分幼年特发性关节炎和多关节型关节炎的患儿来说，应用甲氨蝶呤（MTX）是治疗药物计划的基础。MTX 的初始剂量是 $10mg/m^2$/周，口服或胃肠道外途径给药。如果此剂量无效，可加量至 $15mg/m^2$/周且胃肠道外途径给药。但更大的剂量没有额外的好处。

MTX 对各型幼年特发性关节炎的治疗效果不同，最有效的是扩展型少关节型，而效果最不明显的是全身型。对比研究证实，MTX 可减慢放射学上关节破坏的进展速度。

食物可降低 MTX 的生物利用度，因此建议空腹服用 MTX。MTX 剂量 $\geq 12mg/m^2$ 时应胃肠外给药，而口服并不能很好地吸收那么大剂量的 MTX。

为了降低应用 MTX 引起恶心，口腔溃疡和转氨酶活性异常的发生，服用 MTX 24 小时后服用叶酸（每日 1mg）或亚叶酸，为 MTX 剂量的 25%～50%。

恶心和其他胃肠道症状是常见的不良反应。减轻这些不良反应的措施包括睡觉前服用 MTX，更换服药方式（口服和非胃肠道用药交替）和服用抑制呕吐的药物。一些患儿服用 MTX 后出现恶心、胃肠不适是由于心理作用，通过教患儿放松或自我调整，可减轻患儿的心理作用。

经验显示，幼年特发性关节炎患儿长期应用 MTX 还是相当安全的。为监测 MTX 的毒性作用，必须至少每 3 个月检查 1 次全血细胞、转氨酶和肾功能。在对幼年特发性关节炎患儿应用 MTX 的过程中，常常会出现转氨酶轻度增高，尚未发现严重病例，也没有 MTX 导致不可逆性肝纤维化的报道。因此，并不推荐常规行肝活组织检查。在儿童中发生肺毒性及严重感染极其罕见。患儿在接受 MTX 治疗的过程中应避免使用活疫苗，但推荐接种可接受的其他疫苗和季节性流感疫苗。如果情况允许的话，儿童在应用 MTX 之前应该接种水痘疫苗。在急性感染时，应暂停应用 MTX，特别是 EB 病毒（EBV）感染。尚未有 MTX 引起淋巴瘤的报道，目前的数据不支持服用 MTX 的患儿比一般儿童更易患恶性肿瘤的观点。某些淋巴瘤的形成与 EB 病毒感染相关。

（四）其他改变病情的抗风湿药和免疫抑制剂

柳氮磺胺吡啶和来氟米特或许可以取代 MTX。一项对照研究显示，柳氮磺胺吡啶对少关节型和多关节型幼年特发性关节炎是有效的，疗效会持续到停药后的数年。柳氮磺胺吡啶可减慢影像学上关节破坏的进程。柳氮磺胺吡啶对少关节型的老年男性最有效，也许，这意味着它对儿童肌腱附着点炎相关的关节炎也是有效的。柳氮磺胺吡啶常见的不良反应有皮疹，胃肠道症，白细胞减少症，这些也是常常需要停药的原因。对于全身型的患儿来说，不良反应可能会更重。一项对照研究发现，较多的患儿对 MTX 有效，但是来氟米特对治疗多关节型患儿也是有效的。

环孢素 A 可能在控制发热、减少皮质激素的剂量方面较有效，治疗全身型起病的患儿的关节炎，但可能在治疗巨噬细胞活化综合征上更有效。沙利度胺可能对治疗难治性全身型幼年特发性关节炎是有效的，无论是控制全身症状还是关节炎症状。沙利度胺除了致畸的不良反应，在临床用药中也应仔细观察是否并发了周围神经病变。

大部分关于儿童的对照研究并没有证实羟氯喹，口服浓缩大麻，青霉胺，或者硫唑嘌呤对治疗幼年特发性关节炎是有效的。没有应用米诺环素的对照研究，也没有联合应用改变病情抗风湿药物治疗（包括使用或不使用 MTX 治疗）幼年特发性关节炎的对照研究。

（五）生物制剂

抗肿瘤坏死因子抑制剂：近来研究显示这些药物对多关节型患儿是很有效的，包括 MTX 治疗失败的患儿。临床上有 3 种抗肿瘤坏死因子制剂，包括 3 种可溶性肿瘤坏死因子受体（依那西普）和 2 种抗肿瘤坏死因子抗体（鼠源性蛋白英夫利昔以及人源化蛋白阿达木单抗）。3 种制剂的试验结果显示疗效接近，但是目前依那西普是美国食品药品管理局（FDA）批准应用的唯一药物。50% 以上的患儿应用这 3 种制剂后疗效达到美国风湿病协会（ACR）制订的儿科 70 缓解。抗肿瘤坏死因子制剂在治疗肌腱附着点炎相关的关节炎（幼年脊柱关节病）方面也是很有效的，但在治疗全身型方面效果不明显。英夫利昔在治疗幼年特发性关节炎相关的葡萄膜炎方面较依那西普更有效。现在仍不清楚，是抗肿瘤坏死因子与 MTX 合用更有效，还是单独使用药物更有效，但先前的资料支持联合使用两种药物。抗肿瘤坏死因子制剂可能会减慢影像学关节破坏的进展，并且可能会增加骨密度。

依那西普的不良反应较轻，依那西普和阿达木单抗的主要不良反应是注射部位发炎，英夫利昔单抗的主要不良反应是与输液相关的过敏反应。为预防或减少英夫利昔过敏反应的发生，可在应用英夫利昔之前应用对乙酰氨基酚，苯海拉明，有时也应用氢化可的松。生物制剂其他较轻微的不良反应包括上呼吸道感染和头痛。然而，一些患儿会出现严重的不良反应包括神经系统病变（脱髓鞘疾病），精神症状，严重感染（特别是发生相关的水痘），皮肤脉管炎，全血细胞减少症和形成其他自身免疫性疾病。有报道在应用抗肿瘤坏死因子治疗幼年特发性关节炎的过程中并发肺结核和组织胞质菌病。儿童应用生物制剂尚无并发恶性肿瘤的报道。儿科采用成人结核筛查指南进行筛查，即在应用抗肿瘤坏死因子治疗前，行 PPD 检查。

（六）其他生物制剂

1. 白介素 -1 受体拮抗剂　最初应用阿那白滞素（IL -1 受体拮抗剂）预期的效果是，治疗全身型和关节症状，包括对抗肿瘤坏死因子治疗无效患儿。IL -1 好像是全身型炎症反应一个主要的介质。阿那白滞素治疗多关节型患儿方面疗效不如抗肿瘤坏死因子。

2. 白介素 -6 受体拮抗剂　IL -6 也是全身型发病中一个重要的细胞因子。一项公开研究显示，将 29 名全身型患儿分为 2 组，静脉应用抗白介素 -6 受体抗体，在应用 2 个疗程后都很快的明显地改善了大部分患儿的病情。目前尚在研究阶段。

3. 静脉注射免疫球蛋白　两项对照研究并没有发现应用静脉注射免疫球蛋白（IVIg）可有效治疗全身型和多关节型的幼年特发性关节炎。应用静脉注射免疫球蛋白可较有效的治疗全身型的全身症状。

（七）自体干细胞移植

对长期治疗无效的全身型和多关节型幼年特发性关节炎患儿自体干细胞移植（ASCT）也是一种选择。然而，自体干细胞移植死亡率很高（15%），因此自体干细胞移植仍然只能作为幼年特发性关节炎的实验性治疗。

三、幼年特发性关节炎亚型治疗的循证指南

幼年特发性关节炎（JIA）的治疗建议根据已发表的基于对照研究的系统评价的结果为指南。目前总共有 36 个对照研究发表，其中 30 个研究是双盲研究。指南强调治疗应根据 JIA 的亚型给予每个患儿个体化的治疗。

（一）少关节炎

只有极少数的患儿在 NSAIDs 治疗后可完全缓解。对于 NSAIDs 无效的患儿或存在关节挛缩的患儿，关节腔内糖皮质激素尤其是曲安奈德注射对大多数患儿有效。对关节腔内注射糖皮质激素无效的患儿，或有扩展的少关节炎，或小关节受累的患儿可按照多关节炎处理。

（二）多关节炎

非甾类抗炎药不如改善病情抗风湿药物有效，常作为改善症状的治疗。甲氨蝶呤（MTX）应在疾病的早期即开始使用，初始剂量为每周 $10mg/m^2$，如无效增加至每周 $15mg/m^2$，胃肠外给药。其他治疗方案包括柳氮磺吡啶和来氟米特，如果无效，应考虑给予抗 TNF－α 的治疗。

（三）全身型关节炎

对全身型 JIA 的治疗缺乏有效的证据。NSAIDs 和全身使用糖皮质激素对改善症状（如发热，浆膜炎）有效。相比其他亚型的 JIA 而言，关节腔内注射糖皮质激素，MTX 和抗 TNF－α 治疗对全身型的 JIA，不管是系统症状还是关节症状，疗效都不是十分显著。在目前的可选择的药物中，IL－1 拮抗剂可作为减少激素使用量的一线治疗药物。IVIg 对系统性症状可能有效，可作为减少激素使用量的药物。对巨噬细胞活化综合征的治疗包括大剂量静脉注射糖皮质激素，如不能快速改善症状，应考虑加用环孢素。托珠单抗治疗全身型 JIA 的疗效仅在临床试验中得到证实，可能有一定的作用。

（四）附着点相关的关节炎

柳氮磺吡啶可能有效，尤其是对伴发有外周关节炎的大龄男性患儿。而抗 TNFα 是最有效的药物。

（五）银屑病关节炎

尚未有针对幼年银屑病关节炎的临床试验。银屑病关节炎既可以是少关节型，也可以是多关节型或附着点相关关节炎，在有效证据出来前，应按照这些 JIA 亚型的治疗方案给予相应的处理。

（六）虹膜炎

虹膜炎的治疗应参考有经验的眼科医生的意见，并由有经验的儿童风湿病专科医生指导免疫抑制剂和生物制剂的使用。通常，初始的治疗可以使用含糖皮质激素的滴眼液。结膜下糖皮质激素注射也有疗效。对病情严重的患儿或对糖皮质激素依赖的患儿应尽早开始使用免疫抑制剂。MTX 是最常用的药物。对 MTX 无效的患儿，英夫利昔而不是依那西普可能有效。

四、幼年特发性关节炎治疗的其他方面

最重要的是 JIA 的药物治疗仅是治疗的一个方面。儿童风湿病医生、眼科医生、整形科医生、牙科医生、康复科医生、营养师、社会工作者、心理医生和教育顾问等均应参与到 JIA 的治疗中。

很多患儿尽管应用药物后疾病得到了控制，但仍有持续的疼痛，并且这种疼痛未得到充分的控制。患儿应当接受充分的抗疼痛治疗，如果有必要，可以使用包括麻醉剂在内的止痛治疗。同时，还应考虑

到其他的疼痛治疗方法，包括物理治疗（如冷或热疗法），夹板固定，矫形器，针灸和按摩，以及各种减少动作和压力的方法等。

治疗方案的另一个重要组成部分是物理治疗。物理治疗的主要目的是保持受累关节的活动范围，提高肌肉力量，防止畸形，并纠正或最大限度地减少关节的破坏和功能丧失。使用的方法包括对活动范围，肌肉力量锻炼，夹板固定，矫形器和各种减轻疼痛的方法的指导和家庭锻炼计划。水上运动较陆地上的锻炼患儿更容易耐受，尤其是对有下肢关节炎的患儿。夹板固定用于膝关节屈曲挛缩的患儿。一部分存在持续性关节挛缩的患儿可从连续锻炼中获益。矫形器通常用于有踝关节和距关节炎或有足畸形的患儿，以帮助减少走路时的疼痛，改善步态，如用于扁平足的拱形支撑，可减少跖骨的压力，防止假骨形成或足趾半脱位，两腿长短不一致的患儿可以在短的腿上使用增高鞋等。

职业治疗的作用是维持和改善正常生活功能，方法包括：手的练习，手腕、手和手指夹板，教授保护关节的方法，学习使用日常活动中各种辅助工具。各种方法的采用取决于疾病的状态，包括辅助写字，穿衣（穿鞋），饮食工具，辅助洗浴工具，以及其他为关节炎患儿配备的家庭辅助设备等（如手杖，学步车，轮椅等帮助行动的辅助设备）。使用暖水袋或暖水瓶和洗热水澡有助于减轻晨僵。

治疗中还可能需要饮食咨询，因为一部分有明显关节炎的患儿有食欲减退和生长发育不充分，原因可能包括疾病活动，颞颌关节炎以及药物（如 NSAIDs 和 MTX）的影响等。对于使用糖皮质激素的患儿，膳食咨询也很重要，建议补充充足的钙和维生素 D，可帮助预防体重过度增加、高血压和骨质流失。

鼓励患儿活动，但应根据关节炎的程度和受累关节的情况量身定做每个患儿的活动方式。鼓励患儿设定符合自身情况的运动极限，但应避免会引起关节疼痛的活动。一般而言，活动应是低负重的，如游泳和骑自行车是首选。大多数没有身体接触的体育活动（但不包括足球，曲棍球，摔跤，拳击等）是可以耐受的。有颈部关节炎的患儿需限制如跳水或跳跃类型的活动，因为这类运动可能导致颈椎损伤。

如果有必要，应和患儿、患儿家庭以及校方讨论就学问题。通常情况下，JIA 患儿可以达到与健康学生相似的学习成绩。然而，JIA 患儿经常因疾病复发、感染、就医或其他治疗而缺课。有时患儿因为晨僵可能迟到。体育课、行走于不同教室、写作等可能会因行动迟缓而受到影响。由于视力的问题，葡萄膜炎的患儿可能需要学校做出一些调整，这些调整包括：允许使用电梯，在课间和写作方面给予患儿更多的时间，也可以提供电脑和两套书籍，以及调整体育课内容等对患儿起到帮助。在美国，有残疾人法案（504 计划）强制规定每一个孩子都有在最少的环境限制中接受教育的权利。对一些严重的病例，可以采用一个正式的个性化教育计划（IEP）。

对任何慢性疾病，尤其是需要长期使用药物治疗的患儿，往往需要心理支持。鼓励患儿和家属寻求在危险发生前的早期支持。这种支持包括考虑治疗药物带来的可能不良反应，如使用糖皮质激素后体形的变化，应用 MTX 引起的恶心，以帮助增加服药的依从性。社会工作者可以辅助由于疾病和药物花销给家庭带来的财务负担。

一个重要的问题是如何使患儿过渡到成年，包括转移患儿给成人风湿科医生，教育和职业规划。这些问题应该在患儿 18 岁以前开始讨论和做好计划。有数据显示如提前做出好的计划，在将患儿过渡到成人健康保健后，病情可控制得很好。过渡政策已为初级医疗保健组（美国儿科学会，美国家庭医师协会和儿科学会医师和美国医师协会）所接受，对成长为青年的 JIA 患者有专科的医疗支持。

患者保护团体，如幼年关节炎联盟，由关节炎基金会赞助，也可以给予 JIA 患儿相应的支持。

五、幼年特发性关节炎预后的评估

已经建立的几个评估工具可用于 JIA 患儿的疾病评估，包括可用于临床试验和预后评估的评价方法（表 9－2）。这些评估工具涉及对 JIA 的各方面的评价，但仍缺乏有效的疾病整体活动性的评估工具。疾病活动性的评估通常包括关节活动的个数（关节肿胀或压痛的个数/因疼痛导致关节活动受限的个数），关节活动受限的个数和急性期反应物，如红细胞沉降率（ESR）和 C 反应蛋白（CRP）。但很重要的是，应注意到许多有关节活动的患儿急性期反应物是正常的。主观的但有效的疾病整体活动性的评估包括医生和家长的对疾病活动性的视觉模拟尺度评分。

表9—2 JIA治疗和预后的评估工具

评估内容	评估工具
疾病活动度	关节活动的个数，急性期反应物
总体评估	医生和患儿的视觉模拟尺度评分
功能评估	儿童健康评估问卷（CHAQ），幼年关节炎功能评估报告（JAFAR），幼年关节炎功能状态指数（JASI）
生活质量评估	儿童健康问卷（CHQ），儿童生活质量（QOL）－风湿病范畴，疼痛视觉模拟尺度评分
放射学损伤	Poznanski，Dijkstra 评分
疾病相关的不可逆的损伤	儿童关节炎损伤指数（JADI）
临床试验预后评估指标	儿科 ACR30，无疾病活动性或临床缓解的标准

已经开发的功能评估工具包括儿童健康评估问卷（CHAQ），幼年关节炎功能评估报告（JAFAR）和幼年关节炎功能状态指数（JASI）。这些工具均经过验证是可靠和敏感的，这些评估工具的内容适用于所有年龄的患儿，并且易于使用（除了JASI，该方法适用于年龄>8岁的患儿，但内容较冗长）。大多数评估方法可由家长和（或）患儿自己完成。这些评估工具通过打分，可提供了一个整体的评价，并能确定特殊的功能障碍。CHAQ已被翻译成超过30种语言，是最常用的功能评估工具。多项研究显示各评估工具间无显著性差异，无论在临床实践还是临床试验中均是有效的。但有几个功能评估工具有一定的局限性，尤其是在病情轻微的少关节炎患儿和有轻微的功能障碍的患儿中可能会产生天花板效应。

大多数功能评估工具不能反映患儿的整体生活质量（QOL），尤其是与JIA相关的一般健康和心理社会方面。在JIA中常用的工具包括幼年关节炎生活质量问卷（JAQQ）和儿童健康问卷（CHQ）。CHQ还可用于对不同疾病进行比较的研究中，它已被翻译成超过30种语言，是目前应用最广泛的功能评估工具。在美国，儿科通用的生活质量问卷和风湿病模块也被广泛使用。

直到最近，仅有的放射学评估工具是Poznanski评分，可以通过比较腕骨到第二掌骨长度的比值评估腕关节的损伤。荷兰专家组正在开发和验证更多的评估工具。Djkstra综合评分是评估炎症（肿胀，骨质疏松），损伤（关节间隙变窄，囊肿，骨侵蚀）和19个关节或关节组的生长异常。

最近的临床试验中使用非常有效的儿科ACR 30评分作为JIA治疗有效的主要研究终点。该方法建立于1997年，将患儿分为治疗有效或无效两种情况。该工具被用于一些快速起效的生物制剂的撤药临床试验中，可有效定义疾病的复发，也就是，在进入开发试验阶段，初始治疗有效的患儿被随机分组到继续用药组或安慰剂组。由于生物制剂的应用，风湿科医生不再仅仅关心病情的改善，而是希望达到诱导疾病缓解。在大样本的研究中，已经定义和验证了所有JIA亚型的临床缓解和撤药的初步标准。

疾病整体损伤评估工具——幼年关节炎损伤指数（JADI）是近期发展和经验证的一个预后评估方法。JADI包括两个组成部分。JADI－A用于评估最近6个月患儿36个关节或关节组出现的非关节活动性病变所致的关节挛缩，畸形和需要外科手术的关节持久性损伤。JADI－E用于评估关节外的损伤，包括眼、皮肤、关节外的骨骼肌肉系统、内分泌系统和继发的淀粉样变。

六、总结及未来的研究方向

新的治疗方案显著地提高了JIA的治疗疗效。事实上，有证据显示，与晚期治疗相比，对JIA患儿早期积极的使用MTX和（或）生物制剂可明显改善病情。但是，近期的研究也显示，对多数患儿无法做到长时间的停药。同时对一些JIA亚型也缺乏更多的循证医学的证据。需要开展治疗全身型关节炎的新药包括抗IL－6受体单克隆抗体，抗IL－1，沙利度胺或其他联合治疗的对照研究。治疗类风湿关节炎的新型药物如阿巴西普和利妥昔单抗在JIA多关节亚型中的疗效需要进一步研究。

最首要进行的研究应是调查早期积极的治疗对JIA病程的影响，包括诱导缓解的治疗方法，各种联合用药的方法，如对多关节型或全身型 JIA 的糖皮质激素联合 MTX 和生物制剂的使用，以及后期减量长期维持治疗的用药方法。短期治疗的疗效需要经过长期的随访进行验证，并评价药物不良反应的影响。这些研究结果应基于循证医学的证据，并确保关节炎患儿得到最好的治疗。新的预后评估工具可以帮助我们观察长期使用改善病情风湿药 MTX 和生物制剂对病情的缓解率，放射学改善，功能改善和预防不可逆的关节和关节外损伤的影响。

第十章

骨关节炎

第一节 概述

骨关节炎是人类最常见的关节疾病。早在几百年前这种疾病就存在于我们祖先的骨骼上。然而，直到100年前，当病理学及影像学联合研究证实了存在两种完全不同的滑膜关节的破坏类型时，才得以将它从其他关节炎中区分出来：一种是萎缩性关节炎，表现为关节旁骨质疏松、骨侵蚀改变及软骨丢失；另一种是增生性关节炎，表现为软骨丢失伴随着骨密度的增加及关节周围的骨形成。

萎缩性关节炎随后又被区分为多种关节炎包括类风湿关节炎在内的炎症状态和感染性关节炎。增生性关节炎就是我们现在所说的骨关节炎。骨关节炎也包含了各种不同的疾病状态，如各种不同的亚型，但目前对这方面尚缺乏全面的了解。因此骨关节炎这个名词是描述了有着相似的病理及影像学特征的一组异质性疾病状态。

骨关节炎是一种与年龄密切相关的疾病。在40岁之前少见，但在40岁之后其发病率增长迅速。大多数人超过70岁后可能在没有症状的情况下他们的某些关节已经存在了骨关节炎的病理改变。

但是，如表所示，对于某个特殊关节的骨关节炎来说某些危险因素可能比其他因素更为重要。例如，膝骨关节炎与女性及肥胖密切相关，在黑人中比白人更常见，相比之下髋的骨关节炎男女性别发病率相似，与肥胖的关联较小。中国人的髋骨关节炎少见。

第二节 病理和发病机制

一、病理学

骨关节炎可以被定义为一个关节软骨的逐步丧失的过程，伴随着软骨下骨的增厚、关节边缘的骨赘形成及轻度的、慢性非特异的滑膜炎症。老化软骨与骨关节炎软骨的生理改变区别并不明显。但可区分出3个软骨阶段：阶段Ⅰ，正常软骨；阶段Ⅱ，老化软骨；阶段Ⅲ，骨关节炎软骨。

（一）正常软骨

正常软骨有两个主要组分。一个是细胞外基质，其含有丰富的胶原（主要类型有Ⅱ，Ⅸ及Ⅺ型胶原）及蛋白聚糖（主要是蛋白聚糖多聚体）。蛋白聚糖多聚体是指一个中央核心蛋白质与许多由硫酸软骨素及硫酸角质素组成的糖胺聚糖链结合，所有成分均有储存水分子的能力。第二个组分是孤立的软骨细胞，它们分散在基质中。这些基质成分负责软骨弹性并用以对抗施加于关节软骨的机械压力。

（二）从正常软骨到老化软骨

在软骨老化中发展出的裂缝主要是因为胶原网络的应力性断裂。在老化过程中也可出现基质中非胶原成分参与在内的少数结构性的及生物力学的改变。这些变化改变了软骨的负重区域在分解压力时所需要的生物力学性质。糖胺聚糖的性质发生了改变，当软骨老化时开始变短。在老化过程中6型硫酸角质素的浓度相对于有害的4型硫酸角质素是增加的。同时有报道在骨骼成熟后蛋白聚糖的合成总量的减少与年龄相关。这种减少可能或至少部分是因为软骨细胞随着年龄增长而减少。这些蛋白聚糖质及量上的改变使分子储水的能力下降。老化的一个突出特征是蛋白类经非酶的糖基化进行修饰并由此导致了晚期糖基化终末产物（AGE）的积累。一旦它们形成了，AGE就不能从胶原中移除并因此在关节软骨中逐渐积累。这种AGE在软骨中的积累导致了软骨力学性质变差。此外，软骨细胞能够表达与AGE结合的受体并调节细胞功能。最有特点的AGE受体被称为晚期糖基化终末产物受体（RAGE）。因此，AGE可激活软骨细胞上的RAGE，导致软骨细胞分解活性增加使软骨降解。最终，老化软骨含水量减少并因此改变了软骨的生物化学特性，软骨细胞减少导致了软骨合成基质的能力下降，同时胶原的性质也发生了改变。

（三）骨关节炎的关节

骨关节炎的关节存在软骨及骨的异常改变，伴随着滑膜及关节囊的病变。宏观上看，最典型的特征是关节间隙的减少，多位于关节边缘的骨赘（骨及软骨的突起）的形成及软骨下骨的硬化。这些变化是一些组织学阶段的结果。

阶段1——水肿及显微裂纹：骨关节炎中第一个可识别的改变是细胞外基质的水肿，主要在中层。软骨失去了其光滑的表面，并出现了显微裂纹。局部软骨细胞丢失区与软骨细胞增生区交替出现。

阶段2——裂隙及小孔：在受力切线方向的显微裂纹垂直加深并伴随着胶原纤维被切割。垂直裂缝在软骨下骨的软骨表面形成。软骨细胞簇出现在这些裂缝周边及表面。

阶段3——侵蚀：裂隙导致软骨碎片脱离并落入关节腔，形成骨软骨的游离体并暴露出软骨下骨，从而导致小囊变的产生。这些关节游离体导致了骨关节炎轻度的滑膜炎症。这种滑膜炎症常是局灶性的，但常同类风湿关节炎中的滑膜炎症一样严重。骨关节炎滑膜炎组织学上是以非特异性淋巴浆细胞及组织细胞浸润为特征。

软骨下骨硬化是由小片状新骨的沉积形成。在此区域周围骨赘形成并在表面由纤维软骨所覆盖。随着疾病进展软骨下硬化随之增加。由于骨更新的加速造成了软骨下骨小梁结构的特异性改变。

二、发病机制

关节软骨的生理稳态是由合成胶原，蛋白聚糖及蛋白酶的软骨细胞所决定的。由于关节内软骨细胞功能失调，导致不能合成抗性及弹性好的基质，及细胞外基质的合成及降解之间的平衡失调，进而造成了骨关节炎。

由于软骨细胞分化过程中的变化导致了合成基质的性质的改变。软骨细胞肥大化可能参与了骨关节炎的进展，包括以下影响，由于Ⅱ型胶原及蛋白聚糖多聚体的表达减少导致的基质修复失调，X型胶原的表达增加，基质金属蛋白酶13（MMP-13）的上调，及病理性钙化的增加。典型的骨关节炎软骨会出现局灶成熟细胞向肥大化分化。在深部及钙化区域还出现了胚胎期骨骼发展史的重演，此区有肥大的软骨细胞-特异性X型胶原表达，并在中上层区域可检测到Ⅲ型胶原的表达。软骨细胞去分化现象也曾被描述过。在骨关节炎中主要的软骨细胞去分化的证据是存在Ⅰ型及Ⅲ型胶原，同时常常不在成人关节软骨中存在的软骨祖细胞黏接变异体ⅡA型胶原的产量比正常的Ⅵ型胶原总量还多。

细胞外基质的合成及降解的不平衡是由于降解胶原及蛋白聚糖多聚体的蛋白酶的合成增加造成的，同时这些蛋白酶的天然抑制剂的合成减少，像金属酶组织抑制剂（TIMP）。由细胞因子、脂质介质（主要是前列腺素），自由基（NO，H_2O_2）及基质自身成分（如纤连蛋白片段）激活组织导致了软骨细胞合成的异常。活化的软骨细胞开始能够合成某些蛋白酶及前炎症因子。尽管软骨细胞的作用貌似是最基本的，但滑膜组织帮助维持了软骨细胞的活化。滑膜细胞吞噬了软骨释放到关节中的片段，从而导致了滑膜炎症。此后，骨关节炎滑膜细胞开始能够产生一系列的调节因子释放入关节腔，例如MMP及细胞因子，它们随之可以改变软骨基质并活化软骨细胞。最后软骨下骨也可能参与到软骨的降解中。从骨关节炎软骨下骨分离出的成骨细胞证实了存在表型的改变。与正常的成骨细胞相比，它们产生了更多的碱性磷酸酶、骨钙素、胰岛素样生长因子-1（IGF-1）及尿激酶。骨关节炎成骨细胞的表型通过抑制软骨基质成分合成并增加关节软骨细胞 MMP 合成参与了软骨的降解过程。

（一）软骨降解中参与的酶类

主要参与骨关节炎中软骨破坏的酶类是 MMP。这个含中性 Zn^{2+} 的金属蛋白酶类基因家族至少有 18 个成员。因为它们在中性 pH 值时有活性，MMP 在距离软骨细胞一定距离的软骨基质中仍有作用。它们可以在细胞因子作用下由软骨细胞及滑膜细胞合成。

蛋白聚糖酶是一种切割蛋白聚糖球间区上 Glu373 – Ala374 连接键的酶，在基质的降解中也起了重要的作用。两种蛋白聚糖酶已被克隆出。它们属于 MMP 家族，特别是解聚素及带有凝血酶敏感蛋白基序金属蛋白酶（ADAMTS）家族。它们被称为蛋白聚糖酶 1（或 ADAMTS –4）及蛋白聚糖酶 2（或 ADAMTS –11）。

MMP 的活件是由特异性抑制剂化学当最计算的抑制作用严格控制的。因此，在软骨中 MMP 及 TIMP 的量之间的平衡决定了软骨是否降解。由软骨细胞产生并释放到细胞外基质的 MMP 由丝氨酸蛋白酶（纤溶酶原激活剂、纤溶酶原、纤溶酶）、自由基、组织蛋白酶及一些膜 – 型 MMP 所参与的酶级联瀑布反应激活。这个酶级联瀑布反应由天然抑制剂所调节，包括 TIMP 及纤溶酶原激活剂抑制剂。MMP – 13在骨关节炎关节组织中是升高的，特别是在关节软骨，同时在骨关节炎软骨的基质降解区域局部同时存在Ⅱ型胶原分解的抗原决定簇。其他可以降解Ⅱ型胶原及蛋白聚糖的酶有组织蛋白酶。它们只在低 pH 时有活性，它们通常存储在软骨细胞的溶酶体中并被释放入细胞周围微环境中，其中包含天冬氨酸蛋白酶（组织蛋白酶 D）及半胱氨酸蛋白酶（组织蛋白酶 B，H，K，L 及 S）。因为蛋白聚糖有非常丰富的碳水化合物链，糖苷酶可能也是重要的。尽管软骨中不存在透明质酸酶，其他糖苷酶可能参与到对蛋白聚糖的降解过程中。

（二）细胞因子

尽管骨关节炎常常被归为非炎症性疾病，大量的研究已显示炎症因子提供了必要的生物力学信号以激活软骨细胞来释放软骨降解的酶类。软骨细胞及滑膜细胞合成的前炎症因子与软骨细胞的特异性受体结合。这些结合的细胞因子会导致 MMP 基因的转录，同时基因产物将以非活化的形式被运出细胞。通常认为白介素 –1（IL –1）是骨关节炎关节炎症中释放的一个重要的细胞因子。其他细胞因子也被释放，包括趋化因子（IL –8，GRO – α，MIP – 1α 及 MIP – 1β）。其中一些细胞因子及趋化因子可能是调节作用或抑制作用。

一个新的细胞因子家族，称为脂肪因子（因为这些因子由脂肪组织产生），最近认为其参与了骨关节炎的病理生理机制。脂肪因子例如瘦素、脂联素、抵抗素在来自骨关节炎患者的血浆及滑膜液中均可被检测到。从人骨关节炎受累关节中获得的不同组织，包括滑膜、髌下脂体、半月板、软骨及骨均释放瘦素及脂联素。脂肪因子在骨关节炎病理生理中的大部分作用仍不明确。

（三）脂质介质

类花生酸类物质也参与了软骨细胞的活化。前列腺素，是由磷脂酶 A_2，环氧合酶（主要是环氧合酶 –2 亚型），前列腺素合成酶（主要是微粒体 PGE 合成酶 1）经前炎症因子活化后产生，通过特异性细胞或（和）核前列腺素受体活化细胞以帮助 MMP 的合成。在类花生酸类物质中，PGE_2 似乎主要是由滑膜细胞、软骨细胞、软骨下成骨细胞产生的脂质介质，并参与了骨关节炎中软骨的降解。

（四）活性氧簇

活性氧簇（ROS）在许多软骨细胞的基础活动的调节中起了重要作用，例如细胞活化、增殖及基质重塑。然而当 ROS 产量超过细胞抗氧化能力时，将发生一个氧化应激反应，并导致软骨结构性及功能性的破坏，如细胞死亡及基质降解。

氧化亚氮（NO）是由通过 NO 合成酶（NOS）氧化 L – 精氨酸合成的一种气体。软骨细胞在细胞因子作用下上调了 iNOS 基因进而产生了大量 NO。大多数的体外实验提示 NO 在 IL – 1 介导的抑制糖胺聚糖及胶原的合成过程中起了部分作用，并可能参与了 MMP 的活化。NO 也可以介导 IL – 1 激活的

MMP mRNA 及蛋白质的合成，并可能通过干扰来自细胞外基质的生存信号的传导参与了软骨细胞的死亡的发生。然而 NO 可能在特定状态下对软骨还有同化及抗分解作用。因此，NO 在骨关节炎的降解过程中的实际作用仍不清楚。

（五）基质降解产物

基质降解产物，像纤连蛋白片段，可以通过整合素受体活化软骨细胞导致 MMP 的合成。这些产物还可刺激或活化其他因子，如可放大破坏反应的促分解的细胞因子。这种破坏，反过来又升高了降解产物本身的浓度，从而进入一个正反馈循环中。

（六）机械应力

除了化学介质，生物物理介质也可能直接参与到骨关节炎软骨细胞的活化中。软骨上存在压迫性及剪切性及拉伸性的压力。有趣的是，相当多的证据提示生物力学因子与前炎症介质之间的相互作用参与了骨关节炎的发生及进展。在体试验中显示了在机械压力诱导的骨关节炎模型中关节的炎症因子及介质的浓度升高。在体外外植体研究中证实了机械压力对基质代谢、细胞发育及前炎症介质（例如 NO 及 PGE2）产生是一个潜在的调节因素。软骨细胞上有对机械压力应答的受体，其对直接的生物力学波动可通过上调合成活性或上调其他的关节组织产生炎症因子进行应答。软骨细胞表达少量整合素家族的成员，它们可作为纤连蛋白（α5β1），Ⅱ型及Ⅵ型胶原（β1β1，α5β1，α10β1），层粘连蛋白（α6β1），及波连蛋白及骨桥蛋白（αVβ3）的受体。这些受体中某些对于持续的压力变化是敏感的（机械感受器）。静态损伤或动态压缩刺激了蛋白聚糖的消耗同时破坏了胶原网络并减少了软骨基质蛋白的合成，然而低强度的动态压缩可增加基质合成的活性。特定类型的机械压力及软骨基质降解产物能够激活那些由 IL－1 及 TNF－α 介导的相同的信号通路。这些通路有激酶的级联瀑布反应的参与，包括应激活化蛋白激酶（SAPKs）也被称作 JNKs，p38MAP 激酶、IκB 激酶、磷脂酰肌醇－3′－激酶及 NF－κB。因为这些通路也可能诱导编码这些细胞因子的基因表达，目前对于炎症因子在骨关节炎软骨破坏进展中是主要还是次要调节因子仍然存在争议。

（七）修复软骨的尝试

有证据显示至少在骨关节炎的早期阶段，骨关节炎破坏的关节中有试图修复的过程，尤其是在软骨及软骨下骨。生长因子参与了基质合成的生理过程，并在骨关节炎的软骨细胞，软骨下骨及滑膜组织中过量产生，例如血小板衍生生长因子（PDGF）、IGF－1 及转化生长因子 β（TGF－β）。TGF－β、IGF－1及基础成纤维生长因子对于基质合成有同化作用，还有抑制前炎症因子效应的作用，并对于软骨细胞具有促有丝分裂的性质。这些生长因子也有高的基质亲和力。当它们被合成后，它们开始陷入软骨之中，以作为这些因子的存储库。当基质裂解，这些因子被释放，并用于修复病变。

目前大家相当关注软骨下骨在这个修复过程中发挥的作用。在骨关节炎中软骨下骨的代谢是增加的，并因此产生了生长因子，例如骨形成蛋白 2（BMP－2）。实验显示这种蛋白可以修复软骨的缺损。然而，尝试修复软骨缺损的努力是徒劳的，原因如下：①软骨细胞分化过程的改变导致了合成的基质的生物力学特性差。②没有产生足够的生长因子及 MMP 以抵抗细胞因子及蛋白酶的作用。③某种生长因子的生物利用度是下降的。

（八）骨关节炎的发病

骨关节炎的发病不是很好理解。它有局部、全身、基因及环境因素的参与。大量的机械因素可以直接或间接增加软骨的脆弱性。实验显示软骨上压力的增加可改变基质的结构，这可能解释了在肥胖人群中膝骨关节炎的高发病率的原因。关节周韧带随着年龄增加变得更松弛，并导致了关节的不稳定性及外伤。随着年龄增加，关节强度逐渐下降同时保护关节的外周神经反应也变慢。所有这些因素参与形成了软骨压力的不正常分布，并导致了切应力。

软骨下骨结构的变化也可能触发骨关节炎。这个假说是基于在某些患者中观察到软骨下骨硬化发生在软骨缺损之前。重复地影响关节的微创伤会激发软骨下骨的微裂缝形成，反过来可能改变这些微裂缝所在环境中软骨的生物力学性质。这些改变将导致骨生长因子的合成并能导致骨赘及骨硬化的产生。

绝经后女性骨关节炎发病率的流行病学研究提示一个或多个激素因素可能参与了骨关节炎的发病。软骨细胞上有雌激素受体，激活这些受体可触发生长因子的合成。绝经后血浆雌激素浓度下降，可能导致软骨细胞生长因子合成的减少。这个理论正处于被验证的过程中，特别是手及膝关节炎患者中，该人群中这两个部位较常受累。

三、结论

有一个简单的假说提供了一个更有趣的视角，其认为软骨的被动退化是骨关节炎的主要原因。目前清楚的是骨关节炎的发病机制是由于不同的自分泌及旁分泌信号通路介导的软骨细胞表型的改变，进而导致许多炎症介质的合成并通过降解过程改变了基质。此外，最近的实验研究强调了机械压力在软骨细胞活化中的重要作用。在未来十年进行的研究中很可能将对生物力学及软骨细胞的分子生物学之间的相互关系，及在骨关节炎发病机制中骨与软骨之间相互作用这些问题有进一步的了解。

第三节　诊断

骨关节炎的定义是滑膜关节的疾病。它可能累及体内200个左右的滑膜关节中的任何一个，但实际上只有其中的一些关节较常受累，而其他关节很少受累。颈椎及腰椎的骨突关节、手的指间关节、拇指的基底部、第一跖趾关节、膝关节及髋关节是最常受累的部位。肩关节、踝关节及掌指关节是骨关节炎较少受累的部位。

骨关节炎也是关节的一种局限性病变。与炎症性关节病不同的是，它不总是影响整个关节。例如，在膝关节最常受累的部位是胫股关节的内侧及髌骨关节的外侧间隙，而髋关节的上极则是关节最可能被破坏的区域。

我们如何来解释这个现象？如果是机械因素驱动了骨关节炎的进展，那么用年龄相关的疾病进化来解释似乎是合理的。当人类的祖先用四条腿走路还不能抓握的时候，人类骨骼肌肉系统通过进化来适应上述状态。在进化时期，人类站起来并在相对短的时间内开始用手指抓取东西，以至于骨骼还没有时间来适应这些姿势及关节应用方面的变化。这样的后果之一是人类关节的某些部分的形状，例如，髋关节的上极，并不能很好的承受我们每日活动所呈递给它的机械压力。

一、病史

尽管骨关节炎被描述成为一种异质性的疾病，但其共有的临床特征将彼此联系在一起。骨关节炎两个主要的症状是与活动相关的疼痛及短暂的晨僵或静止后关节的胶化感。

目前对OA疼痛的原因了解得并不深入，无论是对患者关于疼痛的体验或是它的发病机制均是如此。大多数人描述这种疼痛会因关节的使用而加重，但是这种不适感通常在活动停止后会持续一段时间，慢慢地逐渐减弱。一些人在某个特定的运动或活动中会经历特别严重但短暂的疼痛发作，同时在另一些人中这样的疼痛会自发的发作。在其他人中疼痛可能在夜间发生，并中断睡眠。各种各样的形容词被用来描述这种疼痛或不适感。疼痛的经历的次数明显取决于患者的职业及他们能够避免特殊活动或运动的程度，这使得对骨关节炎疼痛程度的评估较为困难。

相似地，关节胶化现象是一种点难以理解的症状。在静止之后再开始活动关节变得困难是最常见的现象，像骨关节炎的老人常有坐下一会儿后才能“开始活动”的问题。目前并不知道这个现象的原因。OA还可出现其他不同的症状，包括关节弹响（可听到捻发音）、关节绞锁、肿胀、乏力，以及每日活动的困难。

二、临床症状

骨关节炎的关节通常有轻到中度关节边缘的硬性肿胀，可触及活动时的摩擦感（捻发音），以及因疼痛所致的关节活动范围受限。这种肿胀通常是由于在骨边缘的软骨赘或骨赘的形成，可伴有压痛。而关节本身也可能有压痛。在一些病例中伴随着关节皮温升高及渗出提示存在轻度炎症。其他常见体征包括依附于关节活动的相关肌肉的无力及失用，及关节周围区域的压痛。在一些严重的病例中还可见到关节的变形及不稳。

三、检查

对于大多数病例，不需要依赖检查的结果，仅靠病史及临床症状就可诊断骨关节炎。这是一种局限性的疾病，没有任何系统性的症状，血液学检查结果均正常（血清中 CRP 可有小幅度升高）。但 X 线及 MRI 等关节影像结果异常，它反映了关节的病理改变。X 线片是最常用于证实临床诊断的检查方式。骨关节炎主要的影像学特点是关节间隙的狭窄（由于关节软骨的丢失）、骨赘的形成及软骨下骨的各种改变，包括囊性变、硬化、形状的改变及骨量的丢失。

与类风湿关节炎患者的滑液相比，骨关节炎病变关节中的滑液相对较黏稠，呈半透明，这是因为类风湿关节炎的关节内炎症程度较重，与之相关的细胞数量的增多使其滑液相对稀薄且不透明。

目前骨关节炎较为受关注的另一个研究领域是寻找疾病的生物标记物，如来自关节中结缔组织成分的异常分解或合成的产物，但是这类检查的临床价值有限，它们与临床并没有相关性。

四、疾病类型及亚型

在 OA 疾病谱中很难再明确定义其疾病的亚型，这是骨关节炎研究中面临的主要困难。即使目前大量的基因分型研究，除非能够恰当地描述其表型，否则并不一定对 OA 有价值。

对 OA 亚型分类有提示意义的因素主要包括：

1. 有无明显的病因（原发性或继发性骨关节炎）。
2. 关节的分布及受累数量（局限性或全身性骨关节炎）。
3. 关节周围骨赘，或相反，骨磨损的程度（增生性还是萎缩性骨关节炎），以及有或无相关的弥漫性特发性骨肥厚症（DISH）。
4. 有无明显的炎症（炎症性骨关节炎）。
5. 有无软骨钙质沉积症（焦磷酸盐关节病）或碱性磷酸钙结晶沉积（磷灰石相关关节病）。
6. 进展的速度（快速进展的骨关节炎）。

然而，重要的是目前并没有找到可以用于区分 OA 亚型的最重要标记。面对骨关节炎患者，有些医生自然地将他们进行进一步的分型，例如全身炎症性骨关节炎、膝继发性骨关节炎或焦磷酸盐关节病，因为似乎这些关节病是明显不同的亚型。但是有大量的证据提示这类患者代表的是 OA 疾病谱的极端，而不是不同的疾病。例如，外伤后或半月板切除术后患继发性膝关节炎的概率取决于一系列危险因素，而这些危险因素与患原发或散发膝骨关节炎的危险因素相同。同样，大多数骨关节炎患者在他们的关节液渗出物中会有一些晶体，这在有些 OA 患者中更明显，对于这类患者有可能就将他们诊断为焦磷酸盐关节病。

遗传学的研究可能有助于解决这方面的问题。例如，遗传性异常关节软骨的家族（如携带 COL2A1 异常基因或那些患黑尿病的患者），他们关节受累的特点与散发或全身性骨关节炎常累及的关节不同（例如肩关节），其胫股骨外侧较内侧更常受累。同样，某些骨骺发育异常的类型中，由于软骨成分的遗传缺陷，例如 COL9A3 基因缺陷，可以导致特异的骨关节炎表型。这提示大多数散发性骨关节炎可能不是由于关节软骨的异常所引起的。

典型的骨关节炎是一种中年或老年人缓慢起病的膝关节或髋关节的不适或僵硬感，通常伴随着腰背痛。这些患者关节损伤的主要部位是单侧或双侧髋关节或膝关节。部分患者病变最重的关节既往有外伤史。

然而，常规的临床实践中，还存在大量不同于 OA 疾病原型的患者，也属于骨关节炎，这些患者包括：

1. 绝经后女性、炎症性、结节性、全身性（或侵蚀性）骨关节炎：像标题所描述那样，这种疾病可能是一个独特的类型，曾被冠以许多不同的名字。它最常见于女性，在绝经期左右开始发病，以手指间关节的进展性的疼痛、肿胀及炎症为特征。一个或多个关节同时起病并且常发红。疼痛及炎症可以缓解，只留下关节肿胀，有时会有关节变形及僵硬。关节也可出现骨侵蚀性改变，同时还可出现囊性肿胀，里边充满透明质酸。这些特点导致许多人推测这是一种炎症性的关节炎，并且尝试用在类风湿关节炎中应用的病情缓解药（DMARDs）来治疗这些患者。然而，这种疾病几乎总是在几年后自行缓解，也没有证据证明 DMARDs 的有效性。另外，这类疾病似乎与普通的膝及其他关节的骨关节炎存在密切联系。

2. 弥漫性特发性骨肥厚症（DISH） 这种疾病以脊椎边缘骨刺桥接的形成以及外周关节的骨赘形成为特征。这类患者常多患有骨关节炎。受累关节常常“变硬”伴随明显的活动度受限。DISH 与代谢综合征相关，主要见于老年人、肥胖男性或糖尿病患者。

3. 神经病性关节病（夏科氏关节） 这类患者的关节去神经支配或失去疼痛的感觉，可能导致发展成破坏性骨关节炎，并伴随有关节周围广泛新骨的形成。此病最常见于晚期梅毒患者（伴膝关节病）。但目前常见的病因是糖尿病神经病变（足为主要受累部位）或脊髓空洞症（肩关节是最常受累的关节）。所谓的 Milwaukee 肩综合征或磷灰石相关的破坏性关节炎可能是这种疾病的变异。

4. 快速进展的髋或膝骨关节炎 就像如下所述，骨关节炎的自然病程通常进展缓慢，但少部分患者会有关节破坏的快速进展期，常常伴随着比以往更明显的炎症和疼痛的加重。这些病例常会发展到需要行关节置换。引起这种快速进展的病因尚不明。

五、鉴别诊断

骨关节炎的诊断并不困难。主要的问题并不是要了解是否存在骨关节炎的特征性病理学改变，而是为了了解患者的疼痛及功能障碍是否是由这种病理改变所引起的。目前已经注意到，许多人有明显的病理改变却没有症状。同时骨关节炎关节的病理改变十分常见，以至于在老年人中见到也是正常的。所以不能认为所有的症状性疼痛都是骨关节炎病理改变的直接结果。疼痛可能是反应性的，可能是关节周的问题（例如髋关节周的大转子的滑囊炎，或膝关节周鹅掌状滑囊炎），或可能是疼痛敏感的结果，导致了对正常活动的异常感觉。心理因素例如焦虑及抑郁，及社会问题例如孤立及心理应对策略都可能对骨关节炎患者的疼痛产生影响。

六、病程、预后及结局

骨关节炎通常被认为是一个慢性进展性疾病。它与年龄及关节软骨的丧失相关，后者是骨关节炎一个非常明显的病理特点，因此 OA 又被称为“退行性关节疾病”。这个名字带来的负面概念就是它将不可避免的恶化并且关节将会丧失功能。但事实并非如此。

骨关节炎是一个疾病谱，那些相对独特的临床类型是因为位于这个疾病谱的极端而被人所认识，包括进展性骨关节炎。快速进展的关节破坏显然是不常见的。流行病学研究的资料表明大多数骨关节炎是稳定的：40% 老年人在他们的髋关节或膝关节有典型的 X 线的骨关节炎证据，同时只有不到 5% 的老年人将需要关节置换术。这些数据提示在大多数人中不管是关节破坏和（或）是症状均不会进展。在经历一段时期之后大多数病例都是稳定的，只有部分患者会进展，同时另小部分患者又会自行改善（特别是髋骨关节炎）。

骨关节炎似乎是一个关节活动和静止交差存在的病理过程。或许较小程度的生物力学的变化就会触这种发病程的进展。病程本身可被看作是关节试图对于损伤的修补反应，因此，骨赘的形成及关节囊的增厚可被看作是试图对关节破坏的保护措施，而那些软骨下骨的改变，改变了的关节形态，可被看作是关节试图将承受的负荷转化为正常的反应。这些过程伴随着软骨的丢失（在此过程中假设软骨是无辜的旁观者），不可避免的导致了 X 线的改变，而不是症状的变化。然而，也可能是因为关节解剖的改变导致了疼痛的产生，伴随着外周及中枢疼痛的敏感度的改变，在这种情况下正常的活动就可能出现疼痛，甚至在病程处于静止的状态下，这种活动相关的疼痛（由于疼痛系统的增敏作用）也可能持续存在。这也许可以解释了 X 线与症状之间的不一致的原因。

骨关节炎，不一定是一个进展性疾病，其预后也不一定就是不可避免地变得更差。然而，骨关节炎是一个主要影响老年人的疾病，在他们身上增长的年岁及伴随疾病的共同作用使其健康状况下降。由于这些原因，许多（可能是绝大部分）骨关节炎的患者经历数年后的确病情每况愈下，甚至残疾，似乎显示骨关节炎进一步恶化。其实那些伴随疾病可能比骨关节炎更重要，例如骨关节炎患者的行走速度可能取决于否患有白内障等。

第四节 治疗

估计有 12% 的 25 ～ 75 岁的美国人有骨关节炎的临床症状及体征。症状性骨关节炎的发病率随着年龄增长而增加，目前缓解症状的治疗不足及缺乏改变病程的治疗，这些因素造成了骨关节炎的总体社会负担。考虑到类似骨关节炎症状的关节周综合征的频发性，尽可能的确定症状是骨关节炎本身引起的是重要的。对于标准治疗方案的治疗反应的差异可能与骨关节炎临床症状的异质性及少数其他原因所引起的疼痛有关。

一、非药物治疗

有许多对骨关节炎的非药物干预方式，每个方法处于在不同的发展研究及应用阶段。骨关节炎非药物性治疗的分类包括：体力活动、锻炼、减肥、教育、楔形鞋垫、穿鞋方式、支架、超声治疗及脉冲性电磁场的治疗。对于这些治疗方法，多数均有必要进行进一步的研究以更好定义它们在骨关节炎治疗中的地位。

目前的研究提示针对膝关节松弛性、不稳定性、本体感受的灵敏性、肌肉功能、灵活性、自身功效的治疗，以及这类非药物的特殊联合治疗可能对膝骨关节炎非常有效，但这些治疗方法的疗效仍需要进一步的验证。

骨关节炎的某些非药物治疗方法可能起到二级预防的作用，即预防疾病的进展。这些方法主要是用于缓解症状及保持或改善功能。许多非药物干预方式花费少，联合患者自我管理方式并在家实施，这方式对公众健康有很大帮助。

规律的体能活动及锻炼有利于症状、功能、生活质量的改善，这也是骨关节炎治疗的重要组成部分。骨关节炎的锻炼需要注意关节的活动范围、灵活性、有氧条件及肌肉功能的锻炼。通过肌肉强度锻炼和功能锻炼可以改善肌肉的耐力及运动控制性。每日锻炼日程，特别是针对肌肉强度的锻炼，须考虑到局部关节的病理及损伤状态，例如力线不良及关节的松弛状况等。理论上说，运动及活动对于骨关节炎的疼痛及功能的改善可能通过许多途径达到，包括强度、耐力、心血管健康、自身功效及减轻超重部分、抑郁及焦虑等方面。Van Baar 及其同事以及 Baker 和 Mc Aliridon 的综述提示单独的强度练习的效果较多种综合治疗（包括有氧运动，疼痛物理疗法及教育）的效果要差。一个小样本的研究提示本体感觉的灵敏性可以通过运动或像橡胶套管那样简单的矫形器来改善。

目前有大量的流行病学证据提示超重增加了膝骨关节炎的发病风险。但关于体重对于骨关节炎进展的影响却了解较少，尚缺乏减轻体重对骨关节炎的结局的影响的相关试验性数据。尽管如此，目前认为体重超重的膝骨关节炎患者通过减轻体重可能延迟疾病进展、减轻症状、改善功能、并降低并发症的影响。

市场上不少营养产品都自荐对骨关节炎有效，但只有极少数经过严格的临床试验。在这些产品中，氨基葡萄糖及硫酸软骨素在临床试验中被评价过，但这些试验大部分得到了制造商的资助。一项 Meta 分析提示它们对于改善症状可能有益，但也指出文章发表的偏向性，提示药物的实际疗效可能比报道的要差。另外有关氨基葡萄糖研究的 Meta 分析也表明，有一些的临床试验的治疗组及安慰剂组之间没有或只存在非常轻微的差异。最近一项来自美国 NIH 的多中心实验提示氨基葡萄糖及软骨素（单药或联合）治疗膝骨关节炎在减轻疼痛方面没有显示出比安慰剂更好的作用，但进一步进行亚组分析提示联合治疗对于中到重度的膝关节疼痛可能有效。

有流行病学研究的证据提示从饮食中摄入维生素 C 及维生素 D 可能减少膝骨关节炎进展的风险，同时一项用维生素 D 治疗膝骨关节炎的试验正在进行中。目前治疗剂量的维生素 C 或维生素 D 可预防或治疗骨关节炎方面的数据仍不充足。

骨关节炎的治疗中应重视患者的教育，而且患者教育应突出重点，例如放松和疼痛认知疗法、锻炼、或一个多组分计划。关节炎自我治疗计划（ASMP），是每周集会上由经过培训的指导者进行教授，对患者教育的内容包括疾病进程、药物不良反应、锻炼、认知行为技术，同时应学会如何获得家庭及朋友的支持。很多的文献提示 ASMP 可以改善患者的症状、心理、无助状态的感觉、体力活动的水平、疼痛认知疗法技术的应用、自我治疗行为的应用，例如运动、与医生交流等。ASMP 集会是由美国国家关节炎基金会或其他来自加拿大或英国的组织发起和（或）组织的。ASMP 获得良好的影响的主要机制是提高了自我疗效，这在过去的流行病学研究中被证实是一个决定身体功能的关键因素。

矫正膝内翻实质上增加了随之带来的内侧胫股骨骨关节炎进展的可能性。许多年来，楔形截骨术用来减少膝内翻的膝关节内侧间隙的受力。应用外侧楔形鞋垫矫形器可降低内侧间隙的负荷并通过提高跟骨足外翻的矫正以减少外侧张力。大部分的小样本对照试验报道对膝关节症状有所改善，但更大型长期的临床试验尚在进行中。

Kerrigan 及其同事发现穿高跟鞋可导致内侧间隙及髌股骨间隙作用力显著增加。尽管这种穿鞋方式的长期效应还不清楚，似乎较明智的做法还是尽量少穿高跟鞋。

在膝内翻的膝骨关节炎关节内侧卸载支架的目的是产生外展力矩来转移来自内侧受压关节接触产生的压力，但大多数研究提示这种办法对症状改善的效果是不确切的。系统回顾提示骨关节炎的超声治疗或脉冲性电磁场治疗的证据也不充分。

二、全身性药物治疗

典型骨关节炎的药物治疗是基于药物是缓解症状还是改善病程而进行分类。但目前尚没有充分的证据证明任何药物对骨关节炎有改善病程的作用。

（一）非麻醉性镇痛药物治疗

最新的 ACR 对骨关节炎药物治疗指南认为，对乙酰氨基酚对于轻到中度疼痛是一种有效的初始治疗药物。最新的 EULAR 指南也同样推荐对乙酰氨基酚作为初始治疗药物及最好的长期用药的选择。但有研究显示对乙酰氨基酚与非甾类抗炎药（NSAIDs）的作用是相当的，也有研究提示 NSAIDs 可能更有效并为患者所喜欢。ACR 指南建议 NSAIDs 在中度到重度疼痛及有炎症体征的患者中可作为一种选择性治疗。然而考虑到对乙酰氨基酚有较高的安全性、非处方药性质及价格低廉，而 NSAIDs 有潜在的心血管及胃肠道影响，因此用常规剂量的对乙酰氨基酚作为初始治疗药物似乎是合理的。

对乙酰氨基酚的剂量不能超过 4 000mg/日，应使用最小的有效剂量。对乙酰氨基酚可能提高华法林的半衰期，那些使用大剂量对乙酰氨基酚的患者华法林的剂量可能需要调整。对乙酰氨基酚相关的肝毒性在治疗骨关节炎的剂量下较罕见，但是有肝疾病或酗酒的患者则可能发生。

（二）麻醉性镇痛药物治疗

麻醉性镇痛药物只能用于存在严重骨关节炎并且经过规律剂量的非麻醉镇痛药物联合非药物治疗后仍有顽固性疼痛的患者。疼痛治疗的目标是要达到症状充分改善以允许进行适度的体力活动及锻炼，反过来可以帮助防止关节功能的丧失及发生残疾。治疗不足或过度治疗骨关节炎的疼痛均可能出现不良的后果，因此应考虑多学科联合的疼痛治疗，尤其是对于有严重骨关节炎但不适合或拒绝全关节置换术的患者。

（三）非甾类抗炎药

如果应用非麻醉性镇痛药效果不佳，可以考虑用非选择性 NSAIDs 或 COX－2 选择性 NSAIDs。NSAIDs 抑制了产生前列腺素所必需的环氧合酶（COX）的活性。这种酶存在两种亚型，其中 COX－2

亚型对于合成导致疼痛及炎症的前列腺素来说是最重要的。所有的 NSAIDs 均抑制 COX－2，而非选择性 NSAIDs 同时抑制了 COX－1 和 COX－2。非选择性及选择性 NSAIDs 对于症状的控制可能与它们镇痛作用及抗炎作用相关。

对于非选择性及 COX－2 选择性 NSAIDs，推荐开始时应用最小的治疗剂量，然后该剂量可以逐渐增加到达满意的治疗反应，或达到最大的推荐剂量，或患者开始出现不良反应。如果某种 NSAIDs 予以足量治疗后反应不佳，可以尝试换用另一种 NSAIDs。在临床试验中非选择性及 COX－2 选择性 NSAIDs 之间的疗效并没有本质上的差别。然而，不同 NSAIDs 在不同的患者中的疗效可能存在差异。另外，应用 2 种或 2 种以上的 NSAIDs 并不能增加疗效反而会增加毒性的风险。NSAIDs 与对乙酰氨基酚可以同时应用，这种联合用药比任何一种单独应用可能更有效。

应用 NSAIDs 时监测可能存在的不良反应。用药 2 周应检测血压、血常规及肝肾功能；用药每 4 ～ 6 个月检测要血压、血常规、肝肾功能、尿常规及便潜血。对于常规使用 NSAIDs 的骨关节炎患者，有增加上消化道毒性的风险（例如胃或十二指肠溃疡）及胃肠道出血。COX－2 选择性 NSAIDs 可能会减小这种风险。2000 年 ACR 对于骨关节炎药物治疗的指南中推荐，应用非选择性 NSAIDs 的患者存在胃肠道不良反应增加的风险时，可加用米索前列醇或质子泵抑制剂。在那些胃肠道不良反应风险低的患者中胃肠道保护治疗不是必须的。

应用 NSAIDs 的患者也可出现肾不良反应（例如肾功能不全，液体潴留，高钾血症）。非选择性的 NSAIDs 与血小板功能破坏相关，其机制与 COX－1 的抑制作用有关。而 COX－2 选择性 NSAIDs 则可能增加严重心血管事件。但最新的理念强调所有 NSAIDs 对心血管均有影响。鉴于非选择性及 COX－2 选择性 NSAIDs 相关的不良反应，对于骨关节炎药物治疗应考虑相关的并发症及个体的风险，谨慎地进行个体化治疗。

三、局部药物治疗

关节腔内注射糖皮质激素可减轻骨关节炎的关节疼痛，对有炎症体征的关节可能更有效。但疗效可能只持续几天，也可能持续数月。一年内同一个关节重复注射治疗不应超过 3 次。动物实验研究提示关节腔注射治疗可能加速软骨的丢失，因此不推荐高频率使用。但也有研究提示关节腔内注射皮质醇不会加速膝骨关节炎影像学的进展。关节注射激素对骨关节炎进展在 MRI 上的表现尚未见报道。糖皮质激素注射治疗不能作为主要的或规律的治疗方式，可作为其他药物或非药物治疗的一种辅助方式。

关节腔内注射透明质酸可以使症状得到适度改善。膝骨关节炎早期阶段应用此治疗疗效可能更好。每周输注一次，持续 3 ～ 5 周，可能的不良反应是注射后会引起滑膜炎症或渗出。

在膝或手骨关节炎中局部应用辣椒素对疼痛有一定的缓解作用。要达到最好的疗效需要遵从推荐的治疗方法，即在疼痛的关节涂抹 3 ～ 4 次/天。在应用区域出现烧灼感可减少常规用量。辣椒碱可能会引起高度的黏膜激惹反应，洗手有助于防止其与其他皮肤黏膜的接触。

四、手术治疗

对于有症状同时功能丧失，又对非手术药物治疗及非药物治疗无效的患者可以考虑手术治疗。在晚期骨关节炎伴随严重疼痛及功能减退的患者中，全关节置换术对其中绝大多数的患者是一个有效的治疗方式，特别是髋关节或膝关节的置换。目前其他关节部位的全关节置换术较髋关节或膝关节的预见价值较小。成功的关节手术不仅仅取决于手术方面，还取决于药物并发症的预防、手术前后理疗的质量。随着假体设计及固定技术的进步，术后关节稳固性维持的年数逐渐延长。然而，考虑到大多数假体有效期限制、植入技术及修正手术可能带来的更多并发症，应避免在较年轻的患者中进行全关节置换术。

理论上而言，截骨术有助于减少没有严重骨关节炎的力线不良的膝关节间隙的压力，从而阻止疾病的进展。然而，对于轻度至中度骨关节炎的关节截骨术的具体指征并不确切，加上去除关节周骨的概念不明确，使得这种治疗变得更为复杂。最近的研究提示关节镜下半月板清创术似乎不能改善膝骨关节炎的预后。膝骨关节炎中半月板软骨病变清除的必要性尚需要进一步的研究。

第十一章

骨质疏松症

第一节　流行病学和临床评估

一、骨质疏松性骨折的流行病学

仅在美国就有 1 000 万以上的人患骨质疏松症，340 万人骨密度（BMD）低下，每年有 150 万骨质疏松相关骨折发生。2002 年美国用于骨质疏松性骨折的直接医疗费用超过 180 亿美元。

（一）常见骨质疏松性骨折的发生率、患病率和临床后果

骨质疏松性骨折大多累及股骨颈、椎体或者腕骨。90% 的髋部骨折和脊柱骨折与骨质疏松相关。50% ～ 70% 的肱骨、肋骨、骨盆、踝骨和锁骨骨折病例也可由骨质疏松引起。

在 50 岁的个体中，关于髋部、脊椎或者前臂远端骨折的终身危险率，白种人女性约为 40%，白种人男性约为 13%。骨折的整体健康状况不仅取决于骨折的发生率，也取决于人口数量大小。骨折是主要的国际公共健康问题。尽管髋部骨折在亚洲人群中不如在白种人中常见，但 33% 的骨质疏松性骨折发生于亚洲。此外，在亚洲和许多发展中国家，骨折人数增长迅速。骨质疏松骨折的经济费用包括外科手术费和住院治疗、康复、长期护理、药品和劳动力的丧失。

1. 髋部骨折　1999 年，北美女性髋部骨折的估计数字是 340 000。到 2050 年，预计这一数字将超过 500 000。年龄在 65 ～ 69 岁之间的女性中，每年髋部骨折的发生率约为 2/1 000。然而，在 80 ～ 84 岁人群中，发生率增长了 13 倍，每年达 26/1 000。和非疗养院居民相比，疗养院居民的髋部骨折风险高 4 倍。在 300 000 因髋部骨折住院治疗的患者中，每年多达 20% 的患者 1 年内死于骨折，常死于并发症。除 1 年内死亡率增长外，20% 需要疗养院护理，50% 幸存者没有完全康复。髋部骨折的经济费用等同于脑卒中的费用。

2. 椎骨骨折　椎骨骨折发生率在 50 岁以前很低，但以后几乎呈指数增长。骨折高发部位为胸腰椎接合部（T_{12} 和 L_1）和胸椎中部。椎骨骨折是出现更多骨质疏松症相关问题的预兆：约 50% 椎骨骨折的患者以后会有其他骨折。椎骨骨折导致的身高降低不仅引起肺功能下降，而且因身体外观改变会导致忧郁症。除了急性椎骨骨折发生所致的 6 ～ 8 周的剧烈疼痛外，椎骨骨折的死亡率也高于一般人群。

3. 腕骨骨折　在美国，女性腕骨骨折的发生率在绝经期迅速增长，60 岁以后达高峰。这一高峰效应与老年人摔倒的模式有关：年迈老人易于髋部着地——因此比伸手去撑会经受更严重的骨折。相比于没有骨折的女性，发生桡骨骨折的女性很可能更瘦些，并且肱三头肌力量降低。

（二）骨质疏松症诊断的骨密度标准

骨质疏松症主要依赖脆性骨折来诊断。脆性骨折或非创伤骨折，指的是发生于从站立高度或更低处（如从椅子上滑落后）摔倒或其他低冲力创伤所致的骨折。在没有骨质疏松性髋部、椎骨或腕骨骨折时，骨密度标准可用于诊断骨质疏松症。两种分值用于定量骨密度。第一，T 值是患者骨密度测量值高于或低于正常年轻人的平均 BMD 的标准差偏离值。第二，Z 值是测量值高于或低于年龄相当人的平均

BMD 的标准差偏离值。

世界卫生组织（WHO）界定骨质疏松症为 T 值≤ -2.5。严重骨质疏松症界定为 T 值≤ -2.5 加上至少一处骨折。骨量减少为 BMD 在 -2.5 ～ -1。正常骨密度为 BMD 大于 -1。

这些 WHO 标准基于白种人女性与 BMD 相关的骨折发生率的流行病学数据。这些 BMD 界值应用于其他种族和性别人群的准确性仍未明确。对于绝经前女性和小于 50 岁男性，Z 值——包括相对年龄和性别基础参考标准的 BMD——可能比 T 值更适用。然而，T 值是 WHO 规定的预测骨折风险和疾病状态的标准。BMD 标准在预测相对骨折风险的同时并不能判定其低骨密度的原因（如甲状腺功能亢进症或糖皮质激素引起的骨质疏松症）。

单独使用 BMD 标准，60 ～ 70 岁的白种人女性中有 1/3 患有骨质疏松症。到了 80 岁，超过 2/3 白种人女性罹患骨质疏松症。基于股骨颈骨密度的第三次全国健康和营养状况调查显示，估计 18% 的白种人女性有骨质疏松症；大约 50% 白种人有骨量减少。将该 T 值应用于男性，有 1% ～ 4% 的白种人男性有骨质疏松症，多达 33% 的人有骨量减少。

二、骨质疏松症的临床评估

骨质疏松症的临床评价取决于确认引起骨折的生活方式和危险因素、适当的查体和了解继发性骨代谢疾病病史。除了骨量监测，如检测 BMD 外，对骨质疏松症患者的医学评估应当包括综合病史的采集和体格检查。评估的目的有两个方面：①确定骨质疏松症的后果和并发症（如疼痛和功能障碍），②确认导致骨质疏松症的并存因素（如饮食中钙缺乏，糖皮质激素使用，低 25 - 羟维生素 D 水平的危险因素等）。

（一）病史

对个人伴随骨质疏松症风险的仔细评估包括代谢性骨病家族史、身高和体重的变化、负重锻炼的数量和频率、日晒程度、既往骨折、生育史（特别对有性腺机能减退迹象的）、内分泌紊乱、饮食因素（包括生活方式和目前钙、维生素 D、钠和咖啡因的摄入）、抽烟、喝酒、锻炼、肾衰竭或肝衰竭、过去和现在用药史和其他。此外，增加摔倒的风险，如神经肌肉疾病、步态不稳和不安全的生活条件，也应该考虑到。骨痛史可能有用，但在发生骨折前，骨质疏松症一般不痛。例如，约 2/3 的椎骨骨折发生时并没诊断出来。

（二）体格检查

使用一种称作测距仪准确测量身高，是骨质疏松症体格检查的重要部分。比较患者的目前身高和年轻时的最大身高（如通过患者的驾驶证作参考）对确定身高丢失是很有用的。身高丢失 2 英寸（约 5cm）能敏感提示椎骨压缩。脊椎的检查应包括脊体的对位和椎体或椎旁的压痛。如果目前驼背，应当考虑到肺部危害的可能性，并测量患者肋骨底到髂嵴距离（髂肋距）。水牛背、易淤血和有擦痕暗示库欣综合征。蓝巩膜沟提示先天成骨不全。牙缺失的数目与 BMD 相关。关节评估可以提示风湿病引起的低 BMD。雄性激素检查可帮助确定性腺功能减退。神经系统检查重点放在肌肉萎缩或神经损伤而易于摔倒上。观察患者的步态是检查的一个重要部分。

（三）骨质疏松症骨骼成像

1. 常规放射学技术　X 线平片不能准确评估 BMD。骨质流失 30% ～ 40% 或以上才能在 X 线上显示。股骨颈骨小梁模式的评估（Singh 指数）与骨质疏松症相关。其他放射学测量，如髋轴长度，也与骨折风险相关。椎骨骨折有不同的模式，可以依据椎板变形、椎骨前部楔形和压缩性骨折半定量分级。

2. 双能 X 线吸收测定法　双能 X 线测定法（DXA）是运用最广的骨量测量技术。DXA 提供了一种快速、可靠、准确的 BMD 测量法，且更少放射线暴露。DXA 是目前骨质疏松症患者诊治和临床研究的“金标准”。

骨密度测量有助于骨折风险分层，指导治疗选择，监测治疗反应。尽管骨量和骨转换率与骨强度相关，DXA 测量的 BMD 是髋部和椎骨骨折最强的预报器。BMD 每降低约 1 个标准差，骨折的风险增加

1.3～3倍。尽管任何部位的骨折风险可用DXA准确评估，股骨颈的BMD比椎骨、桡骨、跟骨的BMD能更好预测髋部骨折。关于抗骨质疏松症治疗的反应，药物治疗后BMD的增加是引起了骨折风险下降的主要因素。

双能X线测定法，作为一种BMD的二维测量，不是测量立体密度而是面积密度。BMD报告为g/cm^2的绝对值；与年龄、种族、性别相匹配比较（Z值）；与年轻成年正常个体的骨质比较［T值或年轻成年人Z值］。1个标准差偏离的T值或Z值相当于约$0.06g/cm^2$的改变，相当于BMD改变约10%。DXA也提供密度影像，用于说明扫描质量和确定明显的压缩性椎骨和各种各样的人工器具。有些更新的DXA设备可生成更高分辨率的侧位脊椎图，可以确定椎骨骨折。

大多主要的DXA制造者使用国家健康与营养检查服务Ⅲ（NHANESⅢ）数据库来决定正常年龄和性别匹配的BMD参数，特别是髋部。因为不同的DXA仪器所测的结果有所不同，除非使用转换公式，否则不同设备的结果不能相互比较。

双能X线吸收法可用于测量中心和外周部位的骨质。中心DXA部位（髋部和脊柱）是最佳的影像定位点，原因有两个。第一，这些部位的测量有较高的准确度。第二，这些部位骨小梁的数目与骨质疏松症负荷和骨折风险高度相关。多部位测量增加了骨质疏松症诊断敏感性。对于脊柱，DXA报告个体椎骨测量值和L_1～L_4椎骨的总BMD。在髋部，股骨颈、股骨转子和全髋BMD测量值提供该部位的骨折风险评估。相较而言，Ward三角和腕部的一个测定区域，预测价值较低。与髋部和脊柱部位比较，它们的结果重复性较差。Ward三角BMD测量的临床价值非常有限。总之，骨质疏松症治疗的确定应基于中心部位的BMD测量。

序列DXA检查的意义在于发现特定部位BMD改变的速度。需要2.77%的改变才能得出统计学上95%可信度的有意义差别。这个数值乘以测量设备的精度错误值（变量系数），以确定BMD改善或恶化是否有统计学意义。例如，如果设备有2%的精度错误值，约需要5.6%BMD改变值才能肯定确实有意义，而不是偏移或者精度错误值所致。序列DXA监测抗骨质疏松症治疗反应的价值仍有争论。

骨质疏松症发生于整个身体中并非同质的，它取决于年龄和骨量流失的原因。这样，测量部位间高达15%的不一致性并非罕见，特别在老年人中。由于在65岁以上成年人椎板和椎弓跟骨关节炎的高发性，脊柱前后部DXA测量会产生一个BMD升高的错误评估。在老年人中，髋部和脊柱侧面像可以克服这一问题。人工物品（如肠道的钙片、衣物上的金属物体、口袋里的物体），位置错误（错误椎体的影像，髋部旋转不良），和解剖上变形或变异（严重脊柱侧凸、动脉硬化、椎骨压缩性骨折）可影响DXA的精度和准确性。

3. QCT和超声　质量计算机断层扫描术（QCT）和DXA一样，可定量测定骨流失和准确评估骨折风险，相较DXA而言，QCT可测量准确的体积BMD和准确地区分骨小梁和骨皮质。QCT可能高估了老年人和糖皮质激素使用者的骨流失，因为骨髓中脂肪在这两种临床背景下有所增加。除了稍高的放射线暴露外（尽管少于常规CT检查），依赖于其他临床用途的图像设备和QCT较高的价格限制了它的大范围应用。

超声是一种测量骨量和其他骨特性的补充手段。相比DXA或者QCT，这种方法可取之处在于设备费用较低，轻便和没有电离辐射。尽管胫骨、髌骨、远端桡骨和近端指骨也能用超声检测，但超声检测通常应用于跟骨。骨质疏松症的超声诊断没有通用标准且不可能用超声测量方法预测BMD。在诊断骨质疏松症上，相比DXA和QCT，超声相对不敏感。因此，即使是很小的异常也要用中心DXA来复核。

（四）骨量测定的指征

骨量检查仅在测量结果将影响治疗决定时适用。人们一般在知道他们的BMD低于正常时才开始骨质疏松症治疗。美国预防服务专责小组推荐应对有骨质疏松骨折风险增加的60岁以上女性进行常规筛查。国际临床密度计量协会推荐骨密度检查用于所有65岁以上女性、70岁以上男性、脆性骨折者、任何有与骨质疏松症有关的疾病或者服药者、预计要进行骨质疏松症治疗的人群和长期使用激素替代治疗的女性。

（五）骨转换的测量

骨转换生化标志物是细胞产生的一些分子，能在尿液或血液中测定。尽管骨形成和骨吸收通常是相偶联的，骨转换生化标志的测定可判断骨代谢的失衡。

1. 骨形成标志　骨形成标志反映了成骨细胞的新骨合成或前骨胶原的代谢后产物。骨特有的碱性磷酸酶和骨钙素增加代表成骨细胞活性。胶原前蛋白，特别是Ⅰ型前胶原的血清羧基端和氨基端肽可以测量，作为胶原蛋白合成的标记。

2. 骨吸收标志　骨吸收标志反映了破骨细胞活性和胶原蛋白的降解。吡啶啉交链包括吡啶啉和脱氧吡啶啉。这些碎片，释放入血液循环中，最终由肾排泄。脱氧吡啶啉对骨胶原蛋白降解更特异。

骨生物标志提供了骨骼代谢的动态表现，而 DXA 提供的是静态的评估。骨标志物的检测可区分患者是处于高骨转换还是低转换。骨折风险与更快的骨转换有关。抗骨吸收治疗引起的骨转换下降可减少骨折的发生，并不依赖 BMD 的改变。骨标志物也有助于监测抗骨吸收治疗的依从性。

（六）其他的实验评价

实验室评估可协助寻找低 BMD 的继发原因。然而，如果预检查概率较低，这些检查可能导致大量的假阳性结果。因此，这些检查仅在患者的病史，体检和其他实验室结果提示非常必要时才使用。

目前，维生素 D 是一项引起众多关注的实验室评估。25－羟维生素 D 水平测量适用于骨质疏松症患者。低于 32ng/dL（80nmol/mL）需要补充。

第二节　病理和病生理

骨质疏松症的病理生理基础是多因素的，包括遗传决定的峰值骨量，由于全身或局部的激素变化和环境影响导致骨重塑中微妙的改变。从多种生物水平以及已知的危险因素考虑这些过程是非常有价值的，对骨质疏松症发病机制的任何理解都要求了解正常的骨结构和功能。

一、骨结构和功能

骨骼是一种十分致密的结缔组织，主要有纤维胶原蛋白、矿物质（如磷酸钙晶体）以及其他成分（如水）组成。虽然它们是体内最坚固的结构之一，但由于其结构和材料特性，骨骼保持着一定程度的弹性。

（一）骨的分型

成年后个人的骨量是胎儿期、儿童期和青春期累积的峰值骨量除去随后的骨丢失率的结果。在生长和发育期，骨产生有两个主要过程——膜内骨化，如发生在头盖骨；涉及生长板的软骨内骨化，如发生在肢骨。建模是完成骨骼形态特性和整体结构的过程。

从分子水平到整骨结构，骨有强烈的分层特点。在胶原纤维和其相关的矿物水平上，骨以两种常见的特殊存在形式，编织骨和板层骨。编织骨迅速形成，最典型的是在胎儿期以及骨折修复过程产生的骨痂中，编织骨胶原蛋白是可变的。板层骨形成速度更慢且更精确，其胶原纤维和它们相关的矿物被排列成薄板（薄片），板层骨在不规则的空间重叠排成的圆柱状单位称为哈弗系统。每个哈弗系统由中央的一条哈弗管周围被呈同心圆排列的板样骨组织围绕组成。哈弗系统是重塑过程的结果。重塑不同于上面提到的建模，在重塑中骨的粗糙形状通过骨膜或骨内膜表面的变化而被改变。

骨内主要的细胞类型为破骨细胞、成骨细胞和骨细胞。破骨细胞负责骨吸收，其来源于造血干细胞。成骨细胞来源于局部间充质细胞，是关键的骨细胞，直接负责骨形成。成骨细胞通过旁分泌因子，也能调节破骨细胞骨吸收。骨细胞可能来源于重塑过程中被包埋的成骨细胞，重塑通过骨小管将成骨细胞相互连接且可能对适应机械负荷发挥作用。

在更高一级的结构序列，在（a）密质骨或皮质骨和（b）小梁骨或松质骨之间有机械性重大区别。皮质骨主要位于长骨骨干，骨皮质是实心的，唯一的空间有骨细胞、血管和腐蚀腔。小梁骨主要位于长骨的两端、椎体骨和扁骨。它有巨大的空间且由相互作用的骨小梁网组成。骨骼大约由80%的皮质骨（主要位于周围骨）和20%的小梁骨组成，小梁骨主要位于中轴骨。这些成分会根据机械受力和部位的不同而变化。虽然小梁骨占骨组织总量的少数，但由于其更大的表面积使得它是更大的骨转换部位。

（二）骨重塑的细胞基础

骨骼的不断更新叫做重塑，在正常成人骨骼中，成骨细胞介导的骨形成与破骨细胞的骨吸收精确匹配，即骨形成和骨吸收紧密偶联。虽然骨骼中包含的小梁骨比皮质骨更少，然而小梁骨的骨转换比皮质骨更快，3～10倍且对骨吸收和形成的变化更敏感。此外，解剖部位的不同，如接近滑膜关节或邻近骨髓中造血组织而不是脂肪组织的部位，其骨重塑率也不同。

骨重塑是一个有序的过程，称为骨转换基本多细胞单位或骨重塑单位（BMU）。在这个循环中，骨吸收由破骨细胞的募集启动，由来源于骨内衬细胞的蛋白酶类作用于骨基质，由破骨细胞形成一个吸收坑（称为Howship陷窝）。骨吸收阶段之后是骨形成阶段，此阶段中成骨细胞与类骨质（未矿化的骨基质）填充陷窝。这个周期中骨形成与吸收偶联对维持骨骼的完整性至关重要。重塑周期中解偶联，致使骨吸收或骨形成超过另一方会导致骨结构总体改变（骨生成或丢失）。

破骨细胞骨吸收的主要调节器包括RANK配体（肿瘤坏死因子配体家族的成员）和它已知的两个受体，RANK和骨保护素（OPG），RANK和OPG对骨吸收起相反作用。成骨细胞表面表达RANK配体（RANKL），RANKL与其同源受体RANK相互作用，促进破骨细胞分化。RANKL与成熟破骨细胞上的RANK相互作用导致破骨细胞活化和生存时间延长。OPG出现在骨微环境中，主要由成骨细胞和间质细胞分泌。OPG可阻断RANKL和RANK的相互作用，因此充当骨转换的生理学调节器。

在细胞水平，骨丢失的发生是破骨细胞和成骨细胞活化不平衡的结果。如果吸收和形成过程不平衡，就会导致重塑失调；这种失衡可能会被新骨重建周期启动率（激活频率）增加所扩大。绝经期后的雌激素缺乏可导致重塑失衡，伴骨转换增加，绝经后的第一年重塑几乎翻倍。这种失衡可导致小梁骨进行性丢失，部分原因是破骨细胞形成增加。功能性破骨细胞形成增强似乎是促炎性细胞因子增加的结果，如白介素-1（IL-1）和肿瘤坏死因子，雌激素对此呈负向调节。

二、病理生理学

骨质疏松性骨折是骨强度下降和随年龄增加跌倒发生率增加共同作用的结果。骨丢失发生是绝经后妇女雌激素缺乏，并通过与激素无关的、与年龄相关的机制（如继发性甲状旁腺功能亢进和机械负荷下降）导致的结局。绝经可能是所有骨质疏松危险因素中最重要的，且绝经后骨量流失是骨质疏松症一个最重要的原因，刚绝经时骨量丢失最快。绝经越早，风险越大。男性和女性年龄相关的骨量丢失从30～50岁开始。不同部位的骨丢失其发生年龄和速率不同。

虽然骨密度可预测骨强度，然而许多其他的骨特性也对骨强度有影响，这些包括骨的整体结构（形状和几何）、骨微结构（小梁和皮质）、矿化的程度和微损伤的累积以及骨转换率，均能影响骨的结构和材料特性，除骨密度外的这些特性被称为骨质量。骨重塑率的改变也能影响骨材料和结构特性。

（一）钙稳态和激素调节

除了作为支撑结构作用外，骨骼的另一个主要功能是维持钙稳态。体内超过99.9%的钙储存于骨骼内，维持正常的血钙依靠肠道钙吸收、肾的排泄和骨动员或钙摄取间的相互作用。虽然血钙水平代表小于1%的体内总供给，然而正常的血钙水平对维持正常的细胞功能是极其重要的。三种主要的激素参与血钙的平衡调节：甲状旁腺素（PTH）、1，25-$(OH)_2D$和降钙素，PTH和1，25-$(OH)_2D$是钙和骨稳态的主要调节器。PTH作用于肾增加钙的重吸收和磷的排泄以及1，25-$(OH)_2D$的产生，也作用于骨骼，增加骨吸收，1，25-$(OH)_2D$是骨吸收有效的刺激器以及肠钙（和磷）吸收更有效的刺激器，对骨矿化也是必要的，肠钙吸收可能是最重要的钙稳态途径，虽然降钙素能直接抑制破骨细胞骨吸收，而它在正常成人钙稳态中发挥次要作用。

许多反馈回路可调控血钙、PTH和1，25-$(OH)_2D$的水平，低血钙水平可直接通过刺激PTH释放（和合成）而刺激1，25－（$OH)_2D$的合成。对PTH和1，25－（$OH)_2D$水平增加的生理反应是逐步增加血钙水平。第二个反馈回路维持血钙在一个窄的生理范围内。扰乱这些调控机制，或者增加/减少PTH、1，25－（$OH)_2D$、降钙素的产生可在多种不同的疾病中出现，包括骨质疏松症。

（二）骨的机械特性

骨硬度和强度依赖两个因素：材料特性和三维结构。在简单的生物力学方面，如果承受的负荷超过它的强度骨将会骨折。骨强度受结构的改变、微损伤的累积、矿物质的改变和骨转换所影响。

从工程学理论看，弹性模量，也被叫作杨氏模量，是应力（负荷）和应变（变形）的比值或曲线的斜率，代表材料的硬度。韧性（在不受破坏的影响下吸收能量的能力）是曲线下面积。屈服应变的增加导致骨更坚硬。当矿物含量增加，强度（杨氏弹性模量）也增加，而应力/应变曲线下面积不增加，这与韧性减少相平行。因此骨骼不可能存在一种矿物含量状态使得强度和韧性都非常好。

大部分形式的骨质疏松症，骨丢失不是均匀分布于整个骨骼，原因尚不清楚，部分小梁骨完全吸收，导致相邻骨板连接丢失，这导致骨强度的下降和增加骨折风险。因为骨小梁重塑面积/体积比值高，骨丢失更大程度上倾向于影响这种类型的骨骼，例如脊柱和髋部。微结构的变化似乎也很重要，相比于正常人，髋部骨折的患者小梁骨的特点是微结构孔隙增加且厚度减少。

三、危险因素

骨质疏松症的许多危险因素已被确定，这些被认为与其潜在的病理生理影响相关。

（一）遗传的影响

骨折的危险与骨密度（BMD）直接相关。在任何年龄，BMD是所达到的峰值骨量和随后的骨丢失（绝经后和年龄相关）的综合结果。虽然遗传因素是决定峰值骨量的主要因素，最近的研究证明在胎儿期、儿童期和青春期环境影响可调节遗传决定的骨生长模式。遗传因素对于骨骼大小和组成贡献较大。比较同卵和异卵双胎结果显示超过50%的骨峰值由遗传因素决定，50岁后亲属反复骨折的家族史应高度怀疑遗传所致。遗传因素可调节骨骼发育和功能包括CBFA1基因和RANK/RANKL系统。

遗传因素成为骨质疏松症患病率种族差异的基础，髋部骨折更常发生于瘦弱的人而不是那些超重的人，低体重是髋部骨折的一个危险因素。一般来说，非裔美国人比同龄的白种人有更高的BMD，且非裔美国人较少发生骨折。亚洲血统人比白种人有更低的骨密度和更高的骨折率。在骨质疏松症比较常见的形式中，遗传因素在调节骨骼的大小和几何形状、骨量、骨的超声特性和骨转换中发挥着重要的作用。这些表型可能受多个基因、环境因素和基因环境相互作用的综合影响。全基因组连锁研究已经发现染色体1p36、1q21、2p21、5q33－35、6p11－12、和11q12－13位点显示明确的或可能的与BMD相联系。

一些研究中发现维生素D受体基因多态性与骨量相关。饮食中的钙和维生素D的摄入可能改变这种相关性。另一个重要的影响转录因子Sp1的功能基因多态性的基因被证实在Ⅰ型胶原α_1基因上，这种多态性可不依赖BMD预测骨质疏松性骨折，可能通过其对胶原基因的调节和骨质量的影响。更罕见的是，骨质疏松症或高BMD可能是单一基因突变的结果，例如脂蛋白受体相关的蛋白5基因失活突变引起骨质疏松症－假神经胶质瘤综合征，是一个与低BMD相关的状态。相反，高骨量综合征被同样基因的激活突变引起。

（二）营养因素

在动物中限制钙可导致低骨量。在人类，儿童钙缺乏可导致佝偻病，尽管人们可能会预测低钙摄人将可能与骨质疏松症相关，但钙摄入与骨质疏松症的关系仍存在争议。钙平衡研究显示绝经前妇女每天钙摄入超过800mg能避免净骨丢失，绝经后妇女每天可能需要高达1 500mg。

在生长过程中，饮食中钙摄入在形成和维持峰值BMD中发挥作用，不同的环境和生活因素，特别是体力活动，也能调节这种影响。在成长的儿童中，补充钙可小幅度增加BMD，但并不是呈持续状态，可能只表现为现存骨单位矿化的增加而不是BMD的持续增加。在许多骨质疏松症患者相关研究中，补充钙仅导致轻度抑制骨转换和获得较少的骨量。

钙不是饮食中可影响骨的唯一成分，维生素 D 对饮食钙吸收和骨矿化作用非常重要。在许多国家，维生素 D 被添加到食物中，皮肤充分暴露于紫外光下对维持正常的血钙水平也是必要的。

目前并没有充足的证据表明微量元素，像镁、锌、铜和硼对骨健康有重要影响。一些饮食，特别是那些富含大豆蛋白的饮食，是雌激素的重要来源。钠摄入对骨和钙代谢有重要影响，因为钠负荷导致肾钙排泄增加，低钠饮食可减少年龄相关的骨丢失。过多的蛋白质和咖啡因摄入与骨丢失相关，钠、食物蛋白和咖啡因的摄入对骨健康的影响与其他环境因素影响相比可能相对较小，酒精是另一个可能非常重要的饮食成分，摄入过量可致不利影响但适度摄入可能有利。

（三）体力活动

机械力对骨骼形状和造型有强有力的影响。在细胞水平，骨细胞被嵌入在个体矿化骨的陷窝里，适应机械变形和负荷。早期对机械负荷的生化反应可能包括诱导前列腺素的合成，增加氧化亚氮和胰岛素样生长因子的产生，改变氨基酸转运子，且最终增加新骨形成。骨能对物理应力产生反应，推测骨骼存在一个力学稳态感应器，能感应负荷并产生反应，例如严重损伤、疾病或空中飞行后的制动与迅速骨丢失相关，如果这些状况持续存在，像截瘫或偏瘫的患者，可能发生骨折，骨吸收的增加与急性制动相关。机械负荷对骨量的正面影响在运动员中可见，骨密度的增加通常是部位特异性的并且局限于承受负荷的肢体。流行病学研究发现缺少体力活动与低 BMD 和骨折相关。然而体育锻炼仅能对 BMD 产生有限的改变，甚至已证明对减少骨折的意义更小。

（四）性腺功能减退症

除了更年期骨丢失外，任何与性腺功能减退症相关的状态可能会导致骨质疏松症。在较年轻群体中，导致闭经的疾病是骨丢失的主要原因，常见的原因为神经性厌食和原发性卵巢功能衰竭相关的疾病例如 Turner 综合征和化疗，继发性卵巢功能衰竭是由于垂体功能紊乱和因长期使用 GnRh 激动药引起功能性性腺功能衰退（如子宫内膜异位症的治疗）也可能与骨质疏松症相关。

（五）药物和骨质疏松症

许多药物可导致 BMD 减少且因此增加了骨折的风险。在风湿性疾病中，糖皮质激素（GC）是其中最重要的，它们的影响是依赖于剂量和疗程的。GC 通过多种途径影响骨骼，可影响骨形成和骨吸收，但最重要的作用似乎是直接抑制骨形成。在大多数情况下，骨形成的减少是由于直接影响成骨细胞谱系的细胞。成骨细胞和骨细胞凋亡增加也被认为是糖皮质激素性骨质疏松症的一个重要机制。已证明 GC 能减少成骨细胞和破骨细胞的生成率，引起成骨细胞早期死亡和减少破骨细胞的生存率。性激素产生的变化可间接导致骨形成减少。GC 增加成骨细胞 RANKL 的表达和减少 OPG 的表达，导致破骨细胞凋亡延缓。GC 的另一个作用是减少肠道钙的吸收。在一些患者，继发性甲状旁腺机能亢进也可增加骨转换和扩大重塑空间，但这似乎是临时现象，随着长期使用 GC，骨转换实际上是减少的。抗惊厥药也可导致骨量改变和骨质疏松症的危险增加，口服的抗凝药也可以。因为雌激素和睾酮缺乏都可促使骨量丢失，减少性激素水平的药物也可引起骨量丢失，使用促性腺激素释放激素兴奋剂来抑制雄激素的方法现经常用来治疗复发和转移的前列腺癌，因为这能诱导医源性的雄性激素低下，使患者性功能减退，现已成为一个重要的医源性骨质疏松症的原因。同样，雌激素抑制剂（用于治疗乳腺癌）现在被认为与骨量丢失和骨折相关。相反，一些药物可能会增加骨量和减少骨折，噻嗪类利尿药可减少肾钙排泄且与 BMD 增加和髋骨骨折率减少相关。多种流行病学研究提示他汀类药使用者髋骨骨折率比不使用者低，但前瞻性的临床研究并没有证实对骨量和骨转换有更大的作用。

（六）骨转换

高骨转换率可独立于其他危险因素如 BMD 预测骨折，这些高转换者对治疗的反应可能更好。骨重塑率能通过测量血清骨钙素和特异的碱性磷酸酶（骨形成标志物）或 I 型胶原羧基末端肽（一种胶原分解产物被用作骨吸收标志物）来评估，尿吡啶也能用于评估骨吸收。

（七）跌倒的危险因素

老年人髋部骨折发生率高不仅由于他们较低的骨强度，而且也由于他们跌倒风险增加。已确定的跌倒乃至髋部骨折的危险因素包括：平衡差、肌无力、认知障碍和服用精神药物。

第三节　绝经后骨质疏松症的治疗

骨质疏松症是一种隐匿的，以骨量减少和骨微结构改变为特征，导致骨脆性增加和易发生骨折的代谢性骨病综合征。换言之，骨质疏松症是指骨质量和数量下降而在日常生活中易发生骨折的一种疾病。

骨质疏松症可通过骨密度测定的结果和脆性骨折的发生进行诊断。治疗骨质疏松症的主要目标是预防骨折。对于骨量低下但还未发生骨折的患者，治疗的目标是防止初次骨折。对已有一次或多次骨折的患者，则急需干预以防止再次骨折。骨折的治疗同样重要但通常是骨科医生的工作。处理骨质疏松并发症（躯体残疾、社会心理问题）的则是初级护理医师或骨质疏松专科医师。

许多药物被批准用于治疗骨质疏松症。均是增加骨矿密度和减小骨折风险。然而，最近的研究表明增加骨密度只能部分解释观察到的骨折风险的减小。这表明这些药物有其他效应来提高骨质量以减小骨折风险。不过目前还不清楚骨质量的哪些方面有改善及如何测量这些改变。

一、生活方式

不论是否有骨质疏松，每个人都应有一个健康的生活方式。骨健康的重要方面包括足量摄取钙和维生素 D、积极的生活方式（如规律的承重锻炼）及避免吸烟等消极因素。

对于超过 50 岁的男性和女性，钙的推荐摄入量为每天 1 200mg。绝经后女性大约每日从饮食中获得钙 500 ～ 600mg，故每日仍需补充钙 500 ～ 700mg。碳酸钙是最便宜的补充剂。为了最有效地吸收碳酸钙，需分次并伴随食物服用，每次剂量不超过 500mg。柠檬酸钙价格较高但导致胃肠道问题较少。

维生素 D 是吸收和同化钙所必需的。维生素 D 同样对骨的重建有直接作用，同时对肌肉强度和平衡性有直接或间接的作用。维生素 D 可通过皮肤受紫外线照射产生，同时一些食物也富含维生素 D。尽管如此，维生素 D 缺乏却很常见。在接受治疗的骨质疏松女性中超过半数出现维生素 D 缺乏。每天补充 1 000 ～ 2 000IU 的维生素 D 通常是必要的，能确保血浆中足够的 25 - 羟维生素 D 水平（30 ～ 60ng/mL）。常规的多种维生素补充剂含有 400IU 维生素 D；一些钙补充剂通常含有 100IU 或 200IU 维生素 D。维生素 D 补充疗法能减少跌倒风险，同时有骨外的一些其他益处。

钙和维生素 D 能减缓绝经初期女性的骨丢失，但不能阻止。但对已有骨质疏松的老年女性，钙和维生素 D 能防止骨丢失并减少椎体和非椎体骨折的风险。

承重锻炼，如散步或低强度的有氧运动对防治骨质疏松是非常适宜的。患者散步最好能一周 4 次，每次超过 40 分钟。散步时最好携带轻的物体［453 ～ 907g（1 ～ 2 磅）］。对抗锻炼也是有益的。

因为大部分骨质疏松性骨折都有一些诱因，如外伤或跌倒，所以应劝告患者尽量减少跌倒的危险以及避免那些可能对骨骼有不良作用的活动（例如高强度的活动：推、拉、弯、举）。

骨折的可能后果包括急性和慢性的疼痛、体态的改变（身高缩短、脊柱后凸或驼背）、抑郁、依赖及不适应。这些问题需要确认和处理。如果患者疼痛，那医生和患者都一定要清楚骨质疏松不是疼痛的根本原因，治疗潜在的骨质疏松不太可能缓解疼痛。

二、药物

许多药物可减少曾有过骨折或（和）骨密度（T 值≤ -2.5）的女性发生骨质疏松性骨折的风险。药物能阻止刚绝经女性的骨丢失。

不同的研究小组做了很多关于“预防”和“治疗”的研究。预防方面研究了刚绝经的健康妇女。典型预防研究涉及的女性为 50 岁左右，即绝经后 3 ～ 5 年，其骨密度通常正常或在临界值。相反，关于治疗的研究纳入骨量低的老年女性，她们多数有过一次或多次骨折，因而发生再次骨折的风险很高。

一项典型的关于治疗的研究纳入了接近70岁的女性，她们的椎体或髋部骨密度低下（通常两个都低），常伴有一次或多次脊椎压缩性骨折。关于预防和治疗的研究终点都是骨密度的变化。然而，骨质疏松治疗的最大益处是降低骨折风险，这只能在大型研究的治疗组中看到。所有药物均能减小椎骨骨折的风险，但并非所有药物均能降低髋部骨折和非椎骨骨折的风险。

（一）双磷酸盐

双磷酸盐类有一个共同的化学结构（P-C-P）使它们和骨表面的羟基磷灰石高亲和力结合。它们能抵抗分解代谢并通过两大机制起效。第一，双磷酸盐抑制破骨细胞活性。第二，加速破骨细胞凋亡（程序性细胞死亡）。有三种双磷酸盐（阿伦磷酸盐、伊班磷酸盐、利塞磷酸盐）被批准用于预防和治疗绝经后骨质疏松症。双磷酸盐没有系统毒性。

1. 种类

（1）阿伦磷酸盐（福善美）：是第一个被FDA批准用于预防和治疗骨质疏松症的双磷酸盐。三期药物临床试验纳入1 000例近70岁的女性骨质疏松症患者，给予阿伦磷酸盐每天10mg，三年后发现椎骨密度增加约10%，而其他部位的骨密度也有增加。

骨折干预试验（FIT）纳入2 000名股骨颈骨密度低且先前有椎骨骨折的老年女性，发现阿伦磷酸盐降低椎骨、髋部和腕骨骨折率约50%。

福善美有5mg/片、10mg/片、35mg/片、40mg/片、70mg/片的片剂和单剂70mg的液体剂。70mg片剂+2 800IU维生素D的剂型可供每周服用一次。阿伦磷酸盐被批准用于预防骨丢失的剂量是5mg/d或35mg/周，治疗骨质疏松症的剂量是10mg/d或70mg/周。阿伦磷酸盐同时被批准用于治疗糖皮质激素诱导的骨质疏松症（5mg/d用于男性和绝经前妇女，10mg/d用于雌激素分泌不足的女性）。

（2）利塞磷酸盐：在2000年得到FDA的批准。两个重要的纳入超过3 600名先前有椎骨骨折伴骨密度低下女性的研究显示了它对降低椎骨骨折的功效。这些试验的主要终点是新发的放射学证实的椎骨骨折，两个研究分别降低41%和49%。新发椎骨骨折率降低在治疗后一年就非常显著。非椎骨骨折是这些研究的第二终点，降低33%～39%（P=0.02）。利塞磷酸盐显著增加椎体骨密度和一定程度的髋部骨密度。

迄今为止最大型的骨质疏松试验纳入了9 500名女性，利塞磷酸盐显著降低骨量低下绝经后妇女的髋部骨折风险。但其中只有临床骨折危险因素（不一定有骨量低下）参与试验的部分老年女性并没有获益。

利塞磷酸盐能防止刚绝经妇女的骨丢失。利塞磷酸盐在临床试验的16 000名受试者中显示了良好的耐受性。总体上，不良事件的发生率和安慰剂组相似。

利塞磷酸盐有5mg/片、35mg/片的片剂以及35mg片剂+碳酸钙的混合剂型，利塞磷酸盐被批准用于预防和治疗绝经后骨质疏松症和糖皮质激素诱导性骨质疏松症。这些指征服用利塞磷酸盐的剂量为5mg/天或35mg/周。

（3）伊班磷酸盐：口服2.5mg/d和间断服法（隔日口服20mg，共12次，每3个月为1周期）均显示可降低新发椎骨骨折，此研究纳入约3 000名有椎骨骨折的女性。伊班磷酸盐被批准用于预防和治疗绝经后骨质疏松症，可口服（2.5mg/天或150mg/月）或静脉（每3个月一次，每次在15～30秒内予以3mg）给药。伊班磷酸盐没有显示对髋部骨折的效果。尽管总体上对非椎骨骨折无效，但上市后研究数据显示每日口服疗法（而非间断服法）显著降低股骨颈T值≤-3.0女性的非椎骨骨折。

（4）羟乙基磷酸盐、帕米磷酸盐和唑来磷酸盐等双磷酸盐：在美国可选用。尽管它们没有被FDA批准用于骨质疏松症，也时常会超适应证选用。

在两个前瞻性随机对照试验显示羟乙基磷酸盐（依替膦酸钠）能增加绝经后骨质疏松女性骨密度。用于治疗骨质疏松症时，羟乙基磷酸盐为间断周期给药（400mg/天共14天，每3个月为1个周期）。如同所有的双磷酸盐，羟乙基磷酸盐需空腹服用才有效，但它可在两餐之间、睡前或夜间服用。

帕米磷酸盐（阿可达）是另一双磷酸盐，没有被FDA批准用于骨质疏松症。它是静脉给药。典型的用法是初始剂量90mg，至少60分钟输入，后面每隔3个月给予30mg。静脉用帕米磷酸盐用于不能耐受口服双磷酸盐的患者。

唑来膦酸（择泰）被批准用于治疗恶性肿瘤的骨并发症，用于骨质疏松症目前处于三期临床试验的后期。一个二期的研究认为静脉予4mg/年的剂量引起的骨矿密度和骨转换指标的变化和其他双磷酸盐相似。

2. 双磷酸盐的剂量、耐受性和不良反应　双磷酸盐口服吸收率低。为保证吸收，需晨起空腹清水送服，服药后30分钟内不能进食和平卧（每月口服的伊班磷酸盐至少需60分钟）。因为含氮双磷酸盐可刺激食管，需大杯清水送服（使药片冲下）且进食前不能平卧（避免反流）。口服双磷酸盐不能用于活动性上消化道疾病患者，出现上消化道不适或服药后不能保持直立的患者应停用。

口服双磷酸盐最常见的不良反应是食管刺激（烧灼感、消化不良、吞咽痛）。这些可见于约10%的每日口服阿伦磷酸盐的患者，但少见于每周或每月给药的。阿伦磷酸盐液体剂对于口服片剂有副反应的患者可能较好。药物说明书提到小部分患者可有肌肉骨骼的不适，停药后可以缓解，但也有不能缓解的，机制不明。静脉给予双磷酸盐常可伴急性时相反应（发热和肌痛），如有发生，很可能仅发生在初次使用时。下颌骨坏死主要见于癌症患者高剂量静脉应用帕米磷酸盐或唑来膦酸，但也有少数是口服双磷酸盐，机制还不清楚。

3. 双磷酸盐用多久　双磷酸盐在骨中停留时间很长。理论上，药物蓄积到一定程度，此时停止治疗仍可保留一些抗骨折效果。长期的数据表明阿伦磷酸盐和利塞磷酸盐治疗达十年是安全的，但治疗3～5年后，可暂停治疗1～2年，即“药物休假期”，这不会大大“牺牲”抗骨折的效能。

（二）降钙素

降钙素是肽类激素，由甲状腺的专门细胞分泌。鲑鱼降钙素用来治疗骨质疏松症是因为它比人降钙素更有效和持续时间更长。降钙素通过结合破骨细胞的特定受体直接降低骨的再吸收。

皮下注射降钙素剂型于1984年上市（目前有降钙素、Miacalcin、Fortical），鲑鱼降钙素（50～100IU/天）可使椎骨骨密度轻度增加，略微少于其他药物。因为总体反应有限、短暂的效果、注射的不便与不适、相对高的费用、有限的耐受性（约20%皮下注射鲑鱼降钙素的患者发生恶心和面红），皮下注射降钙素未被广泛应用。

降钙素鼻喷剂于1995年上市。另一品牌Fortical在2005年由FDA批准。经鼻方式的耐受性优于皮下注射。降钙素鼻喷剂的推荐剂量是200IU（1次喷射）/天。它被批准用于治疗绝经后骨质疏松症，但未被批准用于预防骨质疏松及治疗糖皮质激素诱导性骨质疏松症。一个5年期纳入超过1 000名有椎骨骨折妇女的研究显示降钙素鼻喷剂对椎骨骨量只有适量影响，但对新发椎骨骨折的发生率有33%的降低。这项研究同时显示降钙素对非椎骨骨折或髋部骨折无效。

降钙素鼻喷剂耐受性极好。长期应用的安全性无须担心。降钙素可能有镇痛作用，时常用于椎骨骨折急性疼痛的患者。

（三）雌激素

雌激素（口服和经皮制剂）单用或联合黄体酮被批准用于预防骨丢失，但不用于治疗骨质疏松症。妇女健康倡议研究中雌激素和结合雌激素可减少椎骨、非椎骨和髋部骨折，但由于风险利益比不佳，激素疗法不推荐用于治疗骨质疏松症。雌激素或绝经后激素疗法主要是为缓解绝经期症状，应使用最低必需剂量，最短时期使用。

（四）雷洛昔芬

雷洛昔芬（易维特）是选择性雌激素受体调节剂（SERM）。与雌激素受体结合后，选择性雌激素受体调节剂在不同组织引起雌激素调节基因的不同表达，发挥激活或抑制效应。雷洛昔芬（60mg/天）被FDA批准用于预防刚绝经妇女的骨丢失和治疗已有的骨质疏松症。在治疗绝经后骨质疏松症方面，MORE试验评估了雷洛昔芬的效能，这项研究纳入超过7 700名女性。新发椎骨骨折风险下降30%～50%。研究显示雷洛昔芬对髋部骨折或非椎骨骨折无影响。

雷洛昔芬通常耐受性好，但伴有下肢痛性痉挛和潮热的增加。与雌激素相似，雷洛昔芬可使静脉血栓风险增加，每年发生率约为3/1 000。虽然雷洛昔芬对血脂有好的作用［减少低密度脂蛋白（LDL），对高密度脂蛋白（HDL）和三酰甘油起中性作用］，但对心血管疾病似乎仅是中性作用。有趣的是，在骨质疏松的试验中，雷洛昔芬可减少乳腺癌的发生率。一些大型试验也证实这效果，但到目前为止，雷洛昔芬并不是预防乳腺癌的适应证药物。

（五）特立帕肽（1－34 重组人甲状旁腺素）

尽管连续暴露甲状旁腺素或其活性片段可致骨再吸收增强，但每日皮下注射的特立帕肽（rhPTH 1－34；Forteo）是促骨形成药物。它刺激骨形成，在增加椎骨骨密度方面2～3倍于抗骨吸收药物。在骨折预防试验中，超过18～20个月的特立帕肽治疗之后，椎骨和非椎骨骨折减少55%～65%。用特立帕肽治疗应限定在两年内，因为缺乏长期的安全性和效果的数据。它比其他药贵得多（少于20美元/天）。剂量是20μg/天，皮下注射。副反应包括恶心、头晕和下肢痛性痉挛。可能发生高血钙症但少见。老鼠终生给予高剂量特立帕肽可致骨肉瘤。因此，Forteo可能同样不适于发生恶性骨肿瘤危险性高的患者（儿童、先期放射治疗的患者、Paget病或无法解释的血清碱性磷酸酶增加）。特立帕肽通常用于有高危骨折因素的患者或其他治疗失败的患者。

（六）联合治疗

联合两种抗骨吸收药物（例如双磷酸盐并发雌激素或雷洛昔芬）能使骨密度额外增加。然而，没有研究表明联合治疗比单药更能减少骨折风险。甲状旁腺素或特立帕肽和一个抗骨吸收药物的联合似乎可减少特立帕肽对骨密度的反应性。然而，周期性1－34重组人甲状旁腺素疗法（用3个月停3个月）与每日服用阿伦磷酸盐的患者相比，骨密度的收益相似。当甲状旁腺素治疗停止，骨密度开始下降，但在甲状旁腺素或特立帕肽治疗后用双磷酸盐能产生额外收益。

（七）研究进展

一项大型临床试验显示1－84甲状旁腺素能减少新发椎骨骨折，对非椎骨骨折和髋部骨折无影响。100μg/天，皮下注射时，高血钙症的发生率高于特立帕肽。在2006年3月，药厂收到FDA的“批准”信件，但关注高血钙症和其他一些问题，例如药物提供设备，需要更多的讨论或数据。

雷尼酸锶在其他国家可选用，但美国没有。锶既抗再吸收又有促合成作用。一次2g，2次/天的口服剂量能减少椎骨和非椎骨骨折的风险。上市后研究分析认为其对髋部骨折也有影响。

尽管更多雷洛昔芬的骨外效应数据仍在被收集，新的选择性雌激素受体调节剂如屈洛昔芬和碘昔芬的临床试验因对子宫内膜的不利影响已经中断。Laxofoxifene在2005年被FDA拒绝。其他选择性雌激素受体调节剂，包括阿佐昔芬和bazedoxifene正在研究中。

地诺单抗（AMG－162）是一种针对核因子κB受体活化因子配体（RANKL）的单克隆抗体，是一种骨保护素类似物。RANKL是破骨细胞分化所必需的。地诺单抗通过拮抗RANKL，使破骨细胞形成减少而达到抗再吸收效果。在二期临床试验中，地诺单抗能增加椎体、髋部、前臂的骨密度，其增加骨密度以及减少骨转换的效能至少与阿伦磷酸盐相似。根据三期临床试验的进展，地诺单抗的剂量为60mg/月，皮下注射。相关的小样本试验显示本药的耐受性良好。

三、总结和结论

足量的钙、维生素D和承重锻炼对每个人都很重要，对于预防骨丢失和治疗骨质疏松症来说是最基本的。有效的药物可减少发生骨折的风险。药物干预的指征是T值≤－2.5的女性及T值≤－1.5且伴有危险因素的女性。阿伦磷酸盐和利塞磷酸盐对减少多种骨折有证据且耐受性好。特立帕肽机制与众不同，可能更适合有高风险的患者和用抗骨吸收药物治疗未能达到理想反应的患者。

第四节 跌倒与骨质疏松骨折

老年人跌倒的发生率高，后果严重，威胁老年人健康和生命，已成为备受关注的公共卫生问题。

老年人跌倒是由内在因素和外在因素共同作用的结果，包含了生物学、心理学、社会学及环境条件等诸方面的因素。

对于存在的骨质疏松症的老年人，跌倒往往意味着骨质疏松性骨折的发生。除了少数情况下脊椎可能由于自身躯体重力的作用而发生椎体压缩性骨折，四肢的骨折几乎均由外伤暴力造成，对于明显骨质疏松的患者，轻微的损伤乃至平地行进中的跌倒均可诱发骨折。此种由站立位的身体重心高度跌倒时产生的低能量导致的骨折又称为“脆性骨折”，是骨质疏松症患者特有的骨折。

一、跌倒的流行病学

据国外资料报道：约有 30%65 岁以上老人平均每年会跌倒一次。有 40% ～ 50% 的 80 岁以上老人平均每年至少跌倒一次。而多次跌倒者占老年人群的 4% 左右。

国内于普林等报告，对北京市社区 1 152 位 60 岁以上老人的整群、分层流行病学调查结果显示，跌倒的年发生率 18.0% 其中男性 14.9% 女性 20.1% 。

8.7% 的老人因跌倒而致伤，包括软组织损伤及骨折。

我国骨质疏松症患者约 6 900 万人，占总人口数 6% ，50 岁及 50 岁以上人群中髋部骨折的发生率为 1.9% 脊椎骨折 13.3% 。

2000 年全球统计学资料显示该年度髋部骨折达 160 万例，脊椎骨折 140 万例，前臂骨折 170 万例。84% 发生于女性，16% 为男性。一年内髋部骨折患者的死亡率达 37.5% 预测 2050 年全球女性髋部骨折将有 1/2 发生在亚洲地区。

二、跌倒的后果

老年人跌倒常常导致损伤，轻者软组织损伤，重者发生骨折，严重的内脏损伤罕见。

跌倒造成骨折的结局取决于三个方面。一方面是外力作用的方向、速度与作用力的大小；另一方面与患者本人中枢神经系统综合反应能力，平衡能力及肌肉、骨骼运动系统的协调反应能力相关；骨骼本身质量和力学强度也与是否发生骨折密切相关，如因骨质疏松，骨结构退化，机械强度明显减弱，即使在轻微外力作用下骨折发生往往也难以避免。

脆性骨折最常见的发生部位，如肱骨近端、桡骨远端、股骨近端，脊椎、踝部、第五跖骨基底部、肋骨以及髌骨。其中以髋部骨折的后果最严重，伤残率最高，甚至因系统性并发症而危及生命。

老年人一旦发生骨折常常造成情绪低落、急躁、执拗、冷漠、忧虑、失去信心等消极情绪。使原有认知障碍者症状加重。骨折本身虽然并不致命，但老年人所具有的基础疾病与多系统并存症往往是造成高病死率的主要原因。据美国与新加坡分别进行大宗病例统计分析结果，髋部骨折老年患者一年内死于并发症者分别为 20% 和 25% 。骨折一年后能恢复到伤前生活活动能力者仅占 25% 和 28% 。脆性骨折被认为是骨骼功能衰竭的表现。老年人的跌倒和脆性骨折的结果又被认为是衰老的标志和后果。

三、跌倒的危险因素

跌倒发生的内在因素，与老年人的健康状况密切相关。老年期尤其是高龄老人，各系统生理功能自然衰退，如步态紊乱，行走不稳，平衡功能下降，均源于中枢神经系统及周围神经结构与功能的衰退。视力、听力的减退，肌肉力量减弱，反应速度的迟缓使老年患者从感受刺激而做出反应的能力大大减弱，失去了自我保护能力，增加了损伤、跌倒的风险。下肢无力是跌倒的一个重要危险因素，下肢无力往往与神经系统疾病、椎管狭窄、骨关节炎等病变密切相关。

老年人存在多系统并存症，心血管疾病、脑血管疾病、糖尿病、精神方面的异常、白内障、老年性耳聋以及长期服用多种药物等。上述这些生理功能衰退与多系统并存症都可能是导致老年人跌倒的危险因素。

从统计学分析，女性、高龄、步态异常、静态平衡异常：独居、恐惧跌倒的心理、服用多种药物及患慢性疾病等都属于跌倒的危险因素。

从并存的慢性疾病分析，又以认知障碍和痴呆，抑郁症，帕金森病，高血压及位置性低血压，脑卒中后遗症，长期失眠，白内障，糖尿病，骨关节炎，脊椎病变，跌倒恐惧症等属较常见的跌倒危险因素。

维生素 D 的缺乏（ <30ng/mL 或 <75nmol/L），男性的低睾酮水平以及长期的低盐状态都会增加跌倒的风险。老年人营养状况，体能与总体健康状况都与跌倒的发生与否有密切的相关性。一些药物的长期应用如镇静、安眠药，抗惊厥药，降压药，利尿剂，降糖药等也会增加跌倒风险。而且跌倒的风险与这些药物应用的剂量成正相关性。有些对骨代谢或骨质量带来的不良影响的药物会降低骨强度，跌倒时发生骨折风险会明显增加。

例如胰岛素增敏剂罗格列酮，抗乙肝病毒药物等应用；皮质激素应用 3 个月以上，质子泵（PPI）制剂应用达五年以上将增加髋部骨折风险。

四、跌倒风险的预测

预测跌倒与脆性骨折风险有助于识别并保护骨折的危险人群。对高危个体危险因素的分析及监护可以达到降低发生骨质疏松骨折的目的。

对老年人跌倒及骨折风险的研究很多，预测方法包括量化指标和非量化指标，在应用时应结合老年人具体情况及各种风险因素进行具体分析与评估。

老年人在跌倒发生前往往表现出五方面迹象：①肌肉无力；②行走功能障碍；③每秒行走距离少于 0.6m；④体能与生活活动能明显降低；⑤非刻意的体重丢失。这些征象对跌倒的可能发生有强烈的提示作用。独居老人，健康状况差，生活不能自理或已发生过跌倒更是再次或多次跌倒的重要危险因素。

世界卫生组织（WHO）推荐的骨折风险预测工具（FRAX）：可用于测算未来 10 年发生髋部骨折及任何重要的骨质疏松骨折发生率。

FRAX 确定的骨折危险因素几乎涵盖了跌倒与骨折两方面的风险：①个体与遗传特点方面：年龄、性别、低骨密度、低体质指数、（BMI≤19）、既往脆性骨折史、父母髋部骨折史、抽烟、过量饮酒等；②造成易跌倒的环境因素：环境、光线黯淡、路障、地毯的松动、卫生间无扶手、路面滑等；③健康状况：导致继发性骨质疏松症的疾病，类风湿关节炎，营养不良，心律失常，严重驼背，视力差，应激性尿失禁，直立性低血压，使用糖皮质激素 3 个月以上，久坐缺乏运动，行动障碍，健康状况差，以往跌倒史，维生素 D 不足（ <30ng/mL 或 75nmol/L）等；④精神、神经方面障碍：焦虑或易冲动，抑郁症，精神与认知障碍，药物长期应用，神经，肌肉因素，肌无力，平衡功能失调，感觉迟钝及恐惧跌倒的心理等。应用分值测算评估骨折风险的 FRAX 方法是量化测评方法，这种来自多种族群体的数据在个体应用时还应结合患者具体情况进行评估，以利做出正确决策。

五、跌倒与脆性骨折的预防

预测高危人群，加以监护与干预是预防跌倒及骨折的最重要方法。许多研究资料已经证明预防干预是降低跌倒和骨折风险的最有效措施。2009 年美国矫形外科医师学会（AAOS）实施的“骨质疏松风险患者的筛选与治疗”项目，5 年间使髋部骨折风险降低达 82%。对干预后随访人群标化，跌倒率由干预前的 36.0% 下降到干预后 17.8%，而且人群对于跌倒的知、行状况得到改善。

由此可见预防干预对于老年人跌倒、骨折的重要意义。

跌倒的预防：

1. 及时治疗可能引起跌倒的各种急慢性疾病　如影响视力的白内障，骨关节炎，位置性低血压，反复发作的眩晕。帕金森综合征等。

2. 避免不适当使用药物　凡能引起跌倒的药物应不用或慎用，必须尽可能减少使用剂量。多种药物联合应用应请药师做出利弊权衡与正确取舍，或用其他治疗方法替代药物治疗，如心理治疗，身体锻炼等。

3. 生活方式中的防护　上下楼梯要扶扶手；转身与头部转动动作宜慢不宜快；使用坐式便器而不用蹲式便器；睡前少饮水，夜间利用床旁便器；清醒后不宜马上起床，站起前先坐位半分钟；避免过度饮酒；行走不稳的老人应当使用行走辅助器，如手杖、助行器、轮椅等。其他生活辅助器如加长的鞋拔，淋浴室的扶手，淋浴用椅，防滑垫，防滑鞋，无绳电话，取物器，滑行车等。

4. 营养　老年人应保持均衡饮食，摄取足够的钙及维生素 D。绝经后妇女和老年人每日钙摄入的推荐量为 1 000mg，平均每日从食物中摄入钙约 400mg，故平均每日尚宜额外补充 600mg 钙剂。但应避免超剂量补充钙，造成增加泌尿结石与心血管疾病的风险。老年人因缺乏户外日照及维生素 D 的摄入和吸收障碍，常致维生素 D 缺乏建议每日摄取 800 ～1 200IU维生素 D，如使血清 25（OH）D 水平达到 30ng/mL（75nmol/L），有助于降低跌倒和骨折风险。维生素 D 不仅关系到钙的吸收，骨基质矿化，而且与肌肉力量及神经肌肉间信号传递相关。血清 25（OH）D 水平与站立及行走速度相关。维生素 D 能使肌肉Ⅱ型纤维增粗，体积扩大，肌力增强，据报道可降低约 22% 的跌倒风险。

5. 老年人的运动　老年人参加运动前应进行健康和体质评估，应以体能和健康状况为基础，有规律的持之以恒的体育锻炼对老年人跌倒预防起重要作用。运动的五大要素：力量、耐力、灵活性、平衡性、协调性，老年人不可能达到兼顾，应依据安全性和可行性确立自己的运动内容与目标。每周 5 ～ 7 天，抗阻运动和耗氧运动，每天达到消耗 418 ～ 873kJ 的运动量是有效的锻炼方法。心率一般应达到安静状态心率再增加 20 ～ 30 次/分。运动开始前充分的准备运动是防止运动损伤的重要步骤。

6. 建立更安全的适合老人的生活环境　包括家居的设置、光线、照明、家具高矮、防滑地表、防冲撞装置等；公共设施如扶手、栏杆、灯光照明亮度、斜坡、台阶、阶梯处的标志，路面的防滑、防积水等基本要求。

7. 开展对老年人预防跌倒的健康教育　对跌倒危险人群的健康教育尤为重要，使他们了解跌倒的后果，导致跌倒的各种危险因素及预防跌倒的方法。乃至进行一对一的危险分析并设计个体化跌倒预防措施。

上述诸方面如均能切实做到，老年人跌倒的风险将明显降低，骨折发生率也必定随之下降。

八、小结

1. 老年人跌倒是衰老的一个标志，跌倒是脆性骨折发生的主要原因。低能量导致的脆性骨折意味着骨结构的严重退化和骨功能的衰竭。

2. 老年人的健康状况、多种慢性疾病，精神与心理性因素、药物的应用、生活环境条件等都是老年人跌倒的危险因素。

3. 通过危险因素的分析可以发现跌倒与骨折的高危人群。对高危人群的监护与预防干预对降低跌倒及骨折发生风险将是有效的途径。

4. 高危老年人的危险因素进行具体分析并制订个体化的干预措施将能达到保护高危老人预防跌倒降低骨折发生的目的。

第五节　中国骨质疏松症指南要点解读

一、对骨质疏松症的认识

骨骼是一类具有生命活动的器官，既有生长发育，也有衰败死亡。从这种角度讲，骨质疏松症是一种反映骨骼衰败状况的慢性疾病，其性质与临床熟知的慢性肾功能衰竭、心力衰竭、肝功能衰竭等疾病有相似之处。参照与这些疾病类似的认识思路，骨质疏松症可做如下描述或分类：①按严重程度不同，可以是骨量减少、骨质疏松症和严重骨质疏松症（骨质疏松症伴发骨折）；②反映在疾病进展速度不同上，则有高转换型骨质疏松、低转换型骨质疏松、骨转换速度基本正常的骨质疏松；③按病因不同可大致分为原发性骨质疏松症、继发性骨质疏松症或不能完全区分原因的骨质疏松症等。

然而，临床研究更集中于关注骨质疏松症引起的骨骼材料学特性的变化。那些已经呈现骨质疏松的骨骼，内部有形材料少（骨量低）、内部结构紊乱（微结构毁损）；骨骼整体质量下降，不再具备健康骨骼所具备的特性：良好的韧性（可弯曲、相对变形）和刚性（抗压、相对不变形）。骨骼的这些材料学特性，我们可以笼统称之为骨质量。骨质量改变，就是发生骨折的基础。因此，骨质疏松症是一种导致骨折易于发生的疾病，即在相同外力作用下，骨质疏松症患者更容易发生骨折。

其实，从材料学性状改变来研究疾病，已经有许多非常成熟的例子。比如，动脉粥样硬化与血管病变事件，动脉血管硬化是全身性的，病变的血管壁比未发生粥样硬化的血管更加脆弱，也更容易发生血管破裂或闭塞，但哪一根血管或哪一个部位的血管先破裂或闭塞却不能肯定，临床上就可以表现为脑出血、脑梗死、心肌梗死、肺梗死等，从而出现不同的临床表现。骨质疏松症与骨质疏松性骨折恰如血管硬化与血管事件，前者是后者的基础，后者是前者的结果。也就是说，对于骨质疏松症患者而言，骨折并不是一种孤立的偶然事件（而是骨质疏松的必然结果），但哪个部位的骨骼先发生骨折、在什么时候发生骨折才具有偶然性，这与骨折当时骨骼所承受的外力有关。骨质疏松症患者的骨折是在承受较低外力情况下发生的，对于无骨质疏松症者，相同的外力并不会导致骨折。因此，临床上可简单地将骨折分为骨质疏松性骨折（低暴力骨折）和非骨质疏松性骨折（暴力性骨折）。很显然，骨质疏松症与骨质疏松性骨折之间具有相对确定的规律性，应运而生的以研究骨骼在抗骨折特性等方面变化规律的学科，就是现代医学中的骨质疏松学。

在临床上，有近 10% 的直接医疗支出用于对骨质疏松性骨折的治疗，即使这样，骨质疏松性骨折的治疗效果仍不令人满意。在医疗技术较为先进的国家和地区，骨质疏松性髋部骨折才仅有 25% 的痊愈率，这也显示出骨质疏松症研究、骨质疏松性骨折干预研究具有广阔的发展空间和重要的医学意义、经济意义及社会意义。

二、骨质疏松症与骨质疏松性骨折发生的规律性

（一）骨质疏松症风险评估

研究骨质疏松症的发生发展规律十分重要。原因在于：①在骨质疏松症发生发展过程中，患者基本没有明显的临床表现，包括临床症状、体征、一般生化检查等多个方面都是如此。如果明确了骨质疏松症的发病规律，就可以判定一个特定的个体是否易于患病，这十分有利于早期预防疾病、发现疾病和治疗疾病。②有利于帮助临床判定某个个体是否需要进行骨质疏松症的相关（或特异性）检测。③可为骨质疏松症防治提供多方位的思路。

虽然目前并没有完全阐明骨质疏松症的发生发展规律，但对于导致本病发生的一些相关临床因素却逐渐明了，这些因素被称为骨质疏松症的危险因素。骨质疏松症的危险因素可简单分类为两大类：临床可控制因素和临床不可控制因素。可控制因素在疾病发生、发展、转归等多个环节的医学价值不言而喻，那些不可控制因素对于骨质疏松症的临床治疗虽然没有帮助，但却可以提醒临床医师对具备这些因素的个体进行骨质疏松症的筛查和骨质疏松性骨折的预防，同样值得重视。

临床研究结果显示，骨质疏松症的不可控制因素主要包括性别、种族、老龄、绝经、母系家族史等；而可控制因素较多，包括低体重、性激素水平低下、过度吸烟、过度饮酒与饮咖啡、体力活动少、蛋白质过多或不足、高钠饮食、钙摄入不足、维生素 D 不足、存在影响骨代谢的疾病、应用影响骨代谢的药物等。目前，既没有对绝大多数危险因素进行量化，也没有明确这些危险因素的权重，故临床上没有确定的公式来计算单个个体在特定条件下骨质疏松症的患病风险。由于多个危险因素可同时对一个个体产生影响，相对来说，危险因素越多、存在时间越久、致病因素越强，患病可能性越大。

评估骨质疏松症患病风险的方法较多，这些方法的敏感性较高（少数方法的敏感性甚至可高达 90%）但特异性较低（差的仅达 40%），因此，这些方法仅可用于骨质疏松症的初步筛查，提供诊断线

素，对治疗指导作用十分有限。比如，IOF（国际骨质疏松基金会）关于骨质疏松症一分钟测试（相当于问卷）、亚洲人骨质疏松风险测试（OSTA）等，都是如此。

（二）骨质疏松性骨折的风险评估

如前面所述，骨折的发生存在两大方面的因素：一是骨骼自身的抗骨折因素，另一是作用于骨骼的致骨折外力因素。通过对两者的综合分析，方可较全面的评估骨折风险。

目前较为公认的骨质疏松性骨折风险评估方法是 FRAX。该方法根据各个国家或地区流行病学数据，总结了各地计算骨折风险的公式。临床医生或研究者只需要根据患者自身条件，就可推算出患者十年内发生全身主要骨折（椎体、髋部、腕部和肱骨骨折）风险和髋部骨折风险。当前世界各地公布的许多骨质疏松症诊治指南均推荐 FRAX 用于判断对个体是否启动抗骨质疏松药物的治疗。

FRAX 是根据每一个个体的以下条件进行计算的：年龄、性别、股骨颈骨密度、体重指数、既往脆性骨折史、父母髋骨骨折史、糖皮质激素使用情况、吸烟、饮酒、并发其他引起继发性骨质疏松的疾病、类风湿性关节炎等。很显然，它并没有对每一风险因素进行准确的量化分析（如糖皮质激素的剂量、骨折次数、饮酒量等），也没有考虑导致骨折发生的外在暴力因素。此外，各地提供的流行病学资料也可能存在偏差，因此，不能单纯依靠 FRAX 来判定骨质疏松性骨折风险。不过，对于无骨密度检查设备的地区或医院，FRAX 仍不失为一种较为有用的治疗指导方法。

对于骨质疏松性骨折来说，其低创伤或低暴力产生的根源往往源自生活中的各种动作，如跌倒、翻身、咳嗽、负重、行走等。因此，有必要对骨质疏松症或易于发生骨折的患者进行运动指导，并纠正其维生素 D 激素低下状况，增强其平衡能力，降低跌倒风险，从而减少骨折发生。已有临床研究表明，跌倒是导致骨折发生的一个最重要的环节，减少跌倒的发生对骨质疏松性骨折的防治将起到非常重要的作用。

根据对跌倒的影响因素研究可发现，除大家都熟悉的神经－肌肉系统功能外，患者意识状态、颅内疾病、镇静药物、视力、环境等都是非常重要的影响因素，它们对预防跌倒的作用值得重视。

三、骨质疏松症的临床特征

（一）症状

骨质疏松症患者在疾病早期常常没有特异性症状，患者甚至不会认为已经患病。临床上有一些非特异性的不适感，如乏力、活动能力下降、腰背部酸痛不适、抽筋、怕冷等，可能是骨质疏松症较早期的提示性线索。另外，如果患者已经存在慢性疾病，如慢性阻塞性肺疾病、慢性消化系统疾病、慢性肾脏疾病等，这些疾病一方面可能加速骨量的丢失，另一方面还可能掩盖由于骨量丢失带来的症状，更可能由于医师和患者将诊治重点放在其他脏器疾病上而忽略了骨量丢失带来的危害。因此，骨质疏松症的早期诊断十分困难，往往需要临床医生根据骨质疏松症的危险因素存在与否、有多少个危险因素等来大致评估，提醒患者可能存在骨质疏松症的情况。

如果发生骨折，则可以出现突发剧烈疼痛、体位变换等日常活动受限、骨与关节畸形伴疼痛等一系列症状，这往往是促使患者就诊的直接原因。

临床上，骨折的诊断不难，但要将一次骨折界定为骨质疏松性骨折，则需要满足一些特点，包括：发生在经典部位，如脊柱下段胸椎、腰椎、股骨近端、桡骨远端；属于低暴力骨折，往往发生在正常体位的跌倒、日常活动、轻微外力作用等情况下；严重骨质疏松症往往还存在既往骨折史、多发骨折、骨折家族史等。当然，对于初次骨折则更需要仔细分析、判定其是否为骨质疏松性骨折，有部分指南将女性绝经后发生的骨折、男性在 50 岁以后发生的骨折直接归类为骨质疏松性骨折，这是不够严谨的，因为有极少数患者可能由肿瘤等疾病对骨破坏引起。

胸腰椎骨折后，患者还可以出现一些相关不适，如胸痛、呼吸动度受限、说话音量较低且语速慢、腹胀、腹痛甚至麻痹性肠梗阻等。

（二）体征

与临床症状一样，骨质疏松症本身也很少有特殊的体征。它的体征也往往是发生骨折以后的表现.

如身高降低、骨骼与关节畸形、强迫体位等。在国内外的一些指南中，也有一些类似的提示，如身高下降3cm以上、驼背等，往往意味着骨质疏松症的存在。

（三）辅助检查

骨质疏松症的辅助检查分为影像学检查和生化检查两大类。

影像学检查包括一些常规方法，如X线平片、CT、MRI，但最重要的还是骨质疏松症的特异性影像学检查——骨密度的测定。常规方法较利于骨骼结构和基本形状的判定，特异性方法则量化了骨骼的“密度”这一物理学性状。两者在骨质疏松症与骨质疏松性骨折的诊断中相辅相成，不可偏废。

骨骼的“密度”这一物理学概念因检测技术方式的差异，其检测结果被表述为线密度、面积密度和体积密度三种方式。面积密度是由双能量X线吸收法（DXA）测定得到的结果，其测定值可重复性较好，加之检测方法较为简便易行，故WHO推荐在骨质疏松症的诊治过程中，将面积密度作为骨质疏松症的诊断与疗效随访的指标。这一推荐基本得到了全球各个骨质疏松学术组织的认可。

骨质疏松症的生化检查包括常规的钙磷代谢指标、骨代谢调节激素指标、骨组织代谢指标三类。这些指标对骨组织细胞功能、骨组织代谢过程有各自的代表性，正是它们的变化造成了骨密度、骨结构或者说骨骼性状等改变。特别是骨组织代谢指标，可能与骨密度变化、骨质疏松症的发生与治疗转归等关系更为密切，被认为是疗效监测的一个重要方面。

当然，对于区分各种不同机制所导致的骨代谢疾病，钙磷代谢指标、钙磷代谢调节激素、骨组织代谢指标将发生不同的变化，对相关疾病的诊断与鉴别诊断有十分重要的临床价值。

对于骨质疏松症的诊治而言，血清钙磷、尿钙磷、PTH与维生素D、骨形成指标（如ALP、PⅠNP、BALP、BGP、PⅠCP）、骨吸收指标（如CTX、NTX、TRAP5b）水平往往是指导正确诊治的基本条件，需尽可能完善相关检查。骨质疏松症患者往往会因为处于疾病发生发展的不同阶段，这些指标的变化也不尽相同，但是，对于绝大多数骨质疏松症患者，上述生化指标基本维持在正常参考范围内。

四、骨质疏松症的诊断流程

骨质疏松症的临床诊断方法有两种：一是基于DXA骨密度检测结果，另一是基于骨质疏松性骨折事件。前者在临床上具有更好的可操作性，特别是它具有较为客观和准确量化的特点，因此也是最值得推荐的方法；后者则基本不具备可操作性，只是反映了骨质疏松症的一种结果，加之往往存在主观判定的因素，故不推荐其作为最佳的临床诊断方法。

基于骨密度检测结果的诊断，也是需要进行仔细鉴别诊断的。切忌一旦发现DXA骨密度T值≤-2.5，就立即判定为骨质疏松症。骨质疏松症的基本诊断步骤推荐如下：①骨密度降低是否达到规定的骨质疏松症诊断标准？②骨密度降低是否是骨质疏松症所致？③是否存在导致骨质疏松症的继发因素？④如果是原发性骨质疏松症，分类如何？通过完成这几个步骤，骨质疏松症的诊断即可基本明确。

1. 诊断标准　是大家统一遵守的基本规则，关键是如何解读每一个患者的骨密度检测结果。也就是说，骨密度检测的基本原理、可能存在的导致检测误差的影响因素、如何影响检查结果等多个方面都需要研究与推敲，做出较为客观的判断。DXA骨密度值是X线被阻挡的比例的直接反映，任何可能造成X线被阻挡的因素都可能影响骨密度值，从而引起骨密度的测定值比实际值升高。比如，检测体位、骨密度本身、骨骼大小、骨骼变形、与骨骼投影重叠的结构（骨质增生、大血管钙化、肌肉与脂肪、肠道内容物等）都是非常重要的因素，它们将导致骨密度值升高，使骨质疏松症的诊断率下降，即假阴性突出。如果同时进行X线平片检查，将有助于临床做出正确的判断。

2. 有许多骨骼疾病都可引起骨密度降低　换句话说，骨密度降低不一定是骨质疏松症。骨软化、骨肿瘤或肿瘤骨转移、甲旁亢、成骨不全症等都可导致骨密度低下，但它们导致骨密度降低的原理却各不相同。骨质疏松症患者骨密度降低表现为骨组织内骨基质与骨矿物质等比例降低；骨软化患者骨密度降低则是骨基质含量相对过多、骨矿物质沉着（骨矿化）不足；骨肿瘤或肿瘤骨转移时的骨密度降低则是骨组织不均一分布或局部骨吸收的结果。骨骼的这些变化，可以通过骨组织计量学、X线平片、骨活检等方法进行鉴别。

3. 分析大致原因　在明确骨密度降低是骨质疏松症的结果后，还需要对导致骨质疏松症的大致原因进行分析。继发性骨质疏松症首要的治疗措施是消除继发因素，这与原发性骨质疏松症的治疗原则大不相同，故这一诊断环节的临床价值十分突出。常见的导致骨质疏松症的继发因素包括：①影响骨代谢的内分泌疾病（性腺、肾上腺、甲状旁腺及甲状腺疾病等）；②影响骨代谢的免疫性疾病（如类风湿性关节炎）；③影响钙和维生素 D 吸收与利用的肠道和肾脏疾病；④骨肿瘤（如多发性骨髓瘤）或肿瘤骨转移等；⑤影响骨代谢的药物（如糖皮质激素、胰岛素增敏剂、质子泵抑制剂、华法林、抗惊厥药物等）；⑥其他，如各种先天和获得性骨代谢异常的疾病。

但是，原发性骨质疏松症患者以老年人居多，在这一人群中，往往并发存在多种慢性疾病或者使用多种药物，对于长期没有进行骨骼健康检查的个体，当其新诊断为骨质疏松症时，则骨质疏松症的病因很可能不能明确是否为疾病或药物所致。此时，建议按 WHO 推荐的骨质疏松症诊断标准进行分类即可，即分为骨量减少、骨质疏松症或严重骨质疏松症，不必再对病因进行过多的纠缠。一方面因为指南仅按此种分类方式进行治疗指导，另一方面是由于这些可能的继发因素不能消除。

4. 分类　对于诊断为原发性骨质疏松症的患者，还可进一步分类为特发性、绝经后和老年性骨质疏松症三类。这种分类既有利于统计与科学研究，也将有利于抗骨质疏松药物的选择。

目前，并不推荐采用骨折事件作为诊断骨质疏松症的最佳方法，其主要原因有以下几点：①不能用于患者个体诊疗随访。即患者在接受抗骨质疏松药物治疗过程中，发生骨折不代表诊疗失败，未发生骨折也不代表诊疗成功。②不能准确量化。即有无骨折存在、是否为骨质疏松性骨折、骨折轻重程度等的临床判断具有一定主观性。③对于骨质疏松性骨折的诊断而言，一处骨折与多处骨折并无本质性差别，对治疗方案的选择帮助不大。④骨折已经是骨质疏松症的不良后果，用骨折来诊断骨质疏松症可能已经延误了最佳的诊疗时机。

但是，骨质疏松性骨折的发生常被认为是骨质疏松症疾病较为严重的标志性事件，WHO、ISCD（国际骨密度测量学会）、IBMS（国际骨矿研究会）等均认可这一判断方式，各组织均推荐其作为骨质疏松症的诊断标准。此时，需要采取更为积极的临床诊疗方案：包括更全面的诊断评估、更积极和有效的治疗方案、更密切的随访管理、更长期的药物治疗疗程等。

这里有一个问题，什么样的骨折才算是（恰恰是主观性的体现）骨质疏松性骨折？非暴力骨折、低暴力骨折、低创伤骨折、脆性骨折都是骨质疏松性骨折的表述形式，它们都该怎么界定呢？目前并没有标准的定义，我国指南也没有明确规定。有五种方法可以推荐给大家参考，用于判断骨质疏松性骨折：①发生在绝经后或 50 岁以后的骨折；②按常规推理不该发生而发生了的骨折；③用 X 片检查，发现患者骨骼已经存在骨质疏松表现；④从人体重心及以下高度跌落后发生的骨折；⑤出现在经典骨质疏松性骨折部位的骨折，即胸腰交界处椎体骨折、髋部骨折、桡骨骨折。不过，我们从中都可以看出诊断骨质疏松性骨折具有一定主观性，是人为规定、推荐的结果。

五、骨质疏松症的治疗

在国内外指南中，骨质疏松症的治疗常常分为基础措施与抗骨质疏松药物治疗两个部分，我国现行骨质疏松症指南也不例外。其实，这样的治疗分类指导意见意味着两者具备完全不同的临床价值，不能相互替代，但同时又是相辅相成两个部分，组成一个完整的有机统一体（即治疗方案）。

（一）基础措施

就像高血压患者需要低盐饮食、糖尿病患者需要糖尿病饮食及运动治疗等基础措施一样，骨质疏松症的基础措施也被认为是防治本病发生发展及在治疗本病过程中不可或缺的基本条件。这些条件主要包括影响骨骼健康的生活方式、骨骼发育与维护骨代谢平衡的物质需求。

1. 健康的生活方式　既强调保持利于骨骼发育、骨代谢维护的生活方式，比如饮食中摄入充足的元素钙、低盐饮食、适量蛋白质摄入（避免过多或不足）、户外负重运动、足够日光照射等；也强调避免或减少骨骼损害的生活方式，比如限制咖啡摄入、戒烟限酒、避免跌倒等。其中，充足的钙、负重运动、日光照射、跌倒的防护是骨质疏松症及骨折防治过程中尤为重要的几个部分。但是，这些生活方式究竟如何影响骨骼、影响程度如何、量化评估标准、对不同年龄或性别的重要性、相互之间可能的交叉影响等问题，几乎都没有完全明确，指南也没有相应的推荐意见，有必要加以关注。

2. 满足钙与维生素 D 需求　钙在体内无法合成，但人体每日均从尿中排除钙元素约 100 ～ 300mg，而血液中钙离子浓度却必须维持在正常范围方可发挥其多种重要的生理作用，故必须有足够的血钙来源对其进行补充。其补充的来源之一是从肠道吸收，另一来源则是人体钙库中的钙释放，还有少部分源于尿钙的重吸收。这一系列过程即是所谓的钙平衡。骨骼中钙盐含量约占人体元素钙的 99%，骨骼即是人体最重要的钙库。

在骨骼生长发育过程中，骨骼体积不断增加，钙盐也一直不断以相对恒定的比例沉积于骨骼内。钙盐是骨骼最主要的无机盐，是维持骨骼刚性的重要基础。人在进入中老年以后，由于多种钙调节激素（特别是维生素 D）变化以及胃肠道功能改变，胃肠道来源的钙则相对不足或利用不足，产生负钙平衡，这将加速骨钙释出，骨骼钙盐总量（骨矿含量）逐渐减少，此即骨量丢失的基础。因此，从胃肠道补充足够的钙、加强钙的吸收利用、抑制骨钙的释出都是阻止骨钙丢失的重要环节。

骨质疏松症的治疗要达到增加骨矿含量的目的，就需要有足够的钙沉着于骨基质，此时，增加胃肠道元素钙的摄入与吸收、增加肾小管钙重吸收都十分必要，这一系列过程都有一个最重要的激素——维生素 D 的作用。维生素 D 不足或其作用不足在中老年人群较为普遍，它与维生素 D 的摄入不足、体内合成能力下降及活化能力下降都存在一定关系。故补充足够的维生素 D 与补充足够的钙都同等重要。

目前，我国尚缺乏维生素 D 不足、钙摄入不足的大型流行病学资料，指南仅结合有限的国内材料与国外资料并针对我国骨质疏松症防治的需求进行了一般性推荐，如每日元素钙摄入不低于 800mg、维生素 D 需求达 800U 以上。显然，具体每一个患者在不同的时期或不同病情情况下其补充剂量并不完全一样，需要医师进行个体化的推荐。

（二）抗骨质疏松药物治疗

如前所述，抗骨质疏松药物治疗与骨质疏松症的基础治疗是相对独立的两个部分，它们一起构成了骨质疏松症的治疗方案。这一点，国内外的指南具有共性，同时也从另外一个方面表明，抗骨质疏松药物是独立于钙剂、维生素 D 而存在的特殊药物。对于抗骨质疏松药物，可以参考对其他疾病治疗药物的方式进行理解，如降压药，限盐是高血压病的基础治疗措施，不是降压治疗，降压药的使用才是降压治疗的关键。类似地，抗骨质疏松药物的使用才是骨质疏松症治疗的关键所在，这也是此类药物的临床价值所决定的。抗骨质疏松药物的临床价值主要体现在能够提高骨密度，降低骨折风险两个方面。当然，降低骨转换指标、改善骨痛等有时也可供参考。

对于抗骨质疏松药物，需要关注其适应证、分类方式、疗程以及联合用药等几个方面。

指南规定的抗骨质疏松药物治疗适应证包括：①存在骨折危险因素的骨量低下患者；②骨质疏松症者；③无骨密度测定条件时，以下患者均需考虑药物治疗：发生过脆性骨折或 OSTA 筛查存在骨质疏松症高风险、FRAX 计算的十年髋部骨折概率≥3% 或重要的骨质疏松性骨折发生概率≥20%。对于前两者，在临床上较容易明确，也容易理解。而第三点所建议的却值得商榷，原因如下：脆性骨折的判断本身具有主观性；OSTA 是亚洲部分国家学会组织认可的，虽然我国骨质疏松组织也认同，但没有充分的临床数据予以支持；推荐的 FRAX 计算结果更多是源于欧美数据分析的结果，我国是否也适合采用还不得而知。

抗骨质疏松药物通常按照作用机制进行分类，主要包括以抑制骨吸收作用为主的抗骨吸收药物，或以促进骨形成作用为主的促骨形成药物。我国指南还专门提出了一些多重作用或机制不明的药物，如活性维生素 D、中药等，这是与国际公认的分类方式明显的区别。其中，抗骨吸收药物临床应用最为广泛，其所得到的研究也最为深入，特别是二磷酸盐类药物，近二十年的研究充分证明其可靠的有效性与安全性，几乎适合绝大部分骨质疏松症患者。

抗骨质疏松药物治疗的疗程一直是大家关注的一个热点，但如同国外指南一样，我国现行的指南也并未给出相关的建议。究其原因，可能有以下几点：①骨质疏松症本身发生、发展、转归的规律还未完全阐明，其治疗到什么程度为止，没有定论；②抗骨质疏松药物在提高骨密度和降低骨折风险方面不完全一致，临床上以哪一个为准存在争议；③长期使用抗骨质疏松药物的一般安全性与骨骼安全性未完全明确，特别是骨骼安全性，往往不是短时间内可以证明的。比如二磷酸盐，其在骨骼内可存在数年或数十年，停止药物治疗以后，它们的作用如何尚未明确；④不同抗骨质疏松药物的有效性、安全性甚至经济性等多方面均存在明显差异，不适合统一规定疗程。

制定一个合理的骨质疏松症治疗方案，至少需要钙剂、维生素D、抗骨质疏松药物三者同时应用，但是，这并不是抗骨质疏松药物的联合应用。联合用药是指两种或两种以上抗骨质疏松药物同时用于一个患者的骨质疏松治疗。国内外的指南并不主张抗骨质疏松药物之间的联用，主要是联合用药的疗效并不能达到两种药物效果叠加的效应，甚至还可能存在作用的相互抵消，即联合用药提高骨密度和降低骨折发生率的效果可能还不如单一抗骨质疏松药物。至于抗骨质疏松药物可否序贯使用、有无必要序贯使用、如何序贯使用等，虽有一些临床试验数据，但并没有强有力的临床证据支持，尚无定论。

总之，有关骨质疏松症的治疗、抗骨质疏松药物的使用等尚处于发展过程中，许多问题还没有绝对的循证医学的证据，值得进一步研究。

（三）骨质疏松症治疗过程中的其他问题

1. 关于康复治疗　指南提出了骨质疏松症需要康复治疗的概念，其内容包括采取何种治疗方式、达到何种目的等。但是，目前绝大多数的康复治疗研究是针对骨质疏松性骨折后骨骼、关节、肌力等功能恢复进行的，对骨质疏松症本身而言，康复治疗的作用究竟如何，需要更多的临床证据方可阐明。

2. 关于骨质疏松性骨折治疗　骨折是骨质疏松症的直接后果，人群中十分普遍。在20世纪90年代，美国的年骨质疏松性骨折数量已达150万例次，我国尚缺乏较准确的数据。本次的指南未做出关于骨质疏松性骨折的建议，是一大明显的缺陷。不过，需要强调的是，骨质疏松性骨折患者需要给予全面的处理，除骨折的及时处理外，长期的患者管理包括骨质疏松症教育、骨质疏松症的相关检测、骨质疏松症的基础措施、抗骨质疏松药物治疗与随访，都值得进一步规范。

3. 关于骨质疏松症患者的长期管理　骨质疏松症是中老年人最常见的一种骨骼疾病，其发生发展隐匿，不容易引起注意和重视。全面预防、治疗和管理骨质疏松症患者是一个尚未明确提上议事日程的艰巨任务，我国指南也还未做出相应的具体建议。其管理的内容至少应该包括骨质疏松症防治教育、骨质疏松症高危人群的筛查与干预、骨质疏松症患者骨代谢指标及骨密度检测、骨质疏松症的基础措施与抗骨质疏松药物的规范使用、骨折干预等。

第六节　骨质疏松的康复

一、概述

（一）分类

骨质疏松系骨代谢障碍的一种全身性骨骼疾病，依据病因可分为原发性骨质疏松、继发性骨质疏松和特发性骨质疏松。

1. 原发性骨质疏松　又分为：①妇女绝经后骨质疏松症（Ⅰ型骨质疏松）：一般发生在妇女绝经后5～10年内；②老年性骨质疏松症（Ⅱ型骨质疏松）：指70岁后的老人发生的骨质疏松；女性的发病率为男性的2倍以上。前者主要与绝经后雌激素不足有关，后者主要与衰老改变有关。

2. 继发性骨质疏松　它是由某些疾病或药物病理性损害骨代谢所诱发的骨质疏松，如代谢性疾病、内分泌疾病、结缔组织疾病和影响骨代谢的药物等引起的骨质疏松，可由一种致病因素或多种致病因素引起。继发性骨质疏松的常见原因有内分泌性代谢疾病、骨髓疾病、结缔组织疾病、营养因素、药物因素、失用性因素等。

3. 特发性骨质疏松症　主要见于8～14岁青少年，无明确的原因，与遗传关系密切。此外，妇女在妊娠期和授乳期钙常摄取不足，骨钙可流失8%～10%，因而易发生骨质疏松。

（二）诊断要点

骨强度反映了骨骼的两个主要方面，即骨矿密度和骨质量，目前尚缺乏直接测量骨强度的手段。用于评估骨质疏松症的指标是：发生了脆性骨折和（或）骨密度低下。

1. 脆性骨折　是骨强度下降的最终体现，有过脆性骨折即可诊断为骨质疏松症。

2. 骨密度测定（BMD）　仅能反映大约70%的骨强度。BMD是目前诊断骨质疏松症、预测骨质疏松性骨折风险、监测自然病程以及评价药物干预疗效的最佳定量指标。

（1）双能X线吸收法（DXA）：WHO推荐的诊断骨质疏松的标准：①骨密度值低于同性别、同种族健康成人骨峰值不足1个标准差属正常；②降低1.0～2.5个标准差之间为骨量低下（骨量减少）；③降低程度等于或大于2.5个标准差为骨质疏松；④骨密度降低程度符合骨质疏松症诊断标准同时伴有一处或多处骨折时为严重骨质疏松。用T-score（T值）表示，即T值>-1.0为正常；-2.5≤T值<-1.0为骨量减少；T值≤-2.5为骨质疏松。常用的测量部位是腰椎1～4（L_1～L_4）和股骨颈，DXA测定骨密度要严格按照质量控制要求。

（2）定量超声测定法（QUS）：QUS经济、方便，适用于筛查，尤其适用于妇女和儿童，在诊断骨质疏松症及预测骨折风险时有参考价值。

（3）X线摄片法：X线摄片法是对骨质疏松症所致骨折进行定性和定位诊断的一种比较好的方法。常用的摄片部位包括椎体、髋部、腕部、掌根、跟骨和管状骨。由于该法诊断骨质疏松症的敏感性和准确性较低，只有当骨量下降30%才可以在X线摄片中显现出来，故对早期诊断的意义不大。

（4）实验室检查：包括血、尿常规，肝、肾功能，血糖、钙、磷、碱性磷酸酶、性激素和甲状旁腺激素等。此外，还有股转化指标：①骨形成指标：血清碱性磷酸酶（ALP）、骨钙素（OC）、骨源性碱性磷酸酶（BALP）、Ⅰ型前胶原C端肽（PICP）、N端肽；②骨吸收指标：空腹2小时尿钙/肌酐比值，或血浆抗酒石酸酸性磷酸酶（TPACP）及Ⅰ型胶原C端肽（S-CTX），尿吡啶啉（Pyr）和脱氧吡啶啉（d-Pyr），尿Ⅰ型胶原C端肽（U-CTX）和N端肽（U-NTX）。

二、主要功能障碍

1. 疼痛　患者可有腰背酸痛或周身疼痛，负荷增加时疼痛加重或活动受限，严重时翻身、起立、坐及行走都有困难，腰背痛是骨质疏松症最常见的症状。初起时的腰部疼痛只在活动时出现，稍微休息即可缓解。随着时间的推移，骨质疏松程度加重，将出现持续的腰背部疼痛，虽经休息也容易缓解，有时还伴有多处骨关节痛、软组织抽搐痛或神经放射状痛。在腰背部疼痛的情况下，如果再长时间地保持某一种姿态不变如久站、久坐等都可促使疼痛加重，在用力或持拿重物时可以诱发疼痛加重。若伴有骨折（无论有明显外伤或不明显外伤史），原有的持续疼痛症状会有所加重。

2. 骨折　脆性骨折是指轻度外伤或日常活动后发生的骨折。发生脆性骨折的常见部位为肋骨、腰椎、髋部、桡、尺骨远端和股骨的近端。①髋部骨折以老年性骨质疏松症患者多见，通常于摔倒或挤压后发生；②腰和胸椎压缩性骨折常导致胸廓畸形；后者可出现胸闷、气短、呼吸困难，甚至发绀等表现，易并发肺部感染；③脊柱压缩性骨折多见于绝经后骨质疏松症患者。

3. 脊柱变形　骨质疏松严重者，可有身高缩短和驼背。这是骨质疏松症的又一主要症状，人体的脊椎椎体本来是松质骨。很容易因骨质疏松而改变，当骨质疏松患者的内分泌紊乱，骨代谢异常，钙的大量丢失，骨小梁萎缩，骨量减少，导致骨结构松散，骨强度减弱等种种因素，使脊椎的承重能力减退的情况下，即使承受本身体重的重力，也可使椎体逐渐变形，若在椎体前方压缩，即呈楔形变形。特别在胸$_{11}$到腰$_3$。由于这些节活动度大，其承受重力也相应地多于别的椎体，多个椎体变形后，脊柱随之前倾，腰椎生理前凸消失，出现了驼背畸形，若驼背畸形继续发展则腰背疼痛症状会日益加重。

由于年龄增加和活动量少等因素，身体各组织、器官会出现退行性变性，椎体间软组织的退行性变性使椎体间的间隙变窄，因骨质疏松引起骨结构松散，强度减弱，原有呈立柱状的椎体，每个约高2cm，受压变扁后，每个椎体可以减少1～3mm，24节椎体的缩减和椎体间隙变窄，使人体的身高可以缩短约几个厘米，甚至更多。随着年龄的增长，骨质疏松程度加重，驼背曲度加大，增加了下肢各关节的负重，出现了多关节的疼痛，尤其是膝关节的周围软组织紧张、痉挛，膝关节不能完全伸展，疼痛更加严重。

三、评估

（一）危险因素

1. 年龄、性别、遗传　据研究表明，女性绝经期后多见，男性则65岁以后发病较多。遗传因素也是本病的重要危险因素。遗传因素决定个人的峰值骨量和骨骼大小，峰值骨量越高，骨骼越重，到老年发生骨质疏松的危险性就越小。一般认为，体型瘦小的人，峰值骨量也低于正常人，发生骨质疏松症的危险性明显高于其他体型的人；不同人种的发病率也不相同，骨质疏松症多见白种人，其次为黄种人，黑人较少；家族中患本病较多者，本人患此病的危险性明显增高。

2. 内分泌影响　老年人由于性功能下降，抑制骨吸收和促进骨形成的性激素水平明显降低，尤其是绝经后的女性。

3. 营养　老年人由于牙齿脱落及消化功能降低，进食少，多有营养缺乏，使蛋白质、钙、磷、维生素及微量元素摄入不足。

4. 活动　老年人户外运动减少，缺少阳光照射，尤其是长期卧床的老年人，骨骼缺乏负重及肌活动等刺激，使成骨细胞缺乏足够机械应力刺激，活性降低，而破骨细胞的活性增高，导致骨质脱钙，造成废用性骨质疏松。

5. 药物因素　长期使用类固醇激素、甲状腺素、肝素等，均可影响钙的吸收，尿钙排泄增加，促进骨量丢失。

（二）健康史

询问老年人日常饮食结构；运动及体力活动；有无腰痛及疼痛的性质；有无骨折，既往有无长期服用某些药物的情况。

四、康复原则与目标

1. 康复原则　减轻或消除患者的焦虑，减轻疼痛，做好疾病的预防工作，积极对症处理临床症状，降低骨折的发生率。

2. 康复目标　①短期目标：防治骨折，减少并发症，降低病死率；②长期目标：提高疾病的康复水平；改善生存质量。

五、康复措施

（一）预防骨折的发生

骨折是骨质疏松症最严重的并发症。降低骨折发生率是康复护理的最重要和最终的目的。

1. 药物预防　对具高危的人群，包括轻微或无暴力的骨折，尤其亦存在骨质疏松的其他危险因素时，应给予药物防治。

（1）钙剂与维生素D：①维生素D，维生素 D_2 或 D_3：400～800IU（25～40μg）/d；②骨化三醇［1，25（OH）$_2D_3$］，0.25～0.5μg/d。

（2）降钙素（CT）：抑制骨吸收，减慢骨量丢失，增强骨强度，降低骨折发生率，具有镇痛作用。①密盖息注射剂（Miacalcin，鲑鱼降钙素SCT）：50～100IU，肌内注射，或皮下注射，每日或隔日1次，或每周注射2次。②密盖息鼻吸剂：200IU/滴，每日或隔日1次，或使用3个月停3个月，依从性好，不良反应小，可连续使用数年。③益钙宁注射剂（Elcitonin，ECT，鳗鱼降钙素）：20IU/次，肌内注射，每周1次，疗效较密盖息差。

（3）二磷酸盐：抑制破骨细胞。①阿仑磷酸盐（alendromate，福善美）：10mg/d或70mg/周，空腹晨服，立位或坐位，半小时内不进食。②利塞膦酸钠：5mg/d，同上。

（4）选择性雌激素受体调节剂（SERM）：雷诺昔芬：60mg/d。

（5）促进骨形成药物：骨转换低者用。①依普黄酮：600mg/d；②氟化钙类如特乐定、氟钙定。

（6）性激素替代疗法（HRT）：可延缓或防止骨量丢失。①尼尔雌醇（nilestriol，戊炔雌三醇）：1～2mg，每2周1次。②联合用甲羟孕酮：6～10mg/d，每3～6个月用7～10天。③替勃龙（tibolone，甲异炔诺酮）：1.25～2.5mg/d。

2. 有骨折者　应给予牵引、固定、复位或手术治疗　骨折患者要尽量避免卧床、多活动，及时给予被动活动，以减少制动或失用所致的骨质疏松。

3. 锻炼要适当　任何过量、不适当活动或轻微损伤均可引起骨折。

（二）运动治疗

运动是防治骨疏松症最有效和最基本的方法。1989年WHO明确提出防治骨质疏松症的三大原则是补钙、运动疗法和饮食调节。运动要量力而行，循序渐进，持之以恒。应设计个人的运动处方。如患者正处于疼痛期，应先止痛及向有关医务人员查询，方可做运动。

1. 增加肌力和耐力的方法　①握力锻炼或上肢外展等长收缩，用于防治肱、桡骨的骨质疏松；②下肢后伸等长运动，用于防治股骨近端的骨质疏松；③防治胸腰椎的骨质疏松，可采用躯干伸肌等长运动训练，即在站位或俯卧位下进行躯干伸肌群、臀大肌与腰部伸肌群的肌力增强运动，每次10～30分钟，每周3次。

2. 有氧运动　以慢跑和步行为主要方法，每日慢跑或步行2 000～5 000m，防治下肢及脊柱的骨质疏松。

3. 改善平衡能力　增加平衡，预防摔倒。

（1）下肢肌力训练：①坐位：足踝屈伸；②坐位：轮流伸膝；③扶持立位：轮流向前提腿45°（膝保持伸直）；④从坐位立起；⑤立位：原地高提腿踏步。

（2）平衡能力训练：①立位：摆臂运动；②立位：侧体运动；③立位：转体运动。

（3）步行训练：在平地上步行，每日多次，每次50～100m，逐渐增加距离，重点在锻炼步行稳定性和耐力，适当矫正步态，不要求走得快。

（4）练习太极拳：临床观察及研究已证实练习太极拳，有助于改善平衡功能，减少摔倒。根据体能情况练习全套，或只练习几节基本动作。

（5）健足按摩：①按摩足底涌泉穴，早晚各做一次，以擦热为度；②按摩小腿足三里穴，每天2～3次，每次5～10分钟（自我按摩或由他人按摩）。

（三）物理因子治疗

1. 消炎止痛功效的物理因子　如低频及中频电疗法、电磁波及磁疗法、按摩疗法等。

2. 促进骨折愈合类的物理因子　可采用温热疗法、光疗法、超声波疗法、离子导入疗法及磁疗法。

（四）继发骨折的康复

1. 脊柱压缩性骨折　静卧期间可进行床上维持和强化肌力训练，主要进行腰背肌、臀肌、腹肌的等长运动训练，3～4周后逐渐进行坐位、站立位的上述肌肉肌力和耐力训练。应坚持早期和以躯干肌等长训练为主的原则，禁止屈曲运动以免引起椎体压缩性骨折，卧位坐起时应保持躯干在伸直位，经侧卧位坐起，或戴腰围后坐起，以防屈曲躯干而加重疼痛或加重椎体压缩。

2. 全髋关节置换术后的康复　分为术前（下肢程序训练，术前一周停止吸烟，深呼吸及腹式呼吸运动等）、术后（急性治疗期训练、早期柔韧性及肌力强化训练、后期恢复训练等）。

六、康复指导

（一）用药指导

补钙及维生素D时，注意复查血钙和尿钙，以免产生高钙血症和高尿钙症，以致发生尿路结石，若尿钙>300mg/d和尿钙/尿肌酐比值>0.3时，应暂停服用。长期雌激素替代治疗，要密切衡量其利弊，因可能增加乳癌及子宫内膜癌的发生率，应定期妇科及乳腺检查，并应注意防止血栓栓塞症发生的危险，由于有如此的危险性，现已较少应用此疗法。二磷酸盐治疗期间注意服药方法，防止药物对上消化道损伤。

（二）饮食调理

骨质疏松症患者的饮食需均衡，适量进食蛋白质及含钙丰富的食物、蔬菜和含有丰富维生素C的水果，如牛奶、鱼、豆制品；橙、柑、奇异果为佳，减少钠盐摄入及少吃腌制食物，如榨菜、腊味食品、罐头食品等，可减少钙质流失。

（三）保持正确姿势

保持良好的姿势，如正确的卧位和坐位姿势：卧位时用硬床垫和较低的枕头尽量使背部肌肉保持挺直，站立时肩膀要向后伸展，挺直腰部并收腹；坐位时应双足触地，挺腰收颈，椅高及膝；站立时有意识地把脊背挺直，收缩腹肌增加腹压，使臀大肌收缩，做吸气的动作，使胸廓扩展，伸展背部肌肉；其次是面向前方，收回下腭，双肩落下。尽量做到读书或工作时不向前弯腰，尽可能地避免持重物走路。

（四）安全措施

跌倒是患者骨折及软组织创伤的主要因素，因此要注意家居安全。家里有充足的光线，地面要保持干燥，无障碍物，地毯要固定。患者的鞋需防滑，鞋底有坑纹、平而富于弹性，对站立不稳的患者，应配置合适的步行器。

（五）强调三级预防

1. 一级预防　从青少年开始，注意合理的饮食，适当的体育锻炼，养成健康的生活方式，如注意合理营养应多食蛋白质及含钙丰富的食物，如牛奶、豆制品、蔬菜及水果。钙是提高骨峰值和防治骨质疏松症的重要营养素，WHO指出钙剂是骨质疏松症的膳食补充剂，补钙是预防骨质疏松症的基本措施，我国营养学会制定：成人每日元素钙摄入推荐量是800mg。避免嗜烟和酗酒，少喝咖啡和碳酸饮料。对骨质疏松症的高危人群，要重点随访。防治影响骨代谢疾病；限制影响骨代谢药物的应用等。

2. 二级预防　对绝经后的妇女，应及早的采取对策，积极防治与骨质疏松症有关的疾病，如糖尿病、甲状腺功能亢进症、慢性肾炎、甲状旁腺功能亢进症等。

3. 三级预防　对已患有骨质疏松症的患者，应预防不恰当的用力和跌倒，对骨折者要及时进行处理。

第十二章

干燥综合征

第一节　概述

干燥综合征（SS）是一种以侵犯外分泌腺，尤其是唾液腺及泪腺为主的慢性自身免疫性疾病，以灶性淋巴细胞浸润为病理特点。临床上主要表现为干燥性角结膜炎、口腔干燥症，还可累及其他多个器官如皮肤、骨骼肌肉、肾、呼吸循环系统、消化系统、神经系统和血液系统等。多数患者有明显的高球蛋白血症，RF 阳性，抗核抗体阳性，其中以抗 SSA 和抗 SSB 抗体为主。其他实验室检查还包括滤纸试验、角膜染色、唾液流率、腮腺造影和唇腺活检等。该病可分为原发性（PSS）和继发性两种。继发于结缔组织病（如类风湿关节炎、系统性红斑狼疮和硬皮病等）和特殊病毒感染等称为继发性干燥综合征，不并发其他疾病者称为原发性干燥综合征。目前尚无根治方法，主要是替代和对症治疗以缓解干燥症状，近年来部分生物制剂已开始用于 PSS 的治疗，确切疗效尚需大规模临床试验进一步证实。本章主要介绍 PSS。

早在 1888 年，Hadden 首先描述了 1 例同时存在唾液和泪液缺乏的患者。1892 年 Mikulicz 报道了 1 例双侧腮腺及泪腺肿大的患者，腮腺活检显示大量淋巴细胞浸润，称为 Mickulicz 综合征。1933 年瑞典眼科医生 Henrick Sjogren 首次详细描述了 19 例伴有口干燥症的干燥性角结膜炎患者的组织学检查结果，他提出该病是一个系统性疾病，后以 Sjogren 综合征命名。1953 年 Morgan 认为 Mikulicz 综合征与 Sjogren 综合征的组织病理学改变是一致的。1965 年 Block 等对 62 例患者进行分析，首先提出了 PSS 这一概念，对其临床、病理作了较全面概述，并提出它与淋巴瘤有一定联系。自 20 世纪 70 年代抗 SSA（Ro）抗体和抗 SSB（La）抗体被证明与本病密切相关后，奠定了本病是自身免疫病的基础。1980 年 Talal 提出自身免疫性外分泌腺病这一名词，从概念上表达 Sjogren 综合征的含意。1995 年，Moutsopoulos 根据临床及免疫病理学研究进展，建议命名本病为自身免疫性上皮炎。随着历史的发展，这些命名逐渐被统一，目前国际上通用的命名为 Sjogren syndrome，国内译为干燥综合征。1997 年国际 SS 会议提出“干燥轮”的概念，意在强调 SS 变化的全身性：以外分泌腺为中心，可以影响到全身各个系统。

PSS 属全球性疾病，国际上根据不同诊断分类标准所做的流行病学调查显示，人群的患病率为 0.5%～1.56%，男女患病率约为 1∶9。本病好发年龄为 40～50 岁，发病年龄在 30～60 岁的患者约占全部病例的 90%，但任何年龄均可发病，包括儿童和青少年。按圣地亚哥标准，我国人群中 PSS 的患病率为 0.29%，按哥本哈根标准则为 0.77%，老年人患病率为 2%～4.8%，是仅次于类风湿关节炎的第二常见的结缔组织病。

第二节　病因与发病机制

PSS 的病因和发病机制尚未完全清楚。它是在遗传、病毒感染和性激素异常等多种因素共同作用下，导致机体细胞免疫和体液免疫的异常反应，在 T 辅助细胞的作用下，B 淋巴细胞功能异常，产生多种自身抗体、多克隆的免疫球蛋白以及免疫复合物，通过各种细胞因子和炎症介质造成组织损伤，致使唾液腺和泪腺等组织发生炎症和破坏性病变。外分泌腺淋巴细胞浸润是PSS免疫异常的重要表现，在疾病的初期，主要为唾液腺的T淋巴细胞浸润。大多数患者血中免疫球蛋白增加，出现多种自身抗体，包括器官特异性抗体，如抗唾液腺上皮细胞抗体，也包括非器官特异性抗体，如抗核抗体、类风湿因子、抗SSA及抗SSB抗体等。

1. 遗传因素　有研究显示，HLAⅡ类基因（HLA－A1，HLA－B8及HLA－DR3/DQ2单倍型）在白种人中与PSS相关。HLA－DR3与抗SSA和抗SSB抗体的产生有关。除了HLA等位基因外，其他涉及系统性炎症反应、细胞因子、细胞凋亡的调节基因也可能与疾病有关，但未获得肯定结果。

2. 自身免疫耐受异常

（1）细胞免疫：PSS的细胞免疫异常多出现在受累的外分泌腺体的局部组织。以唇小涎腺为例，在活检的组织中，可见T细胞在导管上皮细胞周围浸润，$CD4^+$辅助T细胞约占70%～80%，$CD8^+$T细胞约占10%，所以现临床上以下唇活检组织中所见到的淋巴细胞浸润程度来作为诊断PSS的指标之一。

研究表明，在趋化因子CXCL10/IP－10的趋化作用下，Th1细胞在腮腺聚集，分泌IFN－γ，TNF－α及IL－12等细胞因子。除此之外，SS患者及小鼠模型的唇腺组织中有Th17浸润，且促进Th17细胞分化的细胞因子（IL－6，IL－23及TGF－β）增高。而具有免疫调节作用的Treg细胞存在缺陷。有研究发现，SS患者外周血及唾液腺中Treg细胞的数量明显减少，而其功能无明显异常，且浸润在唾液腺的FoxP3＋T细胞的数量与淋巴细胞浸润灶的数目正相关。由于$CD4^+$T细胞增多，导致B淋巴细胞功能亢进，产生大量自身抗体。大量淋巴细胞浸润可使组织结构破坏，导致腺体功能丧失。

同时，有人报道$CD8^+$中有抑制功能的T细胞数目减少，因此造成B细胞大量增殖。

（2）体液免疫：PSS患者突出的表现是高球蛋白血症和多种自身抗体存在，反映了其B淋巴细胞功能高度亢进和T淋巴细胞抑制功能的低下。

自身抗体产生、高球蛋白血症、异位生发中心形成表明B细胞激活在PSS发生发展中起重要作用。研究表明，患者外周血中$CD27^+IgD^+IgM^+CD5^+$记忆B细胞数量减少，而唇腺组织中$CD27^+$记忆B细胞增多。这可能与细胞趋化有关，也能与外周血记忆B细胞表面CD27分子脱落有关。

B细胞活化因子（BAFF）是B细胞增殖活化的重要细胞因子，可以促进抗体的产生。SS患者血清及受损的唾液腺中BAFF水平升高，且与血清IgG及抗SSA抗体、抗SSB抗体、循环$CD19^+CD38^+IgD^+$细胞数量以及淋巴细胞浸润灶数量相关；且BAFF转基因鼠可以出现SS样表现，表现为严重的涎腺炎，唾液产生减少，下颌腺破坏。

3. 性激素　PSS多累及女性，故女性激素水平可能在本病的发生过程中起一定作用。

雌激素可以使骨髓间质细胞产生IL－7减少，从而减少B淋巴细胞增生。雌激素和泌乳素均能促进抗体产生。除此之外，月经期时，低水平雌激素可促进Th1细胞介导的免疫反应；卵泡期时，高水平雌激素可促进Th2细胞介导的免疫反应。

第三节　病理

本病主要累及由柱状上皮细胞构成的外分泌腺体。以唾液腺、泪腺病变为代表，表现为腺体间质有大量淋巴细胞浸润、腺体导管管腔扩张和狭窄等，小唾液腺的上皮细胞则有破坏和萎缩，功能受到严重损害。类似病变涉及其他外分泌腺体，如皮肤、呼吸道黏膜、胃肠道黏膜以及内脏器官具外分泌腺体结构的组织包括肾小管、胆小管、胰腺管等。血管受损也是本病的一个基本病变，包括小血管壁或血管周炎症细胞浸润，有时管腔出现栓塞、局部组织供血不足，部分血管受累与高球蛋白血症有关。外分泌腺体炎症是造成本病特殊临床表现的基础。

第四节　临床表现

起病多隐匿，临床表现多样，与腺体功能减退有关。

1. 局部表现

（1）口干燥症：因唾液腺病变而引起下述症状。①有70%～80%患者诉有口干，严重者因口腔黏膜、牙齿和舌发黏以致在讲话时需频频饮水，进食固体食物时必需伴以流质送下等。②猖獗性龋齿，即出现多个难以控制发展的龋齿，表现为牙齿逐渐变黑，继而小片脱落，最终只留残根。约见于50%的患者，是本病的特征之一。③成年人腮腺炎，约50%患者表现有间歇性腮腺肿痛，累及单侧或双侧，10天左右可自行消退，少数持续性肿大。少数有颌下腺肿大，舌下腺肿大较少见。一侧腺体突发肿大多与感染有关，腺体持续性肿大或出现淋巴结病时，应警惕恶性淋巴瘤。④舌可表现为舌痛，舌面干、裂，舌乳头萎缩而光滑。⑤口腔干燥常造成口腔菌落的组成发生变化，容易出现慢性念珠菌感染或某些微生物感染所致的牙周炎；慢性念珠菌感染可导致黏膜扁平苔藓样病变。

（2）干燥性角结膜炎：因泪腺分泌的黏蛋白减少而出现眼干涩、异物感、少泪等症状，甚至哭时无泪。部分患者可出现睑缘炎（睑板腺低度感染）、疱疹性角膜炎（眼部疱疹）、感染性结膜炎、眼睑痉挛、前葡萄膜炎（大多与高度光敏性有关），严重者可致角膜溃疡，甚至穿孔、失明。焦虑和抑郁可以加重眼干的症状。

（3）其他浅表部位：如鼻、硬腭、气管及其分支、消化道黏膜、阴道黏膜的外分泌腺体均可受累，使其分泌减少而出现相应症状。

2. 系统表现　除口眼干燥表现外，患者还可出现全身症状，如乏力、低热等。少数病例表现为高热，甚至高达39℃以上。约有2/3患者出现腺外系统表现。

（1）皮肤：皮肤病理基础为局部血管受损。约1/4患者有不同皮疹，特征性表现为紫癜样皮疹，多见于下肢，为米粒大小边界清楚的红丘疹，压之不褪色，分批出现，每批持续时间约为10天，可自行消退而遗有褐色色素沉着，为小血管受累的表现，主要与高球蛋白血症、冷球蛋白血症有关。部分患者可出现荨麻疹性血管炎、坏死性血管炎。白癜风、干皮病、皮肤淋巴瘤也可见。

（2）骨骼肌肉：关节痛较为常见，70%～80%的患者有关节痛，其中10%～20%有关节肿，多关节受累，但多不严重，且多呈一过性，ESR及CRP通常无异常。44%的患者出现肌痛，主要原因为纤维肌痛，3%～14%患者可出现肌炎，可有肌无力、肌酶谱升高和肌电图改变。

（3）肾：据国内报道，有30%～50%患者有肾损害，主要累及远端肾小管，表现为因肾小管性酸中毒而引起的周期性低血钾性肌肉麻痹，严重者出现肾钙化、肾结石、肾性尿崩症及肾性软骨病。通过氯化铵负荷试验可发现约50%的患者存在亚临床型肾小管性酸中毒，近端肾小管损害较少见。部分患者肾小球损害较明显，出现大量蛋白尿、低白蛋白血症甚至肾功能不全，可能与淀粉样变、免疫复合物沉积、药物不良反应有关。

（4）呼吸系统：9%～75%的患者可出现呼吸系统受累。表现为气道受累和间质性肺炎，偶见胸膜炎、胸腔积液。间质性肺炎最常见的病理类型为淋巴细胞间质性肺炎（LIP），也可见寻常型间质性肺炎（UIP）、机化性肺炎（OP）、非特异性间质性肺炎（NSIP）及淀粉样变。临床表现为干咳、气短，少数患者可因呼吸衰竭死亡。另外，部分患者会出现气道高反应，因免疫抑制药的使用或气道黏液栓形成发生感染。

（5）消化系统：食管、肠道、肝及胰腺均可受累。30%～81%的患者可出现吞咽困难，与唾液流率、食管运动异常无关。胃肠道可因其黏膜层外分泌腺病变而出现萎缩性胃炎、胃酸减少。肝损害约见于20%的患者，临床上可无相关症状，也可出现黄疸等表现。部分患者可并发免疫性肝病，以原发性胆汁性肝硬化多见，抗线粒体抗体阳性。肝病理呈多样，以肝内小胆管壁及其周围淋巴细胞浸润、界板破坏等慢性活动性肝炎的改变较为突出。胰腺受累见于7%的患者，慢性胰腺炎和自身免疫性胰腺炎均可见，表现为胰头肿大，外分泌功能减退，18%～37.5%的患者内分泌功能也受累。有研究发现，部分患者可并发炎性肠病（IBD），包括克罗恩病（CD）、原发性硬化性胆管炎（PSC）、溃疡性结肠炎（UC）、假性肠梗阻和冷球蛋白引起的缺血性肠病罕见。

（6）神经系统：约20%的患者可出现神经系统受累，中枢神经（包括脊髓）和周围神经（包括脑神经）均可受累，与血管炎、血栓形成等有关。感觉神经病变、周围神经病变常见。周围神经受累可出现感觉、运动、自主神经异常等表现。局灶性中枢神经系统受累可表现为癫痫发作、运动异常、小脑症状、视神经病变、假瘤性病变、感觉运动丧失；多灶性中枢神经系统受累可表现为认知受损、脑病、痴呆、精神异常、无菌性脑膜炎；脊髓病变包括慢性进行性脊髓病、下运动神经元病、神经源性膀胱、急性横断性脊髓炎。

（7）血液系统：本病可出现白细胞减少和（或）血小板减少，严重者可有出血现象。贫血也不少见，包括自身免疫性溶血性溶血、缺铁性贫血、慢性病贫血。本病出现淋巴瘤显著高于正常人群，发生率约为正常人群40倍，持续腮腺肿大、淋巴结病、肝脾大、肺浸润性病变、血管炎、高球蛋白血症、紫癜、白细胞减少、冷球蛋白血症及低C4水平提示发展为淋巴瘤。

（8）心血管系统：本病可出现心包炎、肺动脉高压，严重者可出现心力衰竭。

第五节　实验室与其他检查

1. 血、尿常规及其他常规检查　血常规变化不特异，但却是评价疾病活动性和药物不良反应的重要指标。20%患者出现贫血，多为正色素性。16%患者出现白细胞减低，13%患者出现血小板减少。通过氯化铵负荷试验可见到约50%患者有亚临床型肾小管性酸中毒，尿pH>6.0，24小时尿Na^+，K^+，Ca^{2+}排出增加等可以确诊。部分患者肾小球损害较明显，出现大量蛋白尿，尿β2微球蛋白增高提示肾小官受累。60%～70%的患者ESR增快，只有6%的患者CRP增高。

2. 自身抗体　抗SSA及抗SSB抗体与本病密切相关，在本病的阳性率分别为37%和24%，是2012年ACR分类标准的组成部分之一，RF和ANA（1∶320）是其替代指标。但两者与疾病活动性无关，不随疾病的缓解而消失。有系统性损害的患者两者阳性率更高。应用免疫印迹法可以看到与抗SSA抗体相作用的SSA抗原分为60kDa和52kDa两种。在PSS中多出现抗52kDa抗体，而在SLE中多出现抗60kDa抗体。除抗SSA和抗SSB抗体外，PSS中还存在其他自身抗体。如α-fodrin抗体，可以协助诊断可疑患者，但少数继发于SLE的患者亦可出现；抗毒蕈碱受体3（M_3）抗体可能参与了眼干的发生。抗μl-RNP，抗dsDNA及抗组蛋白、抗心磷脂、抗胃壁细胞抗体、抗甲状腺球蛋白抗体、抗线粒体抗体均可在少数患者中出现，提示可能存在其他病变。

3. 高球蛋白血症　90%以上的患者有高球蛋白血症，以IgG增高为主，与疾病活动性相关。多克隆性且水平高，可引起皮肤紫癜、血沉快等症状。当出现巨球蛋白血症、单克隆性高球蛋白血症、高球蛋白血症转为正常或减低，需警惕淋巴瘤的可能。

4. X线及CT检查　胸部X线及CT检查可见肺间质纤维化、肺大疱等改变。出现淋巴瘤时可能会有相应部位浸润影。肾小管酸中毒时会出现骨密度降低的表现，严重时可出现病理性骨折。

5. 泪腺功能检测

（1）Schirmer试验：用滤纸测定泪流量，以5mm×35mm滤纸在5mm处折成直角，消毒后放入结膜囊内，滤纸浸湿长度正常为15mm/5min，≤5mm/5min则为阳性。

（2）泪膜破碎时间（BUT试验）：<10秒为阳性。

（3）角膜染色试验：受试者在试验前不能使用滴眼液，且5年内未行角膜手术或眼睑整容手术。用2%荧光素或1%孟加拉红做染色，在裂隙灯下检查角膜染色斑点，一侧>10个着色点为不正常。

6. 涎腺功能检测

（1）唾液流量：用中空导管相连的小吸盘以负压吸附于单侧腮腺导管开口处，收集唾液分泌量。未经刺激唾液流量>0.5mL/min为正常，若≤1.5mL/15min为阳性。

（2）腮腺造影：表现为腮腺管不规则、狭窄或扩张，碘液淤积于腺体末端如葡萄状或雪花状。

（3）涎腺放射性核素扫描：观察^{99m}锝化合物的摄取、浓缩和排泄能力。

7. 唇腺活检　PSS 在各器官的共同病理是淋巴细胞和浆细胞的浸润，从而影响受累器官的功能。唇腺、泪腺、唾液腺、胰腺、肾间质、肺间质、消化道黏膜、肝内胆管等均可出现淋巴细胞浸润，进而导致器官功能受损，其中泪腺、唾液腺受累最多见。≥1 个灶性淋巴细胞浸润/4mm^2 组织，凡有≥50 个淋巴细胞聚集为 1 个灶，是 2012 年 ACR 分类标准的指标之一。淋巴细胞灶以外的病理改变如腺体的萎缩、导管的扩张、其他炎症细胞的浸润均属非特异性改变，不能作为诊断 PSS 的依据。

本病与淋巴瘤相关密切。PSS 的淋巴细胞由良性转为恶性最早可能出现在涎腺组织，在作涎腺病理时进行淋巴细胞良恶性鉴别有助于除外淋巴瘤。

第六节　诊断与鉴别诊断

PSS 诊断有赖于口干燥症及干燥性角结膜炎的检测、抗 SSA 和（或）抗 SSB 抗体、唇腺的灶性淋巴细胞浸润。后 2 项检查特异性较强。

目前国际上有多个分类标准用于诊断 PSS，由于制定年代不一，内容差异大。1965 年 Bloch 等总结 62 例 PSS 后提出了诊断标准，以后各国风湿病学家先后推出各自的诊断标准，如 1976 年哥本哈根标准，1977 年日本标准，1986 年希腊标准，1986 年 Fox 标准，1993 年欧洲标准，2002 年欧美合议标准以及 2012 年 ACR 新修订的分类标准。各个标准都包括口、眼干的客观检查，即测眼干燥的 Schirmer 试验、角膜染色试验、泪膜破碎时间，口干燥的唾液流率的测定、腮腺造影、唾液功能同位素检测、唇腺活检。20 世纪 80 年代以后由于抗核抗体谱在临床的广泛应用，在 1986 年 Fox 标准开始把抗 SSA 及抗 SSB 抗体、ANA 和类风湿因子（RF）作为本病的一项诊断指标，至 1993 年欧洲标准中则从中选出其中特异性较强的抗 SSA 及抗 SSB 抗体作为诊断指标。唇腺的病理活检因其重要性和患者接受能力的提高于 1986 年以后列为主要诊断项目之一。我国自 20 世纪 80 年代初开始 PSS 的研究，起初阶段参用哥本哈根标准，以后也采用过圣地亚哥标准。国内也曾有作者提出自己几经修改的分类标准，如 1996 年董怡标准。下面是几个在国内外曾经被采用比较广泛的分类标准。

1. 干燥综合征的哥本哈根分类标准（表 12－1）。

表 12－1　干燥综合征哥本哈根分类标准（1976—1977 年）

（1）干燥性角结膜炎：下述 3 项中至少 2 项阳性。①Schirmer 试验；②泪膜干裂时间；③孟加拉红角膜染色：用 Van Bijsterveld 半定量计分法
（2）口干燥症：下述 3 项中至少 2 项阳性。①非刺激性唾液流量；②腮腺造影异常；③唇黏膜活检

注：按上述标准凡具备干燥性角结膜炎及口干燥症者可诊为 PSS。

1976 年哥本哈根标准诊断 SS 主要依靠口眼干燥的症状和客观的检查，未涉及自身抗体。该标准判断有无客观的口干，要求在 3 项检查中必须至少 2 项不正常（3 项中包括唇黏膜活检，如另 2 项含唾液流量不正常即可不行活检）；同样判断眼干也要求 3 项检查中至少 2 项不正常。由于正常人唾液流量差异很大，并且每个中心需定出其正常值，故其特异性差。

2. 干燥综合征圣地亚哥分类标准（表 12－2）。

1986 年 Fox 等提出圣地亚哥分类标准，着重强调了本病的自身免疫性质，要求诊断必须具备与自身免疫相关的血清学指标及组织病理学结果。除 2 项眼科检查异常及唾液流量减低外，必须包括唇黏膜活检异常（且定为 4 个腺小叶平均灶数为 2 个），且必须 RF≥1 ：320 或 ANA≥1 ：320 或抗 SSA 或抗 SSB 抗体阳性，可以看出人们已经注意到 PSS 的自身免疫特性。Fox 把有上述口干、眼干及自身抗体但未行唇黏膜活检者，定为 PSS 的临床诊断标准（即很可能是 SS）。将只有口眼干燥检查阳性而无自身抗体者（唇黏膜未活检或做后不支持）称之为“干燥症状复合体”，而不诊为 SS。

表 12—2　干燥综合征圣地亚哥分类标准（1986 年）

（1）原发性干燥综合征 ①眼干症状及客观体征 Schirmer 试验＜8mm 滤纸湿/5min，加孟加拉红角结膜染色示有干燥性角结膜炎 ②口干症状及客观体征 腮腺唾液流量减低（用 Lashley 杯或其他方法），加唇黏膜活检异常（4 个小叶平均计算），淋巴细胞浸润灶≥2。一个灶等于≥50 个淋巴细胞的聚集 ③系统性自身免疫病证据 类风湿因子≥1 ：320，或抗核抗体≥1 ：320，或存在抗 SSA（Ro）或抗 SSB（La）抗体
（2）继发性干燥综合：具备如上述的干燥综合征特征，并有足够的证据诊断并有类风湿关节炎或系统性红斑狼疮或多发性肌炎或硬皮病或胆汁性肝硬化
（3）除外：结节病，已存在的淋巴瘤、获得性免疫缺陷病及其他已知原因引起角膜干燥或唾液腺肿大

3. 干燥综合征的欧洲联盟标准（表 12—3）。

表 12—3　干燥综合征的欧洲联盟标准（1993 年）

原发性干燥综合征：具备以下至少 4 项 ①眼症状（至少 1 项存在） 每天持续性、不适地眼干，已超过 3 个月 反复地有沙进入眼中摩擦的感觉 需用眼泪代用品超过每日 3 次 ②口腔症状（至少 1 项存在） 每天感觉口干、至少已 3 个月 反复唾液腺肿大 进干食物时需喝液体帮助送下 ③眼干燥客观证据（至少 1 项存在） Schirmer 试验 孟加拉红角膜染色 泪腺活检示淋巴细胞浸润灶分≥1 ④唾液腺被累及的证据（至少 1 项存在） 唾液腺扫描 腮腺造影 非刺激性唾液流量≤1. 5mL/15min ⑤实验室异常（至少 1 项异常） 抗 SSA 或抗 SSB 抗体 抗核抗体 IgM 类风湿因子（抗 IgG Fc）

PSS 的欧洲联盟标准于 1993 年最初报道，其后验证的报道于 1996 年发表，欧洲标准从圣地亚哥标准中选出其中特异性较强的抗 SSA 及抗 SSB 作为诊断指标。该分类标准的特点是首次将患者主诉症状纳入标准中，另一特点是它既不要求血清学条件，也不要求组织病理学条件。以欧洲标准对照圣地亚哥标准，后者特异性虽达100%，但敏感性只 31. 4%，符合欧洲分类标准的患者仅有 15% 符合圣地亚哥诊断标准，相对于圣地亚哥标准而言，欧洲联盟标准较宽松。

4. 干燥综合征的董怡标准（表 12—4）。

诊断 PSS 患者需符合标准中的 1 项主要指标及至少 3 项次要指标，或符合标准中的至少 5 项次要指标。

1996 年董怡等结合我国患者的特点和基层医院的实际情况，制定了针对国人的分类标准。该标准把特异性较强的抗 SSA 和抗 SSB 抗体列为主要指标，由于唇腺活检在较基层医院条件下很难进行而且容易遭到患者的拒绝，因此，选为次要指标。另外，由于我国 SS 患者的系统性受损较西方文献报道的多且重，将特异性较强的肾小管酸中毒和高球蛋白血症性紫癜列为诊断指标。

表 12—4　干燥综合征的董怡标准（1996 年）

(1) 原发性干燥综合征

主要指标：抗 SSA 或 SSB 抗体阳性

次要指标：

眼干和（或）口干（持续 3 个月以上）

腮腺肿大（反复或持续性）

猖獗齿

Schirmer 试验≤5mm/5min 或角膜荧光染色阳性

自然唾液流率≤0.03mL/min 或腮腺造影异常

唇腺活检异常

肾小管酸中毒

高球蛋白血症或高球蛋白血症性紫癜

类风湿因子阳性或抗核抗体阳性

(2) 除外：其他结缔组织病、淋巴瘤、艾滋病、淀粉样变和移植物抗宿主反应

5. 2002 年干燥综合征国际分类（诊断）标准（表 12—5）。

表 12—5　2002 年干燥综合征国际分类（诊断）标准

(1) 口腔症状：3 项中有 1 项或 1 项以上

①每日感口干持续 3 个月以上

②成年后腮腺反复或持续肿大

③吞咽干性食物时需要水帮助

(2) 眼部症状：3 项中有 1 项或 1 项以上

①每日感到不能忍受的眼干持续 3 个月以上

②有反复的沙子进眼或沙磨感觉

③每日需用人工泪液 3 次或 3 次以上

(3) 眼部体征：下述检查任 1 项或 1 项以上阳性

①Schirmer 试验（+）≤5mm/5min

②角膜染色（+）≥4 Van Bijsterveld 计分法

(4) 组织学检查：下唇腺病理活检示淋巴细胞灶≥1（指 4mm^2 组织内至少有 50 个淋巴细胞聚集于唇腺间质者为 1 个灶）

(5) 涎腺受损：下述检查任 1 项或 1 项以上阳性

①唾液流率（+）（≥1.5mL/15min）

②腮腺造影（+）

③涎腺同位素检查（+）

(6) 自身抗体：抗 SSA 或抗 SSB（+）（双扩散法）

（1）原发性干燥综合征：无任何潜在疾病的情况下，符合下述任 1 条则可诊断。①符合上述 4 条或 4 条以上，但必须含有条目（4）组织学检查和（或）条目（6）自身抗体；②条目（3）（4）（5）（6）4 条中任 3 条阳性。

（2）继发性干燥综合征：患者有潜在的疾病（如任一结缔组织病），而符合（1）和（2）中任 1 条，同时符合（3）（4）（5）中任 2 条。

（3）必须除外：颈头面部放疗史，丙型肝炎病毒感染，艾滋病（AIDS），淋巴瘤，结节病移植物抗宿主（GVH）病，抗乙酰胆碱药的应用（如阿托品、莨菪碱、溴丙胺太林、颠茄等）。

目前应用最广的是 2002 年修订的国际分类标准。该标准仍保留了患者主诉症状，相对于圣地亚哥标准，不再要求唇腺活检及血清学检查皆阳性，肯定的 PSS 诊断必须具备自身免疫表现即唇黏膜局灶性涎腺炎及抗 SSA 和（或）抗 SSB 抗体阳性两者至少必具其一。欧洲多中心的研究表明，该标准的敏感性为 89.5%，特异性为 95.2%；北京协和医院对该标准在中国 SS 患者中的验证表明，其诊断的敏感性为 88.3%，特异性为 97.8%，结果令人满意。2002 标准在我国进行的 PSS 患者临床试验中，抗 SSA 抗体的敏感性 79.7%、特异性 91.4%，唇腺活检病理的敏感性 74.6%，特异性 82.7%；抗 SSA 抗体（+）而唇腺病理（-）者仅出现在 0.5% 的非 SS 的对照组；而抗 SSA 抗体（-），唇腺病理（+）者

出现在1.6%的非SS组。提示2002标准中这两项关键项目中第（6）项较第（4）项敏感性和特异性均更高，且有简易可行的优点。因此，根据2002年PSS分类标准，在日常医疗工作中对有涎腺和泪腺功能低下者可以进行血清抗SSA/SSB抗体检测，阳性者可确诊为PSS，阴性者必须在有条件的医疗机构进行唇腺活检并作病理检测。如果血清和唇腺病理均（-），则不能诊断PSS。

6. 2012年ACR干燥综合征分类（诊断）标准（表12－6）。

表12－6　2012年ACR干燥综合征分类（诊断）标准

具有SS相关症状/体征的患者，以下3项客观检查满足2项或2项以上，可诊断为SS
（1）血清抗SSA和（或）抗SSB抗体（+），或者类风湿因子RF阳性同时伴ANA≥1：320
（2）唇腺病理活检示淋巴细胞灶≥1个/4mm²（4mm²组织内至少有50个淋巴细胞聚集）
（3）干燥性角结膜炎伴OSS染色评分≥3分（患者当前未因青光眼而日常使用滴眼液，且近5年内无角膜手术及眼睑整形手术史）
必须除外：颈头面部放疗史、丙型肝炎病毒感染、艾滋病（AIDS）、结节病、淀粉样变、移植物抗宿主（GVH）病、IgG4相关性疾病

近年来随着生物制剂逐渐应用于临床，其诱发肿瘤、结核、乙型肝炎等的不良反应也越来越为人们所重视。考虑到生物制剂应用于干燥综合征患者的可能性，不管是在治疗上还是临床试验上，都需要有一个更为严格且特异的分类标准。在这种情况下，ACR于2012年公布了新的干燥综合征分类标准，用可靠的客观检查，更加严格地限定了干燥综合征的分类，不论对实际临床工作抑或是临床试验，都有重要的指导意义。

第七节　治疗

PSS的理想治疗不但是要缓解患者口、眼干燥的症状，更重要的是终止或抑制患者体内存在的异常免疫反应，保护患者脏器功能，并减少淋巴瘤的发生。由于医学研究的限制，目前对PSS的治疗主要是缓解症状，阻止疾病的发展，延长患者的生存期，尚无根治疾病的治疗方法。近年来生物制剂，如抗CD20抗体，已经开始用于PSS的治疗。随着对发病机制研究的深入和生物学技术的发展，将有更多的新治疗方法进入临床，有望在PSS的治疗效果上取得进步。

1. 对症治疗　由于PSS外分泌腺功能受损，患者唾液和泪液分泌减少造成口、眼干燥的症状，并出现猖獗龋、角膜损伤等并发症。应嘱咐患者注意口、眼卫生，保持环境的湿润。停止吸烟、饮酒及避免服用引起口干的药物如阿托品等，保持口腔清洁，勤漱口，减少龋齿和口腔继发感染的可能。另外，使用含氟的漱口液漱口可减少龋齿的发生。

使用唾液和泪液的替代物，可以缓解症状，也能减少口、眼并发症的发生。

人工泪液，有多种非处方制剂，黏度不同，有的含有透明质酸。应鼓励患者根据自己的情况使用，最大限度地缓解症状。另外在夜间患者还可以使用含甲基纤维素的润滑眼膏，以保护角、结膜。

人工唾液也有多种制剂，含羧甲基纤维素、黏液素、聚丙烯酸、黄胶原或亚麻仁聚多糖等成分。人工唾液作用时间短，口感较差，没有人工泪液那样应用广泛。oral balance是胶状物，作用时间较长，一般在夜间使用。

2. 改善外分泌腺体功能的治疗　当使用唾液或泪液替代治疗效果不满意时，可使用M_3激动药刺激外分泌腺分泌。M_3受体激动药已经成为新一代改善口干、眼干的药物，它们包括salagen（皮罗卡品，pilocarpine）及evoxac（化学名cevimeline），已被美国FDA批准上市。

皮罗卡品（毛果芸香碱，pilocarpine）是乙酰胆碱类似物，可刺激胆碱能受体，对M_3受体作用较强。口服皮罗卡品5mg，3次/天（每日剂量10～20mg），可以增加唾液流率。不良反应包括出汗、频繁排尿、肠激惹。消化道溃疡、哮喘和闭角性青光眼的患者禁用。但在临床使用的剂量范围内，患者的不良反应并不多，耐受性良好。

evoxac更特异地作用于外分泌腺体中的M_3受体，而对心血管系统的M_2受体亲和力较低，半衰期长于皮罗卡品。每次20～30mg，3次/天，可以良好地改善患者的口、眼干燥症状，不良反应与皮罗卡品相似。

3. 对症治疗腺外表现　出现肾小管酸中毒的患者需要予以补钾和纠酸治疗；而对于并发原发性胆汁性肝硬化的患者应使用熊去氧胆酸治疗。

4. 免疫抑制和免疫调节治疗

（1）羟氯喹：200～400mg/d［6～7mg/（kg·d）］，可以降低 PSS 患者 IgG 水平，降低 ANA 和 RF 滴度，在一些研究中也可以改善唾液腺功能。有研究表明，羟氯喹可以抑制 PSS 唾液腺中的胆碱酯酶活性，相对地增强外分泌腺体中乙酰胆碱的活性，这可能是羟氯喹改善外分泌功能的机制之一。尚未发现肾毒性及其他严重不良反应。羟氯喹对 PSS 的长期疗效还需要更多的临床研究。根据目前的临床资料，当患者出现关节肌肉疼痛、乏力及低热等全身症状时，羟氯喹是一个合理的选择。

（2）局部用环孢素：0.05%～0.40% 环孢素乳化剂滴眼可以改善患者眼干症状，并增加患者泪液分泌。浓度为 0.05% 的环孢素滴眼液是该类药物中循证医学证据最为充分的治疗方案，推荐使用 0.05% 的环孢素滴眼液滴眼，每天 2 次。这类药物在美国和日本使用较广泛，在欧洲和我国尚未得到应用。

（3）其他免疫抑制药和免疫调节药：没有严重并发症或重要脏器受累的患者，糖皮质激素及免疫抑制药（除羟氯喹）并不能明显改善干燥症状或增加唾液流率，反而有较多的不良反应事件发生。对于有重要脏器受累的患者，应使用糖皮质激素和免疫抑制药治疗。糖皮质激素剂量应根据病情轻重决定。常用的免疫抑制药包括甲氨蝶呤 2～3mg/kg，硫唑嘌呤 1～2mg/（kg·d），环孢素 2.5～5mg/（kg·d），环磷酰胺 50～150mg/d 或 0.5～1g/m^2。对于出现神经系统受累或血小板减少的患者可用人静脉用免疫球蛋白（IVIG）0.4g/（kg·d），连用 3～5 天，需要时可以重复使用。

（4）生物制剂：目前生物制剂治疗 PSS 的研究尚不多，样本量小，其有效性还需更大样本量的研究进一步证实。

（1）IFN－α：有文献报道小剂量 IFN－α（150U）口腔含服每日 3 次，治疗 24 周后与对照组相比，治疗组患者唾液流率明显增加，口干和眼干的症状均有缓解，而没有出现明显不良反应。另外有文献报道，PSS 并发神经病变的患者使用静脉 IFN－α 300 万 U 每周 3 次，不但患者的神经病变改善，而且口眼干的症状改善，自身抗体滴度下降，唇腺病理改变减轻。考虑到 IFN－α 的不良反应包括出现狼疮样症状，而且在 PSS 炎症反应局部也有 IFN－α 的异常表达，大剂量全身用药使用 IFN－α 治疗 SS 需要更多的安全性资料，而小剂量局部经口黏膜使用 IFN－α 值得进一步研究。

（2）肿瘤坏死因子拮抗药：在 PSS 唇腺中有肿瘤坏死因子 α（TNF－α）的异常表达，且在动物模型中抑制 TNF－α 可以减少唾液腺中淋巴细胞的浸润。有文献报道，infliximab 治疗可以缓解 SS 患者症状，提高唾液流率，但这一结果没有被进一步的临床研究（RCT－TRIPSS）证实，且有患者出现严重不良反应。etanercept 对患者的症状也无明显改善，仅能降低患者的 ESR。

（3）B 细胞清除治疗。

rituximab（抗 CD20 单克隆抗体）：最早被用于 B 细胞淋巴瘤的治疗，后在自身免疫病治疗中也取得了一定的疗效，如自身免疫性血小板减少性紫癜、系统性红斑狼疮、类风湿关节炎、溶血性贫血和混合性冷球蛋白血症。使用 rituximab 375mg/m^2 每周 1 次，12 周后患者主观症状显著缓解，唾液腺有残余功能的患者唾液流率也有明显增加，减少 B 细胞和 RF 的水平，改善泪腺功能。rituximab 还可以明显缓解患者的疲劳症状，对呼吸、关节、血液、神经等系统的腺外症状也有改善。但患者发生血清病样不良反应的概率较高。

epratuzumab：目前仅有一项 epratuzumab（人源化抗 CD22 单克隆抗体）用于 PSS 治疗的药物研究。epratuzumab 360mg/m^2，每 2 周 1 次共 4 次，可以缓解活动性患者乏力的症状，患者主观感受也有所提高，提示抗 CD22 单抗有可能成为治疗 PSS 的有效药物。

第十三章

系统性血管炎

血管炎是一组以血管的炎症与破坏为主要病理改变的异质性疾病。其临床表现因受累血管的类型、大小，部位及病理特点不同而不同。血管炎可以是一个单发的疾病，也可以是某一疾病的临床表现之一，如系统性红斑狼疮、类风湿关节炎、干燥综合征、肿瘤、感染。其本身可以是系统性的，引起多系统脏器的功能障碍，也可以是局限于某一器官的。鉴于血管炎的复杂性和多样性，可称之为血管炎综合征。血管炎的预后取决于受累血管的大小，数量和部位。

第一节　大动脉炎

大动脉炎是主要累及主动脉及其重要分支的慢性非特异性炎性疾病，肺动脉及冠状动脉亦常受累，导致节段性动脉管腔狭窄以致闭塞，并可继发血栓形成。多发生于年轻女性，可引起病变部位血管的狭窄或闭塞，少数引起动脉扩张或动脉瘤。历史上有不同的病名描述本病，部分病名仍在某些国家或地区使用，如无脉病、主动脉弓综合征、非特异性主动脉炎、高安病等。

最早类似于本病的记录分别是 Morgagni（1761）、Davy（1839）和 Savoury（1856）。1908 年在一次眼科学术会议中，一位名为 Takayasu 的日本眼科医师报告了一年轻女性患者视网膜中特殊的动静脉吻合，另两位眼科医师 Oonishi 和 Kagoshima 在此会议上也分别报告了视网膜血管病变和桡动脉缺失的关系。1951 年 Shimizu 和 Sano 首次详细地描述了此临床病症并命名为“无脉病”，1954 年 Cacamise 和 Okuda 将此类病症命名为高安病。我国学者黄宛、刘力生于 1962 年也曾提出缩窄性大动脉炎概念。目前统称为大动脉炎。

本病多发生于年轻女性，男女比例约为 1 ∶ 4，发病年龄为 5 ～ 45 岁（平均 22 岁），30 岁以内发病约占 90%。目前尚无准确的有关本病发病率和患病率的统计，世界各地由于地域不同发病率也有差异，瑞典报道每年为 0. 12/10 万人，科威特为 0. 22，美国报道为 0. 26，而在日本等亚洲国家可能更高。大样本报道主要来自日本、中国、印度和墨西哥等国家和地区，因此一般认为本病在日本、中国等亚洲国家和南美地区较为常见，但近年来也有来自美国、欧洲及非洲发病的报道。

一、病因和发病机制

本病病因未明。虽然有较多本病与各种感染如螺旋体、分枝杆菌、细菌和病毒等的报道，但目前尚无充分的证据表明这些病原体感染与本病发病有直接的关系。本病偶尔与幼年慢性关节炎、成人 Still 病、系统性红斑狼疮、炎性肠病等相伴发，提示大动脉炎为一自身免疫病；本病中发现的各种自身抗体如抗内皮细胞抗体也支持本病是一自身免疫病，但这些自身抗体在发病机制中的确切作用机制并不明确。有报道认为，在亚洲人群中本病与HLA - Bw_{52}、HLA - DR_2 相关，但在其他人群并未证实。而近年来对大动脉炎发病机制的研究主要集中在细胞因子致病机制及免疫学异常两个方面。

首先，细胞分子生物学研究已经证实，白细胞及其分泌的炎性因子以及白细胞和血管内皮细胞的相互作用可能在炎症反应和组织破坏的过程中起到了重要作用。大动脉炎最早的病理变化就是细胞浸润，主要为T淋巴细胞（γδT细胞、细胞毒T细胞、辅助T细胞为主），其他也包括树突状细胞，单核细胞及中性粒细胞等，这些炎症细胞首先侵入血管外膜，同时分泌大量的炎症细胞因子和黏附分子。Seko等通过研究4例大动脉炎的主动脉组织发现所有患者都有IL－6的高表达及IL－1中至低等程度的表达。Noris等近期进行了更大规模的研究发现，大动脉炎患者在疾病活动期血清IL－6水平明显高于正常人群。故目前认为，不论是在受累局部组织浸润的炎症细胞，还是循环中的炎症细胞，都能通过释放IL－6激活异常免疫反应。同时他们还更加强调了循环IL－6水平与疾病活动度密切相关。而同批患者血循环中均未能测到IL－1，推测其在组织局部作用更加重要。IL－1可激活血管内皮细胞产生多种细胞因子及黏附分子，从而促进炎细胞与内皮细胞的相互作用，最终导致组织损害。另外，研究还发现RANTES在大动脉炎的发病机制中也占有重要地位。最早认为它是由正常T淋巴细胞表达分泌的细胞活化调节因子，目前研究认为，其不仅由T细胞、巨噬细胞分泌，血管内皮细胞也有合成分泌该细胞因子的作用，与IL－6类似，也有研究证实其血清水平与大动脉炎疾病活动性是相关的。

其次，大动脉炎作为有免疫异常机制参与的血管炎性疾病，目前对其可能存在的免疫学异常也进行了更深入的研究。1964年就有学者报道了抗主动脉抗体可能与本病相关，但以后的研究未能得到进一步证实。1996年Eich－horn等通过3种不同的免疫学方法证实了在19例大动脉炎患者中18例存在特异性抗内皮细胞抗体（AECA），其在患者血清中的滴度高于正常人20倍。有学者认为它可能通过激活补体系统导致细胞毒作用而造成组织损害，但是该抗原是否具有致病性及其致病机制尚待进一步阐明。

总之，大动脉炎作为自身免疫性疾病，细胞毒T细胞可能发挥了重要的作用。尽管在该病中触发免疫反应的抗原目前还不清楚，局部浸润的T细胞可能通过识别经HLA处理及呈递的自身抗原而诱发了自身免疫反应。细胞化学因子及炎性因子在导致组织损害、扩大炎症反应及自身免疫反应中也发挥了重要作用。

二、病理

本病可累及主动脉各个阶段及其主要分支如颈动脉、锁骨下动脉、肾动脉、脾动脉、肠系膜上动脉、肠系膜下动脉、髂动脉、肝动脉、冠状动脉等。80%以上患者病变累及2条或2条以上血管。主动脉受累时其病变常呈斑片状，病变间有正常血管；主动脉瓣常常受累，尸检发现近1/3的患者有主动脉瓣膜的变形和主动脉瓣环的增宽。主动脉分支入口处病变较重，管腔有不同程度的狭窄并常有血栓形成。约一半患者有肺动脉累及，但几乎均并发有主动脉及其分支受累。

病变血管早期表现为血管外膜和外层的肉芽肿性炎症，逐渐发展至血管全层。可见淋巴细胞、浆细胞、巨噬细胞、组织细胞等浸润，使内外弹力层等正常血管结构破坏，最终使内膜增厚、纤维组织增生，并常常导致血栓形成。由于动脉壁弹力纤维和肌纤维被破坏，在局部血流动力学的影响下病变处可形成动脉扩张或动脉瘤，常见于胸、腹主动脉和右侧头臂动脉。

三、临床表现

本病多发生于10～30岁的年轻女性，男女比例约为1∶4。临床表现主要包括系统症状和血管狭窄或闭塞后导致的组织或器官缺血两组症状。

（一）系统症状

部分患者在出现组织或器官缺血症状前数周至数月有较为明显的炎性症状或系统症状，如乏力、发热、食欲缺乏、体重下降、盗汗和月经不调等，绝大多数患者在出现缺血症状前并无明显的系统症状。在出现缺血症状后出现明显的系统炎性表现提示病情活动。部分患者有皮肤、关节症状，如皮肤结节红斑、血管神经性水肿、对称性关节肿痛等。

一半或以上的患者可发生高血压，是本病重要临床表现之一，尤其是舒张压升高明显。其机制可能是胸降主动脉严重狭窄，使心排出血液大部分流向上肢而引起阶段性高血压；肾动脉狭窄引起的肾血管性高血压；主动脉瓣关闭不全所致的收缩期高血压。在单纯肾血管性高血压中，其下肢收缩压较上肢高20～40mmHg（2.7～5.3KPa），而单纯降主动脉狭窄则上肢血压高，下肢血压低或测不出；若上述病变同时存在时，则上、下肢血压水平相差更大。高血压可引起左心室肥厚或扩张，导致心力衰竭。血管杂音为另一常见体征，杂音部位有助于判断主动脉狭窄的范围及部位。约1/4患者于背部脊柱两侧或胸骨旁可闻及收缩期血管杂音，约80%患者于上腹部可闻及2级以上高调的收缩期血管杂音。并发主动脉瓣关闭不全者，可于主动脉瓣区闻及舒张期杂音。

（二）组织或器官缺血症状

累及血管的不同，组织或器官的缺血症状不同，临床上可分5种类型：头臂动脉型（主动脉弓综合征）、胸－腹主动脉型、主－肾动脉型、混合型和肺动脉型。

1. 头臂动脉型（主动脉弓综合征） 颈动脉和椎动脉的狭窄和闭塞，可引起脑缺血症状。表现为头昏、眩晕、头痛、记忆力减退、单侧或双侧视力减退、视野缺失甚至失明。严重脑缺血者可反复晕厥、抽搐、失语、偏瘫或昏迷。上肢缺血可出现单侧或双侧上肢无力、发凉、酸痛、麻木甚至肌肉萎缩。少数可有锁骨下动脉窃血综合征，由于一侧锁骨下动脉或无名动脉狭窄50%以上或堵塞同侧椎动脉的压力降低1.33KPa（10mmHg）以上，使对侧椎动脉的血液反流到狭窄侧的椎动脉和锁骨下动脉，当患侧上肢活动时，其血流可增加50%～100%，于狭窄部位的远端引起虹吸现象，从而加重脑缺血，产生一过性头晕或晕厥。部分患者可因局部缺血产生鼻中隔穿孔、上腭和外耳溃疡、牙齿脱落和面肌萎缩等。查体为患侧颈动脉、桡动脉、肱动脉搏动减弱或消失，血压降低或测不出（无脉征）。约半数患者于颈部或锁骨上部可听到Ⅱ级以上的收缩期血管杂音，少数伴有震颤。

2. 胸－腹主动脉型 病变位于胸、腹主动脉及其分支，尤其是腹主动脉和两侧髂总动脉；可出现下肢发凉、麻木、无力和间歇性跛行等症状。查体可在腹部或背部闻及收缩期血管杂音，下肢脉搏减弱或消失，血压降低。上肢血压可升高。可有肠功能紊乱，甚至肠梗阻。

3. 主－肾动脉型 由于下肢缺血，出现无力、发凉、酸痛、易疲劳和间歇性跛行等症状。高血压常见，可由于主动脉受累或肾动脉受累后活化血管紧张素系统所致，伴有高血压者可有头痛、头晕、心悸。少数患者病变累及冠状动脉可发生心绞痛或心肌梗死。并发肺动脉狭窄者可有心慌、气短。

肾脏受累最常见的临床表现是由动脉缺血或激活肾素－血管紧张素所导致的，肾血管性高血压最为突出。个别病例也有发生原发性肾小球疾病的报道：如IgA肾病、膜增殖性肾小球肾炎、新月体肾炎等。也有报道由于继发淀粉样变而导致肾病综合征样大量蛋白尿的病例。

4. 混合型（广泛型） 具有上述三种类型中两种以上的临床表现，多数患者病情较严重。

5. 肺动脉型 约一半患者有肺动脉病变，本型常与主动脉炎并发受累，目前也有个案报道单纯肺动脉受累的病例。临床可有心悸、气短，但症状多较轻。累及一侧肺动脉者甚至可出现肺部空洞、斑片阴影等，不易与感染性疾病鉴别，往往通过肺动脉造影及活检才能确定诊断。晚期可出现肺动脉高压，肺动脉瓣区可闻及收缩期杂音和肺动脉第二音亢进。

四、实验室检查及辅助检查

（一）实验室检查

实验室检查常无特异性。患者可有轻度的白细胞升高和慢性病所致的贫血，大多数患者有血沉增快、部分患者有血白蛋白降低和γ球蛋白升高；血沉及C反应蛋白升高是本病活动的重要指标。血清抗内皮细胞抗体或抗主动脉抗体有一定临床意义。

（二）超声检查

超声检查作为一项无创伤性检查手段已经越来越受到重视。彩色Doppler超声可通过探测血流信号等判断血管狭窄程度，此外，它还能测量血管壁厚度及血管内膜可探查主动脉及其主要分支的狭窄或堵塞，如颈动脉、锁骨下动脉、肾动脉、髂动脉等，远端血管不能探及；同时能区别血管壁的增厚或管腔内血栓。大动脉炎所造成的动脉管壁呈向心性均匀增厚，不同于动脉粥样硬化所造成的斑块样改变，可通过超声检查鉴别。

超声检查目前主要应用于颈部及四肢血管，由于其对介质的要求必须是实质脏器，故胸主动脉甚至肥胖患者的腹腔动脉等位于机体较深部位的血管情况，则不易准确探查到。近年出现的经食管超声技术及经血管内超声技术部分地解决了这一问题，目前这些技术正在进一步发展成熟中。

（三）影像学检查

1. 胸部X线片　提示大动脉炎的改变有主动脉弓影增宽、降主动脉影不规则；肺动脉改变和心影增大等。

2. 磁共振（MRI）和计算机断层（CT）　CT及MRI是近年越来越多的应用于本病的诊断手段之一，除可发现血管病变处的炎症性改变外，尚可发现主动脉管壁增厚、管腔扩张及管腔内血栓形成；螺旋CT对主动脉和肺动脉处病变的检查有一定意义。MRI检查还可通过不同的空间方位如冠状面、矢状面等检查明确血管病变程度及范围，甚至可以作为长期随诊判断血管病变进展与否的手段之一。

3. 血管造影术　1990年ACR的疾病分类标准就将血管造影异常作为该病诊断依据之一。造影可见阶段分布的、均匀的向心性狭窄或堵塞，主动脉分支或肺动脉血管病变常位于分支开口处；此外尚可见到囊状或梭状动脉瘤。

与临床分型类似，有学者提出根据血管造影异常所提示的受累血管部位不同可分为四型。Ⅰ型：病变主要位于主动脉弓及其分支；Ⅱ型：胸主动脉降段及腹主动脉及其分支受累；Ⅲ型：为前二者的混合型；Ⅳ型：有肺动脉受累者。其中Ⅲ型为最常见之类型，占所有病例的70%左右。

4. 眼底检查　约10%患者眼底出现本病的特异性改变，本病的眼底病变分为三期：第一期（血管扩张期）为视盘发红、动静脉扩张、淤血、静脉管腔不均，毛细血管新生，小出血，小血管瘤、虹膜玻璃体正常；第二期（吻合期）为瞳孔散大，反应消失，虹膜萎缩，视网膜动静脉吻合形成，周边血管消失；第三期（并发症期）表现为白内障、视网膜出血和脱离等。

（四）大动脉活检

由于本病呈节段性改变，病变分布不均匀，活检阳性率约1/3，故活检阴性不能否定诊断。同时活组织检查具有一定风险和痛苦，标本来源困难，实用价值不大。病理为肉芽肿性改变。

五、诊断

可依据美国风湿病学会（ACR）诊断（分类）标准。①发病年龄≤40岁：40岁前出现与大动脉炎相关的症状或体征；②肢体缺血：活动时一个或多个肢体尤其是上肢出现逐渐加重的无力或肌肉不适；③肱动脉脉搏减弱：一侧或双侧肱动脉脉搏减弱；④血压差>10mmHg：上肢间收缩压相差>10mmHg；⑤锁骨下动脉或主动脉区杂音：一侧或双侧锁骨下动脉或腹主动脉区可闻及的血管杂音；⑥血管造影异常：主动脉及其分支或上下肢大血管局灶或节段性狭窄或闭塞，除外动脉硬化、动脉纤维肌肉发育不良等病因。符合其中三项或三项以上者可诊断为大动脉炎。其诊断的敏感度为90.5%，特异度为97.8%。

了解并注意高度怀疑本病的症状和体征是正确诊断本病的关键。通过病史和查体可发现大血管缺血的证据，如晕厥、卒中、视力障碍、心肌梗死、上肢无力、脉弱或无脉、缺血性肠绞痛、间歇性跛行以及上肢血压不对称、高血压、多部位血管杂音等；此外，应注意非特异性炎症的表现如发热、乏力、体重下降等。年轻患者，尤其是女性，在出现下述症状时应高度怀疑本病。①大血管缺血病变证据：如晕厥、卒中、视力障碍、心肌梗死、上肢无力、脉弱或无脉、缺血性肠绞痛、间歇性跛行、上肢血压不对称、多部位血管杂音等；②在本年龄组出现顽固性高血压的症状和体征；③非特异性炎症的表现如长期发热、乏力、体重下降等。

疾病活动程度判断目前虽无统一标准，但对于选择不同治疗方案及判断疗效非常重要。Kerrs等研究提出以下疾病活动指标：①血管缺血或炎症的症状体征（例如血管性疼痛、间歇性跛行、无脉、血管杂音等）；②血沉增快；③血管造影异常；④出现发热、肌肉关节疼痛等系统炎症反应不能用其他原因解释。以上4项至少2项为新发或加重时考虑疾病活动。同时他们也提出疾病的缓解指标为：临床症状完全缓解或稳定；血管病变长期无进展。近年研究发现某些细胞因子如前述的IL-6，RANTES等血清浓度可能与疾病活动度相关，但尚须进一步临床验证。

六、鉴别诊断

主要与其他可累及大血管的血管炎、结缔组织病，以及与一些血管病相鉴别。

（一）与可累及大血管的血管炎、结缔组织病等鉴别

1. 巨细胞动脉炎　临床症状和体征类似于大动脉炎的头臂动脉型，但巨细胞动脉炎常见于老年男性，经常并发有风湿多肌痛。颞动脉活检可以确诊。

2. 贝赫切特综合征　可有主动脉瓣及其瓣环的病变，以及其他大血管的病变；但贝赫切特综合征常有口腔溃疡、外阴溃疡、虹膜色素膜炎、下肢结节红斑、针刺反应等，且常有静脉病变如血栓等。

3. Cogan's 综合征　有主动脉炎者并不少见，但本病起病常表现为眼、耳病变，如间质层角膜炎、听力下降、前庭功能障碍等。

4. 强直性脊柱炎　年轻男性多见，可有主动脉瓣及其瓣环的病变；但强直性脊柱炎常有腰背痛、足跟痛等表现，HLA－B_{27}（＋），骶髂关节影像学检查有助鉴别。

5. 其他　系统性红斑狼疮、克罗恩病等均可累及大动脉，典型病例鉴别并无困难。

（二）与累及大血管的血管病相鉴别

1. 先天性主动脉缩窄　多见于儿童和青年男性，血管杂音位置较高，限于心前区及背部，无非特异性炎症表现，胸主动脉造影可见特定部位狭窄，病理无炎性改变。

2. 动脉纤维肌肉发育不良　病变分布与大动脉炎相似，累及主动脉及其各主要动脉分支，无非特异性炎症表现，很少出现血管完全闭塞，造影呈典型“串珠样”改变，病理检查血管壁中层发育不良。

3. 先天性主动脉发育不良　病变位于肾动脉起源以下的主动脉，主要位于主动脉分叉上方，累及髂、股动脉，下肢症状严重，少见高血压。

4. 动脉粥样病变　可引起肢体动脉狭窄或闭塞，但常见于中老年人，并有动脉硬化的其他临床表现，血管造影有助于鉴别。

5. 其他　梅毒、风湿热均可引起主动脉炎或主动脉病变，临床应加以鉴别。

七、治疗

大动脉炎的治疗原则是：在急性炎症期给予早期和有效的治疗以抑制炎症反应，避免组织和器官的明显损伤；随后，进入长期和较温和的维持期治疗以避免疾病的复发。同时，对于重要器官狭窄或闭塞给予手术等相关治疗。

大动脉炎目前治疗方法包括药物治疗［激素和（或）免疫抑制药］、外科手术以及介入治疗。选择何种治疗取决于血管狭窄所致患者缺血程度和疾病活动程度，处于疾病活动期的患者首先要进行免疫治疗再决定是否手术。

（一）急性炎症期的治疗

1. 糖皮质激素和免疫抑制药　联合使用糖皮质激素和免疫抑制药是大动脉炎急性期的主要治疗方案。但有相当多的患者其全身的炎症反应并不明显，ESR 和 C 反应蛋白均正常。对这类患者的初始治疗也可给予一个疗程的类似于急性炎症期的治疗。

糖皮质激素是大动脉炎的首选用药，大多数患者对激素治疗反应良好。起始用量一般为泼尼松 50～60mg/d，至患者的全身炎症反应基本缓解后逐渐减量；对全身炎症反应不明显的患者，起始用量一般为泼尼松 40～50mg/d，维持 4 周左右后逐渐减量。激素减量方法一般为：患者每日泼尼松用量在 30mg 以上者可每周减量 5mg，患者每日泼尼松用量在 30mg 以下者可每周或每 2 周减量 2.5mg；减至泼尼松5～10mg/d时维持 1～2 年以上。

应用免疫抑制药不仅有利于控制病情，且可减低长期应用激素的不良反应，已经越来越受到人们的关注。目前用于本病治疗的免疫抑制药有环磷酰胺、硫唑嘌呤，甲氨蝶呤或环孢素等。环磷酰胺用法一般首选连续或隔日用药。方法为每日口服环磷酰胺 100mg，或隔日静脉用环磷酰胺 200mg。也有部分医

疗中心采用环磷酰胺的每月冲击疗法，一般为每月静脉给予环磷酰胺 1 000mg。但是，不少文献报道环磷酰胺冲击疗法治疗血管炎的疗效不如连续或隔日给药的方法。环磷酰胺一般使用 3 ～ 4 个月以上时间或使用至激素减至维持量，此时进入维持期的治疗、换用较温和的免疫抑制药。对于一些炎症反应较轻或不明显，累及的血管部位相对不重要的患者除泼尼松的起始用量较小（30 ～ 40mg/d）外，也可用相对较温和的免疫抑制药代替环磷酰胺。可选用的免疫抑制药有硫唑嘌呤 100mg/d，甲氨蝶呤 10 ～ 20mg/周或环孢素 5mg/（kg・d）［1 ～ 2mg/（kg・d）维持］等。近来也有人提出霉酚酸酯对抑制大动脉炎时淋巴细胞所介导的血管损害具有独到的作用，可应用于病情活动或不能耐受其他免疫抑制药治疗的患者，常规用量为 1. 5g/d，分 2 次服，病情稳定 3 ～ 6 个月后可酌情减量，总疗程 1 ～ 2 年。

2. 急性炎症期的其他代替疗法　大动脉炎由于其动脉缺血且容易出现并发症，在控制炎症发展基础上，还可辅以抗血小板聚集药物及降低血液黏滞度的药物，如肠溶阿司匹林、右旋糖酐 -40 等。最近一些学者认为血管扩张剂只能提高正常血管的血流量，对已狭窄的血管扩张作用微弱，甚至反而加重远端缺血，故目前不主张应用。

3. 辅助或强化治疗　辅助或强化治疗一般用于发病急并且全身炎症反应非常明显，或累及到供应重要器官的血管如中枢神经系统、眼、肺等，也有少数患者病情顽固，常规治疗疾病持续不缓解或药物减量后反复发作，这类患者在大动脉炎中并不常见。常用的辅助或强化治疗有以下几种方法。①甲泼尼龙冲击治疗：一般用甲泼尼龙 1 000mg/d 连续静脉给药 3 天，然后换用口服泼尼松 50 ～ 60mg/d。②联合免疫抑制药治疗：联合应用两种免疫抑制药，如环磷酰胺加甲氨蝶呤，需要注意二者不良反应可能叠加，故应密切观察血常规、肝功能等变化。③大剂量静脉用免疫球蛋白和血浆置换：对于起病急并且炎症反应重的患者有一定的疗效，但其费用较为昂贵。

不同国家的学者在治疗方案的选择上也略有差异。日本学者主张单用激素长期维持治疗，而美国国立卫生院（NIH）在一组对 60 例患者的研究中，平均追随 5. 3 年、结果显示 20% 患者病情趋于自限，从未接受激素和（或）免疫抑制药治疗而病情持续稳定无进展；其余患者均接受激素治疗［1mg/(kg・d)1 ～ 3 个月后逐渐减量］，其中 60% 患者获缓解，但近半数在激素减量及停药后很快复发，这些患者连同那些激素无效的患者又同时加用免疫抑制药治疗［CTX 1mg/（kg・d），或 MTX 每周 0. 3mg/kg］，40% 病情获得控制。在接受治疗的所有患者中，有 23% 病情始终不缓解。

（二）维持期的治疗

一旦病情得到缓解，炎症指标得到控制即可进入维持期的治疗，通常疗程在 2 ～ 3 年或更长的时间。缓解期的治疗主要是防止疾病的复发，其治疗方案、药物用量和治疗时间视个体差异而不同。常用于缓解期治疗的免疫抑制药有以下几种。

1. 硫唑嘌呤和甲氨蝶呤　硫唑嘌呤一般用 50 ～ 100mg/d，甲氨蝶呤一般每周用 10 ～ 15mg。

2. 环孢素　一般用小剂量即可，常用于维持期治疗的用量为 1 ～ 2mg/（kg・d）。

3. 霉酚酸酯　可用小剂量维持治疗，0. 5 ～ 1. 0g/d，分 2 次服。

（三）外科治疗

管腔狭窄甚至闭塞，产生严重脑、肾、上下肢等不同部位缺血影响功能的患者，以及有严重顽固性高血压药物治疗无效者，应手术治疗。一般应在病变稳定后半年至一年、脏器功能尚未消失时手术。手术方式包括血管重建术、血管旁路移植术、经皮管腔内血管成形术（PTA）、支架置入术等。对单侧或双侧肾动脉狭窄所致的高血压可行血管重建术或安置血管支架，也可行肾脏自身移植术。对患侧肾脏明显萎缩，肾功能严重受损或肾动脉分支病变广泛者可行肾切除术。

（四）其他治疗

早期的轻度高血压或不宜手术治疗的高血压可用降压药物治疗，但本病对一般降压药物反应较差。对双侧肾动脉狭窄或单功能肾或治疗前有肾功能不全的患者应避免使用血管转换酶抑制药和大剂量利尿药，以免进一步损伤肾功能。此外，大动脉炎患者应长期使用抗血小板聚集药物，如阿司匹林 50 ～ 100mg/d，以防止血栓形成。

八、预后

本病为慢性进行性血管病变、疾病具有一定间歇性进展和缓解的倾向。国外报道5年生存率83%～94%不等。早期的炎性指标和系统症状往往在发病几年后逐渐被血管缺血的症状所替代。个别患者可自行缓解，多数患者疾病处于长期慢性进展中，但是早期诊断、免疫抑制药的使用和积极的外科治疗可使预后明显改善。日本的一组1 000例患者长期随访的结果显示仅有25%的患者出现明显的并发症。心脏的并发症包括充血性心功能不全和缺血性心脏病，为主要的致死原因。

第二节　巨细胞动脉炎及风湿性多肌痛

巨细胞动脉炎（GCA）是一种以侵犯颅动脉为主的原因不明的系统性血管炎综合征。现已知主要累及从主动脉弓发出的动脉分支，也可累及其他中等大小的动脉。血管炎症部位可形成肉芽肿，含数量不等的巨细胞，故又称肉芽肿性动脉炎，病变常呈节段性分布，临床表现可因受累血管部位不同而表现复杂，典型者呈颞部头痛，头皮及颞动脉触痛，间歇性下颌运动障碍，因而GCA又称颞动脉炎（TA），因可累及颅内动脉又称颅动脉炎。部分GCA患者可伴发风湿性多肌痛（PMR），后者是一种以四肢及躯干近端肌肉疼痛为特点的临床综合征，对小剂量激素治疗反应敏感；常表现为颈、肩胛带及骨盆带肌中2个或2个以上部位的疼痛和发僵，持续30分钟或更长时间，不少于1个月时间，同时伴有血沉增快。诊断须除外类风湿关节炎、慢性感染、肌炎以及恶性肿瘤等疾病。GCA与PMR两者关系密切，发病年龄均多在50岁以上，女性多于男性。

GCA和PMR主要影响老年人，发病年龄的高峰为60～80岁，对于<50岁的患者做出PMR诊断时应慎重。GCA和PMR的发病率随年龄的增长而成倍增加，在美国，50～59岁年龄段的GCA发病率为2.1/10万人，70岁以上为49/10万人，其他国家有类似报道。GCA与PMR近年来发病呈上升趋势，除考虑与人口老龄化有关外，还与对这类疾病的认识不断提高有关。

一、病因与发病机制

GCA以及PMR的具体病因尚不清楚，虽然两者的发病与年龄、地域分布以及人种相关，但年龄因素、环境因素和遗传因素在发病机制中的具体作用却不甚清楚。PMR和GCA有家庭聚集现象。欧美白人发病率明显高于黑人，而且北欧与美国的白人之间存在相同的种族背景。HLA－DR_4在GCA的出现频率较正常对照人群高出2倍，因此HLA－DR_4可能是主要的遗传因素。进一步试验发现HLA－DR_4的等位基因HLA－DRB_1与GCA的关系最为密切，其基因多态性主要位于第2高变区。有学者认为细小病毒B_{19}和肺炎衣原体与GCA的发病有关，但确切结果尚须进一步研究证实。

体液免疫和细胞免疫都参与GCA的发病，其病理特点是影响大动脉为主，伴有各种细胞因子生成的慢性炎症过程。GCA和PMR受累组织存在的特异细胞因子影响疾病的临床表现，二者的细胞因子构成特点有所不同。在GCA中，受累的颞动脉存在T淋巴细胞产生的IFN－γ和IL－2，巨噬细胞产生的IL－1β、IL－6以及转移生长因子（TGF－β）。IL－6水平在GCA和PMR中都有升高，且其水平与病情活动度相关，GCA中IFN－γ则是病变关键的细胞因子，与巨细胞形成、内膜增厚、组织缺血以及新生血管形成有关。在GCA和PMR中TNF－α水平未见升高。在PMR中，颞动脉可检出TGF－β、IL－1以及IL－2的转录子，但无IFN－γ转录子。

颞动脉高表达IFN－γ的GCA患者常具有典型的多核巨细胞（MGCs）。与巨噬细胞不同，MGCs除有吞噬功能外还具有重要的分泌功能。MGCs分泌血小板PDGF，后者能刺激血管内膜增生。MGCs还分泌血管内皮生长因子（VEGF），是动脉血管壁形成新生血管的关键介质。向心性的同轴的血管内膜增生是GCA重要的潜在病理损伤机制。研究者认为血管内膜增生是血管壁对损伤做出反应的结果，同时这也是一种修复机制，其中PDGF是一种重要的动脉内膜增生的刺激因子。PDGF来自巨细胞和巨噬细胞，它使GCA有别于其他血管病变。

在 GCA 中，几乎所有的损伤都和效应巨噬细胞有关，巨噬细胞通过对分泌 IFN－γ 的 T 淋巴细胞的调节，进行与以往不同的分化途径，并获得一系列潜在的损伤能力。在 GCA 中，巨噬细胞能分泌促炎症细胞因子加重炎症。此外，位于血管中膜的巨噬细胞通过脂质过氧化物酶的作用发挥氧化破坏作用，攻击血管的平滑肌细胞及其基质成分；这些巨噬细胞还提供活性氧中间体，与氮中间体共同引起内皮细胞蛋白的消化作用；中膜的巨噬细胞还产生氧自由基以及金属蛋白酶，导致中膜弹性层的裂解。动脉中层的巨噬细胞除释放组织破坏酶、还通过分泌细胞因子（如血小板生长因子 PDGF、血管内皮细胞生长因子 VEGF）介导组织修复，导致内膜增生，从而发生血管阻塞，血流受阻。炎症也是影响内皮细胞、引起新生血管形成的重要因素，这一炎症过程主要发生在内膜与中膜的交界处以及血管外膜层。因此动脉内膜及中膜是 GCA 主要的损伤部位。

细胞黏附分子也影响 GCA 的发病机制，而且内皮细胞也在其中起重要作用。GCA 患者血清中的可溶性内皮细胞白细胞黏附分子（ELAM－1）水平升高，在颞动脉的活检标本上还测到其他的黏附分子，提示黏附分子参与白细胞向血管受损处迁徙以及细胞间的相互作用过程，而这些过程参与肉芽肿的形成。黏附分子在新生血管的表达远大于血管的其他部位。最近，Cid 采用免疫组化分析显示，不同的黏附分子可能调节颞动脉不同层次间的白细胞以及内皮细胞间的相互作用。而 PMR 患者的血清 E－选择素水平增高。

在 GCA 和 PMR，部分受累的颞动脉血管内弹性膜的细胞内或连接处发现有免疫球蛋白和补体的沉积，这一发现提示血液中有针对动脉血管壁的抗体或免疫复合物存在。GCA 和 PMR 患者血清中的循环免疫复合物水平在疾病活动期升高，其浓度与 ESR 和 γ－球蛋白水平呈正相关，在治疗病情缓解后下降。GCA 的肉芽肿形成的病理特征更多地提示细胞免疫在 GCA 发病机制中的作用。

二、病理

在 GCA，血管炎最常见于主动脉弓分支血管，但偶尔也可累及全身任何动脉以及一些静脉。受累血管常呈节段性分布或片状分布，也可累及较长血管。取自 GCA 活动期的血管标本显示，严重受累的血管多见于颞浅动脉、椎动脉以及眼动脉和睫后动脉，其次为颅内动脉、颅外动脉以及视网膜中央动脉。另有尸检资料显示，主动脉近端以及远端、颈内及颈外动脉、锁骨下动脉、肱动脉以及腹部动脉受累亦较常见，但颅内动脉受累少见。在一些病例，即使症状已经缓解，动脉活检仍有持续性的、弱的慢性炎症存在。在大体病理上，GCA 容易形成主动脉的动脉瘤、夹层和狭窄，主动脉的主要分支亦容易形成狭窄。有关继发于 GCA 的冠状动脉和主动脉弓的各种病变的个案并不少见。与胸主动脉一样，腹主动脉也可受累，出现动脉瘤以及相关的症状，可出现肠梗死。GCA 还可以影响上肢和下肢的主要供血血管，出现间歇性跛行。在 GCA 累及大血管时，损害难以与大动脉炎相区别。

在疾病早期或受损较轻微的病例，可见淋巴细胞的聚集，局限于内外弹力层或外膜，通常可见内膜增厚并伴有明显细胞浸润。病变严重时血管全层皆可受累。坏死的动脉血管壁（包括弹力层）以及肉芽肿可见含有吞噬细胞碎片和异物的多核巨细胞、组织细胞、以辅助 T 细胞为主的淋巴细胞以及部分浆细胞和成纤维细胞。嗜酸性粒细胞也可出现，但中性粒细胞少见。炎症活动部位可有血栓形成，以后这些部位可以再通。炎症在中膜弹力层与内膜连接处最为明显，可见弹性纤维的破碎与裂解，这与局部聚集的巨细胞密切相关。坏死的血管处少见纤维素样坏死。巨细胞并非见于全段血管，因此在具备其他诊断条件时，即使未见巨细胞仍可做出 GCA 诊断。通过增加血管炎的病理检查范围，可以提高巨细胞的检出率。血管炎慢性期细胞浸润消失，内膜纤维增生、内膜增厚。

除上述血管炎的表现外，GCA 的系统表现与炎症过程以及细胞因子的作用有关，终末器官的受累与相应的血管闭塞有关。

然而 PMR 除了可能出现的血管炎，很少有病理学发现．偶有肉芽肿性心肌炎和肝炎的报道。PMR 肌活检多无异常发现或仅有非特异性的Ⅱ型肌纤维萎缩。部分 PMR 患者可有膝关节、胸锁关节、肩关节以及骶髂关节存在淋巴细胞为主的滑膜炎。多数滑膜炎为亚临床型，X 线检查无异常，但磁共振可见关节滑膜炎，核素检查提示部分 PMR 患者的骨对锝盐的摄入量增加。

三、临床表现

GCA 是一种显著的异质性、系统性炎性疾病。临床表现多样，从不明原因的发热、间歇性跛行到失明。GCA 早期的描述强调眼动脉和颈外动脉分支受累导致的临床表现，但 GCA 本身几乎可累及全身动脉。因此可以根据受累动脉的供血范围来分析各种临床表现。GCA 和 PMR 可以是单一疾病谱的两个部分，可以 PMR 起病，发展严重时即成为 GCA。GCA 和 PMR 具有相同的基本症状，如乏力、体重下降、发热等。大约 50% 的 GCA 患者具有 PMR 的临床特点，如近端骨关节肌肉的晨僵、酸痛以及疼痛。

（一）全身症状

患者常诉不适、乏力、发热、食欲缺乏、体重下降。发热一般为低热，偶可达 40℃，部分患者可以有盗汗。GCA 的不明原因发热较 PMR 常见。对于高龄患者出现显著的食欲缺乏以及体重下降还应注意除外肿瘤。

（二）与颈外动脉分支的血管炎相关的症状

头痛以及头皮触痛是 GCA 最常见的症状，约半数以上患者以此为首发症状。GCA 的头痛具有特征性，位于一侧或双侧颞部，被描述为颅外的、钝痛、针刺样痛或烧灼痛，多为持续性，也可为间歇性。枕部动脉受累的患者可有枕部疼痛，并且梳头困难，以及睡觉时枕部与枕头接触易感疼痛。另外还有头皮坏死的报道。耳后动脉受累时可出现耳道、耳郭以及腮腺的疼痛。

下颌间歇性运动障碍以及疼痛，尤其是咬肌咀嚼时更为明显，该症状对 GCA 具有很高的特异性，约发生于 50% 的 GCA 患者。上颌动脉以及舌动脉受累，可以在咀嚼和说话时出现下颌关节以及舌部疼痛，并有舌坏疽的报道。

颞动脉受累时呈突出的、串珠样改变，触痛，可触及搏动，但亦可无脉。然而，颞动脉检查正常并不能除外 GCA。

（三）与眼动脉分支血管炎相关的症状

在 GCA 患者，视力受损是继发于眼动脉血管炎的最常见的症状，也是较为严重的结果。GCA 眼部受累的患者可占眼科因视力受损就诊患者的 20%，其中更有 60% 的患者可发展为失明。近来由于对疾病认识的提高，治疗及时，失明率已大幅下降，为 6% ～ 10%。

多数患者主诉为“突然的”视力受损，详细询问病史可以发现，其中约 40% 的患者在此之前可有头痛、发热、不适以及 PMR 的症状体征。失明可为首发症状或在其他症状出现数周或数月后突然发生，呈无痛性，常见于头痛消失后，初期表现为视物模糊或视野缺损、可在数天之内进展为完全失明。失明可为双侧或单侧，如未经治疗，对侧眼可在 1 ～ 2 周内受累。眼部病变通常变化较大，与受累血管的发生部位以及供血范围相关。

睫后动脉供应视神经，是 GCA 最常受累的血管之一，因此经常发生视神经缺血，眼底镜检查常可看到视神经萎缩。同样来自于眼动脉的肌支供应眼外肌，约 5% 的患者上述血管可以受累，出现复视以及上睑下垂，并可先于失明。视网膜中央动脉供血给视网膜、是眼动脉的终末分支，其受累较少。因此渗出、出血以及血管炎一类的视网膜病变并不常见，只有不到 10% 的眼部受累患者与视网膜中央动脉阻塞有关。约 10% 的 GCA 患者可以出现一过性黑矇，约 80% 的未经治疗患者可以发展为永久失明。GCA 并发的视力受损一般是不可逆的，其中男性患者出现视力受损的机会较女性患者多。应注意，视力异常可以是很多缺血性疾病的综合结果，如视神经、眼外肌、视交叉以及大脑本身的缺血。

（四）与大动脉受累相关的症状

10% ～ 15% 的患者可以出现主动脉弓、胸主动脉等大动脉的受累，可在颈部、锁骨下、腋下或动脉分支处闻及血管杂音并可有血管触痛。大约 88% 的大血管受累发生在女性。典型病例发病年龄相对较小，无乏力等一般症状，常不易诊断，从发病到诊断时间较长，即使治疗有效，仍有部分患者可以在诊断 GCA 之后 15 年出现胸主动脉瘤，病理可见巨细胞浸润。这类患者颞动脉活检多阴性，较少发生头痛、下颌间歇性运动障碍以及视力改变，但在发病时常有上肢的间歇运动障碍。上述临床表现可以将大血管受累与颅动脉相区分。查体时颈部、腋窝以及肱动脉可闻及杂音。

大动脉受累的主要症状为上肢和下肢的间歇性运动障碍，偶尔可因锁骨下动脉窃血综合征、主动脉弓处血管狭窄出现间断的或持续性的脑缺血，极少数亦可因大脑内动脉病变引起。腹主动脉亦可受累，GCA 可以出现腹主动脉瘤的症状以及肠坏死，但肾脏很少受累，具体原因不明。

（五）神经系统表现

约 30% 的患者可以出现神经系统病变，病变可能多种多样，但最常见的是神经病变、一过性脑缺血以及脑卒中，前者包括单神经病变、外周多神经病变并可影响上、下肢。推测上述病变皆由脑的滋养动脉受累引起，但具体原因仍有待明确。颈动脉以及椎－基底动脉狭窄、闭塞可致偏瘫和脑干病变。罕见癫痫、脑血管事件或者精神失常等中枢神经系统疾病。事实上，尽管大部分的 GCA 病变部位发生在弹力血管，但硬膜内血管并未发现病变。然而，主动脉弓受累，包括锁骨下动脉，可以导致锁骨下动脉窃血综合征以及脑缺血，颅内动脉很少受累。因为颅内动脉相应的不易检查，而且老年患者经常罹患动脉粥样硬化性疾病，GCA 导致中枢神经系统显著缺血的频率并不清楚。外周神经系统受累亦较少见。

（六）呼吸系统

虽然 GCA 很少侵犯肺血管，但仍有 10% 的患者出现显著的呼吸道受累，尤其是 GCA 伴有 PMR 症状时。呼吸道症状包括咳嗽，可有痰或无痰、咽痛或声嘶。影像学检查以及病原学检查多无异常，抗生素治疗无效。引起呼吸系统症状的原因不甚清楚，可能与局部组织缺血以及受累组织的高度易激惹性有关。

（七）近端骨关节肌肉疼痛以及晨僵

PMR 是以对称性的近端关节和肌肉的疼痛、酸痛以及晨僵为特征，以肩关节、颈以及骨盆带肌肉最为突出，常呈对称性分布，有时远端肌群以及关节亦可受累。70% 以上的患者肩胛带疼痛最先发生，然后发展到四肢近端、颈、胸、臀等部位，直接影响患者的生活，上述症状可以突然起病，也可隐匿起病，持续数周到数月。疼痛以及晨僵在早晨以及活动时加重，上述症状可能较重并使患者日常活动受限，以至于不能翻身和深呼吸。肌肉可以出现触痛，影响活动并致失用性萎缩、并且可能出现肌肉挛缩。肌力通常正常，但常因疼痛而影响评定。在 PMR 中，虽然患者主诉很多，症状很重，但查体却很少有与此相关的阳性体征，呈现典型的症状不符。

PMR 可以和 GCA 共存。10%～15% 的单纯性的 PMR 在颞动脉活检时提示与 GCA 相关。另一方面，50%～70% 的 GCA 患者和 PMR 相关。诊断为单纯的 PMR 患者，如出现头痛以及视力改变，应警惕除外发展为 GCA 的可能。

（八）关节症状

大多数患者关节肌肉局部压痛不明显，尤其是肩关节和髋关节，此与肌炎压痛明显的特点不同。GCA 本身并无滑膜炎病变，但在膝关节，偶尔肩关节、腕关节可以出现中等量的关节积液。西班牙学者报道原发的 PMR 远端外周关节炎发生率为 20%，PMR 并发 GCA 时关节炎的发生率为 56%，而单纯 GCA 关节炎的发生率为 11%。腕管综合征和肢端凹陷性水肿可以出现在 PMR 的患者，有时使诊断困难，而 GCA 患者缺如。

近年研究表明 PMR 关节痛并不少见，以大关节如肩、膝和腕关节常见，胸锁关节受累亦不少见。PMR 的关节病变主要表现为肌腱炎和滑膜炎，原发 PMR 也可造成关节的破坏。Paice 对 25 例 PMR 患者的胸锁关节进行了 X 线断层摄片，发现其中有 11 例患者有关节的侵蚀破坏，绝大多数为对称性，且 PMR 病程多在 6 个月以上。多中心的研究显示，PMR 轻中度的滑膜炎主要影响近端关节、脊柱和肢体带，如肩关节最常受累；另有 15%～50% 出现外周关节滑膜炎，以膝关节和腕关节最多见。放射性核素骨扫描显示 96% 的 PMR 患者有异常，其中 80% 的肩关节和 16% 的手、腕、膝关节放射性核素摄取增强。磁共振（MRI）检查也显示 PMR 肩峰下和（或）三角肌下滑膜炎是肩部最常见的损伤。MRI 检查提示 PMR 患者膝关节关节囊外部位及软组织肿胀发生率（50%）显著高于类风湿关节炎（10%，$P=0.02$），而关节积液、滑膜炎、腱鞘炎发生率在两者无显著差异。

四、实验室检查及辅助检查

（一）血液学检查

PMR 和 GCA 最显著的实验室改变是急性期反应物血沉（ESR）和 C 反应蛋白（CRP）水平显著升高。血沉通常 >50mm/h，甚至超过 100mm/h。CRP 在 PMR 发病几小时内升高，血沉正常的患者 CRP 也会升高，有效治疗后 CRP 一般在 1 周内降至正常，而 ESR 下降缓慢，需 1 ～2 个月或更长时间。ESR 和 CRP 升高常预示病情反复。如果 PMR 和 GCA 的其他临床特点、病理特征较典型，即使 ESR 正常也不能除外诊断。

约 50% 的 PMR 患者可以出现正细胞、正色素的贫血以及血小板减低，此与炎症的程度相关，而 GCA 的上述指标可以正常。在 PMR 和 GCA 中，类风湿因子、抗核抗体以及其他的自身抗体较正常同龄人滴度要高。补体水平正常，无冷球蛋白以及单克隆球蛋白升高。

约 1/3 的患者肝功能，尤其是碱性磷酸酶可以升高，在 GCA 中较单纯的 PMR 常见。肌酶（肌酸激酶、醛缩酶）在 PMR 和 GCA 中都正常。血清淀粉样蛋白 A 水平升高是反应 PMR 病情活动的指标，如其水平居高不下或是下降后又升高，则提示病情活动或反复。因此血清淀粉样蛋白 A 测定对指导临床糖皮质激素的用药有一定的价值。

（二）影像学检查

彩色二维超声逐渐用于 GCA 的诊断。彩色多普勒显示 22% ～ 30% 的颞动脉管腔低回声晕轮征，经活检证实为 GCA。低回声晕轮征代表血管壁水肿，在 GCA 中的诊断意义较大，敏感性可达 73% ～86%，特异性为 78% ～ 100%，经激素治疗后低回声可以消失。胸主动脉和腹主动脉的超声检查对诊断有帮助，且可以发现有无动脉瘤形成。

在 GCA 中，颞动脉的动脉造影对诊断意义不大，也不能确定颞动脉的活检部位。虽然 PMR 无特征的影像学改变，但 X 线检查、放射性核素扫描、MRI 以及超声检查对于确定 PMR 的关节受累仍有一定的价值。

（三）其他检查

1. 肌电图和肌活检　肌电图检查多无异常发现，对 PMR 无诊断意义。PMR 的肌肉活检标本组织学无特征性改变，肌肉失用时可见非特异的Ⅱ型肌纤维萎缩。滑液以及滑膜检查可见滑液的白细胞计数位于（1 ～8）$\times 10^9$/L，以单核细胞为主。滑膜活检可见轻度的滑膜细胞增生，伴有轻微的淋巴细胞浸润。上述检查意义不大，临床很少进行。

2. 颞动脉活检　如果 PMR 患者具有提示为 GCA 的症状和体征，或者对每日 15mg 的泼尼松无反应，则应考虑行颞动脉活检。此外，如果一个老年患者具有不明原因的发热，伴有 ESR 增高，感染和肿瘤检测都不能解释时也应行颞动脉活检。颞动脉活检阳性即可诊断，对 GCA 的特异性为 100%。临床研究显示，颞动脉搏动减弱或消失的 PMR 患者，即使缺乏其他的局部症状，其颞动脉活检的阳性率也较高。出现非特异性的头痛时行活检也有较高的阳性率。颞动脉活检的阳性率与 ESR 增高的程度、视觉症状的出现与否、性别、年龄、发病时间长短以及 PMR 患者是否并发有 GCA 无相关性。而且，10% 的具有局部颞动脉体征的 PMR 患者颞动脉活检可以阴性。为提高疑诊 GCA 患者颞动脉活检的阳性率，可选择有头痛症状侧的颞动脉进行活检，选取有触痛、串珠样改变的部位血管进行取材。动脉干以及远端分支阳性率无显著差异。因为 GCA 血管病变有时呈节段性分布，因此应切取 2 ～ 3cm 血管、并多段取材以提高阳性率。另外，双侧颞动脉取材较单侧阳性率高，可以提高诊断的敏感性 11% ～ 60%。如果临床高度怀疑为 GCA，一侧颞动脉活检为阴性时，应行对侧颞动脉活检。

五、诊断

GCA 的临床表现多样，极易误诊或漏诊。老年人原因不明的发热及血沉增快，应考虑到 GCA。1990 年美国风湿病学会（ACR）的 GCA 的分类标准如下：①发病年龄≥50 岁（在 50 岁以上出现症状或阳性体征)；②新发头痛（新起发作的或与过去类型不同的局限性头痛)；③颞动脉异常（颞动脉触痛、搏动减弱，与颈动脉粥样硬化无关)；④血沉增高（魏氏法血沉≥50mm/h)；⑤动脉活检异常（动脉活检标本示动脉炎，以单核细胞浸润为主或肉芽肿性炎，通常含有多核巨细胞)。符合5条中3条或3条以上者可诊断为GCA，此诊断（符合3条或3条以上）的敏感性和特异性分别为93.5%和91.2%。另外，在1994年美国的Chapel Hill召开的血管炎会议上制定了新的巨细胞动脉炎分类定义标准，即：累及主动脉及其分支的肉芽肿性动脉炎，好发于颈动脉的颅外分支。常有颞动脉受累。一般患者年龄都>50岁，且常伴发风湿性多肌痛。目前临床上主要根据这两个标准来诊断巨细胞动脉炎。

PMR的诊断主要依靠临床表现，诊断标准有6条：①发病年龄>50岁；②颈、肩胛带及骨盆带部位至少2处肌肉疼痛和晨僵，时间≥1周；③ESR和（或）CRP升高；④小剂量激素（泼尼松≤15mg/d）有效；⑤无肌力减退或肌萎缩及肌肉红肿热；⑥排除其他类似PMR表现的病变如RA、肌炎、肿瘤和感染等。如符合以上6条可确诊为PMR。

六、鉴别诊断

GCA和PMR的易感人群、病史特点、临床表现以及病理特点易于和其他血管炎相鉴别。应除外以下疾病：动脉粥样硬化（尤其是颈动脉的粥样硬化)、肌炎、不明原因的发热、感染性心内膜炎、非霍奇金淋巴瘤、多发性骨髓瘤、类风湿关节炎、系统性红斑狼疮、大动脉炎、结核等，此外还有甲状腺肌病。

伴有外周关节炎的PMR和以PMR样症状为首发的RA容易误诊。Caporali等随访了116例PMR和以PMR样症状发病的RA患者、入组时94例患者诊断为PMR，22例为RA。随访1年后有19例初诊为PMR的患者发展为RA，随访结束时只有65例患者确诊为PMR。虽然外周关节的滑膜炎有助于两者的鉴别，但在疾病早期诊断仍有一定困难。

七、治疗

（一）糖皮质激素

泼尼松是治疗GCA和PMR的首选药物，能阻止眼和神经系统的缺血、抑制炎症信号的传递、抑制来自巨噬细胞的IL－1β、IL－6以及NOS2（一氧化氮合成酶，Nitricoxide Synthasez）的产生，和来自T淋巴细胞的IL－2，对IFN－γ的抑制则很弱。据观察，口服泼尼松60mg，3小时后血清IL－6水平下降达50%，当激素水平下降时，IL－6水平又升高，提示激素诱导的IL－6水平下降是暂时的，而且只有激素用量大时对IL－6的产生才有抑制作用，大部分PMR血清IL－6的升高持续3～6个月，少数时间更长，所以过早停药、减量或隔日疗法易导致病情复发。使用糖皮质激素治疗GCA宜从大剂量开始，根据临床表现以及ESR水平判断病情活动，来指导激素减量。开始剂量为GCA 1～1.5mg/（kg·d)，PMR为10～15mg/d。如果患者出现急性视力受损，可给予甲泼尼龙80～100mg/d静脉滴注，7～10天减量至泼尼松60mg/d。

对于无GCA症状或组织学无动脉炎改变的PMR患者，不可以经验治疗的方式给予适用于GCA的大剂量泼尼松。小剂量的泼尼松治疗具有临床表现的PMR是安全的，但应该告知PMR患者在出现头痛、视力受损以及GCA的其他表现时及时就医。PMR可在首次诊断后12～14个月转化为GCA，但这种情况并不常见。一般服用低剂量的泼尼松就可以防止眼疾的发生。另一方面对于疑诊GCA的患者如出现视觉受损的症状和体征，如一过性黑矇、部分或完全视力丧失，则应积极给予激素治疗，以免延误治疗时机。激素治疗后10天以内，仍可进行活检，组织学上无明显变化，不延误疾病诊断。

一般的GCA症状如头痛、昏睡以及PMR的症状可在治疗36～72小时后消失。增高的ESR以及缺血表现，如颞部头痛、下颌间歇性运动障碍、局部的颞动脉炎，可在用药后数天消失。但消失的颞动脉搏动难以恢复，失明也是永久性的。如果患者的临床症状如期改善，但ESR水平并无下降，或反而升高，注意除外有无并发感染等其他影响ESR的因素。

对于PMR患者给予低剂量泼尼松（<15mg/d）治疗后病情戏剧般的好转，CRP可恢复正常，ESR

也开始下降，这是 PMR 的主要特征之一，以上改变多发生在用药后 48 ～ 72 小时。在用药 2 ～ 4 周后，患者的贫血以及血小板减少多能正常。此时激素可以开始减量，可每 3 周减 2.5mg，当泼尼松减至 10mg/d 时，按每月 1mg 速度递减，维持量 3 ～ 5mg/d，一般用药 1 ～ 2 年，也有长至 10 年的报道，过早停药或减量太快病情易反复。如果用药 1 周后，患者病情无缓解，则应重新考虑诊断或是并发其他疾病。

25% ～ 60% 的 GCA 和 PMR 患者可能复发，此时需适当加大剂量，PMR 患者治疗期间的情况相差很大，有的患者用药仅需 1 年时间，有的需 5 年方可停药。PMR 一般是一种自限性疾病，持续 2 年左右，但部分患者需要低剂量的激素维持相当长的时间。对于 GCA 患者，大剂量的激素仅用于控制症状，症状缓解后应逐渐减量，根据临床症状以及 ESR（或 CRP）水平调节激素用量，并维持数月。有视力受损的患者通常需缓慢减量平均使用皮质激素时间可达 2 年，部分患者需用药 5 年。随着发病时间的延长，新发视力受损的概率明显减少，因此对于使用激素治疗 18 ～ 24 个月后复发的患者，在重新使用激素前建议重复颞动脉活检。

Narvaez 等回顾性分析了 PMR 患者和 GCA 患者长期治疗（长达 10 年）对患者的效果。单纯的 PMR 患者，49% 的患者平均停用激素时间为 23 个月，随诊 11 个月无复发。这些患者的复发率高于 GCA 相关的 PMR 患者。与 GCA 相关的 PMR 患者，29% 患者平均停用激素的时间是 31 个月，维持症状缓解的时间是 14 个月。该组患者的治疗中位时间是 56 个月，其中 50% 的患者需治疗 4 年以上。增加复发概率的危险因素包括诊断时高龄、女性、高 ESR 水平以及过快地激素减量。

考虑到使用激素带来骨质疏松的高危性，PMR 和 GCA 在治疗前应测定骨密度。根据情况采取相应的预防措施。如果骨密度测定提示有骨质疏松，可给予二磷酸盐、降钙素或激素替代治疗。保证治疗患者钙和维生素 D 的日摄入量在 1 500mg 和 800U 以上，可以减少骨质疏松的发生。

GCA 患者可在使用皮质激素后且病情静止多年才发展为动脉瘤，因此患者需要随诊胸片并进行胸主动脉、腹主动脉的超声学检查。

（二）缓解病情药

对于难治性的、减量易复发的、激素依赖的 PMR 和 GCA 患者，可以考虑使用病情缓解药（DMARDs）、如甲氨蝶呤（MTX）、环磷酰胺（CTX）或硫唑嘌呤。MTX 的用量为每周 7.5 ～ 25mg，口服、肌内注射或静脉注射皆可。CTX 用量为 50 ～ 100mg/d 口服或 0.5 ～ 0.8g/m^2 每月静脉滴注 1 次；使用 DMARDs 注意定期复查血常规以及肝功能。

（三）非甾体抗炎药

10% ～ 20% 的 PMR 患者用 NSAIDs 即可控制病情，如 NSAIDs 使用 1 ～ 2 周疗效不佳应及时用激素治疗。对小剂量激素控制不好的患者可合用 NSAIDs。

新近研究认为，乙酰水杨酸盐（ASA）具有抑制 GCA 产生细胞因子的作用。在 GCA 中，主要的损伤因子为 IFN－γ 和核因子 κB（NF－κB）依赖的单核因子。激素通过抑制 NK－κB 依赖的细胞因子（如 IL－1β、IL－6）的基因而控制病情的活动，但其对 IFN－γ 的抑制作用却很弱。实验证实 ASA 可以明显地抑制 IFN－γ。因此可以联合 ASA 和激素治疗 GCA，既能增加疗效，还能减少激素用量。

（四）生物制剂

新的生物制剂如 TNF 的拮抗药正试用于 GCA 的治疗，但 GCA 以及 PMR 的 TNF－α 水平并无明显增高，其临床疗效有待于进一步观察。

（五）联合治疗

对于系统性血管炎的治疗，如韦格纳肉芽肿、川崎病，在激素治疗的基础上联合使用 DMARDs 常能减少复发和激素用量。但文献报道这种情况在 GCA 却非如此，2002 年国际系统性血管炎病研究网络（INSSYS）公布了一项为期 4 年，多中心（16 个中心）的、随机双盲对照临床试验的研究结果，该研究共入组 98 例诊断明确、皆为首次治疗的 GCA 患者，入选患者分为 2 组，每组患者都给予泼尼松 1mg/（kg·d）（最大剂量 60mg/d），然后 1 组联合使用 MTX 每周 0.15mg/kg，最大剂量为每周 15mg；

另一组则同时给予安慰剂。治疗12个月为1个周期进行观察分析显示，联合使用并不能减少GCA的复发率，也不能减少激素的累计使用量，以及激素治疗相关的和疾病相关的严重病症，如严重的骨质疏松、失明以及锁骨下动脉狭窄。2002年，美国国立卫生院（NIH）的一项试验发现联合使用激素和乙酰水杨酸盐20～100mg/kg，可以更有效地控制炎症，减少激素用量以及减少疾病的复发。

GCA复发以及治疗失败的定义：

1. GCA复发　是指ESR由正常升至≥40mm/h，加上以下GCA的特点中的至少一项，这些表现有GCA引起而非其他疾病所致。这些表现为：①发热，体温≥38℃至少1周；②出现PMR；③头痛，头皮痛或触痛；④失明；⑤下颌或口周疼痛；⑥肢端间歇运动障碍；⑦与血管炎一致的动脉造影异常；⑧脑缺血或脑梗死；⑨其他证实为GCA特点的表现。

2. GCA治疗失败　出现2次不同的复发或使用泼尼松治疗期间出现复发，且较上一有效剂量加大10mg治疗仍不能改善。

八、预后

PMR一般为2年期的自限性疾病，较少发展为GCA。GCA的视力受损通常是不可逆，平均需治疗2年，部分患者需治疗5年或更多。早期报道GCA并发PMR的老年患者病死率为1%～12%，近年来由于早期诊断和治疗的改善，其病死率和同年龄组常人无差异。

第三节　结节性多动脉炎

结节性多动脉炎（PAN）是一种系统性血管炎，其特征是以中到小血管为主的节段性坏死性炎症，尤其好发于血管的分叉处，导致微动脉瘤形成、血栓形成、动脉瘤破裂出血以及器官的梗死。因受累动脉出现炎性渗出及增殖形成节段性结节，故称为结节性多动脉炎。全身各组织器官均可受累，以皮肤、关节、外周神经最为常见。PAN可以是原发的，也可以继发于某些疾病，如类风湿关节炎（RA）、干燥综合征（SS）等，现典型的节段性改变已很少见，故又称为多动脉炎。PAN的免疫复合物沉积很少或缺如，ANCA检查多为阴性。1866年，Kussmaul和Maier首先描述了这一疾病，他们观察到在血管炎的病程中，病情严重的患者血管炎症局部区域能够形成可触及的结节，故而得名。PAN和其他的血管炎一样，是一种多系统疾病，临床表现各异，但最常见累及皮肤、关节、外周神经、胃肠以及肾脏血管。

很长时间以来，PAN一直是一个通用名词，用来描述各种类型的血管炎，随着对疾病理解的加深，其定义也越来越严格。如以前所称的并发类风湿关节炎的PAN，现改称为类风湿关节炎血管炎，伴有肺部受累的PAN现已更名为CSS。1948年，Davson等人描述了一种MPO-ANCA阳性的、以弥漫性坏死性肾小球肾炎为特征的“显微镜下的结节性多动脉炎”，随后这种血管炎被命名为显微镜下多动脉炎或显微镜下多血管炎（MPA），在1993年的Chapel Hill血管炎会议（CHCC）对MPA进行了定义，MPA正式从PAN中分离出来。根据CHCC的定义，小动脉、毛细血管、小静脉的血管炎是诊断MPA的必备条件，尽管中到小血管也可累及。相反，经典的PAN不能累及微小血管，也不具有肾小球肾炎。因此MPA和PAN的主要区别在于是否出现微小血管病变，而非是否有中等血管的受累。从现在的定义看，MPA的发病率较PAN要高，后者是指不伴有肾小球肾炎和小动脉、毛细血管和小静脉血管炎的、累及中到小血管的坏死性炎症，而MPA除具有与PAN相似的临床症状外，还有特征性的小血管受累，导致急进性肾小球肾炎（RPGN）和肺的毛细血管炎。

结节性多动脉炎不是一种常见病，确切的发病率尚不清楚。

一、病因

PAN确切病因尚不清楚。部分病毒感染和PAN的发病有关，尤其是表面抗原阳性的HBV感染，其所引起的血管炎几乎都是经典的PAN。PAN可见于HBV感染的任何阶段，血管炎的活动性和肝炎的严重程度不平行。国外报道估计不超过1%的HBV感染人群发展为PAN，而我国目前尚无有关PAN的流行病学资料。随着乙型肝炎疫苗及抗肝炎病毒药物的应用，与乙型肝炎感染相关的结节性多动脉炎患者在逐渐减少。HBV相关的PAN和非HBV相关的PAN临床表现大致相同，但HBsAg阳性者更常见睾丸炎，HBV相关的PAN可见免疫复合物的沉积。其他和PAN相关的病毒还包括人类免疫缺陷病毒（HIV）、巨细胞病毒（CMV）、细小病毒B_{19}、人类T细胞嗜淋巴病毒Ⅰ型以及丙型肝炎病毒（HCV）。PAN也见于毛细胞白血病，但这些患者常同时感染有HBV。除病毒外，PAN还可能和细菌感染、疫苗接种、浆液性中耳炎以及用药，尤其是安非他明有关。部分继发的PAN常与各种免疫性疾病有关，如类风湿关节炎、干燥综合征。

二、发病机制

结节性多动脉炎的血管损伤的机制目前也并不十分清楚。部分与乙型肝炎病毒感染相关的结节性多动脉炎，乙型肝炎病毒抗原诱导的免疫复合物能激活补体，诱导和活化中性粒细胞引起局部的血管炎症损伤。细胞因子在结节性多动脉炎的发病机制中起重要作用。结节性多动脉炎患者外周血清中α-干扰素、白细胞介素-2、肿瘤坏死因子-α、白细胞介素-1β等的水平均明显升高。它们能诱导黏附分子（LFA-1、ICAM-1和ELAM）的表达，从而使中性粒细胞易与血管内皮细胞接触，以及诱导血管内皮细胞的损伤。另外，结节性多动脉炎患者中常可检测到抗血管内皮细胞抗体。抗内皮细胞抗体可直接作用于血管内皮细胞表面，通过抗体依赖的细胞毒的作用介导血管内皮的损伤。免疫组化研究发现结节性多动脉炎患者炎症部位有大量的巨噬细胞和T淋巴细胞（主要为CD_4^+）浸润，这些T细胞表达大量的淋巴细胞活化标记，如IL-2、HLA-DR抗原等，提示T细胞介导的免疫机制在结节性多动脉炎的发病过程中起一定作用。但无论是细胞因子、抗内皮细胞抗体还是T细胞介导的免疫机制都不是结节性多动脉炎所特有的，也见于其他系统性血管炎如韦格纳肉芽肿、Churg-Strauss综合征等。

三、病理

PAN是一种不均一的病变，在未受影响的血管之间散在明显的坏死和炎症区域。主要病理表现为中、小肌层动脉中性粒细胞浸润，伴内膜增生、纤维素样坏死、血管堵塞及动脉瘤形成等，以致受累组织缺血和梗死。病变血管常见动脉瘤形成，尤其是肠系膜血管，如造影发现肠系膜动脉广泛的动脉瘤形成则具有诊断价值。其他病变部位包括肾脏、周围神经、关节肌肉、睾丸以及心脏，血管壁及其周围组织中白细胞的数量和局部的纤维素样坏死程度之间存在显著相关性。

因为病变范围的不均一性，取得阳性活检标本并非易事。临床常进行活检的组织包括皮肤、腓肠神经，睾丸以及骨骼肌。如果皮肤存在紫癜，活检常有诊断意义，但取材范围宜大。腹痛明显的患者建议行肠系膜动脉造影检查。对于有神经病变的患者最常取活检的部位是腓肠神经，尤其是神经传导检查提示腓肠神经传导异常的患者，高达80%的患者活检阳性。其他的活检部位还有疼痛或触及肿块的睾丸以及肾脏。对于高度怀疑PAN的患者，但无或很少阳性发现时，可以试验性地进行肌肉活检。

四、临床表现

PAN经常急性起病，表现为多系统受累，常伴有前驱症状，如发热，腹痛、体重下降以及关节痛等，从数周至数月不等；也有少数患者呈暴发性起病，预后极差。在疾病初期，病情容易反复，但症状控制后，复发相对少见。

虽然PAN可累及全身小到中等血管，但主要累及四肢、胃肠道、肝、肾脏的中等动脉以及神经滋养血管。肺及肾小球多不受累。动脉炎的结局源于供血区的脏器缺血，表现为痛性皮肤溃疡、肢端坏疽、肠梗死、肝梗死和肝内出血、肾性高血压以及肾梗死和多发性单神经根炎。

1. 全身症状　起病时，大多数患者具有急性全身症状，包括乏力、厌食、发热、体重下降、关节炎和关节痛。

2. 神经系统　PAN患者多有神经系统受累，包括周围神经系统和中枢神经系统，容易受累的周围神经包括腓总神经、正中神经、尺神经以及腓肠神经。周围神经病变以多发性单神经根炎最常见，可以突然出现，不少是 PAN 的首发症状，见于 50%～70% 的患者。部分患者可有脑神经麻痹。感觉神经和运动神经病变常为非对称性，感觉神经的受累经常是突发的，表现为外周神经支配区域的疼痛和放射性的感觉异常，很少进展为袜套样改变，数小时或数天后可出现同一外周神经的运动功能异常。坐骨神经亦经常受累。<10% 的患者中枢神经系统受累，可出现运动障碍、脑卒中，有时可见脑出血。神经系统的受累源于缺血及其后发生的梗死。另有 8% 的患者可以出现精神异常，主要为严重的抑郁。

3. 骨骼肌肉系统　骨骼肌肉表现常见，其中肌痛占 30%～73%，关节痛约占 50%，非对称性的关节炎在早期病例约占 20%，随病情发展这一比例可逐渐增高。PAN 的关节炎的特点是非对称的、非致畸性的间断发作，主要影响下肢大关节。患者经常出现与外周神经病变、肌肉关节受累、皮肤和胃肠道受累相关的疼痛。尽管有较严重的肌痛，但肌酸激酶通常正常。疾病早期常可有下肢的大关节受累，表现为非对称的非破坏性关节炎。受累关节的滑液检查无诊断意义，仅提示轻微的炎症。

4. 皮肤　25%～60% 患者可见皮肤受累，包括高出皮面的紫癜、梗死、溃疡、网状青斑、甲下线形出血以及肢端缺血和发绀。好发于手指、踝关节以及胫前区。皮下结节出现时间短且少见。部分局限的皮肤病变与肌痛、关节痛以及外周神经病变有关。部分丙型肝炎病毒（HCV）感染的患者可以出现局限的皮肤型 PAN。皮肤痛性溃疡、网状青斑、缺血和坏疽是 PAN 最常见的皮肤表现。

5. 胃肠道表现　PAN 的病情可从单器官受累到急进性的多脏器衰竭。胃肠道受累是 PAN 最严重的表现之一，约见于 34% 的患者，尸检发现这一比例可达 50%。腹痛常为 PAN 胃肠受累的首发表现，常为持续的钝痛，影响进食。胃肠道受累常因肠系膜血栓形成和缺血所致，出现顽固性的腹痛，影响进食并导致体重下降，缺血最常见部位为小肠，胃和结肠罕见。其他表现还有梗死、肠穿孔和出血、胰腺炎、阑尾炎以及胆囊炎。严重腹痛的患者注意有无腹膜炎体征以除外穿孔可能，明显的右上腹或左上腹压痛分别提示肝梗死和脾梗死的可能。吸收不良、胰腺炎以及手术或治疗后的复发常提示预后不佳。

6. 泌尿生殖系统　30%～66% 的患者有肾脏受累，常表现为肾素依赖性高血压以及轻到中度的氮质血症。PAN 引起的肾病与 MPA 的肾小球肾炎不同，前者常引起严重的高血压和少尿型肾衰竭而无肾小球肾炎，而 MPA 常见急进性肾小球肾炎（RPGN）。尿液检查显示为中等的蛋白尿以及轻度的血尿。PAN 的急性肾动脉坏死性血管炎可导致血栓形成和肾梗死，可引起严重的肋膈角疼痛和触痛，并可引起急性肾功能衰竭。肾血管周围的组织受损可致动脉瘤形成，可形成多发性微动脉瘤和狭窄。动脉瘤的破裂可以引起肾内、肾周、腹膜后和腹膜内大出血、血肿。继发于肾脏瘢痕挛缩的慢性肾功能衰竭可以在 PAN 治愈后的数月或数年发生。部分患者在进行肾移植后肾功能得以恢复。输尿管周围组织血管炎以及继发的纤维化可引起双侧或单侧的输尿管受累。

约 25% 的患者可有睾丸受累，部分患者无明显临床症状，多表现为睾丸疼痛。另有少数患者表现为前列腺肥大、前列腺炎。

7. 心血管系统　10%～30% 的患者可有心脏受累，尸检比例远高于此。引起冠状动脉炎、高血压（最常见）、与体温不对称的窦性心动过速、充血性心力衰竭、心脏扩大、收缩功能不全以及二尖瓣反流、心包炎和心律失常。冠状动脉受累可引起心绞痛以及心肌梗死，发生比例不高，冠脉造影通常正常。部分患者可见胸腔积液和充血性心力衰竭。

8. 眼部症状　PAN 的眼部表现包括视网膜血管炎、视网膜脱离以及絮状斑点。所有诊断为 PAN 的患者都应行眼科检查，以除外眼部疾患。

五、实验室和辅助检查

1. 实验室常规检查　PAN 缺乏特异的实验室检查，部分检查 PAN 的诊断具有提示意义。如：ESR 升高，常 >60mm/h，并常与病情活动相关；CRP 水平升高，人血白蛋白水平下降，45%～75% 的患者白细胞升高，34%～79% 的患者正细胞正色素性贫血，部分患者血小板升高。

2. 免疫学检查　7%～36% 的患者 HBsAg 阳性，HBV 相关的 PAN 患者可见冷球蛋白、循环免疫复合以及补体 C_3 和 C_4 下降，非 HBV 相关的 PAN 则无此改变。部分患者可以出现低滴度的抗核抗体

（ANA）和类风湿因子（RF）阳性，约20%的患者可以出现p－ANCA阳性。Ⅷ因子相关抗原水平可以增高。

3. 影像学检查

（1）X线检查：在低氧血症以及呼吸窘迫的患者摄X线胸片可以发现肺间质的浸润。

（2）血管造影：怀疑PAN而临床查体缺乏足够证据时可行血管造影检查。血管造影的阳性发现包括动脉瘤形成、梭形动脉瘤、动脉狭窄或动脉逐渐变细，以及血栓形成。很少发现动脉斑块、不规则以及溃疡形成。临床症状或体征、肝功能和肾功能实验室检查异常，提示腹腔内脏器受累的患者，血管造影阳性率较高。动脉瘤最常见于肾、肝以及肠系膜动脉，它们的出现提示病情较严重而广泛。发现动脉瘤的患者其动脉瘤数量常在10个以上，对疾病具有诊断价值。

六、诊断

PAN作为一种少见病，具有复杂多变的临床表现，诊断不易。而且PAN容易和其他病混淆，如败血症、感染性心内膜炎、恶性肿瘤以及伴有大动脉动脉瘤的动脉粥样硬化。对于新发高血压的患者，同时伴有系统性症状，如发热、体重下降以及关节痛，则提示PAN诊断可能，必要时根据病情及病变情况行活检以资诊断。1990年美国风湿病学会（ACR）的分类标准如下：①体重下降≥4kg：自发病起，体重下降≥4kg，除外饮食及其他因素。②网状青斑：四肢或躯干的网状青斑。③睾丸疼痛或触痛：睾丸疼痛或压痛，除外感染、创伤或其他原因。④肌痛、无力或下肢压痛：弥漫性肌痛（除外肩胛和骨盆带）或肌无力以及下肢肌肉压痛。⑤单神经病或多神经病：出现单神经病、多发性单神经根病或多神经病。⑥收缩压>90mmHg（12.0kPa）：出现高血压。⑦BUN或Cr水平升高：BUN>14.3mmol/L（40mg/dL）或Cr>132.6μmol/L（1.5mg/dL），除外脱水或少尿如梗阻等肾外因素。⑧乙型病毒性肝炎：血清HbsAg或HbsAb阳性。⑨动脉造影异常：动脉造影显示内脏动脉动脉瘤形成或动脉血管阻塞，除外动脉粥样硬化或纤维肌性发育不良或其他非炎性因素。⑩小到中等动脉活检见多形核细胞：血管壁组织学检查见粒细胞或粒细胞和单核细胞。符合3条或3条以上可诊断为PAN，敏感性和特异性为82.2%和86.6%。

七、鉴别诊断

1. 显微镜下多血管炎（MPA） MPA和变应性肉芽肿性血管炎（CSS）既往曾归属于PAN，后者曾成为伴有肺部受累的PAN，因此MPA、CSS应注意与PAN鉴别。

2. Churg－Strauss综合征 CSS的临床表现和血管组织活检与PAN具有颇多相似之处，CSS以以下特点与PAN相鉴别：①常有肺血管受累；②血管炎累及各种口径的肌性动脉，既可累及中、小口径的肌性动脉，又可累及小动脉、小静脉和静脉；③血管内外有肉芽肿形成；④嗜酸性粒细胞浸润，外周血嗜酸性粒细胞增多；⑤常有哮喘和呼吸道疾病史；⑥肾受累以坏死性肾小球肾炎为特点；⑦少见微血管瘤；⑧ANCA常阳性。

八、治疗

药物治疗的目的是控制病情，防止并发症的发生。偶有患者病情局限，轻微治疗即能保持稳定。经激素和环磷酰胺的治疗，PAN的病情在12个月内多能控制良好，因此用药时间以12个月为宜，最好勿超过18个月，此时不能增加疗效而致不良反应增加。

1. 糖皮质激素 PAN的初始药物治疗包括大剂量的糖皮质激素，通常采用甲泼尼龙15～30mg/（kg·d），或1g/d，>1小时输注完毕，连续使用不超过3天。随后改为1mg/（kg·d）的泼尼松口服。泼尼松一般为晨起顿服，遇有发热等情况亦可分次服用，病情稳定后改为一次顿服。患者的临床症状缓解以及ESR降至正常常需1个月，此时泼尼松可以逐渐减量，至9～12个月停用。如果联合使用环磷酰胺（CTX），则泼尼松的减量可加快（每2～4周减量5～10mg），并可减少激素的不良反应。大部分患者需采用环磷酰胺冲击联合使用激素的疗法。

2. 免疫抑制药　环磷酰胺常和激素联合使用，以减少激素用量以及激素的不良反应。3 ～ 5mg/kg，静脉滴注，每 2 ～ 4 周 1 次；或 2.5 ～ 3mg/（kg・d）口服，60 岁以上患者 1 天总量勿超过 150mg。如果病情需使用环磷酰胺治疗，静脉使用效果较口服效果好。在患者条件允许的情况下，应尽可能静脉给药，静脉使用起效快，能更快地达到累积量，缩短患者的用药时间。环磷酰胺最严重的不良反应是膀胱出血和膀胱癌，与使用剂量有关，国外报道多见，而国内报道极少，提示国人对环磷酰胺较为耐受。其他主要的不良反应包括骨髓抑制以及卵巢衰竭。环磷酰胺冲击治疗的剂量应个体化，从 0.5 ～ 2.5g、每周 1 次到每月 1 次不等，根据患者的血液学检查以及肾功能决定。大剂量使用环磷酰胺应水化，必要时可考虑使用美斯那。法国合作组的治疗方案为环磷酰胺 0.6g/m^2，1 个月 1 次，连用 1 年。

其他可选用的免疫抑制药包括硫唑嘌呤 2 ～ 4mg/（kg・d）；甲氨蝶呤每周 15 ～ 25mg；苯丁酸氮芥，0.1mg/（kg・d）；但仍以环磷酰胺的治疗效果最好。其他使用的药物还有静脉用丙种球蛋白（IVIg），已证实对细小病毒 B_{19} 引起的 PAN 有效。细胞因子单抗和免疫吸附治疗仍在观察中。

3. 血浆置换　PAN 患者使用血浆置换并不能增加环磷酰胺或激素治疗的疗效。但对于难治性的 PAN、透析替代治疗的患者以及 HBV 相关的 PAN 患者，可考虑使用血浆置换。

4. HBV 相关 PAN 的治疗　HBV 阳性的 PAN 是一种特殊情况。系统性 PAN 的治疗包括激素和环磷酰胺，可以改善预后、控制动脉炎，但也可能导致 HBV 持续感染，阻止 HBsAg（+）向 HBsAb（+）转换。已知激素可以加速病毒的复制，而环磷酰胺则抑制针对病毒的任何免疫反应。1995 年，Guillevin 治疗 41 例 HBsAg（+）的 PAN 患者，治疗方案为激素、抗病毒药以及血浆置换。该组患者的 7 年生存率为 81%，其中 51% 的患者 HBsAg 阴转，56% 的患者病毒滴度检测稳定，24% 的患者病毒完全清除。该方案在初治的第 1 周给予 1mg/（kg・d）的泼尼松，以尽快控制 PAN 的严重症状，从第 2 周起激素开始快速减量，并开始加用抗病毒药阿糖腺苷和 IFN－α－2B。同时联合使用血浆置换治疗，以控制症状并减少使用激素和环磷酰胺的可能。另有个案报道，对于 HBsAg 不能阴转以及病毒清除不良的患者联合使用泛昔洛韦以及巨噬细胞集落刺激因子（GM－CSF）抗病毒治疗有效。

5. 手术治疗　部分患者因血管炎导致器官缺血、脏器梗死时需手术治疗，如肢端坏疽、肠梗死以及动脉瘤破裂和脏器内出血以及胆囊炎和阑尾炎。

九、预后

未经治疗的 PAN 预后很差，5 年存活率不超过 13%。大宗的临床观察发现，大剂量的泼尼松能显著提高 5 年存活率至 55%。回顾性的研究显示糖皮质激素联合使用环磷酰胺能将 5 年存活率提高至 82%，但前瞻性的研究并未发现环磷酰胺在改善生存率方面的作用。1992 年的一项针对 78 例 PAN 患者的前瞻性研究显示，糖皮质激素治疗的 7 年存活率为 81%，但单用激素治疗疾病易复发。另一项前瞻性研究显示，环磷酰胺和激素联用能降低复发率，且能提高伴有严重脏器受损患者的生存率，但对总的治疗人群而言，联合治疗并不能提高生存率。

1996 年，Guillevin 和 Lhote 对 342 例 PAN 患者进行了前瞻性研究，提示有 5 个因素致使预后不佳，这 5 个因素是：①肾功能不全，定义为血清肌酐水平 ≥140μmol/L（1.58mg/dL）；②蛋白尿，定义为 24 小时尿蛋白定量≥1g；③胃肠道受累；④心肌病；⑤中枢神经系统受累。如上述 5 个指标均不具备时，5 年预期死亡率为 12%；有其中一个指标阳性时，5 年预期死亡率为 26%；当同时有 2 个或 2 个以上指标时，5 年预期死亡率为 46%。Guillevin 和 Lhote 建议，无危险因素的 PAN，单用激素即可控制病情，在病情持续、复发、激素减量困难时可加用环磷酰胺。如初治时已有 1 个或 1 个以上的危险因素，则在开始使用激素时即可联合使用环磷酰胺。

大部分（约 50%）死亡病例多发生在疾病的第 1 年，源于诊断困难，发现时病情已不能控制，或是激素和免疫抑制治疗相关的严重感染并发症。后期死亡通常源于感染、治疗相关毒性，或者血管炎的并发症，如心肌梗死或脑卒中。如因肠道缺血需手术治疗，预后往往明显下降，胆囊炎或阑尾炎对预后的影响不大。完全恢复的 PAN 复发性很小，他们的 10 年生存率为 80%。

第四节 变应性肉芽肿性血管炎

变应性肉芽肿性血管炎或称 Churg Strauss 综合征（CSS），是一主要累及中、小动脉和静脉的系统性坏死性血管炎，病理特征为受累组织有大量嗜酸性粒细胞浸润和血管外肉芽肿形成以及坏死性血管炎。1939 年 Rackemann Greene 首先注意到一组被确诊为结节性多动脉炎（PAN）的患者主要表现为哮喘、嗜酸性粒细胞增高和发现肺内浸润灶，当时认为这可能是结节性动脉炎的一种特殊类型。1943 年，Harkavy 强调上呼吸道受累的症状对这组疾病具有重要的诊断意义，并首次提出这组疾病在病理上具有血管外肉芽肿的特点。其后 Churg 和 Strauss 于 1951 年报道了 13 例具有哮喘、嗜酸性粒细胞增高、肉芽肿性炎、坏死性系统性血管炎和坏死性肾小球肾炎病例，并提出这是有别于典型的结节性多动脉炎的另一类型的血管炎，故称之为 Churg - Strauss 综合征。1994 年 Chapel Hill 会议将 Churg - Strauss 综合征定义为伴有哮喘和嗜酸性细胞增多症、累及呼吸道、有大量嗜酸性粒细胞浸润和血管外肉芽肿形成的、影响小到中等大小血管的坏死性血管炎，并将其和韦格纳肉芽肿（WG）、显微镜下多血管炎（MPA）归为影响小到中等程度血管的血管炎综合征，这 3 种血管炎同时和 ANCA 密切相关。

CSS 的发病率相对较低，大约为 2. 5/10 万成人每年。男性发病略多于女性，比例约为 2 ∶ 1。发病年龄 15 ～ 70 岁，平均年龄为 38 岁。

一、病因

CSS 的确切病因目前尚不清楚，推测其发病机制可能和其他系统性血管炎一样，与免疫异常有关，本病与过敏的关系尤为密切。70% 的患者有变应性鼻炎并常伴有鼻息肉，绝大部分有哮喘，外周血嗜酸性粒细胞增多以及血 IgE 水平升高。CSS 具有浓厚的免疫色彩，表现为高丙种球蛋白血症、高血清 IgE 水平、RF 以及 ANCA 阳性，但其具体的免疫机制尚不清楚，目前未明确免疫复合物以及细胞介导的免疫机制在疾病的发生发展中是如何起作用的。考虑可能与患者对环境、药物过敏有关，但至今未能找到一种特异性抗原。也有人认为该病的发生与病毒及寄生虫等的感染有一定关系。

二、病理

CSS 主要累及小动脉和小静脉，但冠状动脉等中等血管也可受侵犯，大血管受累者少见。病变多分布于肺、皮肤、外周神经、胃肠道、心脏以及肾脏。典型的病理改变为：①组织及血管壁大量的嗜酸性粒细胞浸润，通常在疾病早期嗜酸性粒细胞浸润明显，而在愈合阶段浸润明显减少；②血管周围的肉芽肿形成，典型的肉芽肿直径约 1cm 或更大，常位于小动脉或静脉的附近；③节段性纤维素样坏死性血管炎。坏死性血管炎、肉芽肿和嗜酸性粒细胞浸润在同一活检标本中很少同时见到。典型的血管周围肉芽肿相对具有特异性，对 CSS 有较大的诊断意义；而嗜酸性粒细胞浸润以及坏死性血管炎缺乏特异性，亦可见于其他疾病，如 WG 和 PAN。

三、临床表现

CSS 疾病可分为 3 个阶段，第 1 阶段为过敏性鼻炎和哮喘；第 2 阶段主要为嗜酸性粒细胞浸润性疾病，如嗜酸性粒细胞性肺炎和嗜酸性粒细胞性胃肠炎；第 3 阶段为小到中等血管的系统性血管炎，伴有肉芽肿性炎症。从哮喘的发作到系统性血管炎期一般需 3 ～ 7 年时间，也有少数可经历数十年。但并非所有的患者都将经历上述 3 个阶段。CSS 最突出的症状和体征是肺、心、皮肤、肾以及外周神经系统中一个或多个脏器受累。多发性单神经根炎是主要的临床发现。

（一）呼吸系统

1. 过敏性或变应性鼻炎　变应性鼻炎常是 CSS 的初始症状，约 70% 的患者可以出现此类表现，伴有反复发作的鼻窦炎和鼻息肉。患者主要症状为鼻塞，排出脓性或血性分泌物。鼻息肉病变严重时可阻塞呼吸道，引起呼吸困难，需手术切除，偶有鼻中隔穿孔。鼻黏膜活检常见血管外肉芽肿形成伴组织的嗜酸性粒细胞浸润。

2. 哮喘　是 CSS 的主要表现之一，80%～100% 的患者在病程中都将出现哮喘。病变早期症状较轻微，发作次数少，间隔时间较长，不易引起注意。以后病情常呈进行性加剧，无诱因而频繁发作，听诊可闻及哮鸣音和干啰音，一般药物不宜控制。哮喘发作的严重程度与全身系统损害的严重程度不一定相符。变应性鼻炎和哮喘可在诊断血管炎之前 3 ～ 7 年出现，在出现血管炎时有些变应性鼻炎和哮喘反而可突然减轻、但也有患者哮喘随血管炎的出现而加重，最终发展为难治性哮喘。

3. 肺内浸润性病变　是 CSS 的呼吸系统的主要表现之一，出现频率各家报道不一，最高可达 93%。嗜酸性粒细胞性肺炎是 CSS 肺内病变的主要表现，可出现在 CSS 的初始或血管炎期，多数患者呈现肺内浸润性病变，胸片无特征性，可呈结节影或斑片状阴影，边缘不整齐，弥漫性分布，无特定的好发部位，很少形成空洞，易变性是其特点，阴影可迅速消失，严重者可出现慢性嗜酸性粒细胞性肺炎。

4. 其他呼吸系统表现　约 27% 的患者可以出现胸腔积液和胸膜摩擦音，严重者还可有肺泡出血，并出现咯血、呼吸困难、低氧血症以及血红蛋白下降，X 线检查可见双侧肺部大面积团块状阴影，其中部分患者可并发肾脏受累。

（二）神经系统

大多数（62%）CSS 患者可以出现神经系统的损害，是系统性血管炎的早期表现之一。CSS 系统表现主要为外周神经受累，常见多发性单神经炎、对称性多神经病变或不对称性多神经病。少数可累及脑神经，出现缺血性视神经炎，偶有第Ⅱ、Ⅲ、Ⅶ和Ⅷ对脑神经受损的报道。

中枢神经系统受累较少，常在病程晚期，脑出血或脑梗死不常见，但后果严重，是本病常见的致死原因。引起脑出血或脑梗死的原因可能是高血压和颅内血管炎所致。

（三）皮肤表现

约 50% 以上的 CSS 出现各种皮肤病变，常见三种皮疹，分别是红色斑丘疹性皮疹、出血性皮疹，皮肤或皮下结节。其中皮肤和皮下结节对 CSS 有高度特异性。

1. 红色斑丘疹性皮疹　类似于多形性红斑，大小不等，压之褪色。

2. 出血性皮疹　瘀点、紫癜或皮肤梗死，以及皮肤坏死均可见到。大多数皮疹略高于皮面，常出现类似于过敏性紫癜样的荨麻疹。

3. 皮肤或皮下结节　是 CSS 最常见的皮肤损害，对 CSS 具有高度的特异性。此处活检往往能显示 CSS 典型的组织病理学改变。

以上 3 种类型的皮肤损害常同时出现，也可单独出现。皮肤改变常见于四肢的伸肌和屈肌表面，以肘部伸肌处最常见，其次是指（趾）处，皮损直径为 2 ～ 20mm。颜色为鲜红色或紫红色，部分皮疹可形成小的溃疡或坏死。皮肤的质地大多较硬，尤其是伴肿胀和溃疡形成者疼痛更加明显。病变皮损之间极少融合，偶尔可成群分布。多数患者的皮疹消失较快，不留瘢痕。此外。偶尔有 CSS 患者表现为下肢网状青斑和面部眶周的紫红色斑片样皮损，这可能是早期血管炎的表现之一。

（四）心血管系统

心脏是 CSS 的主要靶器官之一，是由嗜酸性粒细胞浸润心肌及冠状动脉血管引起，主要病变为急性缩窄性心包炎、心力衰竭和心肌梗死，有时可见二尖瓣脱垂。早期检查可闻及心包摩擦音或房性奔马律，同时伴有心电图异常。心外膜上肉芽肿小结节可导致心室功能障碍，严重者可致充血性心力衰竭。心血管系统病变如不及时治疗，常发生不可逆的改变，形成心肌梗死、难治性心力衰竭，心脏受累常是 CSS 的主要死亡原因。

（五）消化系统

大量嗜酸性粒细胞浸润胃肠道时，表现为嗜酸性粒细胞性胃肠炎，以腹痛、腹泻及消化道出血常见，缺血严重时可导致胃肠道黏膜受损引起穿孔。如形成严重的肉芽肿，可出现结节性肿块，压迫胃肠道，引起胃肠梗阻。

嗜酸性粒细胞还可侵犯浆膜引起腹膜炎，出现腹腔积液，表现为腹胀、移动性浊音。腹腔积液检查可见大量嗜酸性粒细胞，颇具特异性。

结肠受累较少见，受累后表现为回盲部和降结肠的多发性溃疡，而出现脓、血便或稀便等。累及肝脏和大网膜时常形成腹部包块。部分患者还可出现阑尾炎以及胰腺炎。少数可以累及胆道、胆囊，而出现肝区不适、疼痛、黄疸等表现。

（六）泌尿系统

CSS 肾脏受累没有 WG 及 PAN 常见。近来研究发现，有 84% 的患者可以出现各种肾脏病变，主要表现为镜下血尿、蛋白尿，可自行缓解。部分患者可以出现肾性高血压，极少进展为肾功能衰竭，但因肾脏受累死亡者少见。CSS 另一特点是较常影响下尿道及前列腺，引起疾病的相应症状，只有极少数的患者可出现尿潴留的表现。在活动期的患者，可检出非常高水平的前列腺特异抗原，治疗有效后抗原浓度下降。

（七）眼部表现

CSS 患者较少出现眼部受累，偶有嗜酸性粒细胞浸润引起结膜、巩膜、色素膜相应部位的炎症，可表现为角膜边缘溃疡形成以及巩膜结节。缺血性视神经炎可发展为散在性视网膜梗死，极少数患者可以出现视网膜动脉炎，形成血栓而致失明。

（八）关节和肌肉

1. 关节炎　关节炎并非 CSS 的常见临床表现，主要见于 CSS 血管炎期。全身各个关节均可累及，表现为游走性关节痛，可有关节肿胀。检查可见关节滑膜的肿胀和（或）渗出，表现为关节腔积液。未见关节软骨和骨的破坏性改变。

2. 肌痛　CSS 血管炎的早期常出现小腿肌肉痉挛，尤其是腓肠肌痉挛性疼痛最具特征性。腓肠肌痉挛性疼痛往往是 CSS 出现系统性血管炎的早期征兆。

四、实验室检查及辅助检查

（一）常规检查

1. 血常规　外周血嗜酸性粒细胞增多，绝对计数一般在 1.5×10^9/L 以上，占外周血的 10%～50%，此为 CSS 的特征性指标之一。在病程任何阶段均可出现，偶尔也可有外周血嗜酸性粒细胞计数不高，但嗜酸性粒细胞浸润组织一定存在。嗜酸性粒细胞增高程度并非同嗜酸性粒细胞浸润组织相一致，病情缓解或经治疗后，嗜酸性粒细胞计数下降，可恢复正常。部分患者可有轻到中度正细胞正色素性贫血。

2. 尿常规　尿沉渣检查异常，有蛋白尿、显微镜下血尿以及红细胞管型。

（二）免疫学检查

1. 血清中 IgE 水平　血清中 IgE 升高是 CSS 另一特点，随病情缓解而下降，血管炎反复发作者 IgE 可持续增高，也有人认为 IgE 浓度与疾病活动无关。

2. 抗中性粒细胞胞质抗体（ANCA）　70% CSS 患者可有 ANCA 阳性，主要是 MPO－ANCA（p－ANCA）。ANCA 阴性者不能排除 CSS。

3. 其他血清学检查　病情活动时，ESR、CRP、γ 球蛋白升高，补体下降以及 RF 阳性，但滴度不高。血清尿素氮和肌酐可升高。嗜酸性粒细胞阳离子蛋白（ECP）、可溶性IL－2 受体（sIL－2R）以及反应内皮细胞受损的可溶性血栓调节素（sTM）水平升高。

（三）超声及影像学检查

1. 超声心动图检查（UCG）　CSS 累及心脏者 UCG 检查多无异常，累及心肌以及心脏血管者可见二尖瓣脱垂。

2. X 线检查　胸片无特征性，多变性肺部阴影是其特点。多数患者呈现肺内浸润性病变，可呈结节状或斑片状阴影，边缘不整齐，弥漫性分布，很少形成空洞，阴影可迅速消失。27% 也可出现胸腔积液，胸腔积液常规检查可有嗜酸性粒细胞升高；偶有肺门淋巴结增大。肺出血者胸片显示大片或斑片状阴影。

3. 肺部 CT 检查　肺野外周可见类似于慢性嗜酸性粒细胞肺炎的毛玻璃样肺实变影。可见支气管扩张以及支气管壁增厚。偶有实质性结节，大小为 5 ～ 35mm，部分可见空洞及支气管影征。高分辨 CT 可见肺的外周动脉扩大，呈星状或不规则状的血管炎模型。

（四）病理检查

1. 支气管肺泡灌洗液（BAL）　33% 的病例 BAL 中嗜酸性粒细胞升高。

2. 活检　有局部脏器受累时可行组织活检，有助于诊断，如肺的开胸肺活检或支气管镜检查，皮肤、肾、神经以及肌肉的活检。如果无局部的阳性体征，可行神经或肌肉活检，最常取腓肠神经活检。肾脏受累者，肾活检可见局灶性或新月体性肾小球肾炎，但此发现对 CSS 无诊断价值。肺活检可见特征性的病理改变，包括小的坏死性肉芽肿，以及包括小静脉和小动脉的坏死性血管炎。肉芽肿中间为嗜酸性粒细胞组成的核心，放射状地围以巨噬细胞和上皮样巨细胞。肾小球肾炎不如在韦格纳肉芽肿中常见，病变呈局灶性、节段性改变，可表现为坏死性、新月体性的微量免疫复合物沉积的肾小球肾炎，无疾病特异性。

五、诊断

根据临床特点以及体检发现大多能作出 CSS 诊断。除哮喘和嗜酸性粒细胞升高外，皮肤病变、肾脏病变以及多发性单神经根炎也是本病的特征，其中肺部病变是最显著的特征。对于成人出现变应性鼻炎和哮喘并有嗜酸性粒细胞增多及脏器受累者应考虑 CSS 的诊断，并注意寻找其他部位的系统性血管炎。

概括起来，CSS 具有以下临床特点：①有数年的相应的哮喘病史或变应性鼻窦炎的病史，反复发作、可以逐渐加重；②多系统的损害，如非空洞性肺浸润、皮肤结节样病变、充血性心力衰竭等；③外周血嗜酸性粒细胞增多、血清 IgE 浓度升高，部分患者出现血中 p－ANCA 阳性；④X 线表现为一过性的片状肺泡型浸润，偶尔有弥漫性肺间质浸润，肺门淋巴结肿大等；⑤肺、皮肤、肾等组织的病理活检可见血管炎以及血管外坏死性肉芽肿，伴有嗜酸性粒细胞浸润。对于 CSS 的诊断，不能单纯强调病理结果的诊断意义，而应注意病史的采集，对于出现上述临床特点的患者，应考虑 CSS 的可能，并进一步作相应的血液学、X 线以及组织病理学检查以明确诊断。

1984 年，Lanham 曾建议根据临床和病理发现进行诊断，须符合 3 条要求：哮喘、嗜酸性粒细胞计数 $>1.5\times10^9/L$，以及累及 2 个或 2 个以上器官的系统性血管炎。1990 年美国风湿病学会对 CSS 的分类标准如下。①哮喘：哮喘史或呼气时肺部有弥漫高调啰音。②嗜酸性粒细胞增多：白细胞计数中嗜酸性粒细胞 >10%。③单发或多发神经病变：由于系统性血管炎所致单神经病。

1994 的 Chapel Hill 会议没有对此分类标准进行修订。符合上述 4 条或 4 条以上者可诊断为 CSS，其敏感性和特异性分别为 85% 和 99.7%。

在以上诊断标准的基础上，美国风湿病学会又进一步提出了简化的诊断分类标准：①外周血嗜酸性粒细胞增多，超过白细胞分类的 10%；②哮喘；③既往有过敏性疾病的病史但不包括哮喘及药物过敏史。

凡具备第 1 条并加上后 2 条中的任何一条者，可考虑诊断为 CSS，这一分类标准的敏感性和特异性分别为 95% 和 99.2%。另外，如腓肠神经、肌肉、肺、肠、肝、肾等组织活检确定有血管炎，血清学 p－ANCA 滴度明显升高均有助于 CSS 的诊断。

六、鉴别诊断

CSS 主要应与其他系统性、坏死性血管炎，伴有外周血嗜酸性粒细胞增多的某些疾病以及支气管哮喘或喘息型支气管炎相鉴别。

（一）结节性多动脉炎（PAN）

PAN 很少侵犯肺和皮肤，一般无哮喘及变态反应性疾病，外周血嗜酸性粒细胞不增多，嗜酸性粒细胞浸润组织少见。PAN 和 CSS 所累及的靶器官也有所不同，前者主要累及肾脏，并可导致肾功能衰竭，而 CSS 常影响外周神经和心脏，虽然肾小球肾炎也较常见，但病情较轻，很少如 PAN 一样出现肾功能衰竭。PAN 经常与乙型肝炎病毒感染伴随，而 CSS 与乙型肝炎病毒感染无明显关系。

（二）韦格纳肉芽肿（WG）

尽管 WG 和 CSS 所累及靶器官相似，但两者的临床表现与病理特征均有明显差异。WG 较易侵犯呼吸系统，但无哮喘和变应性疾病的病史，而易形成破坏性损害，如鼻黏膜溃疡、伴空洞形成的肺内结节。WG 的 X 线可见肺叶或肺段的浸润，其特点为持续性，常伴空洞形成；肺门淋巴结肿大较多见，易形成肺门或气管旁的假性肿物。此外，WG 常为 c－ANCA 阳性。

（三）高嗜酸性粒细胞综合征

高嗜酸性粒细胞综合征与 CSS 都有外周血嗜酸性粒细胞增高以及出现大量嗜酸性粒细胞的组织浸润，表现为吕弗勒综合征等继发改变。但高嗜酸性粒细胞综合征常有弥漫性中枢神经系统损害、肝脾及全身淋巴结肿大、血栓性栓塞以及血小板减少症，也常累及心脏，表现为心内膜炎以及心肌受损。另外，高嗜酸性粒细胞综合征外周血嗜酸性粒细胞计数要比 CSS 高，可达 $100 \times 10^9/L$，严重者可表现为嗜酸性粒细胞性白血病，病理上主要表现为嗜酸性粒细胞团块状浸润，极少形成血管炎和肉芽肿，对糖皮质激素反应差。

（四）慢性嗜酸性粒细胞性肺炎

慢性嗜酸性粒细胞肺炎（CEP）好发于女性，表现为外周血嗜酸性粒细胞增多，伴有肺内的持续性浸润灶，与 CSS 的肺部一过性浸润灶不同，且不出现哮喘。但如本病反复发作，在组织病理表现为广泛的嗜酸性粒细胞浸润以及小血管炎，甚至活检可发现血管外肉芽肿形成，则应考虑 CSS 的诊断。

七、治疗

对于 CSS 的治疗，糖皮质激素是首选治疗，但约有 20% 的患者需要加用免疫抑制药，出现危及生命的脏器受累时须用激素静脉冲击治疗。其他的治疗还包括静脉用丙种球蛋白（IVIg）、IFN－α 以及血浆置换，后者对病变过程无改善。

（一）糖皮质激素

大剂量糖皮质激素的应用使本病的预后明显改善，是目前 CSS 的首选药物。对于病情相对局限的患者，一般用泼尼松 1 ～ 2mg/（kg・d），治疗后外周血嗜酸性粒细胞计数很快下降至正常，哮喘、皮疹、变应性鼻炎以及肺内浸润等通常于 1 周内缓解。对病情进展快、伴有重要器官受累者，可用大剂量激素冲击，一般是甲泼尼龙 1.0g/d，连续用 3 天后改为泼尼松口服。6 ～ 12 周后，当外周血嗜酸性粒细胞计数、ESR 及 CRP 恢复正常，症状缓解，激素开始减量，一般糖皮质激素疗程不宜超过 1 年。

（二）免疫抑制药

多数 CSS 患者对糖皮质激素反应良好，但仍有约 20% 病情较重或并发主要器官功能受损的患者需要加用免疫抑制药。可联合使用糖皮质激素和免疫抑制药，以减少或预防不可逆的器官损伤。免疫抑制药的应用与 WG 和 PAN 相同，多选用环磷酰胺，其次是硫唑嘌呤以及霉酚酸酯等。

八、预后

CSS 最常见的死因是继发于冠状动脉血管炎的心肌炎和心肌梗死。经治疗的 CSS 的 1 年存活率为 90%，5 年存活率为 62%，未接受治疗的 5 年生存率为 25%。早期而有效的治疗预后较好，死亡率较 PAN 低，5 年存活率为 78.9%，主要死亡原因是心肌受累导致难治性的心力衰竭。影响 CSS 预后的危险因素有：①氮质血症［肌酐 > 132.6μmol/L（1.5mg/dL）］；②蛋白尿（ > 1g/d）；③胃肠道受累；

④心肌病；⑤中枢神经系统受累。危险因素越多，则预后越差。

第五节　韦格纳肉芽肿

韦格纳肉芽肿（WG）是一种坏死性肉芽肿性血管炎，属自身免疫病。病变累及小动脉、静脉及毛细血管，偶尔累及大动脉，其病理以血管壁的炎症为特征，主要侵犯上、下呼吸道和肾脏，韦格纳肉芽肿通常以鼻黏膜和肺组织的局灶性肉芽肿性炎症为开始，继而进展为血管的弥漫性坏死性肉芽肿性炎症。临床常表现为鼻和鼻窦炎、肺病变和进行性肾功能衰竭。还可累及关节、眼、耳和皮肤，亦可侵及心脏及神经系统等。

20 世纪 50 年代以前人们对韦格纳肉芽肿所知甚少，1931 年柏林大学的医学生 Heinz Klinger 首次报道 2 例因血管壁的炎症累及全身导致败血症而死亡的患者。1936 年和 1939 年 Friederich Wegener 医师分别描述了 3 例以累及上下呼吸道的坏死性肉芽肿为突出症状综合征的患者。1954 年 Godman 和 Churg 医师又报道了 7 例类似患者并详细报道了这种疾病的临床及病理，从而使得人们对这一综合征有了初步的认识，此病也因 Friederich Wegener 医师而得名。1973 年，美国国立卫生院（NIH）的 Fauci 和 Wolff 报道了 18 例韦格纳肉芽肿患者用激素加环磷酰胺治疗后得到缓解，标志着人们对韦格纳肉芽肿的治疗进入新时期。1990 年美国风湿病学会（ACR）制定了韦格纳肉芽肿的诊断标准。典型的韦格纳肉芽肿三联征是指累及上呼吸道、肺及肾的病变，无肾脏受累者被称为局限性韦格纳肉芽肿。

该病男性略多于女性，可见于从儿童到老年人的任何年龄段，但通常以中年人多发，85% 的患者 > 15 岁，40 ～ 50 岁是本病的发病高峰，患者的平均年龄是 41 岁。最近报道的年龄在 5 ～ 91 岁。各种人种均可发生韦格纳肉芽肿，根据美国 Gary S、Hoffman 的研究，WG 的发病率为每 30 000 ～ 50 000 人中有 1 人发病，其中 97% 的患者是白种人，2% 为黑人，1% 为其他种族。韦格纳肉芽肿在我国的发病情况目前尚无统计资料。

一、病因

韦格纳肉芽肿的病因至今未明，尽管该病类似炎性过程，但无独立的致病因素。目前认为，WG 的病因包括遗传易感性和环境因素。有文献报道，WG 可能和 HLA - B_{50}、B_{55}、HLA - DR_1 以及 HLA - DQw_7 有关，具体关系仍有待进一步研究。有研究认为 WG 可能和病毒感染以及细菌感染有关，如 EB 病毒、巨细胞病毒（CMV）以及金黄色葡萄球菌，但多数病例的支气管肺泡灌洗液、开胸肺活检标本并未发现细菌、真菌、支原体以及呼吸道病毒。

（一）遗传因素

1. 家族聚集　WG 的发生具有一定的家族聚集倾向，但对家族聚集个体的 HLA 分析，并无比较统一的发现。因此尚不能明确家族聚集是由遗传因素引起，抑或是共同的生活环境因素所致。

2. MHC 基因　有研究发现一些 MHC 基因与 WG 存在一定关系，目前主要的研究结果有如下发现：HLA - B_{50}和 B_{55}。以及 DR_1、DR_2、DR_4、DR_8、DR_9 和 DQw_7 在 WG 中表达增加；相反，部分 MHC 基因的表达可以减少，包括 HLA - DR_3、DR_6、DR_{13}以及 DRB_1*13 等。

3. 非 MHC 基因　除 MHC 基因外，研究还发现部分非 MHC 基因的表达与 WG 的发病有一定联系，主要包括抗胰蛋白酶（α_1 - AT）基因的表达、FcγR 基因的多型性、TAP 基因表达异常、相关细胞因子基因的多型性。最近 Moins - Teisserenc 等报道了一组抗中性粒细胞胞质抗体（ANCA）阴性、免疫抑制药疗效差的 WG 病例，发现这些患者的 TAP 基因表达减少或缺失，导致 HLA - Ⅰ分子表达明显减少，并将这一类特殊的血管炎命名为 TAP 缺乏综合征。

以上研究显示，众多遗传因素和 WG 的发病有关，但大样本的统计分析却未能发现 WG 与任何遗传因素有肯定关系。多基因（MHC，非 MHC）的相互作用，可能是 WG 发病的基础，具体病因仍有待于进一步研究证实。

（二）环境因素

环境因素包括感染因素和吸入或接触有害的化学物质。感染主要包括病毒、细菌。

1. 病毒　常见的病毒感染为慢性 EBV、细小病毒 B_{19}（B_{19}）、疱疹病毒，如 CMV 感染。血管炎患者的血清中能检测出针对 B_{19}的 IgG 和 IgM 型抗体；同时还发现病变处的血管内皮细胞用 RT－PCR 法能检测出 B_{19}的 RNA；更有意义的是 B_{19}感染的内皮细胞能检测出 TNF－α 的 mRNA，而 TNF－α 参与血管炎的发病，给予抗 TNF－α 治疗（Etanercept，商品名 Enbrel）能明显的改善病情。

2. 细菌感染　主要为金黄色葡萄球菌感染，研究发现 60%～70% 的 WG 患者鼻腔慢性携带金黄色葡萄球菌；金黄色葡萄球菌阳性的 WG 患者的复发率是阴性患者的 8 倍，抗金黄色葡萄球菌治疗可明显减少 WG 的复发，这些都提示金黄色葡萄球菌在 WG 的发病机制中起作用。金黄色葡萄球菌可能的致病机制包括分子模拟、金黄色葡萄球菌或其降解产物参与免疫复合物（IC）的形成，IC 介导血管损伤、细菌 DNA 中的 CpG 序列的免疫刺激作用以及超抗原（SAg）作用。

3. 化学物质　1995 年 Nuyts 等报道 WG 的发生与吸入含硅物质有关（RR＝5），Gregorini 等报道 p－ANCA相关的急进性肾小球肾炎的发生与接触硅物质有关（RR＝14）。2001 年 Hogan 等发现 ANCA 相关的血管炎患者接触含硅物质的比例明显高于正常对照者（占 46%，比对照组增加约 4 倍）。大部分患者的硅物质接触史发生在疾病出现之前，83% 的患者有 >2 年的接触史。长期接触硅的人群包括硅采矿和采石工作（金属和非金属性矿物）、建筑业（隧道、公路和楼房）、其他相关的制造业，如研磨剂、黏合剂、混凝土、制陶业、化妆品、肥皂和洗涤剂、牙科模具、电子电器、玻璃，绝缘材料、珠宝、橡皮以及纺织品（棉、绒毛）。WG 的不同表现类型（例如是否出现肺部病变）与是否接触硅物质无明显相关性，ANCA 的类型（c－ANCA 与 p－ANCA）与是否吸入含硅物质无相关性。吸入的剂量，以及不同硅物质的种类差异与疾病发生的关系尚不清楚。硅接触导致 WG 发生的可能机制为：硅颗粒是 T、B 淋巴细胞的激活剂，引发自身免疫反应和自身抗体的产生如 ANA、ANCA 以及 RF。硅颗粒可激活单核细胞和巨噬细胞，释放 IL－1、IL－12、TNF－α、氧自由基以及溶酶体酶，如 PR3、MPO 等，从而引起血管内皮细胞的损伤。

二、发病机制

WG 发病机制包括 ANCA 的作用、T 细胞的作用、内皮细胞（EC）及抗内皮细胞抗体（AECA）的作用，提示体液免疫和细胞免疫都参与 WG 的发病。

（一）抗中性粒细胞胞质抗体（ANCA）

目前认为抗中性粒细胞胞质抗体（ANCA），尤其是抗蛋白酶 3（PR3）抗体可能参与了韦格纳肉芽肿的发生，提示 WG 的发生与体液免疫有关。ANCA 按其荧光类型可分为 c－ANCA 和p－ANCA。p－ANCA 为核周型，其主要靶抗原为髓过氧化物酶（MPO）。c－ANCA 为胞质型，靶抗原为 PR3，对活动性韦格纳肉芽肿的诊断有较高敏感性及特异性，其滴度与疾病的活动性相关。c－ANCA（PR3－ANCA）对 WG 具有很高的特异性。

有关 ANCA 的致病机制目前较为普遍认可的是“ANCA－FcγR 理论”，即在前炎性细胞因子如肿瘤坏死因子（TNF－α）、IL－8 和 IL－1 的作用下，血管内皮细胞表达大量的黏附分子 ICAM－1 和 ELAM－1，多形核白细胞（PMN）表达相应的配体，如淋巴细胞功能相关抗原－1（LFA－1）等，使 PMN 黏附于血管内皮。同时 PMN 内的 PR－3 从胞质内的嗜苯胺蓝颗粒转移到细胞表面并与 ANCA 结合，ANCA的 Fc 段与 PMN 表面的 FcγRⅡa 结合而发生交联，通过受体介导的信号传导系统进一步激活 PMN，引起血管内皮的损伤。

中性粒细胞与 TNF－α 接触后，蛋白酶 3 与髓过氧化物表现于细胞表面，与 ANCA 作用后中性粒细胞脱粒破裂。中性粒细胞吸附于内皮细胞时，导致内皮细胞受损诱发血管炎。另一方面，TNF－α 等细胞因子能激活内皮细胞（EC），活化的 EC 也可表达 PR－3，ANCA 可以通过 PR－3 直接结合到 EC 上，经抗体依赖的细胞毒作用（ADCC）途径溶解内皮细胞。但目前这一理论尚不能完全解释为何 WG 的损伤有器官的特异性，如呼吸道和肾脏最易受累；另外，并非所有 WG 患者 ANCA 均阳性。

（二）抗内皮细胞抗体（AECA）

抗内皮细胞抗体（AECA）在 WG 的发病机制中也起一定的作用，AECA 滴度的消长与疾病的活动性相关，并可藉此将疾病本身的活动（AECA 滴度升高）与并发的感染、肾功能不全或药物的不良反应（AECA 滴度不升高）等情况相区别。AECA 的病理机制可能主要是通过免疫介导机制导致血管炎症，而不是直接针对内皮细胞的毒性作用；AECA 还可以上调黏附分子E－选择素、细胞间细胞黏附分子－1（ICAM－1）、血管细胞黏附分子－1（VCAM－1）的表达，诱导细胞因子和趋化因子的表达，使白细胞聚集和黏附于血管内皮，引发局部的血管炎症。

（三）T 细胞和细胞因子

除体液免疫外，T 细胞也参与 WG 的发病，分析发现 WG 患者的 T 细胞处于活化状态，呈多克隆特性，表达 CD28 的 T 细胞数量增加。

1. T 细胞表型及生物学功能的特异性　与正常对照组比较，WG 外周 T 细胞的增生明显，主要为带有独特 TCRVα 和 β 基因的淋巴 T 细胞扩增，这可能与细菌、病毒等微生物蛋白作为超抗原的刺激有关。在病变部位有 CD_4^+T 细胞的浸润，与正常的 CD_4 细胞不同，表达 CD_{25}、CD_{28}、CD_{45}RO 和 HLA－DR 分子明显增加，提示这是一类被活化的记忆 T 细胞。但它们的共同刺激分子 CD28 表达明显减少而 CD86 分子的表达增加。体外研究发现 WG 的 CD_4^+/CD28－T 细胞，还具有抗原递呈细胞（APC）样作用，有递呈抗原的功能，同时他们对 PR3 等自身抗原的刺激呈明显的增生反应。

2. Th_1/Th_2 型细胞因子的转换　从 WG 组织及呼吸道肺泡灌洗液中克隆的 T 细胞主要表达和分泌 Th_1 型细胞因子（IFN－γ，IL－2）。但比较分析发现，对于局限性 WG，无论从病变部位克隆的 T 细胞还是从外周血克隆的 T 细胞 IFN－γ 的表达，均明显多于有多系统受累的广泛型 WG，而广泛型 WG 表达 IL－4 相对更多。据此，有人提出 WG 的病理过程可能是一个 Th_1/Th_2 的二相转换过程：开始为 Th_1 型反应为主的肉芽肿的形成阶段，随后 Th_1 型细胞因子诱导和刺激中性粒细胞和单核细胞的活化及表达抗中性粒细胞胞质抗体（ANCA）抗原，使得 ANCA 发挥作用，T 细胞的极化过程转变为以 Th_2 型为主的体液免疫反应，造成广泛的血管炎症病变。

3. Th_3 和 Tr1 细胞的免疫调节异常　最近的研究表明除 Th_1 和 Th_2 以外，Th_3 和 Tr1 细胞在免疫调节及自身免疫病理过程中也起十分重要的作用。Th_3 为 CD_4^+ 的 Th 细胞，主要表达和分泌 TGF－β，可下调抗原递呈细胞（APC）和 Th_1 细胞的活性，发挥免疫保护和修复功能。Tr1 也是 CD_4^+T 细胞调节细胞，能分泌高浓度的 IL－10，以及 TGF－β 和 IFN－γ，极低浓度或无 IL－2 和IL－4，因此 Tr1 具有很强的免疫抑制和抗炎作用，主要通过分泌 IL－10 抑制 T 细胞的增生。目前有关 Th_3 和 TGF－β 在 WG 中的作用尚不清楚。但已有研究表明 Tr1 细胞的减少可能是 WG 发生的重要因素。

4. 细胞因子　此外，一些细胞因子在韦格纳肉芽肿中也有异常。血清中 IL－2、sIL－2R、IL－6、TNF－α、IFN－α、sICAM－1、seselectin 等细胞因子水平升高，肾组织可表达 TNF－α、IL－1、IL－2R。

三、病理

典型的韦格纳肉芽肿病理改变包括坏死、肉芽肿形成以及血管炎。镜下可见小动脉、小静脉血管炎、动脉壁或动脉周围或血管（动脉或微动脉）外区有中性粒细胞浸润，在炎性血管的周围伴有细胞浸润形成的肉芽肿，最常侵犯的部位是鼻旁窦、鼻咽腔、气管黏膜、肺间质和肾小球。WG 肺部病变的特点是坏死性肉芽肿性肺部炎症，偶尔可以是肺泡毛细血管炎。前者导致高密度的结节影，后者则引起弥漫性肺出血。肾脏病变的特点是局灶性坏死和不伴免疫球蛋白以及补体沉积的新月体形成，亦称为微量免疫复合物的肾小球肾炎，有时与显微镜下多血管炎的肾脏病变不易鉴别。有助于诊断的肾血管炎并不常见。

四、临床表现

（一）一般症状

韦格纳肉芽肿可以起病缓慢，持续一段时间，也可表现为快速进展性发病。起初的症状包括发热、疲劳、抑郁、食欲缺乏、体重下降、关节痛、盗汗、尿色改变和虚弱。发热常见，有时是由鼻旁窦的细菌感染引起。大约 90% 韦格纳肉芽肿的患者以感冒、鼻窦炎或过敏样症状开始，且对通常的治疗措施无效。此外开始表现还可为关节症状、皮疹或眼、耳、喉部感染。此外也有部分患者起病时可以没有症状。

（二）上呼吸道症状

大部分患者首先出现上呼吸道的症状。该病的通常表现是持续地流鼻涕或其他感冒样的症状但对基本的治疗无效，而且不断加重。流鼻涕可来源于鼻旁窦的分泌，并导致上呼吸道的阻塞和疼痛。主诉包括流鼻涕、鼻窦炎、鼻黏膜溃疡和结痂，因耳朵感染影响听力，咳嗽、鼻出血、咯血（咳痰时出血或涎液中带血丝）和胸膜炎（肺表面上皮组织的感染）。韦格纳肉芽肿患者的鼻窦炎可以是缓和的，部分患者可诉面神经痛，严重者鼻中隔穿孔，鼻骨破坏，出现鞍鼻。咽鼓管的阻塞能引发中耳炎，导致听力丧失。而后者常是患者的第一主诉。部分患者可因声门下狭窄出现声音嘶哑以及呼吸喘鸣。

（三）下呼吸道症状

肺部受累是 WG 基本特征之一，约 50% 的患者在起病时即有肺部表现，总计 80% 以上的患者将在整个病程中出现肺部病变。咳嗽、咯血以及胸膜炎是最常见的症状，其他还有胸闷、气短以及肺内阴影。大量肺泡性出血较少见，但一旦出现，则可发生呼吸困难和呼吸衰竭。有约 7% 的患者可出现慢性支气管狭窄，常为病情缓解后的慢性病变。有约 1/3 的患者肺部影像学检查有病变，而缺乏临床症状。查体时可有叩诊时浊音，听诊呼吸音减低以及湿啰音等体征；其他还有肺实变以及胸膜炎的体征。因为支气管内膜受累以及瘢痕形成，55% 以上的患者在肺功能检测时可出现阻塞性通气功能障碍，另有 30% ～ 40% 的患者可出现限制性通气功能障碍以及弥散功能障碍。出现肺部表现的患者应及时除外肺部感染性疾病，以免采用免疫抑制治疗后出现肺部感染扩散以致患者死亡。除常规的病原学检测外，必要时可行支气管镜活检。WG 患者中有 40% 的严重感染源自肺部感染，并成为 WG 的主要的死亡原因。

（四）肾脏损害

WG 患者根据是否出现肾脏病变进行分类，无肾脏受累者称为局限型。警惕部分患者在起病时可无肾脏病变，但可逐渐发展至肾小球肾炎。20% 的患者在起病时具有肾脏的病变，在整个病程中则有约 80% 的患者肾脏受累。肾脏病变一旦出现常进展迅速，患者可出现蛋白尿，红、白细胞及管型尿，病情严重时伴有高血压和肾病综合征，最终可导致终末期肾功能衰竭。肾功能衰竭是韦格纳肉芽肿的主要死亡原因之一，未经治疗的肾脏病变患者的平均生存时间为 5 个月。即使经过适当的治疗，仍有近一半的患者病情反复并发展至慢性肾功能不全，此时需透析治疗或肾移植。

（五）眼受累

眼受累的比例最高可至 50% 以上，其中约 15% 的患者为首发症状之一。WG 可累及眼的任何区域，可表现为眼球突出、视神经及眼肌损伤、结膜炎、角膜溃疡、巩膜表层炎、虹膜炎、视网膜血管炎、视力障碍等。眼部病变多缺乏特异性，但因眶内肿物引起的眼球突出有助于诊断。眼球突出常提示视力受损预后不佳，其中约半数患者可因视神经缺血而致失明，但在治疗时应注意除外激素治疗引起的眼病。

（六）皮肤黏膜

多数患者有皮肤黏膜损伤，表现为下肢高出皮面的紫癜、多形红斑、斑疹、瘀点（斑）、丘疹、皮下结节、坏死性溃疡形成以及浅表皮肤糜烂等。其中皮肤紫癜最为常见，病理类型为白细胞破碎性血管炎，常与肾脏受累同时出现。

（七）神经系统

很少有 WG 患者以神经系统病变为首发症状，但仍有约 1/3 的患者在病程中出现神经系统病变。患者以外周神经病变最常见，多发性单神经炎是主要的病变类型，临床表现为对称性的末梢神经病变。肌电图以及神经传导检查有助于诊断。此外，部分患者还可出现第Ⅱ、Ⅵ、Ⅶ对脑神经受累。约 10% 的患者因脑血管炎出现中枢神经系统受累，诊断时较为困难。极少数甚至可导致垂体受累，出现垂体功能减退。

（八）关节病变

关节病变在 WG 中较为常见，发病时约 30% 的患者有关节病变，总计可有约 70% 的患者关节受累。多数患者表现为关节疼痛以及肌痛，另有 30% 的患者可出现关节炎，可为单关节或多关节的肿胀和疼痛；可为对称性、非对称性以及游走性。表现有关节炎的 WG 患者中约有半数类风湿因子检测阳性，其中表现为对称性多发性小关节炎者须与类风湿关节炎相鉴别，前者无关节破坏以及关节畸形。

（九）其他

韦格纳肉芽肿也可累及心脏而出现心包炎、心肌炎；胃肠道受累时可出现腹痛、腹泻以及出血。文献报道尸检时可发现脾脏受损，包括坏死、血管炎以及肉芽肿形成。泌尿生殖系统（此处不包括肾脏）受累较少见，如膀胱炎、睾丸炎、附睾炎等，诊断泌尿性病变时须除外来自肾脏病变的干扰。

（十）并发症

韦格纳肉芽肿常见的并发症包括大量咯血、急性呼吸衰竭、急性和（或）慢性肾功能衰竭者、耳聋、失明以及神经系统病变。

五、实验室检查及辅助检查

（一）常规检查

常规实验室检查对韦格纳肉芽肿的诊断并不特异，只是提示患者有炎性疾病。ESR 和 CRP 水平增高，中性粒细胞计数以及血小板计数增多、正细胞正色素贫血、RF 阳性、血清免疫球蛋白增高，但以上检查均无特异性。尿液分析常用于监测是否有肾脏受累，评价患者的肾功能。韦格纳肉芽肿尿沉渣可出现镜下血尿（红细胞 >5/高倍视野）或出现红细胞管型，后者对肾小球肾炎有诊断意义。

（二）抗体检查

1. 抗中性粒细胞胞质抗体（ANCA） 90% 以上病情活动的韦格纳肉芽肿患者血清中出现胞质型抗中性粒细胞胞质抗体（c－ANCA），其针对的抗原是蛋白酶 3（PR3），病情静止时约 40% 的患者阳性，因此 c－ANCA 对韦格纳肉芽肿有诊断意义。现在认为 c－ANCA（PR3－ANCA）是对韦格纳肉芽肿较有特异性的抗体，且与 WG 的活动性有关。

2. 抗内皮细胞抗体（AECA） AECA 在 WG 的阳性率为 55%～80%，AECA 滴度的消长与疾病的活动性相关，并可藉此将疾病本身的活动与并发的感染、肾功能不全或药物的不良反应等情况相区别。WG 在疾病活动或是并发感染等情况时，临床症状皆可加重，有疾病活动造成者 AECA 滴度升高，而其他因素导致病情加重者则 AECA 滴度并不升高。

（三）影像学检查

1. X 线检查 胸部 X 线对韦格纳肉芽肿的诊断非常重要，但应注意约 20% 的 WG 患者胸片可以无病变。胸片显示双肺多发性病变，以双下肺多见，病灶以结节影最为常见，可见于 40%～70% 的病例。结节影可以是孤立的、也可以是多发的，其中约 50% 可以伴有空洞形成，薄壁空洞和厚壁空洞都可见到，其大小为 1.5～10.0cm，常呈戏剧性改变、迁移性，也可自行消失，这是本病的特点，与肿瘤或其他感染性疾病不同。出现弥漫的毛玻璃样透亮度下降，提示肺泡出血可能。其他类型的病变包括粟粒样、局灶性浸润，肺不张，肺间质病变，还可见气管狭窄。纵隔病变以及胸膜病变少见，如出现应注意除外其他疾病。上呼吸道 X 线可显示鼻旁窦黏膜增厚，甚至鼻或鼻旁窦骨质破坏。

2. CT 检查　是 X 线检查的有益补充，可以进一步明确 X 线所见病变的性质以及 X 线未能发现的病变。CT 所见病变同 X 线，主要为伴或不伴空洞的结节影和气道的实变影，后者常见于双侧的或弥漫性肺出血。CT 还可见肺间质病变，包括小间隔增粗、支气管壁增厚。此外，CT 对于发现气管狭窄明显优于 X 线检查。

3. 其他　磁共振（MRI）、核素检查以及血管造影对 WG 的诊断无特殊意义。

（四）病理活检

上呼吸道、支气管内膜及肾脏活检是诊断韦格纳肉芽肿的重要依据，病理显示肺及皮肤小血管的类纤维蛋白变性；血管壁有中性粒细胞浸润，局灶性坏死性血管炎；上、下呼吸道有坏死性肉芽肿形成；肾病理表现为局灶性、节段性、新月体性坏死性肾小球肾炎；免疫荧光检测无或很少免疫球蛋白以及补体沉积。诊断有一定困难时，可行胸腔镜或开胸活检以提供诊断依据。在临床表现典型、c－ANCA 阳性时，可做出临床诊断而不必等待活检结果，以免延误治疗。

六、诊断

韦格纳肉芽肿的诊断平均需要 5 ～ 15 个月。其中 40% 的诊断是在不到 3 个月的时间里得出的，10% 可长达 5 ～ 15 年才被诊断。为了达到最有效的治疗，韦格纳肉芽肿早期诊断至关重要。无症状患者可通过血清学检查 ANCA 以及鼻旁窦和肺脏的 CT 扫描得到诊断。

1990 年美国风湿病学会（ACR）对韦格纳肉芽肿的诊断分类标准：①鼻或口腔炎症：痛性或无痛性口腔溃疡，脓性或血性鼻腔分泌物。②X 线胸片异常：X 线胸片示结节、固定浸润病灶或空洞。③尿沉渣中有红细胞管型。④病理为肉芽肿性炎：在动脉壁内或在血管周围，或在血管（动脉或小动脉）外有肉芽肿炎性改变。符合 2 条或 2 条以上时即可诊断 WG，诊断的敏感性和特异性分别为 88.2% 和 92.0%。

WG 在临床上常被误诊，为了能早期诊断，对有以下情况者应反复进行活组织检查：①不明原因的发热伴有呼吸道症状。②慢性鼻炎及鼻窦炎，经检查有黏膜糜烂或肉芽组织增生。③眼、口腔黏膜有溃疡、坏死或肉芽肿。④肺内有可变性结节状阴影或空洞。⑤皮肤有紫癜、结节、坏死和溃疡等。

七、鉴别诊断

韦格纳肉芽肿有时诊断不易，须除外其他疾病，尤其是显微镜下多血管炎（MPA）、Churg－Strauss Syndrome 综合征（CSS），这三种主要影响小血管的血管炎具有一定的相似性，而且都与 ANCA 相关，被称为 ANCA 相关血管炎。

（一）显微镜下多血管炎

1993 年以前将显微镜下多血管炎作为韦格纳肉芽肿的一个亚型，目前认为显微镜下多血管炎为一独立的系统性血管炎。MPA 常见坏死性肾小球肾炎以及肺的毛细血管炎，很少累及上呼吸道。检验多为 p－ANCA 阳性，一般无肉芽肿形成。

（二）Churg－Strauss 综合征

CSS 常有过敏史和有重度哮喘；肺和肺外脏器有中小动脉、静脉炎及坏死性肉芽肿；周围血嗜酸性粒细胞增高。WG 与 CSS 均可累及上呼吸道，但前者常有上呼吸道溃疡，X 线胸片示肺内有破坏性病变如结节、空洞形成，而在 CSS 则不多见。WG 的肾脏病变较重，对环磷酰胺的治疗反应好于糖皮质激素。病灶中很少有嗜酸性粒细胞浸润，周围血嗜酸性粒细胞增高不明显，也无哮喘发作。

（三）淋巴瘤样肉芽肿病

是多形细胞浸润性血管炎和血管中心性坏死性肉芽肿病，浸润细胞为小淋巴细胞、浆细胞、组织细胞及非典型淋巴细胞，病变主要累及肺、皮肤、神经系统及肾间质，但不侵犯上呼吸道。

（四）肺出血－肾炎综合征

是以肺出血和急进性肾小球肾炎为特征的综合征，肾及肺活检可发现抗肾小球基底膜抗体，由此引致的弥漫性肺泡出血及肾小球肾炎综合征，以发热、咳嗽、咯血及肾炎为突出表现，但一般无其他血管炎征象。本病多缺乏上呼吸道病变，肾病理可见基底膜有免疫复合物沉积。

（五）复发性多软骨炎

上呼吸道为主要表现的 WG 鉴别诊断须考虑复发性多软骨炎（RP），后者病变部位在软骨，可累及鼻软骨、气管软骨引起鞍鼻、气管狭窄等表现。鞍鼻在临床上主要见于 WG、复发性多软骨炎、梅毒、麻风等。因耳郭为全身最大的软骨，一般讲不伴有耳郭塌陷，RP 可除外。RP 无鼻旁窦受累，实验室检查 ANCA 阴性及活检对诊断很有必要。

八、治疗

韦格纳肉芽肿的治疗原则为早期诊断、早期治疗。其治疗又可分为 3 期，即诱导缓解、维持缓解以及控制复发。循证医学（EBM）显示糖皮质激素加环磷酰胺联合治疗有显著疗效，特别是肾脏受累以及具有严重呼吸系统疾病的患者，应作为首选治疗方案。目前认为未经治疗的韦格纳肉芽肿患者的预后很差，90% 以上的患者在 2 年内死亡，死因通常是呼吸衰竭和（或）肾功能衰竭。然而，大多数的患者通过使用细胞毒药物可获得长期缓解，尤其是环磷酰胺联合糖皮质激素。85% ～ 90% 的患者对环磷酰胺治疗有反应，75% 的患者获得完全缓解。获得缓解的中位时间是 12 个月，偶尔有患者需 2 年以上治疗才能解除所有症状。但在治疗有效的患者中 30% ～ 50% 至少复发 1 次，需要再次治疗。目前认为单独使用泼尼松的作用是很小的。与环磷酰胺联合泼尼松治疗相比，单独使用泼尼松的缓解率更低，复发率和病死率更高。在使用免疫抑制药和激素治疗时，应注意预防卡氏肺囊虫感染所致的肺炎，国外报道约 6% 的 WG 患者在免疫抑制治疗的过程出现卡氏肺囊虫肺炎，并可成为 WG 的死亡原因。这也是建议使用复方磺胺甲噁唑（复方新诺明）治疗 WG 的原因之一。

（一）糖皮质激素

活动期用泼尼松 1.0 ～ 1.5mg/（kg · d）。对严重病例如中枢神经系统血管炎、呼吸道病变伴低氧血症如肺泡出血、进行性肾功能衰竭，可采用冲击疗法，甲泼尼龙 1.0g/d 连续用 3 天，一般糖皮质激素用 4 ～ 6 周，病情缓解后减量并以小剂量维持。

（二）免疫抑制药

1. 环磷酰胺　通常给予每天口服环磷酰胺 1.5 ～ 2mg/kg，也可用环磷酰胺 200mg，隔日 1 次。对病情平稳的患者可用 1mg/kg 维持。对严重病例给予环磷酰胺 1.0g 冲击治疗，每 3 ～ 4 周 1 次，同时给予每天口服环磷酰胺 100mg，注意观察不良反应，如继发感染、骨髓抑制，外周血白细胞降低等。环磷酰胺是治疗本病的基本药物、可使用 1 年或数年，撤药后患者能长期缓解。循证医学显示，环磷酰胺能显著地改善 WG 患者的生存期，但不能完全控制肾脏等器官损害的进展。

2. 硫唑嘌呤　硫唑嘌呤（商品名依木兰）是一种嘌呤的类似物，有抗炎和免疫抑制双重作用，有时可替代环磷酰胺。一般用量为 1 ～ 4mg/（kg · d），总量不超过 200mg/d。如环磷酰胺不能控制，可并发使用硫唑嘌呤或改用硫唑嘌呤。该药的不良反应较环磷酰胺轻，主要为骨髓抑制和肝脏损害等。

3. 甲氨蝶呤（MTX）　MTX 一般用量为 10 ～ 15mg，1 周 1 次，口服、肌内注射或静脉注射疗效相同，如环磷酰胺不能控制可并发使用。

4. 环孢素（CsA）　作用机制为抑制 IL－2 合成，抑制 T 淋巴细胞。优点为无骨髓抑制作用，但免疫抑制作用也较弱。常用剂量为 3 ～ 5mg/（kg · d）。主要不良反应为：恶心、厌食、皮疹、多毛、血压升高或血肌酐升高等。

5. 霉酚酸酯（骁悉）　是一新型的、选择性、非竞争性的次黄嘌呤单核苷酸脱氢酶抑制药，可导致细胞内 GMP 和 GTP 的缺乏，抑制 DNA 的合成。能高度选择性地阻断 T 和 B 淋巴细胞鸟嘌呤核苷酸的经典合成，从而抑制 T 和 B 淋巴细胞的增殖。初始用量 1.5g/d，分 3 次口服，维持 3 个月，维持剂量 1.0g/d，分 2 ～ 3 次口服，维持 6 ～ 9 个月。优点是肝、肾毒性和骨髓抑制等不良反应较其他免疫抑制药小。

6. 静脉用丙种球蛋白（IVIg） 丙种球蛋白通过 Fc 介导的免疫调节作用，通过 Fab 干扰抗原反应或参与抗独特型抗体交叉作用而抑制抗体形成，抑制 T 淋巴细胞增殖及减少自然杀伤细胞的活性。大剂量丙种球蛋白还具有广谱抗病毒、细菌及其他病原体作用。一般与激素及其他免疫抑制药合用，剂量为 300 ～ 400mg/（kg・d），连用 5 ～ 7 天。大剂量丙种球蛋白在体内半衰期为 21 ～ 25 天。

（三）其他治疗

1. 复方磺胺甲噁唑片 对于病变局限于上呼吸道以及已用泼尼松和环磷酰胺控制病情者，可选用复方磺胺甲噁唑片进行抗感染治疗（每日 2 ～ 6 片），认为有良好疗效，能预防复发，延长生存时间。

2. 生物制剂 新近临床研究发现 TNF－α 受体阻滞药（Infliximab，商品名 Remicade；Etanercept，商品名 Enbrel）与泼尼松和环磷酰胺联合治疗能增加疗效，减少后者的不良反应；对泼尼松和环磷酰胺治疗无效的患者也可试用 TNF－α 受体阻滞药，能收到理想的疗效，但最终疗效还需要更多的临床资料。

3. 血浆置换 对活动期或危重病例，如透析患者、严重的肺出血患者以及患有抗肾小球基底膜抗体疾病的患者可用血浆置换治疗作为临时治疗。一般与激素及其他免疫抑制药合用。

4. 血液透析 急性期患者如出现肾衰竭则需要透析，55% ～ 90% 的患者经透析治疗可获缓解，肾脏恢复足够的功能，40% ～ 70% 的患者能脱离透析 3 年或更长时间。

5. 手术治疗 对于出现声门下狭窄、支气管狭窄等患者可以考虑介入治疗或外科治疗。

九、预后

韦格纳肉芽肿通过用药尤其是糖皮质激素加环磷酰胺联合治疗和严密的随诊，能诱导和维持长期的缓解。早期诊断能预期获得有效的治疗。最近几年，在疾病早期即可获得韦格纳肉芽肿的诊断，使患者的治疗效果更好并得到理解。过去，未经治疗的韦格纳肉芽肿平均生存期是 5 个月，82% 的患者 1 年内死亡，约 90% 的患者 2 年内死亡。目前经激素和免疫抑制药治疗后，WG 的预后明显改善，大部分患者在正确治疗下能维持长期缓解。1992 年，Hoffman 统计的 8 年死亡率为 13%，1996 年，Matteson 公布的 5 年和 10 年死亡率分别为 28% 和 36%。影响预后的主要因素是难以控制的感染和不可逆的肾脏损害，年龄 >57 岁及血肌酐升高是预后不良因素。此外，ANCA 的类型对治疗的反应和预后似乎无关，但有抗 PR3 抗体的患者若不治疗有可能病情更活动，进展更迅速。故早期诊断、早期治疗，力争在肾功能损害之前给予积极治疗，可明显改善预后。韦格纳肉芽肿是否缓解取决于其炎症是否活动，而不是一些功能检查的异常，患者的临床表现异常可能并非是疾病活动。

第六节 显微镜下多血管炎

显微镜下多血管炎（MPA）是一种主要累及小血管的系统性坏死性血管炎，可侵犯肾脏、皮肤和肺等脏器的小动脉、微动脉、毛细血管和小静脉。常表现为坏死性肾小球肾炎和肺毛细血管炎。1948 年，Davson 等首次提出在结节性多动脉炎中存在一种以节段性坏死性肾小球肾炎为特征的亚型，称之为显微镜下多动脉炎，因为其主要累及包括静脉在内的小血管，故现多称为显微镜下多血管炎。1990 年的美国风湿病学会血管炎的分类标准并未将 MPA 单独列出，因此既往显微镜下多血管炎大多归属于结节性多动脉炎（PAN），极少数归属于韦格纳肉芽肿（WG）。目前普遍认为显微镜下多血管炎为一独立的系统性坏死性血管炎，很少或无免疫复合物沉积，常见坏死性肾小球肾炎以及肺的毛细血管炎。1993 年 Chapel Hill 会议将显微镜下多血管炎定义为一种主要累及小血管（如毛细血管、小静脉或小动脉）无免疫复合物沉积的坏死性血管炎。PAN 和 MPA 的区别在于，前者缺乏小血管的血管炎，包括小动脉、毛细血管和小静脉。鉴于 MPA，WG 和 CSS3 种血管炎具有 ANCA 阳性、缺乏免疫复合物沉积的相似特点，常共称为 ANCA 相关的血管炎。

显微镜下多血管炎在任何年龄都可发病，但以 40 ～ 50 岁最常见，发病率为（1 ～ 3）/10 万人，男性发病率略高于女性，男女比为（1 ～ 1.8）：1，起病急缓不一。

一、病因

显微镜下多血管炎的病因仍不清楚，有资料表明与患者体内的免疫异常有关。细胞因子介导的黏附分子的表达和功能异常，以及白细胞和血管内皮细胞的异常激活在 MPA 的发病中可能都起一定作用，但具体启动因素尚不清楚。ANCA 可能在 MPA 的发病中起一定作用。除受累血管大小外，MPA 与 PAN 的坏死性动脉炎在组织学上相似。

二、病理

显微镜下多血管炎病理特征为小血管的节段性纤维素样坏死，无坏死性肉芽肿性炎，在小动脉、微动脉、毛细血管和静脉壁上，有多核白细胞和单核细胞的浸润，可有血栓形成。在毛细血管后微静脉可见白细胞破碎性血管炎。病变累及肾脏，皮肤、肺和胃肠道，肾脏病理示局灶性、节段性肾小球肾炎，并有新月体的形成，免疫组织学检查显示很少有免疫球蛋白和补体的沉积。电镜下很少或无电子致密物沉积。肺的病理改变是坏死性毛细血管炎和纤维素样坏死，部分毛细血管血栓形成、Ⅱ型上皮细胞过度增生。肌肉和腓肠神经活检可见小到中等静脉的坏死性血管炎。MPA 的肾脏病理特点和其他的免疫复合物介导的肾小球肾炎以及抗肾小球基底膜抗体介导的 Goodpasture 综合征不同，但和韦格纳肉芽肿的肾脏病变以及特发性的急性肾小球肾炎有时不易鉴别。

三、临床表现

显微镜下多血管炎可呈急性起病表现为急进性肾小球肾炎、肺出血和咯血，有些也可非常隐匿起病数年，以间断紫癜、轻度肾脏损害、间歇性咯血等为表现。典型病例多具有皮肤－肺－肾的临床表现。

1. 全身症状　MPA 患者在就诊时常伴有一般全身情况，包括发热、乏力、厌食、关节痛和体重减轻。好发于冬季，多数有上呼吸道感染或药物过敏样前驱症状。

2. 皮肤表现　MPA 可出现各种皮疹，以紫癜和高出皮面的充血性斑丘疹多见。皮疹可单独出现，也可和其他临床症状同时出现，其病理多为白细胞破碎性血管炎。除皮疹外，MPA 患者还可出现网状青斑、皮肤溃疡、皮肤坏死、坏疽以及肢端缺血、坏死性结节、荨麻疹，和血管炎相关的荨麻疹常持续 24 小时以上。

3. 肾脏损害　是 MPA 最常见的临床表现，病变表现差异很大，极少数患者可无肾脏病变。多数患者出现蛋白尿、血尿、各种管型、水肿和肾性高血压等；部分患者出现肾功能不全，可进行性恶化致肾功能衰竭。25%～45% 的患者最终需血液透析治疗。

4. 肺部损害　约一半的 MPA 患者有肺部损害发生肺泡毛细血管炎，12%～29% 的患者有弥漫性肺泡出血。查体可见呼吸窘迫症，肺部可闻及啰音。由于弥漫性的肺间质改变和炎症细胞的肺部浸润，约 1/3 的患者出现咳嗽、咯血、贫血，其中大量的肺出血可导致呼吸困难，甚至死亡。部分患者可在弥漫性肺泡出血的基础上出现肺间质纤维化。

5. 神经系统　20%～30% MPA 患者有神经系统损害的症状，其中约 57% 出现多发性单神经炎或多神经病变，另约 11% 的患者可有中枢神经系统受累，常表现为癫痫发作。

6. 消化系统　消化道也可被累及，表现为消化道出血、胰腺炎以及由肠道缺血引起的腹痛。严重时可由于胃肠道的小血管炎和血栓形成造成缺血，导致肠穿孔。

7. 心血管系统　MPA 亦可累及心血管系统，患者可出现胸痛和心力衰竭症状，临床可见高血压、心肌梗死以及心包炎。

8. 其他　部分患者也有耳鼻喉的表现，如鼻窦炎，此时较易与韦格纳肉芽肿相混淆。少数患者还可有关节炎、关节痛和睾丸炎所致的睾丸痛。眼部症状包括眼部红肿和疼痛以及视力下降，眼科检查发现为视网膜出血、巩膜炎以及葡萄膜炎。

四、实验室检查及辅助检查

（一）实验室检查

1. 常规检查　在 MPA 中，反映急性期炎症的指标如 ESR、CRP 升高，部分患者有贫血、白细胞和血小板增多。累及肾脏时出现蛋白尿、镜下血尿和红细胞管型，血清肌酐和尿素氮水平升高。

2. 免疫学检查　C_3 和 C_4 水平正常。约 80% 的 MPA 患者抗中性粒细胞胞质抗体（ANCA）阳性，是 MPA 的重要诊断依据，其中约 60% MPO - ANCA（p - ANCA）阳性，肺受累及者常有此抗体，另有约 40% 的患者为 PR3 - ANCA（c - ANCA）阳性。约 40% 的患者可查到抗心磷脂抗体（ACL），少部分患者 ANA、RF 阳性。

（二）影像学改变

X 线胸片早期可发现无特征性的双侧不规则的结节片状阴影或小泡状浸润影，肺空洞少见，可见继发于肺泡毛细血管炎和肺出血的弥漫性肺实质浸润影，中晚期可出现肺间质纤维化。

五、诊断

本病诊断尚无统一标准，以下情况有助于 MPA 的诊断：①中老年人，以男性多见；②起病前有上呼吸道感染或药物过敏样前驱症状；③肾脏损害表现有蛋白尿、血尿和（或）急进性肾功能不全等；④伴有肺部或肺肾综合征的临床表现；⑤伴有关节、眼、耳、心脏、胃肠道等全身各器官受累表现；⑥p - ANCA阳性；⑦肾、肺活检有助于诊断。

六、鉴别诊断

确定诊断之前，须与结节性多动脉炎和韦格纳肉芽肿相鉴别。

（一）结节性多动脉炎（PAN）

以往 MPA 属于 PAN 的一种类型，随着疾病认识的不断深入，发现二者临床表现并不完全相同，故 1993 年的关于血管炎的教会山会议把 MPA 单独列为一种疾病。根据新的定义，PAN 是累及中动脉以及小动脉的坏死性炎症，不伴有肾小球肾炎或微小动脉，毛细血管或微小静脉炎症；而 MPA 是主要累及小血管的坏死性血管炎，很少或无免疫复合物沉积，其中坏死性肾小球肾炎很多见，肺毛细血管炎也常发生。

（二）韦格纳肉芽肿（WG）

WG 为小动脉和小静脉的血管炎，以上、下呼吸道和肾脏病变三联征为主要临床特点，c - ANCA 阳性多见，活检病理示小血管壁或其周围有中性粒细胞浸润，并有坏死性肉芽肿形成。而 MPA 很少累及上呼吸道，主要为 p - ANCA 阳性，一般无肉芽肿形成。

（三）肺出血 - 肾炎综合征

Goodpasture 综合征也称为抗肾小球基底膜抗体肾炎伴肺出血，是由于肺泡和肾小球基底膜受损而致病，包括反复弥漫性肺出血、肾小球肾炎以及循环抗肾小球基底膜抗体（Anti - GBM）三联征，临床表现为反复弥漫性肺出血、贫血以及肾出血（血尿）。肺及肾活检经免疫荧光镜检查可见抗基底膜抗体的 IgG 及 C_3 沿肺泡壁以及肾小球的毛细血管壁呈连续均匀线状沉积。血循环中检出抗基底膜抗体是诊断本病的重要依据。

七、治疗

MPA 的临床表现各异，有的仅表现为轻微的系统性血管炎和轻微的肾功能衰竭；有的则急性起病，病情凶险，快速进展为肾功能衰竭，并可因肺毛细血管肺泡炎导致呼吸衰竭。因此本病的治疗主要依据疾病的病变范围、进展情况以及炎症的程度来决定。

MPA 的治疗可以分为 3 个阶段，第 1 阶段：为诱导缓解；第 2 阶段：为维持缓解，此阶段可以中等量泼尼松治疗，并维持环磷酰胺（CTX）治疗 12 个月，或换用硫唑嘌呤、甲氨蝶呤等 DMARDs 维持缓解；第 3 阶段：为治疗复发，可采用与诱导缓解的同样的治疗方案。金黄色葡萄球菌的定植可能和 MPA 的复发有一定的关系，因此服用磺胺类抗生素对防止复发有一定效果。对于伴有肺出血的肺泡毛细血管炎、危及生命的患者，应联合治疗或行血浆置换治疗。糖皮质激素加 CTX 应作为首选方案。

（一）诱导期和维持缓解期的治疗

1. 糖皮质激素　泼尼松（龙）1mg/（kg·d），晨顿服或分次服用，一般服用 4 ～ 8 周后减量，等病情缓解后以维持量治疗，维持量有个体差异。建议少量泼尼松（龙）（10 ～ 20mg/d）维持 2 年，或更长。对于重症患者和肾功能进行性恶化的患者，可采用甲泼尼龙冲击治疗，每次 0.5 ～ 1.0g 静脉滴注，每日或隔日 1 次，3 次为 1 个疗程，1 周后视病情需要可重复。激素治疗期间注意防治不良反应。不宜单用泼尼松治疗，因缓解率下降，复发率升高。

2. 环磷酰胺（CTX）　可采用口服，剂量一般 2 ～ 3mg/（kg·d），持续 12 周。可采用 CTX 静脉冲击疗法，剂量 0.5 ～ 1.0g/m^2 体表面积，每个月 1 次，连续 6 个月，严重者用药间隔可缩短为 2 ～ 3 周，以后每 3 个月 1 次，至病情稳定 1 ～ 2 年（或更长时间）可停药观察。口服不良反应高于冲击治疗。用药期间须监测血常规和肝、肾功能。

3. 硫唑嘌呤　由于 CTX 长期使用不良反应多，诱导治疗一旦达到缓解（通常 4 ～ 6 个月后）也可以改用硫唑嘌呤，1 ～ 2mg/（kg·d）口服，维持至少 1 年。应注意不良反应。

4. 霉酚酸酯　霉酚酸酯 1.0 ～ 1.5g/d，用于维持缓解期和治疗复发的 MPA，有一定疗效，但资料较少，且停药可能引起复发。

5. 甲氨蝶呤（MTX）　有报道 MTX 5 ～ 25mg，每周 1 次，口服或静脉注射治疗有效，应注意不良反应。

6. 丙种球蛋白　采用大剂量静脉丙种球蛋白［IVIG 0.4g/（kg·d）］，3 ～ 5 日为 1 个疗程，部分患者有效，但价格昂贵。在并发感染、体弱、病重等原因导致无法使用糖皮质激素和细胞毒药物时可单用或合用。

7. 特异性免疫吸附　即应用特异性抗原结合树脂，吸附患者血清中相应的 ANCA，有少量报道证实有效，但该治疗方法尚在探索中。

（二）暴发性 MPA 的治疗

此时可出现肺 - 肾功能衰竭，常有肺泡大量出血和肾功能急骤恶化，可予以泼尼松（龙）和 CTX 联合冲击治疗，以及支持、对症治疗的同时采用血浆置换疗法。每次置换血浆 2 ～ 4L，每天 1 次，连续数日后依情况改为隔日或数日 1 次。该疗法对部分患者有效，但价格昂贵，不良反应有出血、感染等。血浆置换对肌酐、尿素氮等小分子毒素清除效果差，如患者血肌酐明显升高宜联合血液透析治疗。但在已进入尿毒症期的患者是否继续使用免疫抑制药和细胞毒药物还有争议，因这类患者对药物反应差，不良反应明显增多。

（三）复发的治疗

大多数患者在停用免疫抑制药后可能复发。典型的复发发生于起病最初受累的器官，一般比初次发病温和，但也可能引起主要器官受损导致进一步的功能障碍。CTX 不能阻止复发。如果患者还在初次治疗期间出现较温和的复发，可暂时增加泼尼松剂量控制病情，如果治疗无效则可进行血浆置换。

（四）透析和肾移植

少数进入终末期肾功能衰竭患者，需要依赖维持性透析或进行肾移植，肾移植后仍有很少数患者会复发，复发后仍可用糖皮质激素和免疫抑制药治疗。

（五）其他

对有肾损害的患者应严格控制血压在正常范围内，推荐使用血管紧张素转换酶抑制药或血管紧张素

Ⅱ受体拮抗药。

八、预后

MPA 的 90% 的患者经治疗能得到改善，75% 的患者能完全缓解，约 30% 的患者在 1 ～2 年后复发。本病治疗后的 2 年和 5 年生存率大约为 75% 和 74% 。与 PAN 相似，本病的主要死亡原因是不能控制的病情活动、肾功能衰竭和继发感染以及肺脏受累。疾病过程中应密切监测 ESR 水平，MPA 中 ANCA 的滴度与病情活动相关性较差。

第七节　抗中性粒细胞胞浆抗体相关性血管炎

治疗系统性小血管炎需要联合使用糖皮质激素和环磷酰胺；无器官受累疾病可使用甲氨蝶呤替代环磷酰胺。对于严重疾病患者，应使用血浆置换作为辅助治疗。不能使用环磷酰胺者可使用利妥昔单抗作为替代诱导缓解药物。对于没有不良预后因素的 AGPA 患者，可以仅仅使用糖皮质激素。

一旦疾病诱导缓解，环磷酰胺应替换为毒性更小的免疫抑制剂来维持缓解，如硫唑嘌呤。

患者使用目前的治疗方案后的长期预后已经改善，5 年生存率为 78% 。

一、本组血管炎的分类

美国风湿病学会（ACR）和欧洲抗风湿病联盟（EULAR）的疾病标准。

原发性系统性血管炎累及中小血管并与针对中性粒细胞胞浆抗原的自身抗体相关［抗中性粒细胞胞浆抗体（ANCA）］。因此，它们常被称为 ANCA 相关性血管炎（AAV），然而也有人提议 ANCA 病这个术语。ANCA 的存在提示，AAV 是自身免疫病。具体疾病包括：肉芽肿性多血管炎（GPA），即之前广为人知的韦格纳肉芽肿；显微镜下多动脉炎（MPA）；变应性肉芽肿性血管炎（AGPA），即之前所称的 Churg－Strauss 综合征；以及肾局限性寡免疫复合物性坏死性新月体性肾小球肾炎（RLV）。上述病名的更改是由 ACR、美国肾病学会和 EULAR 推荐的——希望疾病命名从人名命名方式转变为疾病描述方式或基于病因的方式。

ANCA 针对的中性粒细胞和单核细胞内的主要自身抗原包括 20 世纪 80 年代发现的两种酶蛋白，即蛋白酶 3（PR3）和髓过氧化物酶（MPO），以及最近发现的溶酶体相关的膜蛋白 2（LAMP2）。由于针对 LAMP2 的自身抗体是否存在有待证实。目前临床实践中并不常规检测此抗体亚型。

最初对 GPA、MPA 和 AGPA 的描述分别始于 20 世纪 30 年代、40 年代和 50 年代。然而，尽管 Kussmaul 和 Meyer 已于 1866 年明确描述过结节性多动脉炎（PAN）是一种累及中等大小血管的炎症性系统性疾病，可以造成血管瘤形成及组织器官缺血或梗死，当时通常仍然使用 PAN 这个术语来描述这几种疾病，尤其是 MPA。而 AAV 则恰恰相反，通常被认为是同时侵犯小及中等大小血管的疾病。ACR 发表了 7 种血管炎的分类标准，其中包括 GPA 和 AGPA，但不包括 MPA，因而有助于阐明血管炎分类的复杂性。GPA 入选的 4 条标准如下：

1. 尿沉渣异常（红细胞管型或每高倍视野红细胞超过 5 个）。
2. 胸部放射学异常（结节、空洞或固定浸润）。
3. 口腔溃疡或鼻腔分泌物。
4. 活检存在肉芽肿性炎症。

4 条标准中存在 2 条或 2 条以上诊断的敏感性为 88.2% ，特异性为 92% 。值得记住中的是，这些标准是基于对 85 名 GPA 患者与 722 名其他血管炎对照患者临床特征的比较。

入选 AGPA 的 6 条标准如下：

1. 哮喘。
2. 血嗜酸细胞计数超过 10% 。
3. 单神经病（包括多发单神经病）或多神经病变。

4. 胸部放射学存在非固定性肺浸润。

5. 鼻旁窦异常。

6. 活检存在血管外嗜酸细胞浸润。

6 条标准中存在 4 条或 4 条以上诊断的敏感性为 85%，特异性为 99.7%。AGPA 分类标准是基于 20 名本病患者与 787 名其他血管炎对照患者的临床表现的比较。

随后的一个重大进展就是 Chapel Hill 共识会议（CHCC）形成了各种血管炎的定义，在考虑的 10 种血管炎中包括 GPA、MPA 和 AGPA。全部血管炎定义见表 13－1。不管是 ACR 分类标准还是 CHCC 定义均未把 ANCA 纳入标准。MPA 缺乏分类标准促成了一个分类方法的国际共识，此共识已在两个独立人群中验证过，覆盖了 GPA、MPA、AGPA 以及 PAN。

表 13—1 Chapel Hill 血管炎分类共识会议采纳的系统性血管炎分类

	组织病理学	评估
大血管血管炎		
巨细胞（颞）动脉炎	主动脉及其主要分支的肉芽肿性动脉炎，偏好侵犯颈动脉颅外分支	常侵犯颞动脉 常发生于 >50 岁者 常与风湿性多肌痛相关
大动脉炎	主动脉及其主要分支的肉芽肿性炎症	常发生于 <50 岁者
中等血管血管炎		
结节性动脉炎⁺（经典结节性动脉炎）	中或小血管坏死性炎症，无肾小球肾炎或细动脉、毛细血管或小静脉的血管炎	
川崎病	累及大、中和小血管的血管炎，伴有皮肤黏膜淋巴结综合征	常侵及冠状动脉 主动脉和静脉可受累 常见于儿童
小血管血管炎		
肉芽肿性多血管炎⁺⁺	累及呼吸道的肉芽肿性炎症和侵及小到中等血管（毛细血管、小静脉、细动脉和小动脉）的坏死性血管炎	常见坏死性肾小球肾炎
变应性肉芽肿性多血管炎⁺⁺	累及呼吸道的富含嗜酸性粒细胞的肉芽肿性炎症和累及小到中等血管的坏死性血管炎，与哮喘和血嗜酸性粒细胞升高有关	
显微镜下多血管炎⁺⁺	寡或无免疫复合物沉积的侵及小血管（毛细血管、小静脉、小动脉）的坏死性血管炎	可表现为侵及小和中血管的坏死性血管炎 坏死性肾小球肾炎很常见 常发生肺毛细血管炎
过敏性紫癜	侵及小血管（毛细血管、小静脉、细动脉）伴 IgA 免疫沉积为主的血管炎	典型病例累及皮肤、肠道和肾小球与关节痛或关节炎有关
原发性冷球蛋白血症性血管炎	伴有冷球蛋白免疫沉积的侵及小血管（毛细血管、小静脉、细动脉）的血管炎，与血清冷球蛋白相关	常累及皮肤和肾小球
皮肤白细胞破碎性血管炎	无系统性血管炎的孤立性白细胞破碎性血管炎	

注：*：大动脉包括主动脉及其指向主要身体区域（如四肢末端、头颈）的最大分支。中等大小动脉是主要内脏动脉（如肾、肝、冠状动脉、肠系膜）。小动脉指连接微动脉的末梢动脉分支。注意某些小血管和大血管血管炎可能累及中等大小血管，但大和中等血管的血管炎并不累及比动脉小的血管。

+：首选术语。

++：与抗中性粒细胞胞浆抗体强烈相关。

ACR 分类标准和 CHCC 定义均非诊断标准。实际上，在临床实践中，ACR 分类标准的阳性预测值可低至29%。虽然索伦森等曾尝试在CHCC定义基础上制定诊断标准，但这些Sorensen标准并未经过验证。事实上，EULAR也认为ACR关于AGPA、PAN和某些其他血管炎的分类标准和CHCC关于GPA、MPA和PAN的定义并不适于诊断目的，并为此召集了专家共识组，考虑重新评估系统性血管炎的定义、分类和诊断标准。在制定出系统性血管炎分类标准和定义之前，已阐述了17条关于活检、实验室检查、放射学诊断、分类学、定义和研究议程等方面的观点。并非所有观点均与AAV相关。相关观点如下：

·组织学观点：虽然组织学是诊断血管炎和除外血管炎类似疾病的基石，受累器官的活检并非总是可行，固为条件和靶器官不同，活检结果有很大差异。

·实验室检查观点：在怀疑小血管血管炎时，ANCA检测有重要诊断价值。

·放射学诊断观点：计算机断层扫描（CT）和磁共振（MRI）可能有助于诊断GPA/AGPA的耳、鼻和喉（ENT）受累。

·疾病分类学观点：用于区别"疾病定义""疾病分类"和"诊断"标准的术语是混乱的，只要可能，就应澄清。一旦确定，不同血管炎的分类应能反映其发病机制。发病机制不明时，疾病定义必须依靠疾病的显著特征进行清晰准确的描述。如果出现更合理的基于发病机制的术语，使用人名命名者应进行修订，但目前有必要保留以避免混淆。

·定义观点：年龄值得纳入某些血管炎定义，但其作用不应夸大。

·研究计划观点：未来的标准制定应纳入所有形式的血管炎，提供CHCC未覆盖的更少见的综合征的定义。分类树的制定将提供未来标准的基础。

二、流行病学

考虑到ANCA相关性血管炎并不常见、病例确认困难、适合流行病学目的的分类标准和定义更新缓慢、ANCA相关性血管炎（GPA、IPA、AGPA）及其包括RLV在内的局限型之间临床病理的重叠，要想确定AAV的发病率和患病率颇具挑战。多数研究为在欧裔血统人群中进行的回顾性研究。尽管困难重重，但汇总研究提示，AAV的发病率大概为每年新发（10～20）例/100万，过去20年来患病率有所增加。发病高峰年龄为65～74岁；儿童期发病罕见，多数研究提示，男性发病率略高于女性（1.5 ：1.0）。

ANCA相关性疾病谱内关于GPA对MPA或AGPA的相对发病率以及MPO－ANCA对PR3－ANCA的阳性率之间存在有趣的地理和人种差异。在欧裔血统人群中，GPA的年发病率为新发（2～10）/100万，其发病率取决于地理位置，据报道，更北方的国家年发病率高至（8～10）/100万，而南方的瑞士和西班牙则低至（3～6.6）/100万。在南半球也观察到了类似的GPA和MPA发病率呈负相关，有人提出很可能与紫外线暴露有关联。然而，在一项日本人群原发性肾血管炎研究中，超过90%有MPO－ANCA，而未观察到PR3－ANCA，临床诊断既无GPA也无AGPA。在中国，MPA似乎比GPA更常见；据报道，秘鲁和科威特人群中MPA发病率很高，其MPA发病率高达24例/100万。

就GPA的更详尽的流行病学研究而言，来自芬兰、挪威和瑞典的研究提示，过去20～30年间GPA的发病率在增加，但是来自德国和英国及随后的瑞典的研究并未发现类似趋势。总的来说，不同报道结果不同的最可能原因是方法学差异，事实上过去20年间发病率可能并无显著增加。GPA患病率数字在攀升，很可能是由于治疗方法有所进步。

流行病学研究表明，过去20年间MPA的发病率增加与否结果不一。早期发病率的增加很可能反映了对MPA的认识及其与PAN和GPA鉴别的认识的日渐加深。

AGPA是最少见的AAV，其发病率为（1.0～3.0）例/100万人，哮喘患者中本病的发病率增至34.6例/100万患者一年。AGPA易患人群的年龄与GPA和MPA的类似，但是其发病在女性中比在男性中更常见。已经有人注意到，AGPA的发生与白三烯抑制剂的使用或抗免疫球蛋白E单克隆抗体奥马珠单抗的相关性，很可能是由于糖皮质激素减量后暴露了之前未发现的疾病。

AAV与环境因素相关。似乎乡下地区GPA的发病率高于城市地区的发病率。未发现发病与季节变化的明确关系。通常来说，感染是自身免疫病的触发因素，常有假说认为，AAV尤其与感染相关。与GPA最紧密相关的是金黄色葡萄球菌，鼻部携带金黄色葡萄球菌者与疾病高复发率有关。包括美国的一项病例对照研究在内的数项研究表明，AAV与二氧化硅暴露相关。AAV与包括丙硫氧嘧啶在内的几种药物暴露相关。可卡因滥用与类似于GPA的中线破坏性肉芽肿疾病相关。

三、遗传学

AAV遗传风险的证据来源于最近的研究，AAV患者的一级亲属患病风险轻度增加，类似于在类风湿关节炎中的发现。GPA患者的子女患类风湿关节炎的风险增加，提示炎性自身免疫疾病相关基因存在家族聚集性。偶尔有GPA家族性发病的个案文献报道。有鉴于家族成员相对低的发病风险，可能数个基因在疾病发展中均起较小作用。遗传相关性研究的统计功效取决于纳入统计分析的患者数量及对照数量，由于AAV疾病少见，进行AAV的遗传学研究颇具挑战性。已发现若干常与免疫应答有关的候选基因。然而，由于纳入研究的病例数比较少，多数基因相关性研究结果并不一致。新近的研究使用了更大患者样本数，结果经过不同患者队列重复研究证实。目前在招募大队列患者以进行全基因组相关性研究，以比较全基因组中成千上万个基因。

与多种自身免疫病相关的基因局限于3个基因区域：人类白细胞抗原（HLA）Ⅱ区、CTLA和PTPN22基因。HLA基因极富多态性，小样本研究提示，与健康对照组相比，GPA和HLA之间有相关性。然而，由于样本量小、独立队列中缺乏重复，大多数这类研究的可靠性差。最近，一项规模稍大的、纳入了150名德国GPA患者的研究发现，其与HLA－DPB1＊0401等位基因相关。相反，＊0301等位基因频率显著下降。广义单体型DPB1＊0401/RXB03呈现出更强的疾病相关性，提示此基因组区域与发生GPA的风险显著相关。除其他功能外，维酚类X受体β蛋白与维生素D受体形成异二聚体。维生素D受体对活性维生素D代谢物1，25－二羟胆钙化醇的生物效应至关重要。活性维生素D有强力免疫调节特性，包括抑制细胞因子转录和T细胞向调节性T细胞（Treg）表型分化。这些基因和疾病的相关性在一个纳入了282名GPA患者的更大队列中得到了验证。＊0401仅仅与ANCA阳性GPA患者相关。其他研究表明，AAV与HLA－DR相关。一项相对大的研究（304名AAV患者和9 872名对照）显示其与HLA－DR4相关，而另一个研究表明，终末期肾衰竭GPA患者中HLA－DRB1＊04的频率增加。

在AGPA患者中发现，不同HLA与疾病相关性不同，其中HLA－DRB4等位基因与疾病相关，而HLA－DRB3提供疾病保护。AGPA与HLA－DPB不相关已有报道。AGPA和GPA的HLA相关性不同，提示两者尽管有不少相似点，其实可能是不同疾病。以下观察支持此观点，广义IL－10.2单体型与ANCA阴性AGPA相关，而与GPA不相关。

细胞毒性T淋巴细胞相关的抗原4（CTLA4）主要表达于活化的$CD4^+$T细胞，其功能是抑制T细胞功能。CTLA4基因多态性与数种自身免疫病相关。数项研究显示，AAV疾病与CTLA4基因多态性相关。最广泛涉及自身免疫病风险的CTLA4基因多态性是+49单核苷酸多态性（SNP）（前导肽丙氨酸变异为苏氨酸），它似乎影响T细胞活化时细胞表面CTLA4的表达。CT60 SNP似乎影响可溶性CTLA4的表达，改变$CD4^+$T细胞的信号阈值。这两个SNP均与AAV患者相关。

PTPN22编码淋巴样酪氨酸磷酸酶LYP，后者与激酶Csk组成复合体，为T细胞受体信号转导的关键负性调控因子。R620W基因变异与自身免疫相关，可阻断Lck和LYP的相互作用，导致LYP磷酸化作用减弱，最终获得抑制T细胞信号转导的功能。两项研究表明，PTPN22 620W等位基因与AAV相关，提示其可能增加AAV的风险，就像在其他自身抗体相关的自身免疫病中一样。

诸多其他候选基因也在AAV患者中进行了研究。α_1抗胰蛋白酶（A1AT）是主要的蛋白酶3抑制剂。A1AT基因有高度多态性。在AAV患者中，缺乏等位基因S和Z的频率增加。然而，大多数有A1AT等位基因Z纯合子个体并不发生AAV。

PR3表达于中性粒细胞膜，这似乎是由基因决定的。GPA患者中性粒细胞表达PR3的比例常高于健康对照组，尤其是疾病复发者。然而，其高表达似乎与PR3基因启动子564位多态性并不相关。中性粒细胞表达PR3的比例可能受HLA抗原表达影响，虽然其机制并不明确。在一项研究中，一组34个

HLA 抗原可以预测 64% 的细胞膜表面 PR3 表达的变异性。该研究需要独立队列患者的重复研究。影响 MPO 表达的基因相关性证据较少。最近的一个 Meta 分析表明，MPO 基因功能启动子多态性（G－463A）与疾病并不相关。

对许多其他基因也进行了研究，但是由于研究样本量小，不同研究的结果相互矛盾，需要进一步研究。然而，可以明确的是，目前的研究提示，遗传变异性模式是复杂的。将来的研究需要不同研究组的通力协作，以增加这些少见疾病的可得病例数。

四、临床特征

这三种类型的 AAV 可能均伴有显著的全身症状，包括发热、盗汗、肌痛和关节痛。有些患者可有系统性血管炎的某些共性特征，但不是所有患者均有。因此，在部分患者可观察到甲周出血、紫癜样皮疹和皮肤溃疡。

（一）显微镜下多血管脉炎

MPA 的最早病例于 1948 年由 Davson、Ball 和 Platt 描述，他们描述了一种他们命名为显微镜下多血管炎的疾病，可由其显著的节段性坏死性肾小球肾炎和更好侵及小血管而与结节性多动脉炎鉴别开来。

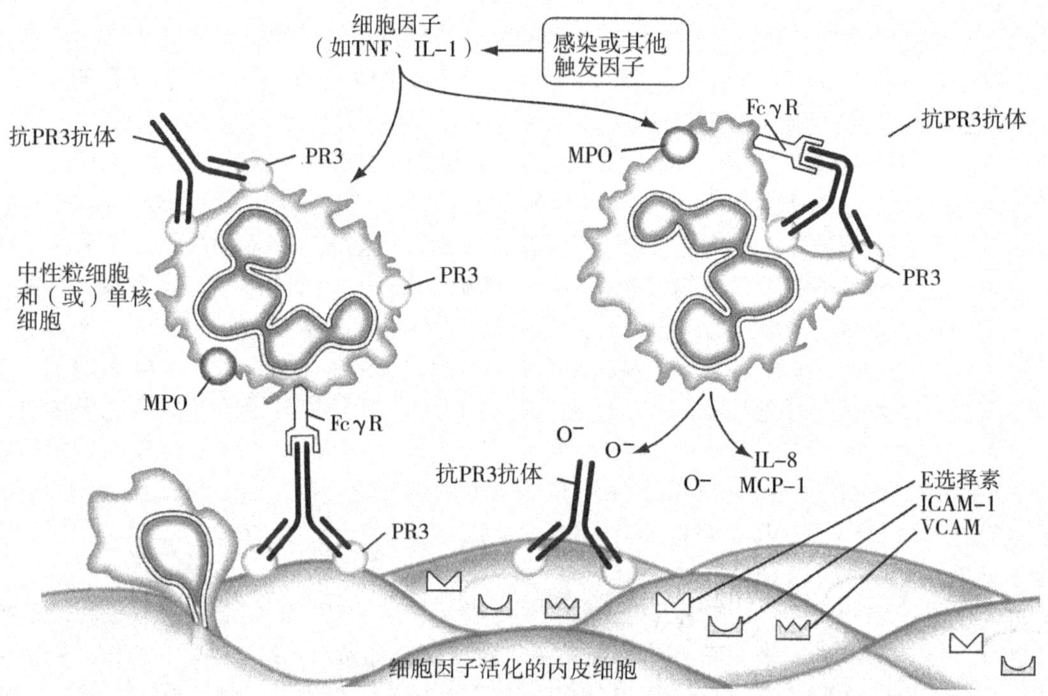

图 13－1　图示抗中性粒细胞胞浆抗体（ANCA）增强的血管损伤的免疫机制假说的图示。感染性触发因子或其他环境刺激造成细胞因子的暴发，后者活化中性粒细胞和单核细胞，可能造成血管内皮局部黏附分子上调。炎症细胞内部的活化过程造成细胞表面 ANCA 抗原表达增强。活化的中性粒细胞和单核细胞可脱颗粒并释放活性氧簇（O）和溶酶体酶，造成内皮损伤并进一步激活内皮细胞表面。此效应的强度受 ANCA 对蛋白酶－3（PR3）或髓过氧化物酶（MPO）的特异性的影响，也受这些相应抗原的不同表位的影响。此反应进一步可受免疫球蛋白 G（IgG）和被结合的 Fcγ 受体表型的影响。脱颗粒炎性细胞释放的产物结合到内皮细胞，进一步作为 ANCA 的靶标。诸如白介素－（IL－8）和巨噬细胞趋化蛋白－1（ICP－1）的释放，与其他黏附分子一起增强趋化性和炎症细胞移行。因此，此图示提供了 ANCA 诱发内皮细胞和血管损害的先决条件，即 ANCA 的存在，活化的中性粒细胞和单核细胞上 ANCA 靶抗原的表达，活化中性粒细胞和内皮细胞通过黏附分子的相互作用，以及最后，内皮细胞的活化和最终炎症细胞流向到血管外和血管周围组织。FcγR：Fcγ 受体；ICAM－1：细胞间黏附分子－1；PMN：多形核白细胞；TNF：肿瘤坏死因子

MPA 的病理特征是：纤维素样坏死性血管炎，无或寡免疫复合物沉积，主要侵犯小血管，如毛细血管、小动脉和小静脉，但可蔓延到中小动脉。局灶节段坏死性肾小球肾炎非常常见，可以进展为典型新月体性肾小球肾炎。然而，鉴于本病时有惰性性质，首次诊断性肾活检时可能存在肾小球萎缩和小管间质纤维化等慢性损伤证据。免疫组织学或电镜检查，肾标本为无或寡免疫复合物沉积，当然细致检查可能会发现存在某些补体成分。肺可能发生肺毛细血管炎，随后毛细血管破裂会使血涌进肺泡腔，在毛细血管内可能产生血栓。肺泡壁常可见显著的中性粒细胞浸润；最终发生纤维素样坏死。可发生Ⅱ型肺泡上皮细胞增生和淋巴浆细胞浸润。

认识到 MPA 与 ANCA 强相关，尤其是与针对髓过氧化物酶（MPO）的 ANCA 强相关，极大地促进了我们对 MPA 的病理生理的理解。一小部分患者存在针对蛋白酶 3（PR3）的 ANCA。我们相信，ANCA 可结合其位于活化中性粒细胞表面的靶抗原，导致中性粒细胞进一步活化，释放促炎颗粒内容物和活性氧，同时增强其对血管内皮细胞的黏附和损伤（图 13－1）。对小鼠和大鼠进行的研究提供的直接证据表明，抗 MPO 抗体可诱发血管炎，包括坏死性肾小球肾炎，体内还可促进中性粒细胞和血管内皮细胞的相互作用。

多年以来我们已认识到 MPA 的临床特征，总结见表 13－2。其最常见侵犯的器官是肾和肺。症状可累及耳、鼻、喉，但与 GPA 不同。临床表现可能是隐匿性的，症状为低度血管炎造成的轻微病变基础上的肾功能恶化；也可急性起病且病情危重，出现急进性肾小球肾炎和肺出血，表现为肺肾综合征；或仿佛仅仅局限于肾，有时被描述为肾局限性血管炎。

肾表现包括显微镜下血尿、伴有红细胞管型的尿沉渣异常、非肾毒性程度的蛋白尿（即 24 小时蛋白尿小于 3. 5g）、不同程度的肾功能丧失。存在红细胞管型常提示活动性肾小球肾炎，长病程患者尿中存在红细胞可由于病情活动，也可由于病情不活动，只提示肾损伤或其他累及下尿路的疾病，包括环磷酰胺治疗的后果——膀胱炎或膀胱肿瘤。肾功能损伤在数天或数周内可迅速出现。有可能需要透析，不过治疗之后肾功能可能会有所恢复。维持透析的患者疾病复发风险小于透析之前，故其所需免疫抑制治疗较少。虽然多数患者存在肾损伤，但并非是一成不变的。

表 13－2　显微镜下多血管炎的主要临床特征

临床特征	百分比
全身症状	76～79
发热	50～72
肾病变	100
关节痛	28～65
紫癜	40～44
肺部病变（出血、浸润、积液）	50
神经病变（中枢、外周）	28
耳、鼻、喉受累	30

1/3 的患者发生肺受累。临床特征包括咳嗽、呼吸困难、胸膜炎和咯血。发病可隐匿，也可急性起病且病情严重。在没有明显咯血的情况下可以出现弥漫性肺出血。胸部影像学可表现为片状影或弥漫性阴影，提示肺泡渗出。肺出血反复发作可以造成肺纤维化。

（二）肉芽肿性多血管炎

肉芽肿多血管炎是一种肉芽肿性疾病，常并发纤维素样坏死性血管炎，于 1931 年首先由 Klinger 医生报道，并于 1936 年由 Wegener 医生使其病理特征更为细化。

GPA 的病理包括肉芽肿、坏死以及血管炎，与 MPA 所见类似。病理活检标本常取自鼻黏膜、肺、皮肤或肾。通常并非任一活检标本都具有所有病理特征，由于活检获取标本量较小，病理所见可能与疾病相符，但并非是诊断性的。开胸肺活检通常比经支气管肺活检更可能有诊断价值。MPA 和 GPA 肾病理类似，很少有肉芽肿病变；有时有广泛的肾小球周围中性粒细胞浸润，造成假性肉芽肿表象。

就像 MPA 一样，GPA 的病理生理被认为是自身免疫性的，由 PR3 - ANCA 驱动，方式类似于 MPO - ANCA 的，PR3 - ANCA 对 GPA 的特异性非常高。然而，并无很好的抗 PR3 抗体的动物模型，所以缺乏像抗 MPO 抗体那样抗 PR3 抗体在血管炎发生或肉芽肿形成中的直接证据；这可能提示：啮齿类动物的中性粒细胞中 PR3 的表达与人不同。然而，离体试验中 MPO - ANCA 和 PR3 - ANCA 对人中性粒细胞的作用很相似。B 细胞和 T 细胞也被公认在 AAV 疾病中发挥重要作用，最近抗 B 细胞治疗有效也激发了对 B 细胞在疾病中的作用的研究兴趣。MPA 和 GPA 中 T 细胞亚型异常屡有文献描述，但引起这些改变的因素的性质并未确定。

GPA 的临床特征是上下呼吸道及肾容易受累。GPA 疾病可以局限于呼吸道，而无系统性受累，这被称为局限型 GPA；这类表现常常是肉芽肿性病变，而无血管炎特征。在最近的一项研究中，10% 的局限型 GPA 患者经过中位时间 6 年后演变为广泛性病变。上呼吸道病变是 GPA 的最常见的临床特征，发生于超过 70% 的患者，最终发生于超过 90% 的患者。可发生浆液性中耳炎、传导性和感觉神经性耳聋；眩晕罕见。鼻受累造成鼻黏膜肿胀、鼻腔阻塞、结痂、鼻中隔穿孔、血性分泌物或鼻出血；鼻中隔软骨部分塌陷可造成鞍鼻畸形。鼻窦炎很常见，超过 80% 的患者在病程中的某个时间点会发生鼻窦炎；可发生骨侵蚀，CT 扫描鼻窦比普通 X 线片能更好地检测出骨侵蚀。鼻窦可感染金黄色葡萄球菌，后者定植在鼻黏膜，并成为疾病的复发原因。喉和气管病变可造成声音嘶哑，也可造成严重的喘鸣和上呼吸道梗阻，通常造成声门下狭窄。直接喉镜检查可显示易碎的黏膜溃疡，气管体层成像、CT 或 MRI 有助于进一步明确狭窄范围。声门下狭窄偶尔可以在血管炎其他表现出现数年前发生；有些患者则即使有效控制了全身疾病，仍然会发生声门下狭窄。

大约 90% 的患者在病程中的某个时间点会发生肺受累。症状与 MPA 伴随的肺受累相似，但是，有些患者可能并无症状，仅有通过影像学检查发现的病变。除了发生于 MPA 的毛细血管炎和血管炎，GPA 患者也可有肉芽肿性疾病，造成慢性肉芽组织性结节，可形成中心性空洞。最常见的放射学异常是肺部浸润和结节。事实上浸润可以是一过性的，但也可以是广泛的，尤其是并发严重肺出血时。CT 扫描可检测到 X 线上不明显的小结节。影像学检查也可显示胸腔积液和纵隔或肺门淋巴结肿大。血管炎基础上可同时存在感染性疾病；如有必要，可通过细菌培养和支气管镜检查排除感染。如果肺出血是新近发生的，而且患者身体状况允许完成检测，一氧化碳弥散可以下降。根据疾病进展，肺功能检查可显示阻塞性或限制性通气功能障碍，尤其是继反复出血或环磷酰胺诱发的肺炎之后发生了肺纤维化时。

全身性 GPA 的肾受累特征从临床上和病理上与 MPA 中肾受累的特征类似。大约 80% 的患者病程中的某个时点会发生肾受累，虽然确定准确的发生十分困难。然而，永远不应假定局限型疾病将来不会发生肾和全身性疾病，因为正如前面所述，在某个时间点上一定比例的患者会发展为系统性疾病。下尿路也可受累，表现为膀胱坏死性血管炎、坏死性尿道炎、睾丸炎、附睾炎、前列腺炎和阴茎坏死。尿路梗阻可发生，尤其是累及输尿管时。如果持续存在无法解释的血尿，应该进行膀胱镜检查，以除外膀胱恶性肿瘤或其他并发症。

28%～58% 的 GPA 患者病程中可有几种形式的眼受累。角膜炎、结膜炎、巩膜外层炎、巩膜炎、葡萄膜炎、球后肉芽肿性疾病伴突眼、眼肌麻痹、泪道阻塞、视神经炎和视网膜血管堵塞都可以发生。突眼和视神经炎是令人恐惧的，因为特别容易造成失明。CT 和 MRI 有助于明确球后病变。接受大剂量糖皮质激素治疗的患者可能发生白内障并发症。

在 GPA 中，周围神经系统和中枢神经系统均可受累。周围神经病变可表现为多发性单神经炎或不太常见的远端对称性多神经病。神经传导检测可能有助于证实神经病变的存在及程度，而神经活检，通常是腓肠神经活检，可能可以确定血管炎的存在。中枢神经系统疾病见于少数患者，大约 10%，但可能很严重，尤其是存在颅内血管炎时。可发生慢性硬脑膜炎、颅内出血和血栓、垂体受累、脑神经受累、脑干损害、脊髓受累和蛛网膜下腔或硬膜下出血。要证实存在颅内血管炎十分困难，因为侵犯的是小血管，血管造影作用有限。然而，CT 和 MRI 有助于明确梗死、出血、占位病变、脑膜受累和白质改变。如怀疑蛛网膜下腔出血或为了排除脑膜感染，有必要进行腰穿。

冠状动脉血管炎和肉芽肿性疾病累及心肌可导致心脏受累，磁共振血管造影和增强 MRI 可能有助于检测这类病变。包括 GPA 在内的 AAV 患者发生心血管疾病的风险增加。

症状的胃肠道受累通常不是 GPA 的主要特征，事实上也不是 MPA 的主要特征。不过也可发生腹痛、出血和腹泻，它们可以是疾病本身所致，也可以是治疗药物的不良反应，如糖皮质激素可造成消化性溃疡，而吗替麦考酚酸酯可造成腹泻。血管炎本身可以造成小肠或大肠溃疡甚或穿孔。一些不常见的表现包括舌和唾液腺（腮腺、舌下腺或颌下腺）受累、类似于胰腺癌的胰腺受累、胆囊炎和可造成肝衰竭的肝肉芽肿性疾病。在老年尸检患者，脾受累表现为血管炎、肉芽肿和坏死。

（三）变应性肉芽肿性血管炎

本综合征由 Churg 和 Strauss 于 1951 报道。本综合征有三项突出的组织病理学特征，即坏死性血管炎、组织嗜酸性粒细胞浸润和血管外肉芽肿。为提高对此病的认识，Lanham 建议，诊断应基于包括哮喘、嗜酸性粒细胞计数峰值大于 1 500/mL、累及 2 个或更多器官的系统性血管炎等临床特征。这些临床或病理学特征中无一是 AGPA 完全特异的，它们可能并不会同时发生或被发现。

AGPA 的发病机制未知，但与过敏性及变应性疾病强烈相关，包括过敏性鼻炎、鼻息肉和哮喘。大约 70% 的患者有血清 IgE 水平升高以及外周血和组织中嗜酸性粒细胞增多。本章流行病学章节已描述了其与白三烯抑制剂的相关性。若存在 ANCA，通常是针对 MPO 的，多达 60% 患者 ANCA 呈阴性。有研究显示，ANCA 阳性与肾疾病、肺泡出血、多发性单神经炎和紫癜发病率较高相关。

在一些患者中，AGPA 似乎按照不同阶段展现：过敏特征是一个预兆，随后是血管炎期，然后是过敏性疾病的主要临床表现期。哮喘伴有影像学上的肺部浸润是典型表现，肺部浸润影可表现为一个肺叶、间质或结节状外观。可出现胸腔积液，胸水中有嗜酸性粒细胞。就像在其他 AAV 那样，肺泡出血是一种严重并发症。周围神经病发生于大约 2/3 的患者，表现形式为多发性单神经炎，对称性或非对称性多神经病。脑神经也可受累，偶尔发生中枢神经系统疾病。AGPA 可侵犯肾，但发生率不如 MPA 和 GPA 高；尽管存在嗜酸性粒细胞，其病理生理并无不同。可发生下尿路受累。就像在其他 AAV 那样，偶尔可侵犯其他器官，包括心脏、胃肠道和眼。与其他 AAV 一样，也可发生关节痛和皮肤病，虽然在 AGPA 中，可发生伴有特征性组织病理学特征的炎性皮肤结节。根据 Guillevin 及其同事提出的五因子量表，与不良预后相关的特征包括血肌酐升高［>140mmol/L（1.58mg/dL）］、蛋白尿（>1g/d）、中枢神经系统受累或胃肠道受累或心肌受累。

五、诊断和诊断试验

诊断依靠临床识别潜在的血管炎性或肉芽肿性疾病类型以及组织学、血清学和适当的影像学等辅助检查。

表 13－3 简要总括了有助于 AAV 之间鉴别的各种因素。

表 13－3　抗中性粒细胞胞浆抗体相关性血管炎的鉴别诊断特征

特征	显微镜下多血管炎	肉芽肿性多血管炎（GPA）	变应性肉芽肿性血管炎（AGPA）	注释
肾小球肾炎	+++	+++	+	不常见进行性肾衰竭
肺浸润或结节	++	+++	+++	AGPA 有哮喘和嗜酸粒细胞增多
肺泡出血	++	++	+	
上呼吸道疾病	+	+++	++	耳鼻喉疾病通常支持肉芽肿性多动脉炎
皮肤，紫癜	+++	+	++	
周围神经受累	+	++	+++	常常是 AGPA 的显著特征
中枢神经系统受累	+	+	+	

注：+++：非常常见；++：常见；+：不常见。

只要可能，就应对受累组织进行病理活检以确诊；对于 MPA，通常进行肾、肺或皮肤活检；对于 GPA，鼻或鼻窦黏膜活检也可能有用，当然这些部位的活检通常是符合 GPA 而不能确诊 GPA，因为血管炎、坏死和肉芽肿仅仅同时见于一小部分患者；对于AGPA，神经或肌肉活检可能有益，如果这些组织有临床上受累的表现。通过组织学确诊会增强临床医师开始一个可能有严重不良反应的治疗的信心。对于肾，根据存在的正常肾小球的比例，肾活检也会提供一些预后信息。有学者提议把肾组织损害分为局灶型、新月体型、混合型和硬化型有助于预后评估。

实验室检查结果可能可以证实存在急性时相反应、界定患者器官受累的性质和程度，或可以通过检测到一系列免疫应答抗体产物进行诊断评估。白细胞增多、正细胞正色素贫血、血小板增多、红细胞沉降率和C-反应蛋白升高可能提示急性炎症状态。在AGPA中，外周血中嗜酸性粒细胞计数常常大于1 500/mL，然而，偶有患者无外周血嗜酸性粒细胞计数升高而组织中嗜酸性粒细胞显著升高。

现在已广泛使用抗原特异性酶联免疫吸附法检测PR3-和MPO-ANCA作为常规实验室检测。作为筛查试验，使用乙醇固定的人中性粒细胞作为靶抗原，应用间接免疫荧光法检测可以显示两种主要抗体结合中性粒细胞的着色方式，包括胞质型（cANCA）和核周型（pANCA）。通常cANCA特异性与PR3-ANCA相当，而pANCA特异性通常与MPO-ANCA相当。ANCA检测指南已被国际共识所认可，如果遵循这些指南，则漏掉一例AAV的概率很小，也可以避免多余的试验。联合间接免疫荧光法和酶联免疫吸附法增加了检验的特异性。因此，当间接免疫荧光法检测联合ELISA检测（cANCA/抗-PR3抗体阳性，pANCA/抗MPO抗体阳性）时，诊断的特异性增加到99%。联合cANCA加抗PR3抗体或pANCA加抗MPO抗体诊断GPA或MPA的敏感性分别为73%和67%。出现ANCA阴性患者也因为10%的患者可能ANCA阴性；其原因可能包括低滴度抗体、间接免疫荧光检测或ELISA检测操作不当或ANCA确实阴性。然而，如果临床和病理特征与AAV一致，对患者应给予同样治疗。

在开始治疗时和在监测中，都有若干工具可用于测量疾病活动度和疾病本身或治疗造成的损害。其中首选的是经过多中心随机前瞻性临床试验验证和使用的Birmingham血管炎活动性量表和血管炎损伤量表。其他结局量表包括五因素量表（FFS）和疾病程度指数。

六、治疗

未经治疗的AAV的自然病程是快速进展的，且通常是致命的，2年病死率为85%。20世纪70年代引入的基于环磷酰胺的治疗方案显著提高了患者的生存率，5年生存率大约为80%。治疗的目的是使用不良反应最小的药物来诱导缓解及预防复发。根据疾病初始表现的严重性调整治疗，存在危及生命或内脏的疾病时，需要使用更激进的免疫抑制治疗。图13－2显示了治疗流程图。

（一）诱导缓解

环磷酰胺，一种烷化免疫抑制剂，联合糖皮质激素，被认为是系统性AAV疾病诱导缓解的标准治疗方案。治疗应持续3～6个月，诱导缓解治疗的缓解率，GPA为35%～93%，而MPA则为75%～89%。与所有免疫抑制剂一样，环磷酰胺治疗可能出现并发症，如感染。在有GPA的患者中，其他环磷酰胺相关的不良反应包括出血性膀胱炎、膀胱癌、骨髓抑制、淋巴瘤、骨髓异常增生和不育。已证实，环磷酰胺和膀胱癌风险之间存在量效关系，提示需要尽可能使用最小累积剂量来治疗。因此，需要平衡治疗的毒性与疾病相关的并发症和病死率。

可使用冲击疗法来降低环磷酰胺的累积量，而不是传统的连续每日口服方案。三个小样本随机试验的Meta分析提示，静脉环磷酰胺冲击在缓解率和减少不良事件方面优于每日口服环磷酰胺。一项更近的由欧洲血管炎研究组（EUVAS）完成的、纳入了149名系统性疾病患者的随机对照试验显示，尽管静脉冲击治疗组中环磷酰胺累积的绝对剂量更小及白细胞减少发生率更低，静脉冲击环磷酰胺组与每日口服环磷酰胺组之间获得缓解所需的时间和9个月时获得缓解的患者比例无统计学差异。该试验由于无足够的随访时间，不足以比较复发率的差异。

环磷酰胺可用其他免疫抑制剂替代。利妥昔单抗，一种可以清除B细胞的嵌合性CD20单克隆抗体，已在两个随机对照试验中显示其可有效用于诱导AAV缓解。RITUXVAS试验纳入了新近诊断的严重AAV，比较了基于环磷酰胺和基于利妥昔单抗的治疗方案；入组时平均肾小球滤过率（GFR）是18mL/min。44名患者随机分配，一组接受两次静脉冲击环磷酰胺和4次利妥昔单抗，另一组接受6～

10 次环磷酰胺冲击治疗。两组均接受同样剂量的糖皮质激素，随访最少 12 个月。12 个月时，两组间在缓解率、达到缓解所需时间或严重不良反应方面均无差异。RAVE 试验也支持在 AAV 患者中使用利妥昔单抗作为诱导缓解药物有效。这个多中心、随机、双盲、安慰剂对照试验纳入了 197 名 ANCA 阳性患者，其中 52% 有肾疾病，28% 存在肺泡出血，该试验比较了利妥昔单抗和环磷酰胺在诱导缓解中的差异。两组均接受同样的糖皮质激素减量方案。6 个月时在不用糖皮质激素治疗的疾病缓解率上，利妥昔单抗不劣于环磷酰胺。在该试验中，在复发患者诱导缓解上，利妥昔单抗可能优于环磷酰胺。两组间不良反应发生率相同。当然，这两个试验均有随访时间短的局限性，需要有长时间随访的试验。

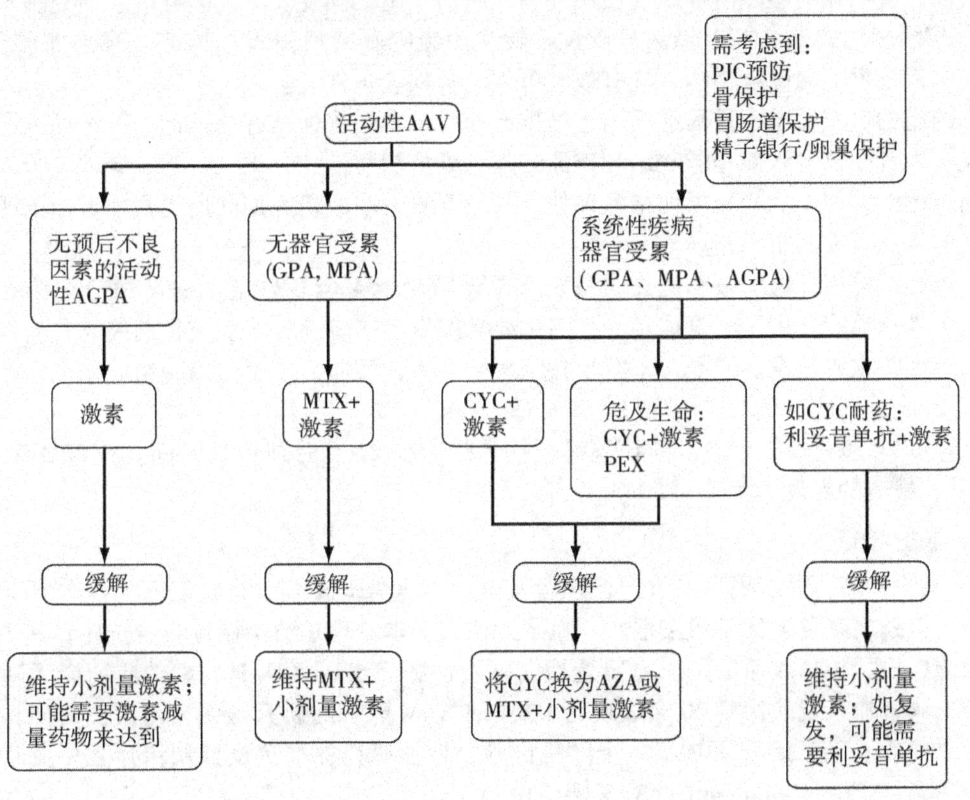

图 13—2　抗中性粒细胞胞浆抗体（ANCA）相关性血管炎治疗流程图。AAV：ANCA 相关性血管炎；AGPA：变应性肉芽肿性血管炎脉炎；AZA：硫唑嘌呤；CYC：环磷酰胺；GI：胃肠道；GPA：肉芽肿性多血管炎；MPA：显微镜下多血管炎；MTX：甲氨蝶呤；PCJ：耶氏肺孢子菌；PEX：血浆置换

ANCA 水平在使用利妥昔单抗治疗后会下降，但 ANCA 滴度下降慢于肾疾病活动性改善。使用利妥昔单抗诱导患者缓解通常伴有外周血 B 细胞完全清除。B 细胞清除也发生于环磷酰胺治疗中，尽管程度较轻。然而，检测外周血 B 细胞数量并不是疾病复发风险的一个好替代标志物，因为复发可发生于外周血 B 细胞数量恢复之前。

甲氨蝶呤也可用于无重要脏器受累及血肌酐 > 150μmol/L 的局限性疾病诱导期而替代环磷酰胺。NORAM 试验纳入了 100 名新诊断的 AAV 患者，比较了甲氨蝶呤和环磷酰胺。两组治疗均减量并于 12 个月时停药。该试验显示，6 个月时口服甲氨蝶呤治疗组的缓解率并不劣于口服环磷酰胺治疗组。在甲氨蝶呤治疗组，有更弥漫性病变者或肺受累者获得缓解所需时间更长，提示甲氨蝶呤更适于早期局限性疾病患者。甲氨蝶呤组患者发生白细胞减少的比例显著较低。两组患者 18 个月时的复发率高到难以置信，提示免疫抑制治疗需要持续 12 个月以上。

近来一项纳入了 35 名患者的小样本研究提示，霉酚酸酯可用于有弥漫性病变者和中度肾损害者，而替代环磷酰胺。EUVAS 组织的一个更多样本的多中心随机试验正在进行中，以期回答这个问题。

（二）维持缓解

建议使用环磷酰胺来诱导缓解，使用另外一种不良反应更少的免疫抑制剂来维持缓解。此用途的四种主要药物为：甲氨蝶呤、硫唑嘌呤、霉酚酸酯和来氟米特。CYCAZAREM 是一个多中心、随机对照试验，比较了硫唑嘌呤和环磷酰胺在维持缓解中的作用，并且比较了诊断 18 个月内的复发率。研究显示，在环磷酰胺诱导缓解后最少 3 月内，两组间复发率无差异。尽管该试验中两组间报告的不良反应事件无差异，仍然认为硫唑嘌呤的毒性比环磷酰胺的毒性更低。一项使用历史对照的回顾性研究也提示，在治疗的维持阶段，使用硫唑嘌呤治疗组和使用环磷酰胺治疗组之间复发率无差异。该研究提示，PR3 阳性 AAV 患者疾病缓解时如果 ANCA 仍然呈阳性，转换为硫唑嘌呤后复发风险高。环磷酰胺诱导缓解后，甲氨蝶呤在维持缓解上与硫唑嘌呤一样有效，可用于肾功能正常者。

小样本的病例研究提示，霉酚酸酯用于维持治疗时患者耐受性良好。然而，一个纳入了 154 名成人患者的试验把患者随机分入硫唑嘌呤组和霉酚酸酯组维持缓解治疗，结果提示，硫唑嘌呤组的复发少于霉酚酸酯组。然而，如用血管炎损伤指数评估，则主要复发率或研究期间所受损伤方面无明显差异。该试验中描述的不良事件两组无差异。

一个多中心试验用环磷酰胺和糖皮质激素诱导缓解后，54 名 GPA 患者被随机分配接受来氟米特或甲氨蝶呤作为维持治疗。由于甲氨蝶呤治疗组主要复发发生率较高，该研究提前终止，研究表明，来氟米特可以有效预防主要复发。但是，来氟米特组发生的不良反应高于甲氨蝶呤组。来氟米特的使用剂量为 30mg/d；因此，用此剂量维持治疗可能不合适。

指南推荐 AAV 患者成功缓解后应该继续维持治疗至少 24 个月或更长时间。IMPROVE 研究持续治疗了 40 个月，报道的复发率大约为 50%。

（三）辅助治疗

MEPEX 试验表明，对表现为严重进行性肾衰竭（ >500μmol/L）的成年患者，在减少透析依赖患者数量方面，辅助血浆置换优于甲泼尼龙。血浆置换的基本原理是清除循环自身抗体，其不良反应是清除其他血浆蛋白质，包括凝血因子。血浆置换在弥漫性肺泡出血（DAH）中的应用尚无随机试验。一项单一回顾性调查血浆置换治疗 20 名表现为 DAH 的 AAV 患者的研究表明，与历史对照相比，其结局改善，且无并发症。EUVAS 已开展了一个随机试验，旨在研究标准免疫抑制治疗之外血浆置换在伴有肺出血或肾受累（GFR <50mL/min）AAV 患者中的疗效。

（四）替代药物

对一线治疗无反应者或存在环磷酰胺不耐受时可用替代药物。已证实，利妥昔单抗可以有效治疗之前最强常规治疗未达到缓解的难治性患者。抗淋巴细胞治疗也可能对难治性疾病有效。一项纳入了 15 名患者的小样本研究初步表明，使用针对 T 细胞表面抗原的多克隆抗体——抗胸腺细胞球蛋白治疗可以快速清除 T 细胞，对患者有益。脱氧精胍菌素是一种抗增殖药物，有抑制淋巴细胞和巨噬细胞的功能。在一项用脱氧精胍菌素治疗复发性或难治性 AAV 患者长达 6 个月的研究中，44 名患者中有 42 名患者至少达到了部分缓解，45% 的患者达到了完全缓解。然而，44% 的患者复发，平均中位天数为 170 天，53% 发生严重或危及生命的治疗相关不良事件。阿伦单抗是一种人源化抗 CD52 抗体，可以清除淋巴细胞和单核细胞，已表明对难治性疾病有益。然而，对于年龄大于 50 岁者和治疗时依赖透析者使用时需谨慎。

静脉用丙种球蛋白（IVIG）已用于 AAV 诱导缓解治疗。在一个双盲对照试验中，34 名患者随机接受单一疗程的 IVIG 或安慰剂，同时使用常规治疗。与安慰剂组相比，接受 IVIG 治疗的患者 3 个月时 Birmingham 血管炎活动性积分（BVAS）明显降低，但疗效持续时间不超过 3 个月。有研究表明，6 个月 IVIG 治疗可以有效诱导复发的疾病缓解，一项纳入 6 名患者的研究也提示了 IVIG 作为单一治疗的有效性。当需要避免强效免疫抑制时，IVIG 也许有用。

EULAR 近期发布了帮助指导处理 AAV 患者的指南。然而，需要注意的是，大多数研究排除了 AGPA 患者。

EULAR 关于 ANCA 相关性血管炎的治疗推荐（15 条中 12 条适用于 AAV）：

1. 与专科中心合作诊治患者，或在专科中心治疗。

2. ANCA 检测仅应在有相应的临床表现时进行。

3. 阳性活检结果强烈支持血管炎　推荐用于辅助诊断和进一步评估疑有血管炎的患者。

4. 每次就诊时都应进行常规临床评估、尿检和其他基本实验室检测。

5. 对疾病进行严重程度分类以制定治疗决策。

6. 环磷酰胺（口服或静脉）和糖皮质激素用于诱导缓解。

7. 对非危及器官或非危及生命的 ANCA 相关性血管炎，联合使用甲氨蝶呤和糖皮质激素诱导缓解治疗，以减少环磷酰胺的毒性。

8. 使用大剂量糖皮质激素是诱导缓解治疗的重要部分；大剂量持续第一个月［惯例开始使用 1mg/(kg·d)］。第一个月剂量不应减至 <15mg/d。

9. 对快速进展严重肾病患者进行血浆置换以改善肾存活。

10. 维持缓解治疗联合使用小剂量糖皮质激素和硫唑嘌呤/来氟米特/甲氨蝶呤。

11. 对经最高剂量标准治疗仍未达到缓解的患者或复发的患者，应考虑选择其他免疫调节治疗。

12. 使用环磷酰胺的患者若出现不能解释的血尿时，持续监测。

（五）变应性肉芽肿性血管炎的治疗

根据 FFS，无预后不良因素者可以单独使用糖皮质激素治疗。然而，复发常见，平均随访 56 个月时，35% 的患者会复发。79% 的患者主要由于哮喘而需长期使用糖皮质激素。有一个或更多预后不良因素的患者诱导缓解时有必要使用糖皮质激素和环磷酰胺。该研究对患者未给予维持治疗，复发很常见，发生于 74% 的患者。与无预后不良因素的患者一样，即使在平均随访 8 年后，大多数患者（81%）仍长期使用糖皮质激素。

使用这些治疗方案的患者预后良好；无预后不良因素者 5 年生存率为 97%，疾病更严重患者的 8 年生存率为 92%。但是，合适的维持治疗时间仍不明确，很多患者需要长期治疗哮喘症状。

高达 10% 的患者对常规治疗耐药。新的治疗手段尚在研究中。有些患者利妥昔单抗治疗有效；然而，有报道其可触发严重支气管痉挛。已进行小样本开放试验，以评估 AGPA 中利妥昔单抗和美伯利单抗——一种抗 IL5 单克隆抗体的疗效和安全性。

（六）不良反应

尽管治疗策略的改进使患者的生存率有改善，但最近 EUVAS 组织的一项短期结局研究前瞻性纳入了 524 例患者进入 4 个临床试验，报道的 1 年死亡率为 11.1%。59% 的患者死于治疗相关不良反应，感染是死亡的决定性因素。血管炎活动仅占死亡原因的 14%。该研究强调了使用非选择性免疫抑制剂的后果，因其抑制整个免疫系统，而不仅仅抑制 ANCA 的产生。接受包括糖皮质激素在内的此类治疗患者发生机会感染的风险增加，之前讨论的 EUVAS 研究中最常见的感染是呼吸道感染和全身性菌血症。预测感染的因素包括年龄、肾功能不全的严重程度、白细胞减少及免疫抑制的强度和持续时间。指南提倡在接受环磷酰胺治疗的患者中预防使用抗肺孢子虫的药物。一项纳入了 230 名患者的回顾性研究表明，AAV 患者进行流感疫苗接种是安全有效的，不会造成疾病复发。利妥昔单抗与继发性体液免疫应答受损有关，使得治疗期间的免疫接种无效。

其他不良事件是治疗特异性的。对糖皮质激素的不良反应已耳熟能详，包括类固醇性糖尿病、缺血性坏死、白内障；治疗期间应监测所有这些不良反应。预防骨质疏松和消化性溃疡已成为常规，尤其是对接受大剂量糖皮质激素者。环磷酰胺相关的不良反应早已得到强调。建议静脉使用环磷酰胺冲击治疗的第一天及口服治疗方案中同时使用美司钠，后者可结合环磷酰胺的毒性代谢物，可减少膀胱毒性。环磷酰胺可致男性和女性不育。女性患者不育与累积剂量高和治疗时高龄有关。使用最小剂量的环磷酰胺很重要，继续研发保留生育能力的方法也很重要。患者应该咨询不育风险，适当时冻存精子和卵母细胞。

不良事件也可以归因于疾病本身。在一项对 198 名患者随访了 6.1 年的研究表明，AAV 患者静脉血栓栓塞风险增加，尤其是疾病活动时。因此，避免静脉血栓栓塞的经典危险因素如长久制动时使用预防措施至关重要。由于目前患者往往可以存活过急性疾病期，除了已经讨论过的治疗相关不良反应外，还需要考虑病情活动的长期后果。

七、结局

在过去 30 年里，AAV 的治疗已经改善了患者的结局。大多数患者治疗有效，且 85% 的患者可达到缓解。高龄可能预示治疗效率不佳。如果不治疗，患者 2 年病死率为 80%，据报道，治疗后 5 年生存率为 45%～91%，10 年生存率为 75%～88%。

尽管治疗进步，患者病死率仍然高于对照人群，正如最近 EUVAS 研究对招募患者的长期结局显示的那样。与正常人群相比，患者的死亡风险比为 2.6，晚期肾衰竭、高龄和高 BVAS 积分是不良预后的主要预测因素。其他几项研究认为，高龄和肾功能恶化是预后不佳标志。与其他研究不同，该研究报道的 GPA 患者和 MPA 患者的生存率无差异。第一年患者的病死率最高，第 1、2、5 年的生存率分别为 88%、85% 和 78%。疾病和治疗相关死亡，尤其是感染，是第一年死亡的主要原因。感染即使在一年以上死因中仍然是重要原因，但是，肿瘤和心血管疾病也很常见。

终末期肾病（ESKD）在 AAV 患者中并非少见；大约 20% 有肾受累证据者 5 年时会发生 ESKD。在一个多因素分析中，肾存活的最好预测因素是当前血清肌酐和诊断性活检中正常肾小球的比例。发生 ESKD 的患者应该考虑肾移植。

与健康人群或相同等级的慢性肾病患者相比，AAV 患者的心血管疾病更常见，目前并不清楚这是与持续性炎症还是与长期类固醇使用有关。经过治疗的 AAV 患者的恶性肿瘤发生率也高于健康人群，尤其是非黑色素瘤皮肤癌和膀胱癌及急性髓细胞白血病。环磷酰胺的累积剂量是肿瘤风险的重要影响因素；环磷酰胺累积量大于 36g 的患者发生肿瘤的风险更高。EUVAS 研究组的初步结果提示，使用最小量环磷酰胺可能是正确的；对招募入选临床试验的患者进行的随访研究显示，与健康人群相比，仅仅非黑色素瘤皮肤癌的发病率显著多于正常人群。

AAV 患者的临床病程难以预测；大约 50% 的患者 5 年里会复发。复发预测因素包括抗 PR3 抗体、肺和上呼吸道受累、年龄、鼻携带金黄色葡萄球菌和缺乏严重肾受累。ESKD 患者复发比例较低。每日口服环磷酰胺可能比间歇环磷酰胺更有效，但死亡风险和不良事件发生率更高。

使用微阵列分析纯化 T 细胞发现，一个 $CD8^{+}$T 细胞转录标志可以识别有复发风险的患者。界定不良预后组的基因亚型富集于与 IL－7 受体通路和 T 细胞受体信号转导相关基因和记忆性 T 细胞表达的基因。一个模型使用仅仅 3 个基因——ITAG2、PTPN22 和 NOTCH1——就可以预测不良预后患者。然而，这个标签在治疗后无法识别。其他研究证实，此标签增加了个体化治疗的可能性。

第八节　免疫复合物介导的小血管炎

血管炎的特征性病变是血管壁炎症，常导致细胞破坏、血管结构损害、脏器供血减少和器官功能障碍。几十年来，人们已意识到免疫复合物（IC）介导机制在多种类型的系统性血管炎尤其是小血管受累的发病中起关键作用。早在 20 世纪初期，临床上应用马血清和磺胺类药物治疗感染性疾病时常导致小血管炎，其病变机制是血清病和发生超敏反应。在 1952 年制定的首版血管炎分类方法中，超敏性血管炎是其中 5 种血管炎之一。超敏性血管炎常与寡免疫性血管炎混淆，现在后者已被命名为显微镜下多血管炎。

重点介绍由 IC 沉积介导的小血管炎的类型，包括超敏性血管炎、过敏性紫癜、混合性冷球蛋白血症、低补体血症性荨麻疹性血管炎和持久隆起性红斑。另外，也简单介绍了结缔组织病相关的血管炎，尤其是系统性红斑狼疮（SLE）、干燥综合征和类风湿血管炎。本章提及小血管（毛细血管、微动脉、微静脉）的炎症时，术语“vasculitis”和“angiitis”可互换。

由于所有 IC 介导的血管炎存在某些共同的发病机制，许多皮肤表现相同，在鉴别诊断上相互重叠，因此，这些方面将一并讨论；而每种疾病的流行病学、病因、特征性病理生理机制、独特的临床表现和治疗策略则分别叙述。治疗策略概要见表 13 —4。

表 13 —4　不同类型免疫复合物介导的血管炎的治疗策略

疾病	首选治疗方案
超敏性血管炎	去除病因
	严重病例短期（2～4 周）使用糖皮质激素治疗
过敏性紫癜	大多数患者（尤其儿童患者）无须治疗（对症治疗即可）
	对于有致残性症状的患者可经验性应用中等剂量的糖皮质激素（泼尼松 20～40mg/d），但疗效未明确
	对于中等剂量治疗无效的复发性紫癜，可使用糖皮质激素冲击治疗（如甲泼尼龙 1g/d），但仅为个例报道
	对于复发性肾小球肾炎，可能需要使用大剂量糖皮质激素、硫唑嘌呤、霉酚酸酯或环磷酰胺
冷球蛋白血症	对于丙型肝炎相关的混合型冷球蛋白血症，联合使用抗病毒和 B 细胞去除治疗
	利妥昔单抗治疗原发性混合性冷球蛋白血症可能具有一定疗效
低补体荨麻疹性血管炎	小剂量泼尼松（5～20mg/d），羟氯喹，氨苯砜
	大剂量糖皮质激素用于有严重内脏受累或皮肤溃疡病变的患者
	有使用肿瘤坏死因子拮抗剂治疗成功的个案报道
持久隆起性红斑	氨苯砜或磺胺嘧啶
结缔组织病	羟氯喹，小剂量泼尼松（5～20mg/d），硫唑嘌呤
类风湿血管炎	大剂量糖皮质激素联合环磷酰胺用于广泛坏死性血管炎
	个案经验提出，糖皮质激素联合肿瘤坏死因子拮抗剂或利妥昔单抗可能有效

一、发病机制

（一）Arthus 反应

Arthus 反应是指将马血清注入兔体内后发生的反应，它是我们理解 IC 介导的疾病的基础。在 Arthus 反应中，IC 的形成启动了补体激活过程和炎症细胞的趋化，随后在炎症最严重的部位形成了血栓和出血性梗死。为了中和外源性抗原，网状内皮系统不断产生由抗原和抗体结合形成的 IC（而 IC 进一步被快速有效地清除）。然而在某些情况下，IC 未被清除而沉积在关节、血管和其他组织中，引发炎症反应，从而致病。IC 沉积在血管壁中可引起血管炎。与之类似，IC 沉积在肾小血管 - 肾小球，导致肾小球肾炎。

（二）免疫原性

几大因素决定着 IC 形成后的去路，包括抗原负荷量、抗体反应、内皮网状系统的效能、血管的物理特性（包括血流动力学和之前的内皮损伤）和 IC 自身的溶解度。抗原与抗体的比例决定 IC 的溶解度。当抗原和抗体的比例几乎相同时可形成大的 IC，易被网状内皮系统识别和清除。相对来说，当抗体过多时，则形成较小的 IC，滞留在血清中，不能激发组织免疫反应。当抗原量过多时，IC 从血清中析出、沉积在局部血管床内。IC 沉积于组织后随即诱发一系列级联病理过程：补体锚定、中性粒细胞趋化、局部炎症反应、溶酶体释放、氧自由基产生和组织损伤。

二、皮肤表现

小血管通常包括毛细血管、毛细血管后微静脉和非肌性微动脉，直径通常 <50μm，主要位于表浅的真皮乳突层（图 13 —3）。中等血管的管壁含有肌层，直径在 50 ～ 150μm 之间，主要位于深部的真皮网状层及邻近真皮和皮下组织的连接处。皮肤中直径 >150μm 的血管并不多见。

图 13 —3 显示了不同类型皮肤血管炎受累血管的位置和大小，以及几种不同类型 IC 介导的血管炎

所累及血管的种类。血管的大小与其在皮肤各层中的深度密切相关，血管越大，其位置越深。尽管在检查皮肤时，可能在皮肤表面发现明显的血管炎体征，但因表皮层并无血管分布，故皮肤血管炎的病理改变实际上位于真皮和皮下组织。

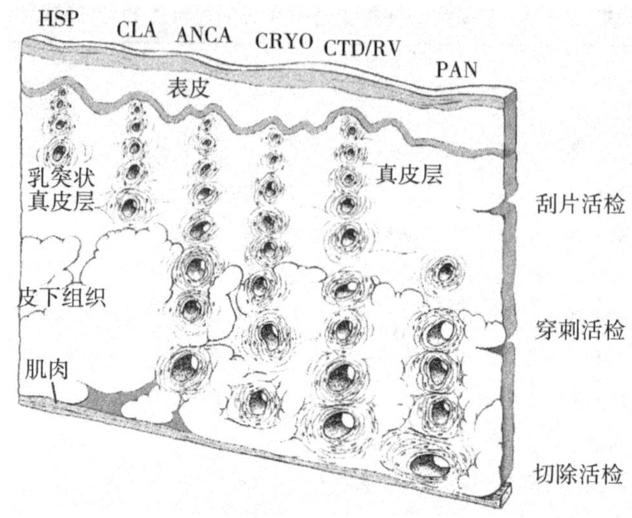

图13—3　不同类型皮肤血管炎累及的血管类型，IC介导的血管炎包括：过敏性紫癜（HSP）、皮肤白细胞破碎性血管炎（CLA）、混合性冷球蛋白血症（CRYO）和结缔组织病/类风湿血管炎（CTD/RV）。ANCA：抗中性粒细胞胞浆抗体；PAN：结节性多动脉炎

可触性紫癜提示存在小血管炎，是IC介导的血管炎最常见的皮肤表现。紫癜因红细胞从破损的血管壁中渗出到组织中而形成。这类疾病还有许多其他皮肤表现，如水疱、脓疱疹、荨麻疹、浅表性溃疡、非可触性病灶（斑点和斑片）和甲下碎片状出血。这些病变常同时发生，仔细检查经常会发现其中混有紫癜。按压皮肤时，紫癜病变不会褪色。病情缓解后，紫癜病变可遗留炎症后色素沉着，在病变反复发生的部位尤其如此。

IC介导的血管炎的紫癜通常是对称性分布于身体的下垂部位，尤以小腿常见，因为这些部位的血管内静水压较高。紫癜并非总是可触性的，而可触性紫癜也并非总是见于IC介导的病理生理过程，例如，在寡免疫性血管炎，如肉芽肿性多血管炎（GPA）（既往称为韦格纳肉芽肿）、显微镜下多血管炎和Churg－Strauss综合征，尽管组织病理学特征与IC介导的血管炎不同，也可出现与其相同的皮肤改变。

三、病理学特征

对皮肤血管炎进行全面的病理学检查应包括皮肤活检标本的光镜检查和直接免疫荧光（DIF）检查。DIF检查对于评估小血管炎非常重要。因为DIF检查需要新鲜皮肤样本，所以必须事先做好准备并在皮肤组织活检的当时进行DIF检查。

（一）光镜检查

皮肤活检的最佳时机是皮损出现后24～48小时。应在非溃疡部位取标本。因溃疡病变与中等血管的血管炎更相关，因此，应在溃疡边缘取标本。皮肤血管炎的浸润细胞通常是中性粒细胞和淋巴细胞，但大多数患者以其中一种细胞为主。淋巴细胞为主的浸润通常见于病变较早（＜12小时）或较晚（＞48小时）的标本，而与血管炎的类型无关。即使在结缔组织病，如干燥综合征，其典型表现也是白细胞破碎性血管炎，而不是淋巴细胞浸润性血管炎。

任何类型皮肤血管炎其基本组织学特征均为管壁及其周围炎性细胞浸润，导致血管组织结构破坏。组织活检中也可出现明显的内皮肿胀及增生、白细胞碎裂和红细胞渗出，但不具有重要诊断意义。

（二）直接免疫荧光

尽管诊断皮肤血管炎是根据常规的组织学病变，但苏木素和伊红染色后显示的组织学病变特征无法区分寡免疫性血管炎与IC介导的血管炎。DIF检查可以补充组织学的信息，是确诊过敏性紫癜的唯一方法，并可为明确基础病变的性质提供极为重要的线索。如果病变组织足够，推荐取活检组织分别进行光镜和DIF检查。进行DIF检查时，将冰冻切片与荧光标记的抗人免疫球蛋白IgG、IgM、IgA和补体C3一起孵育。这些免疫反应物的着色模式不仅可以为诊断提供依据，而且有助于深入理解某些血管炎的病理生理学机制。

四、鉴别诊断

表13－5列出了IC介导的小血管炎的鉴别诊断。IC介导的小血管炎的鉴别诊断主要包括三组疾病：其他类型的IC介导的疾病、非IC介导的小血管炎、累及小血管的类似血管炎的疾病。图13－4列出了IC介导的小血管炎的诊断流程，包括了重要的实验室及放射学检查。

表13－5　免疫复合物介导的血管炎的鉴别诊断

免疫复合物介导的血管炎
超敏性血管炎
过敏性紫癜
混合性冷球蛋白血症
荨麻疹性血管炎
持久隆起性红斑
结缔组织病、类风湿血管炎
寡免疫性血管炎
肉芽肿性多血管炎
Churg－Strauss综合征
显微镜下多血管炎
其他小血管血管炎
白塞病
恶性肿瘤相关疾病
感染
炎性肠病
类血管炎
出血
色素性紫癜性皮肤病
坏血病
免疫性血小板减少性紫癜
血栓形成
抗磷脂综合征
血栓性血小板减少性紫癜
青斑样血管炎（又称白色萎缩）
华法林介导的皮肤坏死
暴发性紫癜

弥散性血管内凝血
栓塞
胆固醇栓子
心房黏液瘤
血管壁病理
血管壁钙化
淀粉样变性
感染
感染性心内膜炎
麻风（Lucio 现象）

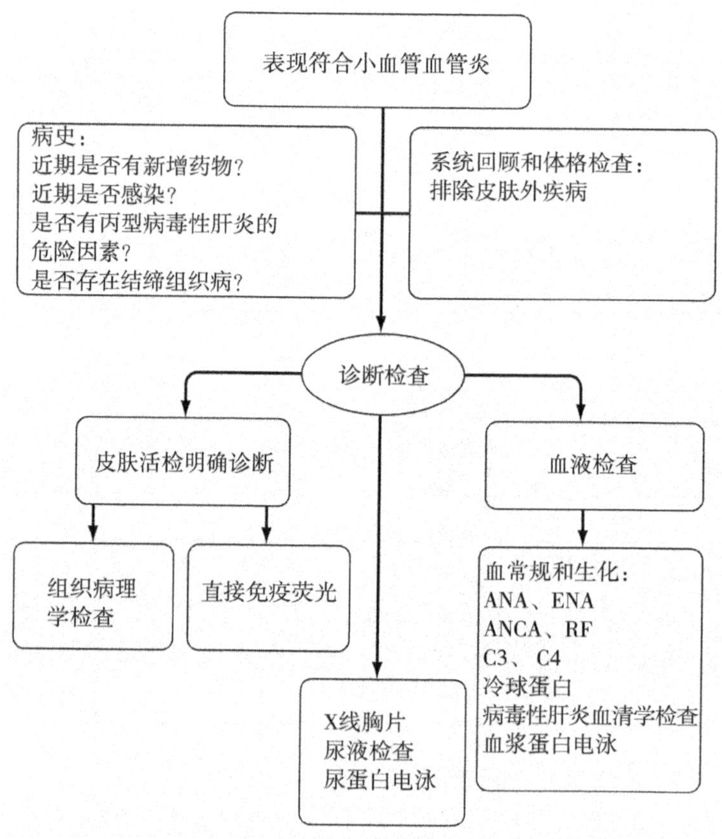

图 13—4 免疫复合物介导的小血管炎诊断流程。关键的诊断检查通常包括皮肤病理检查，伊红和苏木素染色（HE 染色），直接免疫荧光检查。ANA：抗核抗体；ANCA：抗中性粒细胞胞浆抗体；CBC：全血细胞计数（血常规）；ENA：可提取性核抗原；RF：类风湿因子；SPEP：血浆蛋白电泳；UPEP：尿蛋白电泳

五、临床表现

（一）超敏性血管炎（皮肤白细胞破碎性血管炎）

超敏性血管炎通常是指由 IC 介导的无脏器受累的皮肤小血管炎，常由药物或感染诱发。Chapel Hill 共识会议推荐取消超敏性血管炎这一术语，而使用皮肤白细胞破碎性血管炎，因为该病变通常局限于皮肤，且其主要浸润细胞类型为中性粒细胞，然而，医学文献中仍常使用超敏性血管炎这一术语。该病的病理特征是IC沉积于毛细血管、毛细血管后微静脉和小动脉。血清病与之类似，但它是一种系统性疾病，主要表现为皮疹和严重的关节痛或关节炎，常发生在接触药物或外来抗原1～2周后。

美国风湿病学会（ACR）进行了一项研究以明确不同类型血管炎之间相互区别的特征。根据研究结果，ACR制定了超敏性血管炎分类标准。诊断超敏性血管炎的关键是：判断是否曾暴露于触发超敏反应的因素中。然而，近一半的疑似超敏性血管炎的患者没有找到明确的诱因。

美国风湿病学会超敏性血管炎分类标准：

1. 年龄 >16 岁。
2. 发病前有与症状存在时间关联的可疑药物使用。
3. 可触及性紫癜。
4. 斑丘疹样皮疹。
5. 皮损处皮肤活检病理提示小动脉或小静脉周围中性粒细胞浸润。

使用多种药物、感染及其他暴露史可导致超敏性血管炎综合征。药物介导的超敏性血管炎的典型病程是：在首次服用药物后约7～14天出现临床症状。虽然几乎任何一种药物都可诱发超敏反应性血管炎，但以抗生素（尤其是青霉素和头孢菌素）最为常见，其次是利尿剂和抗高血压药物。对于怀疑存在药物介导的血管炎的患者，检出并中断近期内增加的药物尤为重要。影响药物去除后，药物介导的超敏反应性血管炎症状可在数日内得到缓解。

医生还应尽量明确有无皮肤以外的脏器病变，如果存在皮肤外病变，则常提示为其他类型的血管炎。例如，超敏性血管炎与显微镜下多血管炎的皮肤病变特征虽然相似，但前者不累及肾、肺、周围神经或其他内脏器官，并且与抗中性粒细胞胞浆抗体无关。

对于已确定可能病因的超敏性血管炎患者，最重要的治疗是去除诱因。对于服用多种药物的患者，明确诱发药物并不容易，需要同时停用多种药物直到症状缓解，一般需1～2周。

超敏性血管炎患者的预后取决于诱发因素。糖皮质激素仅适用于严重患者，且通常在几周内停药。对于经常复发的患者，可能需要使用小剂量糖皮质激素预防复发。

（二）过敏性紫癜

过敏性紫癜是一种IC介导的小血管炎，与血管壁IgA沉积关系密切。许多过敏性紫癜病例发生在上呼吸道感染之后。多种细菌、病毒和其他感染病原体均可能是过敏性紫癜的病因，但真正的原因仍然未知。ACR过敏性紫癜分类诊断标准如下。

美国风湿病学会过敏性紫癜分类标准：

1. 可触及性紫癜。
2. 发病年龄 <20 岁。
3. 肠绞痛。
4. 病检提示血管壁粒细胞浸润。

引发过敏性紫癜（及与过敏性紫癜有相同肾病变的IgA肾病）的主要危险因素是：IgA1分子片段铰链区域O-聚糖的异常糖基化。半乳糖缺乏的O-聚糖通过N-乙酰半乳糖（GalNAc）或唾液酰半乳糖终止，而非终止于半乳糖。异常糖基化的IgA1上的部分N-乙酰半乳糖末端可能被抗聚糖抗体识别，从而形成循环免疫复合物，沉积在皮肤、关节、肾及其他器官。然而，血清中高水平的半乳糖缺乏的IgA1（Gd-IgA1）还不足以引起临床症状，环境或遗传危险因素的“二次侵袭”促成了过敏性紫癜的发生。这有可能解释了多种感染和不同药物（如抗生素）与过敏性紫癜的病因学关联。

过敏性紫癜的典型表现是：上呼吸道感染后出现以紫癜性皮疹、关节痛、腹痛和肾病变为特征的综合征。过敏性紫癜通常被视为一种儿童期疾病，大多数病例为5岁以下患儿，但成人也可发病。与儿童相比，成人有病程迁延的倾向（反复发作性紫癜）。腹部绞痛可能继发于胃肠道血管炎，是过敏性紫癜的常见表现，通常发生在皮疹出现后一周内。有时过敏性紫癜的胃肠道症状出现在皮疹之前，导致诊断困难，偶尔为此行外科手术探查。内镜可以观察到上消化道或下消化道的紫癜。轻型肾小球肾炎较为常见，多为自限性的，但也有一些患者发展为终末期肾病。

对临床表现轻微的儿童，根据临床病史足以确定诊断。对于病情更严重的患者（例如，存在肾受累）或在诊断确有疑问时，进行受累器官的活检极为必要。然而，与其他类型 IC 介导的疾病不同，过敏性紫癜在直接免疫荧光镜下可见有大量 IgA 沉积。在临床表现符合的情况下，这一表现对于过敏性紫癜具有诊断价值。其他类型的小血管炎可能也会有少量 IgA 在血管壁沉积，但不会成为主要的 IC 成分。

轻型过敏性紫癜不需要特殊治疗，甚至对于出现肾小球肾炎的患者，也难以证明使用糖皮质激素或免疫抑制剂治疗可改变预后。尽管如此，临床上仍主张应根据病情严重程度，谨慎使用免疫抑制剂治疗进展性肾病变，包括大剂量糖皮质激素和其他免疫抑制剂，如环磷酰胺、硫唑嘌呤或霉酚酸酯。

在长达数月的病程中，皮肤病变反复、多次发作并不少见，但即使这样，皮损一般也会逐渐减退，并在数月到 1 年内完全消退。少数患者肾损害长期存在，表现为持续性蛋白尿和血尿。不超过 5% 的过敏性紫癜患者会发展为肾衰竭。

（三）冷球蛋白血症性血管炎

冷球蛋白是免疫球蛋白，其特性是在低温条件下可从血清中析出沉淀。此类蛋白质在很多炎性疾病中都能不同程度地检测到，但并不一定致病。然而，在部分患者，冷球蛋白与循环抗原（如丙型肝炎病毒颗粒的成分）结合沉淀在中小血管壁，继而激活补体，导致冷球蛋白血症性血管炎。

与其他大部分 IC 诱导的血管炎不同，冷球蛋白血症不仅侵犯小血管，也侵犯中等血管。因此，临床上还有中等血管受损的表现：如较大的皮肤溃疡、指/趾缺血和网状青斑。Chapel Hill 共识会议提出了混合性冷球蛋白血症的定义，已被广为认可（表 13－6）。

表 13－6　Chapel Hill 共识会议关于各种免疫复合物诱导的血管炎的定义

疾病名称	定义
皮肤白细胞破碎性血管炎	仅累及皮肤的白细胞破碎性血管炎，无全身血管受累或肾小球肾炎
过敏性紫癜	以 A 型免疫球蛋白沉积为主的血管炎，主要侵犯小血管（毛细血管、微动脉和微静脉），疾病典型表现可累及皮肤、肠道、肾小球，并可出现关节痛或关节炎
原发性冷球蛋白血症	冷球蛋白沉积为主的血管炎，侵犯小血管（毛细血管、微动脉和微静脉），与血清冷球蛋白相关，常累及皮肤和肾小球

依据特征性免疫球蛋白（Ig）种类，目前冷球蛋白血症主要分为 3 大类（表 13－7）。Ⅰ型：特征是单克隆丙种球蛋白病（通常是 IgG 或 IgM），其临床表现和相关疾病明显不同于Ⅱ型和Ⅲ型。Ⅰ型冷球蛋白血症与 Waldenstrom 巨球蛋白血症相关，少数与多发性骨髓瘤相关，较坏死性血管炎更易产生高黏滞综合征症状（头晕、意识不清、头痛和脑卒中）。与Ⅰ型冷球蛋白血症仅有单克隆冷球蛋白特性不同，Ⅱ型和Ⅲ型称为混合性冷球蛋白血症，因其冷球蛋白是由 IgG 和 IgM 构成。90% 以上的Ⅱ型冷球蛋白血症由丙肝病毒感染引起，其冷球蛋白是由单克隆 IgM 和多克隆 IgG 构成。与丙肝无关的Ⅱ型冷球蛋白血症有时被称为原发性混合性冷球蛋白血症，病因不清。Ⅲ型冷球蛋白血症的冷球蛋白由多克隆 IgG 和多克隆 IgM 组成，与多种慢性炎症有关，包括感染和自身免疫病。

表 13－7　冷球蛋白的分类

冷球蛋白	RF 阳性	单克隆球蛋白	相关疾病
Ⅰ型	否	是（IgG 或 IgM）	造血系统恶性肿瘤（多发性骨髓瘤、Waldenström 巨球蛋白血症）
Ⅱ型	是	是（多克隆 IgG，单克隆 IgM）	丙型肝炎
			其他感染
			干燥综合征
			SLE

续 表

冷球蛋白	RF 阳性	单克隆球蛋白	相关疾病
Ⅲ型	是	否（多克隆 IgG 和 IgM）	丙型肝炎
			其他感染
			干燥综合征
			SLE

注：Ig：免疫球蛋白；RF：类风湿因子；SLE：系统性红斑狼疮。

Ⅱ型和Ⅲ型冷球蛋白血症常表现为三联征：紫癜、关节痛和肌痛。紫癜可广泛融合，有时累及躯干、上肢甚至面部；但绝大多数病例的皮疹局限于下肢。混合性冷球蛋白血症常累及其他系统，如肾和周围神经，可以引起膜增生性肾小球肾炎，与狼疮肾炎的组织学改变类似；也可引起血管炎性神经病变，通常感觉异常的症状重于运动功能异常的症状。另外，在个别病例中，冷球蛋白血症与肺泡出血相关。

皮肤活检是最直接的确诊方法。紫癜病变光镜检查显示白细胞破碎性血管炎。另外，直接免疫荧光检查显示不同种类的免疫球蛋白和补体沉积，与冷球蛋白血症的不同类型相关。例如，在Ⅱ型冷球蛋白血症中，DIF 显示 IgG、IgM 和补体成分的沉积。血清学检查也可提示混合性冷球蛋白血症存在。检测冷球蛋白时，血液应该用预热的试管采集，处理前先在 37℃凝固，然后降温至 4℃保存数日。冷沉淀物占血清体积的百分比值称为“冷沉比容”。冷球蛋白检测的操作较难，可能导致假阴性结果。非特异性血清学检查也可提示混合性冷球蛋白血症。需要注意的是，检测到冷球蛋白并不总是与疾病活动相关。

一个很明显的提示冷球蛋白血症的线索是：患者 C4 水平极低，与 C3 降低的程度不成比例。另外，Ⅱ型冷球蛋白血症的单克隆成分几乎总有类风湿因子活性（即与 IgG 的 Fc 片段结合的活性），因此，Ⅱ型冷球蛋白血症患者基本上都有高滴度的类风湿因子。作为临床病情活动性的活动指标，C4 水平、类风湿因子滴度和冷沉比容三项指标的敏感性都很差，在临床病情改善后仍未恢复正常水平。

近年来，冷球蛋白血症的治疗取得了重要的进展。目前，干扰素－α 联合利巴韦林被认为是治疗混合性冷球蛋白血症的最佳方案。抗病毒治疗联合利妥昔单抗 B 细胞清除方案在疾病的治疗上也有协同作用，并可获得长期的治疗反应。使用利妥昔单抗治疗冷球蛋白血症的理论机制是：削减外周 B 细胞，从而减少浆细胞产生冷球蛋白。针对这些治疗方法的研究指出，疾病的复发与缺乏抗病毒治疗和外周血 B 细胞恢复有关，表明了联合治疗的必要性。目前仍不清楚抗病毒和 B 细胞削减治疗的最佳时间。但其中一种合理化的方案为：先行抗病毒治疗，数周后再增加利妥昔单抗。对于病情严重的患者（如少见的肺泡出血或高粘滞综合征），建议首选血浆置换来尽快清除致病性免疫复合物。其中一种方案为：每隔一日行血浆置换并联合使用免疫抑制剂，或 B 细胞清除，血浆置换共计达到 7 次或直到临床症状明显改善。冷球蛋白血症患者的预后通常取决于潜在的病因。Ⅰ型冷球蛋白血症的预后与病因治疗成功与否密切相关。如抗丙肝病毒治疗应答良好，则与丙肝相关的Ⅱ、Ⅲ型冷球蛋白血症疗效较好。如果患者不耐受抗病毒治疗或治疗无效，则需要应用小到中等剂量的泼尼松来控制病情。

（四）低补体荨麻疹性血管炎

与普通荨麻疹不同，荨麻疹性血管炎（UV）皮疹持续超过 48 小时，按压皮肤不褪色，可遗留炎症后色素沉着。与普通荨麻疹不同的还有：UV 病变除了有瘙痒感外，常伴有中度疼痛、烧灼感和压痛。普通荨麻疹通常在 24 ～ 48 小时内完全消退，UV 的皮损可能需要数天才能完全消退，并经常留下色素沉着，未经治疗病情会继续加重。

有三个不同的 UV 综合征：正常补体 UV、低补体 UV 和低补体血症荨麻疹性血管炎综合征（HUVS）。正常补体 UV 是超敏性血管炎的自限性亚群。对于慢性病例，必须仔细鉴别正常补体 UV 与中性粒细胞性荨麻疹，后者是一种持续性的、与血管炎无关的荨麻疹。相对而言，低补体 UV 更容易表现为慢性病程，其临床特征与系统性红斑狼疮（SLE）有重叠之处，例如，血清补体水平降低、存在自身抗体和界面性皮炎。界面性皮炎的特征是：免疫反应物（补体和免疫球蛋白）沉积在表皮－真皮连接处，分布模式基本与皮肤狼疮带试验一致。HUVS 是疾病的较严重形式，伴有皮肤外病变和多种器官系统受累表现，而非 SLE 的典型表现。例如，HUVS 可以伴有眼色素膜炎、慢性阻塞性肺病（COPD）和血管性水肿。

UV 的皮损多呈向心性，好发于躯干和肢体近端，下垂部位相对少见。UV 皮损是疼痛性的，伴有烧灼感，而不是普通荨麻疹的瘙痒感。UV 荨麻疹的风团皮损区活检显示：存在白细胞破碎性血管炎的表现，包括毛细血管后微静脉的内皮细胞损伤、红细胞渗出到血管外、白细胞破碎、纤维素沉积以及中性粒细胞（少数情况下是淋巴细胞）在血管周围的浸润。DIF 显示 IC 沉积在真皮浅表层血管周围，免疫球蛋白和补体在真皮－表皮交界处大量沉积。在临床表现符合的情况下，这些表现（界面性皮炎和免疫反应物在血管壁沉积）对低补体性 UV 具有诊断价值。相反，根据患者存在 UV 表现并出现皮肤外器官系统损害的典型特征可作出 HUVS 的临床诊断。

SLE 的治疗方案通常对某些低补体 UV 患者也有效，包括小剂量泼尼松、羟氯喹、氨苯砜或其他免疫调节剂。对于严重的 HUVS 患者，尤其是存在肾小球肾炎或其他器官严重受累的患者，可能需要大剂量糖皮质激素或生物制剂（如肿瘤坏死因子拮抗剂）。COPD 和心脏瓣膜病变也与 HUVS 相关，可能还需要相应的针对性治疗。

UV 的预后与其出现的病变有关。SLE、COPD、血管性水肿和心脏瓣膜病变的发生均可与该病相关，并可严重影响患者的生活质量和生存率。

（五）持久隆起性红斑

持久隆起性红斑（EED）是一种少见而特殊的局限于皮肤的白细胞破碎性血管炎。该病的特别之处在于：其皮损分布部位很不常见（对称性分布于关节伸面），并且对磺基药物治疗反应迅速。其皮肤有小血管炎的典型表现，丘疹、斑块或结节尤其多见。早期皮损常呈粉红色或黄色，然后变为红色或紫红色。未经治疗的皮损的自然病程可达数年，随着时间延续而变软或变硬。皮损多发于手的小关节和膝关节处，也可累及臀部，但一般不发生于躯干。

EED 的主要组织病理学表现为：伴纤维素样坏死的白细胞破碎性血管炎。尽管本病疑有 IC 背景，DIF 检查并无特殊发现。EED 与多种结缔组织病（CTD）、类风湿关节炎、其他类型血管炎（如肉芽肿性多血管炎）、人类免疫缺陷病毒感染及副球蛋白血症（特别是 IgA 型）有关。EED 对氨苯砜或磺胺吡啶的治疗反应迅速，但停药后皮损可复发，因此，需要长期治疗。

（六）结缔组织病相关的血管炎

临床表现不明显的结缔组织病（CTD）很少伴发血管炎。常并发血管炎的结缔组织病包括与 SLE 相关的疾病，如 SLE、混合性结缔组织病、干燥综合征和重叠综合征。尽管血管炎确实见于某些结缔组织病，但它常被过度诊断以解释一些风湿病患者的复杂疑难临床表现。例如，神经精神狼疮通常不是由真正的血管炎引起的，而是由某些尚未明确的机制所致。只要情况允许，临床怀疑血管炎时应尽量通过组织活检来证实。

结缔组织病的皮肤血管炎几乎都伴有低补体血症和高滴度抗核抗体（ANA）。皮损处的直接免疫荧光法检查显示，在皮肤的血管中及血管周围有颗粒状 IgG 和 C3 沉积，可伴有或不伴有 IgM 沉积，提示 IC 在发病中起作用。通过直接免疫荧光法在角质细胞和皮肤细胞中也可发现有“内在 ANA”现象。

SLE 相关的疾病患者伴发的血管炎比其他类型血管炎更容易出现以淋巴细胞为主的浸润。所谓的 Waldenstrom 良性高丙种球蛋白血症是一种结缔组织病相关性皮肤血管炎的变异型，是一种真正的淋巴细胞性血管炎；患者常有抗 Ro 抗体，可能还有亚临床型干燥综合征。与白细胞破碎性血管炎相比，典型的淋巴细胞性血管炎较少引起血管结构破坏，可能是因为中性粒细胞颗粒中的破坏性酶类在淋巴细胞含量较少。例如，纤维素样坏死在淋巴细胞性血管炎罕见。真正的淋巴细胞性血管炎几乎都局限于浅表的真皮乳突层的小血管。即使在干燥综合征，大多数病例的组织病理检查也可见到白细胞破碎性血管炎。

（七）类风湿血管炎

类风湿血管炎（RV）必须与单纯指端（甲周）血管炎区别，后者无严重的脏器受累，不需要过强的血管炎治疗。类风湿关节炎并发单纯指端血管炎表现为甲周局部的碎片样皮损（Bywater 损害），与不伴有指端血管炎的类风湿关节炎患者相比，预后未必更差，也不需要针对血管炎进行治疗。相反，RV 是一种累及中、小血管的极具破坏性的并发症，需要进行非常积极的治疗干预。RV 的许多临床表现与结节性多动脉炎无法区分，但微血管瘤较为少见。典型的 RV 多发生于有类风湿结节、类风湿因子阳性和有关节破坏的患者，在其发生时几乎没有活动性滑膜炎的临床表现。但 RV 偶尔可并发于类风湿关节炎早期患者。

RV 最常见的表现包括紫癜性皮损，伴有或不伴有中等血管受累的血管炎。皮损的直接免疫荧光法检查显示，血管内有颗粒状 IgM 和补体 C3 沉积，与类风湿因子、补体和冷球蛋白都参与的 IC 介导的病理生理表现相符。踝部的皮肤溃疡是 RV 的标志，需要对局部进行细致的处理和谨慎使用免疫抑制剂治疗。RV 还可发生多发单神经炎。大剂量糖皮质激素、肿瘤坏死因子拮抗剂、利妥昔单抗和环磷酰胺可用于类风湿血管炎的治疗。

第九节　原发性中枢神经系统血管炎

一、流行病学

侵犯中枢神经系统（CNS）的血管炎最常表现为原发性系统性血管炎和继发于结缔组织病或感染的血管炎。当病变局限于 CNS（脑、脑膜和脊髓）时，则被定义为原发性中枢神经系统血管炎（PAC-NS）。

PACNS 是一种罕见疾病，最早由 Cravioto 和 Feigin 于 1959 年报道，被认为是一种独立的临床病理疾病，该病开始被描述为“神经系统易感的非感染性肉芽肿性血管炎”，是一种致死性疾病。其他文献报道了类似的临床病理表型，建议称为“中枢神经系统肉芽肿血管炎”。随后文献中开始出现不同的术语，如孤立性中枢神经系统血管炎，囊括了病理特征为非肉芽肿性的病例。目前，PACNS 是这种疾病公认的命名，强调了其单独累及中枢神经系统的特征。自从 1988 年 Calabrese 和 Malleke 提出 PACNS 的诊断标准及其可能有效的治疗手段后，文献中病例报道大幅增加，到目前为止，全世界有超过 500 例病例报道。

鉴于该病罕见且我们对其的认识的不断深入，PACNS 的真实发病率难以估计。最近的统计表明，PACNS 的年发病率估计为 2.4 例/100 万人。该病好发于中年男性，发病中位年龄约为 50 岁，男女比例约为 2 ∶ 1。

二、遗传

PACNS 的发病机制尚不明确。迄今为止，虽然已在进行很多研究，仍无证据显示其与遗传因素有关。

三、临床表现

对 PACNS 的临床特征的认识如今已有了巨大进步，但仍存在缺乏特异性高的诊断方法、研究材料稀少、缺乏临床对照试验等挑战。近来已确定该病与预后相关的特定临床和病理分型。

（一）PACNS 的推荐诊断标准

1988 年，Calabrese 和 Mallek 提出 PACNS 的诊断标准，强调了该病诊断需除外类似疾病。其标准包括：①详尽的临床和实验室检查仍不能解释的神经系统损伤；②脑血管造影和（或）中枢神经系统动脉组织学检查证实的病变；③无系统性血管炎或可继发这种血管造影和病理学特征的其他疾病。

2009 年，Birnbaum 和 Hellmann 对 Calabrese 等的标准提出了改进意见，包含了诊断确定性评估水平。当组织活检证实血管炎时建议使用 PACNS 这个术语。如果缺乏病理证实，基于血管造影的常见表现，并结合脑脊液检查及神经症状来鉴别了 PACNS 及其类似疾病，则建议使用术语 PACNS 可能诊断。

尽管 Calabrese 的最初诊断标准已成为基于文献研究的基石，但随着诊断方法的进展，已出现了很多不能解释的神经系统疾病。对于疑诊 PACNS 的患者，排除其他类似表现的疾病仍然是最关键的诊断步骤。

（二）临床分型

最初，PACNS 是依据组织学特征来命名的，因其病理表现为肉芽肿性血管炎，故被称为中枢神经系统肉芽肿性血管炎（GACNS）。直到 20 世纪 80 年代，一直认为 PACNS 在很大程度上是具有共同临床表现且预后不良的一类同源性疾病。后来，由于直接血管成像技术出现并成为诊断工具，且在 PACNS 病理检查中发现了非肉芽肿成分，上述观点才受到质疑。

PACNS 最初被分为三个大的亚型：GACNS、CNS 良性血管病（BACNS）和“非典型”PACNS。BACNS 被认为是可逆性脑血管收缩综合征（RCVS）的一部分，而其他 PACNS 亚型的诊断则依据病理学和影像学特征。

1. 中枢神经系统肉芽肿性血管炎　GACNS 是 PACNS 的一个亚型，其临床病理本质是局限于脑部的肉芽肿性血管炎。这种类型在 PACNS 中少见，患者表现为慢性隐匿性头痛，伴有弥散性或局限性的神经系统损伤。由于该病局限于脑、脑脊膜或脊髓，通常没有系统性炎症性疾病的症状和体征。该亚型的诊断依据是病理发现肉芽肿性血管炎。典型的脑脊液表现包括无菌性脑膜炎和微生物检测阴性（染色检测呈阴性）。GACNS 好发于中年男性，最常见的神经影像学表现包括双侧对称出现的梗死，MRI 表现为皮质下白质和深部的灰质 T2 加权像及液体衰减反转回复序列（FLAIR）异常高信号。鉴于脑血管造影对小血管检测的局限性，往往不能达到检测 GACNS 累及的小血管炎症的分辨率，因此，脑血管造影也并非是必要的检测手段。

2. 非典型中枢神经系统血管炎　该 PACNS 亚型具有多种不同于 GACNS 的临床、影像学和病理学特征，是最多见、也最具异质性的 PACNS 亚型。这一亚型患者的特殊表现为单纯损伤或淋巴细胞浸润的病理表现，而非肉芽肿性血管炎。

（1）团块症：团块样（ML）表现在 PACNS 中非常罕见，发生率不到 5%。随着最近一篇有关 38 例伴有孤立性脑组织实体团块并经组织学证实的 PACNS 的报道，该病逐渐受到关注。该病难以诊断，通常是以活检标本或肿块手术切除的病理来确诊。不幸的是，该病没有特征性的临床表现、神经影像学、脑血管造影或脑脊液检查以与其他更常见的导致脑部实质性团块的疾病鉴别。采用恰当的染色和培养以除外分枝杆菌、真菌或其他感染，以及通过免疫组织化学/基因重排的技术以排除淋巴组织增生性疾病，对于确诊本病并排除伴发的感染或恶性疾病十分重要。

（2）脑淀粉样血管炎：淀粉样蛋白，特别是 β-淀粉样蛋白多肽，是一种淀粉样蛋白前肽片断，可以在大脑中沉积，引起从阿尔茨海默病到脑淀粉样血管病（CAA）等疾病。CAA 相关的炎症和 CAA 血管中心性炎症反应是 β-淀粉样蛋白相关性血管炎（ABRA）。ABRA 患者通常为老年人，较其他类型的 PACNS 患者更容易产生幻觉和精神状态改变。尽管 ABRA 发生脑出血概率高，但根据 MRI 并不能鉴别 ABRA 和其他类型的 PACNS。ABRA 预后较差，可能与高龄和并发症有关。

（3）血管造影明确的中枢神经系统血管炎：脑血管造影的低特异性是 PACNS 诊断面对的主要问题。通过脑血管造影诊断的 PACNS，需进行详尽检查以排除类似表现的疾病，特别是 RCVS。

（4）脊髓表现：脊髓病变是 PACNS 的较罕见类型，只局限于脊髓，通常通过活检诊断。

（5）非肉芽肿性 PACNS：该类型的 PACNS 的病理表现为淋巴细胞浸润，而非肉芽肿。诊断时要注意进行充分的染色和免疫分型检查，排除引起中枢神经系统血管炎的继发因素，如感染或淋巴组织增生性疾病。

四、诊断和辅助检查

PACNS 的诊断目前仍比较困难，主要是因为该病临床表现不典型、缺乏特异性的实验室和影像学检查，而且难以进行组织病理学检查。

（一）辅助检查

1. 实验室检查　急性时相反应物升高、贫血和血小板增多并非 PACNS 的特异表现，如果出现，应提示原发性系统性血管炎或其他潜在疾病的可能性。应进行实验室检查以排除结缔组织病和血栓栓塞性疾病。根据临床和诊断中的发现以及宿主的易感危险因素还应进行适当的培养、血清学和 PCR 等以排除感染性疾病。

2. 脑脊液检查　脑脊液检测是评估 PACNS 的重要工具。通常，PACNS 的脑脊液结果无特异性，其价值在于排除其他疾病。获取脑脊液并恰当的分析培养、微生物染色、细胞学和流式细胞学检测结果对于排除感染性疾病和肿瘤性疾病至关重要。经病理证实的 PACNS 患者 80% ～ 90% 脑脊液出现蛋白质升高、中度淋巴细胞数增多，偶尔有寡克隆区带和 IgG 升高。脑脊液中平均白细胞计数约为 20/μL，而平均脑脊液蛋白质约为 120mg/dL。

3. 影像学评估　MRI 对 PACNS 诊断的敏感性达 90% ～ 100%，50% 的患者出现脑梗死等异常，通常发生在双侧的皮质和皮质下组织。影响区域包括皮质下白质，其次是深部灰质，深部白质以及脑皮质。在 T2 加权序列的高信号病灶在 PACNS 较常见但并不特异。其他异常包括 5% 的患者可见脑部肿块，8% 的患者可见软脑膜增强，约 1/3 患者钆增强后可见颅内病变。

脑血管成像是指导管引导下动态造影术或磁共振血管造影（MRA）成像，两者均是 PACNS 诊断的重要工具。PACNS 动脉造影的典型特征为受累区域扩张与狭窄交替，通常累及双侧血管，但也会有单一血管受累的情况。其他表现包括一个或多个血管呈平滑的锥形改变。脑血管造影可检测到中等血管的病变，但对直径小于 500μm 的小血管检测的敏感性有限。尽管脑血管造影对于 PACNS 有诊断价值，但是它的特异性仅有 25%。上述“典型的”血管造影结果并非仅见于 PACNS，可在动脉粥样硬化、放疗后血管病变或血管痉挛中遇到。并且，血管造影术在 RCVS 患者的结果与 PACNS 相同，因此，具有较低的阳性预测价值。因而对血管造影术的结果应谨慎分析，需结合临床，不能作为 PACNS 诊断的“金标准”。

4. 脑活检　PACNS 患者脑活检是一种致残率、致死率低的检查手段，对于诊断和鉴别诊断十分重要。通过脑活检术，30% ～ 40% 的患者诊断为其他疾病。由于病变受累部位分散且活检所得组织较少，脑活检病理需考虑到假阴性可能。病理发现血管炎并不能除外感染和肿瘤，所以还应进行适当的染色和血清标志物的检测以获确定诊断。

（二）鉴别诊断

由于缺乏特异性高的临床表现、实验室或影像学检查特征，诊断过程中 PACNS 的鉴别点较多（表 13 －8），排除与 PACNS 表现相似的其他疾病至关重要，特别是应考虑一些特殊类型的疾病并进一步详细分析。

表 13 －8　原发性中枢神经系统血管炎的鉴别诊断

继发性脑血管炎
原发性系统性血管炎
肉芽肿性多血管炎
显微镜下多血管炎
Churg – Strauss 综合征
结节性多动脉炎
白塞病

续 表

结缔组织病
系统性红斑狼疮 干燥综合征 炎性肌病 类风湿关节炎 混合性结缔组织病
其他多系统炎性疾病
结节病 Susac 综合征
感染
细菌，分枝杆菌，真菌，病毒，原虫
恶性肿瘤
中枢神经系统淋巴瘤 神经胶质瘤 血管中心性淋巴瘤 淋巴瘤样肉芽肿病 转移瘤
血管痉挛性疾病
可逆性脑血管收缩综合征 药物引起
其他动脉疾病
动脉粥样硬化 纤维肌性发育不良 烟雾病 动脉夹层
高凝状态
抗磷脂综合征 血栓性血小板减少性紫癜
脑卒中样综合征
CADASIL 线粒体疾病 镰状细胞疾病 Falory 病（法布里病） Sneddon 综合征
脑白质病
进行性多灶性脑白质病 可逆性后部白质脑病综合征
脑出血
高血压 动脉瘤 淀粉样变血管病 动静脉畸形

血栓性疾病
血栓
胆固醇栓塞
黏液瘤
心内膜炎
空气栓子

注：CADASIL：常染色体显性遗传脑动脉病并发皮质下梗死和白质脑病。

1. 可逆性脑血管收缩综合征　RCVS是PACNS首要的鉴别诊断，两者的表现极为相似，但治疗和预后不同（表13－9）。RCVS包括一组疾病，表现为急性起病的头痛和可逆性的脑血管收缩。这类疾病包括Call－Fleming综合征、药源性血管病、偏头痛血管炎、BACNS、产后血管病和药物引起的血管痉挛。RCVS的临床特征包括：急性起病的严重头痛，伴有或不伴有神经系统异常，并且有脑血管可逆性收缩的客观证据。头痛通常表现为反复的雷击样疼痛，紧张和咳嗽可加剧。RCVS可以与脑卒中（39%）、全面性强直阵挛癫痫发作（17%）、凸性蛛网膜下腔出血（34%）、脑叶出血（20%）和脑水肿（38%）等相关。RCVS女性比男性多发。与PACNS不同，除了并发异常疾病或蛛网膜下腔出血外，脑脊液分析通常是正常的。RCVS的诊断依据是脑血管成像可见大面积的平滑或锥形的动脉狭窄，紧随其后的动脉直径正常或扩张。通常情况下，两侧颅内动脉及其分支动脉均出现严重狭窄。当反复的动脉造影提示脑血管异常可逆时，可以考虑确诊RCVS，该情况通常发生在6～12周，这与PACNS的固定的脑血管异常是完全不同的。目前缺乏RCVS临床对照试验来指导治疗。钙通道阻滞剂用于治疗症状性头痛，但没有证据证明它可以改变预后。一些专家推荐糖皮质激素，但也无证据证明其可以改善预后。

表13－9　RCVS和PACNS的临床和放射学鉴别诊断

临床特征	RCVS	PACNS
性别	女性多	男性多
脑脊液	正常	异常
正常的MRI	10%～15%	少见
异常的脑血管造影	100%	40%～50%
头痛特征	反复发作，雷击样	隐性，慢性
梗塞类型	界限清楚	小，散在
脑叶出血	常见	罕见
凸性蛛网膜下腔出血	常见	少见

注：RCVS：可逆性脑血管收缩综合征；PACNS：原发性中枢神经系统血管炎。

2. 原发性系统性血管炎　原发性系统性血管炎（PSV）如肉芽肿性多血管炎（GPA）（原称韦格纳肉芽肿）、显微镜下多血管炎、Churg－Strauss综合征（CSS）、结节性多动脉炎、白塞病（BS），可影响中枢神经系统导致炎症和血管炎。GPA中枢神经系统受累达7%～11%，可能有三种机制参与：肉芽肿直接从颅外侵入，远程转移，以及少见的CNS血管炎。CNS血管炎的确诊是在影像学的基础上排除其他神经系统受损的病因，特别是感染。与GPA相同，CSS的中枢神经系统血管炎需要排除其他类似疾病而确诊，通常不做组织学检查。神经－眼科表现包括一过性黑矇、上斜肌麻痹、缺血性视神经病变、第四颅神经麻痹和散在的视网膜梗死等，较常见于CSS的CNS血管炎。白塞病中神经受累率为14%，主要为累及脑干的脑膜脑炎，少见血栓和硬脑膜静脉窦炎症。病理学上，神经系统白塞病通常表现为大脑小血管周围单核细胞浸润，常累及静脉系统，而这在PACNS并不典型。白塞病极少发生真正的CNS血管炎。

3. 结缔组织病　大脑是结缔组织病的常见靶器官。在系统性红斑狼疮（SLE），中枢神经系统受累发生于14%～80%的成人和22%～95%的儿童。多发的微梗死、皮质萎缩、大体梗死、出血、缺血性脱髓鞘和斑片状多发硬化样脱髓鞘是神经精神性狼疮的典型表现。狼疮患者最常见的脑组织显微镜下表现是微血管病变，被描述为“愈合的血管炎”，表现为透明样变、增厚和血栓形成。类风湿关节炎、干燥综合征和混合性结缔组织病极少造成 CNS 血管炎。CNS 血管炎是这些疾病的典型晚期表现。

4. 感染 感染是诊断 PACNS 最需要排除的疾病之一。血管炎可发生于人类免疫缺陷综合征（艾滋病）患者，常表现为多发性脑缺血灶，病理可见血管为中心的淋巴细胞增殖性损害。此外，HIV 可以导致肉芽肿性动脉炎或引起脑组织的二重感染，如梅毒感染。梅毒感染会累及蛛网膜下腔血管，导致血栓形成、缺血和梗死，表现类似于 PACNS。其他脑部感染原还包括水痘 - 带状疱疹病毒（VZV）。VZV 大脑受累，在免疫功能亢进的患者中常累及大血管，如前动脉和中动脉的近端，在免疫功能低下的患者中常累及小血管。在中枢神经系统受累前，患者常有疱疹病毒感染的皮疹病史。诊断依据患者脑脊液中检测出 VZV - DNA 或血清与脑脊液中抗 VZV - IgG 的比值降低。结核是引起 CNS 血管炎的重要原因，在结核流行地区要注意排查。另外，丙型肝炎、西尼罗河病毒、细小病毒 B19、罕见的单纯疱疹病毒也可导致 CNS 血管炎。巨细胞病毒可在免疫缺陷患者引起机会性感染，导致 CNS 血管炎。偶尔可见囊虫累及大脑中等动脉。对于有旅行史或暴露史的疑似 PACNS 患者，应注意排查。

5. 淋巴组织增殖性疾病 容易累及血管壁的淋巴组织增殖性疾病，如淋巴瘤样肉芽肿（LG），可引起 CNS 血管炎，导致多发皮质小梗死，病理表现为血管中心多灶性和血管破坏性淋巴瘤。LG 常伴发 HIV 感染，应予排查。LG 偶可伴发其他系统性自身免疫疾病，如干燥综合征，但发生率较低。其他淋巴组织增殖性疾病如，CNS 淋巴瘤、血管内皮淋巴瘤，也要注意排查。

6. 其他 在诊断 PACNS 的流程中，需鉴别颅内动脉粥样硬化。脑血管造影的特异性差是鉴别炎症性因素和其他血管病理类型的主要限制。然而，CSF 无炎症性改变以及存在多种脑动脉粥样硬化危险因素是疑诊粥样硬化的依据。需仔细排查其他疾病如抗磷脂综合征、高凝状态和血栓栓塞病因。需要经食管超声心动图和高凝分析来要排除血栓栓塞病因，特别是在反复发生脑卒中患者。其他类似于 PACNS 血管影像学表现的罕见疾病还包括烟雾病、小血管动脉夹层、常染色体显性遗传性脑血管病伴皮质下梗塞和白质脑病（CADASIL）、放射性血管病变和血栓闭塞性血管炎。

五、治疗

PACNS 的治疗主要参照专家共识和病例报道以及原发性系统性血管炎的临床试验。到目前为止尚无 PACNS 的标准化治疗试验研究。因此，还没有特异性的治疗原则，治疗仍基于疾病亚型和神经受累程度。

糖皮质激素联合环磷酰胺治疗的成功病例报道使该方案广为应用。通常，患者接受 3 ～ 6 个月的环磷酰胺和大剂量激素治疗直到病情缓解，后续维持期治疗参照小血管炎治疗原则，通常将环磷酰胺换作硫唑嘌呤和霉酚酸酯，甲氨蝶呤因其中枢渗透性差而应用较少。维持期治疗疗程尚不明确。

非典型 PACNS 的治疗方案不统一。多种因素影响治疗方案，治疗常是个体化的，主要依据神经损伤和诊断特性。所有非典型的 PACNS 最初通常应用大剂量糖皮质激素治疗，然后根据病情决定是否加用免疫抑制剂。对于 ABRA 和 ML - PACNS 这两种 PACNS 亚型，建议早期加用环磷酰胺治疗。

评估疾病活动状态和缓解是治疗过程中的关键步骤。病情初期继发的永久性神经损伤，不应被误认为是病情未缓解。临床及影像学特征的稳定或改善是评估疾病缓解的依据。定期的 MRI 连续检测有助于评估病情活动。还应预防骨质疏松及机会性感染。

六、预后

PACNS 曾被 Cravioto 等描述为致死性疾病，激素和环磷酰胺的应用改善了疾病的预后。从最近的报道看，一项研究发现，生存率与 MRI 显示的早期梗死和钆增强显示的损伤灶相关，其预计 PACNS 的病死 为 10% ～ 17% 。Salvarani 等和 Hajj - Ali 等报道，依 Rankin 残疾评分和 Barthel 指数，20% 的 PACNS 患者有中到重度的残疾。Salvarani 等认为，残疾评分可随时间而逐渐降低。

七、小结

目前对 PACNS 的认识已经有很大进展，对其辨识及诊断的准确率均大幅度提高，尤其是对 RCVS 的正确识别降低了 PACNS 的误诊率。PACNS 的有效诊疗需要多学科团队共同评估临床特征，获取和分析检测结果，最终确定疗效好且不良反应小的治疗方案。

仍需进行临床对照试验来确定 PACNS 初始和维持期的治疗方案。前瞻性的长期队列研究很有必要，有助于明确 PACNS 的致残率和长远预后。

第十节　白塞病

白塞病（BD）是一种慢性、复杂的多系统疾病，临床特征为口腔溃疡，生殖器溃疡，皮肤病变，以及眼、神经或风湿病样表现。公元前 5 世纪可能由希波克拉底首次描述了本病，近代率先描述本病的是土耳其皮肤学家 Hulusi Behget，他于 1937 年报道了 1 例患者存在复发性口腔溃疡、生殖器溃疡和葡萄膜炎的患者。

一、流行病学

白塞病见于世界各地，据报道，患病率最高的是土耳其［（80～370）/10 万］和日本（13.6/10 万）。在中东和地中海（即丝绸之路），白塞病的患病率高和病情更重；在亚洲其他地区，白塞病患病率为（7～30）/10 万；在北欧［（0.27～1.18）/10 万］和美国［（0.12～0.33）/10 万］，白塞病相对不常见。患者的诊断年龄常在 25 岁左右至 40 岁。过去认为白塞病主要见于男性，但近来的流行病学资料显示，男女比例大致相同。总体而言，在过去的 20 年里，男/女患者比例已下降，在中东男性多见；在韩国、中国、美国和北欧，女性多见。

二、病因和发病机制

白塞病的发病机制仍不清楚，可能涉及多种因素。遗传、免疫因素、感染以及炎症介质和凝血因子等都可能参与发病。

（一）遗传因素

尽管家族聚集性发病、多个成员发病的家族均有报道，我们仍然认为白塞病是散发性疾病。一级亲属患白塞病的个体患病风险增加。此外，患者的子女发病年龄更早，提示遗传早现，这是由连续几代人核苷酸重复序列递增所致。家族发病在世界各地存在区域差别，与日本、中国和欧洲相比，韩国、以色列、土耳其和阿拉伯国家更常见。

研究显示，人类白细胞抗原 - B51（HLA - B51）与本病显著相关。HLA - B51 阳性者罹患白塞病的相对风险（比值比为 5.9）增加。这种关联更常见于中东、地中海和日本，而在西方国家少见。疾病预后似乎也是 HLA - B51 阳性患者更严重。HLA - B51 在白塞病中的作用仍不清楚。HLA - B51 可能不直接参与发病，但与疾病相关基因紧密连锁。候选基因位于 6 号染色体上，包括 MHC Ⅰ类相关基因 A（MICA），特别是 MICA6 等位基因，perth 域（PERB），HLA - B 相关新结构（NOB），以及抗原递呈相关转肽蛋白（TAP）。其他假说认为，HLA - B51 可能作为异源抗原通过原始抗原递呈或通过病毒或细菌的分子模拟参与发病。最近的全基因组关联研究证实了白塞病与 HLA - B51 相关，还在 MHC Ⅰ区内发现了另外一个独立的关联基因。

虽然白塞病与脊柱关节病，尤其是伴有炎性肠病（IBD）的脊柱关节病有许多共同点，但 IBD 中的脊柱关节病通常以一种类似于反应性关节炎的模式发展，伴发侵蚀性中轴关节炎。白塞病中不发生侵蚀性关节炎和 HLA - B27。

（二）免疫机制

免疫机制在白塞病的发病中起主要作用。热休克蛋白、细胞因子、中性粒细胞和巨噬细胞活性的改变以及自身免疫因素均参与其中。应激反应释放热休克蛋白，可能通过与 Toll 样受体的相互作用激活 Th－1 免疫反应。确切地说，已确定在白塞病患者中存在针对α－烯醇化酶的免疫球蛋白 M 型——47kD 的位于细胞表面的热休克蛋白。虽然大多数参与这种反应的 T 淋巴细胞为γδ型，但本病中 T 淋巴细胞的多样性提示存在针对多种抗原的免疫应答，这或许可以解释白塞病中出现症状的多样性。细胞因子如 IL－1、IL－8、IL－12、IL－17 和 TNF－α似乎参与了发病。虽然细胞因子水平增高可作为病情严重程度的标志，但也必须认识到，作为急性时相的反应物，血浆 TNF－α水平可同 C－反应蛋白（CRP）和红细胞沉降率（ESR）同样变化。这些促炎症因子的产生可能是巨噬细胞活化的结果，它们是机体呈现慢性炎症的原因。除巨噬细胞活化外，在白塞病的病损处中性粒细胞的趋化和吞噬增加。中性粒细胞激活导致组织损伤，发生血管炎性反应，见于溃疡、皮肤脓疱病和结节红斑样病变中。循环免疫复合物也在促发特征性的中性粒细胞性血管炎反应中起作用。最后，白塞病患者血清中前列腺环素水平下降，提示内皮细胞功能紊乱发病机制引起内皮细胞活化，白塞病患者的血清、滑液和房水中一氧化氮浓度升高，导致血管炎症和血栓形成。同型半胱氨酸水平升高被认为可引起一氧化氮浓度升高，这表明高同型半胱氨酸血症可能是白塞病的可逆的获得性危险因素。

（三）感染因素

一些研究提示，各种感染因素在白塞病的发病中起一定作用，但尚无可分离出来的微生物。白塞病患者的血清中可分离出抗链球菌抗体。在患者的口腔菌群中存在高浓度的链球菌，后者可能在口腔溃疡的发病中起一定作用，而口腔溃疡常是白塞病的首发症状。除了链球菌抗原外，其他细菌，如大肠埃希菌和金黄色葡萄球菌，可能通过激活淋巴细胞在白塞病的发病中起作用。此外，还发现在白塞病患者体内存在发酵支原体的脂蛋白（malp－404），该脂蛋白包含特定的肽基序，可被 HLA－B51 呈递。研究也提示，在白塞病患者中，幽门螺杆菌细胞毒素相关蛋白 A 抗体出现的频率更高。这些抗体可能通过与内皮细胞抗原交叉反应引起血管内皮损伤。已证明，根除幽门螺杆菌能降低这些患者疾病的严重程度。

已用 PCR 法从白塞病患者的外周血淋巴细胞核中分离出单纯疱疹病毒（HSV）DNA，并在患者生殖器和肠道溃疡活检标本中检测到了 HSV。然而，其他研究表明，在有和无口腔溃疡的白塞病患者中，HSV 的检出率无差异。

总之，白塞病的病因和发病机制尚未完全明了，可能涉及感染和环境诱因，由此在有遗传易感性的个体中诱发炎性反应。最近 Zouboulis 和 May 的文章对白塞病的发病机制做了很好的阐述。

三、临床特征

（一）溃疡

口腔溃疡或复发性口溃疡常为白塞病的首发症状，且为诊断必备特征（虽然许多学者认为，白塞病可不出现口腔溃疡）。口腔溃疡常成批出现，一般为 3 ～ 10 个，但也可在颊黏膜、牙龈、口唇和舌上出现单个溃疡。口腔溃疡一般为痛性溃疡，较表浅，1 ～ 3 周后痊愈，不留瘢痕。典型的生殖器溃疡好发于男性的阴囊、阴茎和女性的外阴、阴道黏膜处。这些溃疡的外观与口腔黏膜的病变相似，更易形成瘢痕，更少复发。口腔黏膜的病变通常易与口腔 HSV 感染混淆，但对于生殖器病变来说，必须先用病毒培养法或 PCR 法除外 HSV 感染，才能作为诊断标准中的一项。

（二）皮肤病变

白塞病的皮肤表现包括结节红斑样病变、坏疽性脓皮病样病变、Sweet 综合征样病变、皮肤小血管炎、脓疱性血管炎病变，包括创伤诱发的病变——所谓的病态反应性病变——针刺反应。针刺反应是指用 20 ～ 21 号消毒针头针刺皮肤 24 ～ 48 小时后在针刺部位出现的红色脓疱或丘疹。所有这些病变的标本组织病理学分析均显示为中性粒细胞性血管炎。因为痤疮样病变或假性毛囊炎病变常出现于寻常痤疮和毛囊炎中，因此常作为非特异性症状，并无诊断价值。

（三）眼部表现

据报道，白塞病患者的眼部表现多样，包括前葡萄膜炎、后葡萄膜炎、视网膜血管炎、前房积脓，伴继发性青光眼、白内障形成、视力下降和粘连形成。83%～95%的男性患者和67%～73%的女性患者累及眼部。虽然眼部受累通常不是白塞病的主要临床特征，但它是严重残疾的主要原因，细致的眼科评估及随访对预防此类患者失明至关重要。BenEzra 和 Cohen 提出，如果在诊断疾病后的几年内不出现眼部病变，眼部病变可能就并非主要问题。

（四）关节炎

在白塞病中，虽然可有多关节和单关节受累，但典型的关节炎表现是非侵蚀性、炎症性、对称性或非对称性的寡关节炎。膝关节、腕关节、踝关节和肘关节最常受累。不同人群中的关节炎患病率介于40%～60%，未见关节侵蚀。Dilsen 及其同事报道，10%的白塞病患者有骶髂关节炎。但该研究未排除 HLA－B27 阳性的患者，也未像 O'Duffy 和 Goldstein 所言排除隐匿性炎性肠病。其他研究表明，白塞病患者和正常人群骶髂关节炎的发生率无明显差异。鉴于侵蚀性中轴关节炎属于 HLA－B27 阳性的疾病特征，应将伴侵蚀性骶髂关节炎的 HLA－B27 阳性患者归为反应性关节炎或肠病关节炎疾病谱中，从而与典型的白塞病的非侵蚀性非中轴关节炎特征进行区分。口腔溃疡、眼部病变、结节红斑样病变、脓疱性血管炎和坏疽性脓皮病均可见于炎性肠病患者。

（五）其他系统表现

最常见的中枢神经系统受累为脑干或椎体束综合征（神经－白塞综合征）、静脉窦血栓形成、继发于静脉窦血栓形成或无菌性脑膜炎的颅内高压、孤立性行为异常综合征以及孤立性头痛。动脉瘤破裂、周围神经病变、视神经炎和前庭受累偶见。病程呈进行性发展、脑实质或脑干受累、小脑症状以及脑脊液异常患者预后不良。颅神经和周围神经也可受累。

白塞病患者可出现胃肠道病变，与口腔溃疡、生殖器溃疡类似，常见于回盲部、升结肠、横结肠或食管，大的溃疡可导致穿孔。临床表现包括腹痛、腹泻和黑便。区分炎性肠病和白塞病极为重要。溃疡也可累及膀胱。

白塞病肺部病变罕见，以肺动脉瘤最为常见，其次为继发于累及肺小血管的血管炎的其他并发症。可发生动脉瘤、血栓形成、出血和梗死，并且可致死。

白塞病肾受累不常见，从微小病变到增殖性肾小球肾炎和急进性新月体性肾小球肾炎均可出现。其发病机制可能与免疫复合物沉积有关。

心脏并发症包括心肌梗死、心包炎、动静脉血栓形成以及动脉瘤形成。血栓形成常累及静脉系统，有时导致上、下腔静脉阻塞。白塞病的心脏表现，无论是闭塞性病变还是动脉瘤，推测均与滋养血管的血管炎有关，后者导致血管壁中膜增厚和弹力纤维断裂。动脉粥样硬化的发生率似乎并不像在诸如系统性红斑狼疮等许多自身免疫性疾病中那样升高。白塞病的病死率低，死亡通常与肺或中枢神经系统受累或肠穿孔有关。

评估白塞病患者妊娠的数据有限。一项病例对照研究报道，妊娠期和妊娠后疾病缓解多于恶化，妊娠的并发症率较高，但并不影响新生儿的结局。

四、组织病理学

白塞病皮损部位标本的组织病理学分析表现为中性粒细胞性血管反应甚或典型的白细胞破碎性血管炎。真皮毛细血管或小静脉壁镜检可发现中性粒细胞浸润、核尘和红细胞外渗，伴有或不伴有纤维素样坏死。白塞病可能是由免疫复合物介导的血管炎所致。认为以前报道所发现的淋巴细胞性血管炎为非急性期。

滑膜活检标本表现为中性粒细胞炎症反应，偶尔伴有浆细胞和淋巴细胞浸润。免疫荧光显微镜检查显示沿滑膜有 IgG 沉积。白塞病患者的滑液分析显示，白细胞计数为（300～36 200）$/mm^3$，以中性粒细胞为主，葡萄糖水平正常。滑膜炎是 O'Duffy－Goldstein 白塞病诊断标准之一。

五、诊断

白塞病的诊断有时颇为困难，特别是对只有少数几种常见临床表现的患者。由于本病没有特异性实验室检查，临床医生和研究者必须依靠临床标准进行诊断。现已提出几套诊断标准，包括 O'Duffy 和 Goldstein 标准、Mason 和 Barnes 标准及一个日本研究小组标准。2008 年，一个国际工作组根据白塞病的各种表现，包括口腔溃疡、皮肤病变、针刺反应阳性、生殖器溃疡和眼睛受累，修订了已有的白塞病国际诊断标准。每种表现计 1 分或 2 分，积分大于等于 3 即可确定诊断（表 13 — 10）。图 13 — 5 制作的白塞病诊断流程图是基于修订的白塞病国际诊断标准。

尽管诊断标准中未提及，但诊断白塞病前应首先排除炎性肠病、系统性红斑狼疮、反应性关节炎和疱疹病毒感染，因为这些疾病的临床表现常与白塞病的症状类似。在对有口腔和生殖器溃疡的患者进行鉴别诊断时也要考虑到复发性阿弗他口炎和复杂性口疮病，后者被定义为复发性口腔和生殖器溃疡或持续性多发性（三个或更多）口腔溃疡。

O'Duffy 和 Goldstein 标准要求必须有复发性口腔溃疡，再加上下列 5 条中的至少 2 条：生殖器溃疡、滑膜炎、后葡萄膜炎、皮肤脓疱性血管炎和脑膜脑炎。如果只符合 2 条，其中一条是复发性口腔溃疡，则被考虑为不完全型白塞病。国际研究小组诊断标准中一个令人关注的问题是它包括了痤疮样病变，而这种病变在青少年和成人中是常见的非特异性表现。因此，我们研究小组提倡用组织学方法证实血管炎存在以排除痤疮，同时应用 O'Duffy 标准和国际研究小组标准以排除炎性肠病和肠病性关节炎。

表 13 — 10 修订的白塞病国际诊断标准

口腔溃疡	1 分
皮肤表现（假毛囊炎，皮肤溃疡）	1 分
血管病变（静脉炎，大静脉血栓形成，动脉瘤，动脉血栓形成）	1 分
针刺反应阳性	1 分
生殖器溃疡	2 分
眼部病变	2 分

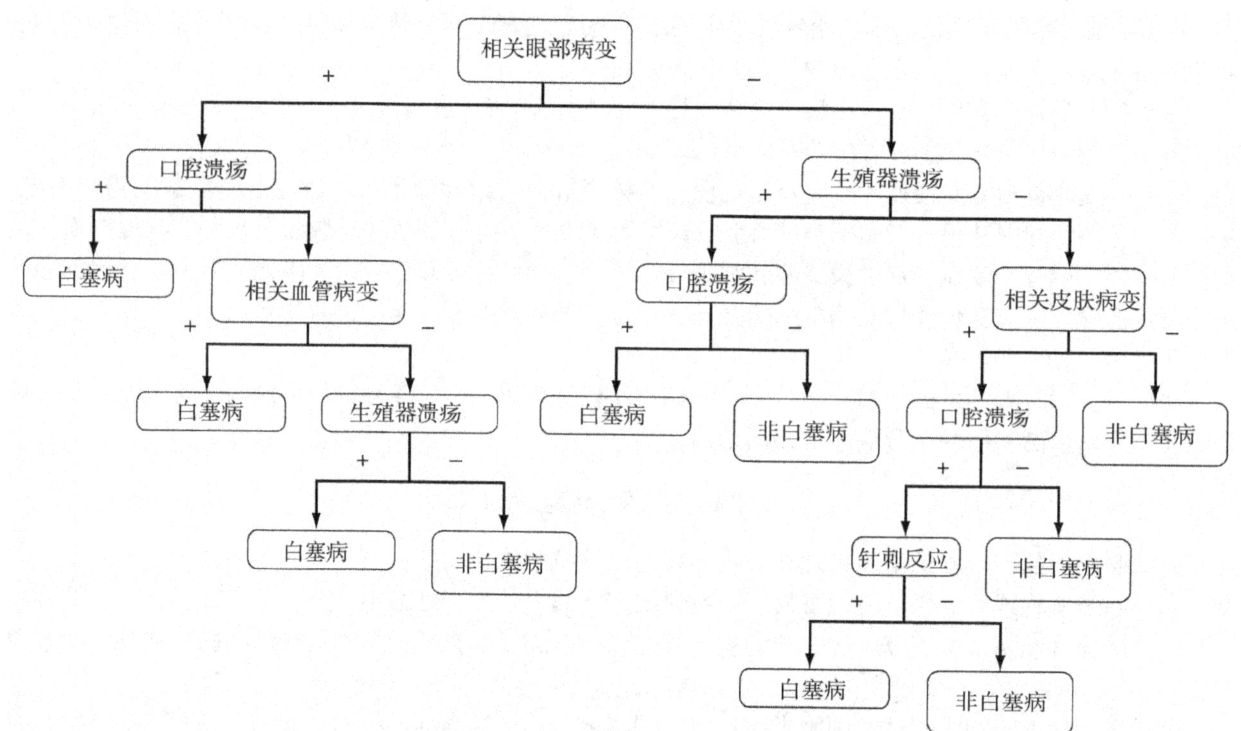

图 13 — 5 修订的白塞病国际诊断标准：诊断白塞病的树状分类方法

首诊病情评估应请眼科会诊以确定有无隐匿性眼部受累。有关节疼痛、胃肠道症状或神经系统异常的患者可能需行影像学检查并请相应专科医生会诊。皮肤脓疱病变、结节红斑样病变和坏疽性脓皮病样病变需活检（行组织学检查和培养）以确定临床诊断。

六、治疗

应根据系统受累程度选择治疗方案（表13－11和13－12）。

表13－11 白塞病的治疗

仅有皮肤黏膜病
局部外用、病灶内或气雾剂糖皮质激素
局部硫糖铝
局部麻醉药
外用他克莫司
秋水仙碱（1～2mg/d）
氨苯砜（50～150mg/d）
上述药物联合
严重的皮肤黏膜病
沙利度胺（50～150mg/d）
甲氨蝶呤（每周2.5～25mg）
泼尼松
干扰素－α（每周300～900万单位）
系统受累
泼尼松
硫唑嘌呤（50～200mg，每日2次）
苯丁酸氮芥（4～6mg/d）
环磷酰胺
环孢霉素
霉酚酸酯（1～1.5g，每日2次）
静脉注射免疫球蛋白
利妥昔单抗（严重的眼部疾病）
肿瘤坏死因子抑制剂

表13－12 EULAR 2008修订的白塞病的治疗推荐意见

序号	推荐意见
1	任何有眼后节受累的白塞病患者均使用包括硫唑嘌呤或等效霉酚酸酯*和全身糖皮质激素的治疗方案
2	如果患者有严重的眼部疾病，定义为在10/10视力表上视力下降>2行和（或）有视网膜病变（视网膜血管炎或黄斑病变），建议环孢素A或英夫利昔单抗与硫唑嘌呤和皮质类固醇联合应用；另外单用IFN－α或与糖皮质激素合用可作为替代疗法。利妥昔单抗也可有效治疗严重眼睛疾病
3	没有确凿的证据来指导白塞病大血管受累的治疗。对急性深静脉血栓形成建议使用免疫抑制剂，如皮质类固醇激素、硫唑嘌呤、环磷酰胺或环孢素A。对肺动脉和外周动脉瘤推荐使用环磷酰胺和糖皮质激素
4	同样，尚无对照研究数据证实抗凝剂、抗血小板药物、抗纤溶药物治疗深静脉血栓或应用抗凝药物治疗白塞病的动脉病变有益，也缺乏非对照的临床经验
5	对白塞病的胃肠道病变无基于循证医学的治疗推荐。若非紧急情况，在手术前应首先尝试如柳氮磺胺吡啶、皮质类固醇激素、硫唑嘌呤、TNF抑制剂和沙利度胺等药物

续表

序号	推荐意见
6	可用秋水仙碱治疗大多数白塞病患者关节炎
7	白塞病的中枢神经系统受累的治疗尚无对照研究数据。对脑实质受累，可使用糖皮质激素、IFN－α、硫唑嘌呤、环磷酰胺、甲氨蝶呤和 TNF 抑制剂。对静脉窦血栓形成，推荐使用皮质类固醇激素
8	环孢素 A 不应用于有中枢神经系统受累的白塞病患者，除非需要治疗眼内炎症
9	皮肤和黏膜受累的治疗决策应取决于医生和患者所评估的受累严重程度，根据主要病变进行治疗
	孤立性口腔和生殖器溃疡的一线治疗是局部治疗（即局部皮质类固醇）
	结节性红斑为主要病变时，应优先选用秋水仙碱，也可使用氨苯砜
	白塞病患者的腿部溃疡可能有不同原因，应酌情进行治疗
	对难治性病例，可考虑沙利度胺、硫唑嘌呤、IFN－α 和 TNF 抑制剂治疗

（一）皮肤黏膜病变

有口腔和生殖器溃疡的患者可病灶局部外用超强效皮质类固醇或皮质类固醇气雾剂（非吸入性）。也可局部使用他克莫司，该药常与超强效局部皮质类固醇激素联合应用。其他对症治疗包括口服四环素溶液、局部用麻醉剂和含漱葡糖酸氯已定溶液。口服秋水仙碱 1 ～ 2mg/d，可缩小溃疡面积，减少皮肤黏膜病变发作次数。可根据患者胃肠道反应调整秋水仙碱剂量。氨苯砜 50 ～ 150mg/d 单用或与秋水仙碱合用常常有效。要对患者进行监测，以预防出现溶血性贫血和高铁血红蛋白血症；使用氨苯砜之前，所有患者均应检测葡萄糖－6－磷酸脱氢酶水平。已证明依那西普可以改善白塞病的皮肤黏膜症状。

（二）严重皮肤黏膜病变

对上述保守治疗无效的皮肤黏膜病变患者可能需用沙利度胺。认为该药是通过调控 TNF－α 和其他细胞因子而起作用。既往研究表明，沙利度胺治疗白塞病皮肤黏膜病变有效。但众所周知，沙利度胺可以造成严重的胎儿缺陷，所有患者和处方医生都必须遵守沙利度胺的教育和处方安全系统方案，包括每月随访。根据临床对神经系统的评估情况，有指征时可对使用沙利度胺的患者行神经传导检查以监测其是否发生了周围神经病变。值得注意的是，沙利度胺被批准用于治疗多发性骨髓瘤后治疗费用大幅增加。

对有严重皮肤黏膜病变患者，小剂量口服甲氨蝶呤（每周 2.5 ～ 25mg）和小剂量泼尼松治疗是替代治疗选择。对使用甲氨蝶呤的患者需监测肝毒性和白细胞减少。全身应用泼尼松减量或停药后疾病易反跳，这极大限制了它单独应用治疗皮肤黏膜病变。此外，干扰素－α 对严重的皮肤黏膜病变和一些系统症状有效。Zouboulis 和 Orfanos 关于干扰素－α 安全性和有效性的综述推荐的方案是：前 3 个月采用大剂量 900 万单位，每周 3 次，随后以小剂量维持治疗（300 万单位，每周 3 次）。使用这种治疗的患者确实可出现寻常流感样症状。

（三）系统性疾病

对于系统受累患者，如有眼和心血管异常者，尤其是若不治疗有致残和致死的风险时，需使用免疫抑制剂。可单用全身皮质类固醇或与硫唑嘌呤、α－干扰素、环孢素、环磷酰胺和苯丁酸氮芥等其他免疫抑制剂合用。眼部病变的标准治疗方案是泼尼松加硫唑嘌呤。如果这种联合治疗无效，可用上述免疫抑制剂中的一种或霉酚酸酯替代硫唑嘌呤。利妥昔单抗也可有效治疗白塞病的严重眼部表现。其中一些免疫抑制剂有血液系统毒性，并可能致癌，因此，需要密切监测。也有用 TNF 抑制剂治疗该病的报道。一项双盲、安慰剂对照试验显示，依那西普可有效控制白塞病的大多数皮肤黏膜表现。其他报道认为阿达木单抗和英夫利昔单抗有效。2008 年欧洲抗风湿联盟（EULAR）制定了一个治疗白塞病各种系统表现的治疗推荐意见。

七、预后

大多数白塞病患者的病程多变，复发和缓解交替。首发症状出现后延误诊断并不少见。大多数患者先有皮肤黏膜表现，眼和神经系统表现可在确诊后几年内出现。有复杂性口疮的患者可能代表一类顿挫型白塞病，应定期随访和专科会诊，监测是否出现其他符合诊断标准的异常病变。致残率最高的是眼部病变（2/3 的患者）、血管受累（1/3 的患者）和中枢神经系统疾病（10%～20% 的患者）。眼部受累是最常见的致残原因，眼部表现如后葡萄膜炎和视神经炎可导致失明。白塞病病死率较低，一般与肺或中枢神经系统受累或肠穿孔有关。

第十四章

重叠综合征

在疾病分型中，依据症状和体征归类起着重要的先导作用。随着对疾病认识的深入，人们可以按照独特的病理学表现、特异的实验室检查及遗传相关性来更为精确地定义疾病分组。在目前的分类中，自身免疫性结缔组织病（AICTD）包含以下6种：

（1）系统性红斑狼疮（SLE）。

（2）硬皮病（Scl）。

（3）多发性肌炎（PM）。

（4）皮肌炎（DM）。

（5）类风湿关节炎（RA）。

（6）干燥综合征（SS）。

这6种典型的AICTD都是描述性综合征，没有诊断的金标准。诊断一种分化良好的AICTD通常很容易，无须进行广泛的检查。但在早期，它们常有许多共同的表现，如雷诺现象、关节痛、肌痛、食管功能失调和抗核抗体（ANA）阳性，此时往往不易诊断，此时通常称之为未分化结缔组织病（UCTD）。这些患者中大约有35%具有临床上的重叠症状，大多数则分化为与某一传统AICTD相一致的临床表型。某些情况下，一种AICTD可随时间推移演变为另一种AICTD。

向典型的AICTD演变或维持重叠状态，常与特定的血清学指标和主要组织相容性抗原（MHC）有关。尽管大部分风湿病学家偏爱用典型的AICTD范例来思考病例，但应用血清学检查和人白细胞抗原（HLA）分型将有助于更好地理解疾病的临床表现和预后。在这方面已有一项研究对重叠综合征与血清学的相关性做了详细的分析，为理解AICTD的临床异质性提供了新的认识。自身抗体的临床相关性已有很多报道（表14－1）。

表14－1　自身抗体与临床表现之间的关系

自身抗原	临床相关性
类风湿因子	RA，侵蚀性关节炎，冷球蛋白血症
环瓜氨酸肽	RA
核小体	SLE，Scl，MCTD
蛋白酶体	SLE，PM/DM，干燥综合征，多发性硬化
Sm snRNP	SLE
组蛋白H1、H2A、H2B、H3、H4	SLE，UCTD，RA，PBC，泛发性硬斑病
核糖体P	SLE精神症状
dsDNA	SLE，肾小球肾炎，血管炎
ACL/β_2－糖蛋白	SLE，血栓形成，血小板减少，流产
非β_2－糖蛋白依赖性ACL	MTCD（与APL综合征无关）

自身抗原	临床相关性
U1 - RNP 的 68kD 肽段	MCTD，雷诺现象，肺动脉高压
U1 snRNP	MCTD，SLE，PM
hnRNP - A2（也称为 RA - 33）	MCTD，RA，SLE 和 Scl 中侵蚀性关节炎
Ro/La	干燥，SLE，先天性心脏传导阻滞，光敏感，PBC
胞衬蛋白	干燥，青光眼，烟雾病
血小板衍生生长因子	弥漫性和局限性 Scl
拓扑异构酶 Ⅰ（Scl - 70）	弥漫性 Scl 伴明显的器官受累
着丝点	局限性 Scl，CREST，雷诺现象，肺动脉高压，PBC
Th/To	局限性 Scl
U3 - snRNP	局限性 Scl
hnRNP - 1	Scl（弥漫性早期及局限性）
RNA 聚合酶 Ⅰ 和 Ⅲ	Scl（弥漫性伴肾血管性高血压）
核仁纤维蛋白	严重的全身性 Scl
Ku	肌炎重叠，原发性肺动脉高压，Graves 病
U5 - snRNP	肌炎重叠
PM/Scl	肌炎与关节炎、皮肤损害、技工手重叠
信号识别颗粒	肌炎重叠（严重的心脏病病程）
抗合成酶（Jo - 1、PL - 7、PL - 12）	肌炎与关节炎和间质性肺病重叠
Mi - 2	皮肌炎
蛋白酶 3	肉芽肿性血管炎（既往称 Wegener 肉芽肿），肺毛细血管炎
髓过氧化物酶	Churg - Straus，寡免疫沉积型肾小球肾炎
内皮细胞	肺动脉高压，严重指端坏疽
α - 烯醇化酶	白塞病，RA，MCTD，Scl，大动脉炎
血管紧张素转化酶 2	AUCTD 伴血管病变

注：ACL：抗心磷脂；AICTD：自身免疫性结缔组织病；APL：抗磷脂综合征；CREST：钙质沉着、雷诺现象、食管功能障碍、指端硬化和毛细血管扩张综合征；DM：皮肌炎；hn：核不均一；MCTD：混合性结缔组织病；PBC：原发胆汁性肝硬化；PM：多肌炎；RA：类风湿关节炎；RNP：核糖核蛋白颗粒；SLE：系统性红斑狼疮；sn：小核；UCTD：未分化结缔组织病。

第一节　流行病学

AICTD 的发病率报道不一，与研究方法、自然偏差及种族差异有关。通常认为干燥综合征最高（0.5%～3.6%），而 SLE 的发病率较低［（15～50）/10 万］。硬皮病、多肌炎、皮肌炎属于较为少见的 AICTD，其发病率低于 10/10 万。越来越多的证据证实，硬皮病和肌炎重叠综合征较单纯的硬皮病和肌炎更为常见。唯一的关于重叠综合征的流行病学调查来自日本，报道的混合性结缔组织病（MCTD）的发病率为 2.7/10 万。MCTD 通常散发，但也有一些家族聚集性发病的报道。与 SLE 不同，日光照射不会加重 MCTD 患者的病情。同样，尽管在普鲁卡因胺治疗初期会短暂出现抗 RNP 抗体，尚未发现药物暴露与 MCTD 的发病有关。迄今为止，仅有氯乙烯和二氧化硅被认为是 MCTD 的环境致病因素。

第二节 自身免疫与重叠综合征

令人信服的证据表明，自身免疫常常由亚细胞颗粒成分来源的抗原诱导产生，特别是剪接体、核小体和蛋白酶体。

（一）剪接体成分的自身免疫性

剪接体的某些成分是 AICTD 中自身免疫的常见靶点。此外，与在凋亡中一样，这些分子的翻译后修饰似乎常与增强的免疫原性相关。剪接体是由大约 300 个不同的蛋白质和 5 种 RNA 组成的复杂的核颗粒，参与了前体信使 RNA（pre－mRNA）转变为成熟的“剪接 RNA”的过程。作为自身免疫抗原靶点的剪接体亚单位主要有两种：①小核核糖核蛋白颗粒（snRNP）；②核不均一 RNP 颗粒（hnRNP）。

snRNP 是与蛋白质结合的包含 80 ～ 350 个核苷酸序列的小 RNA 片段。此类 RNA 含有大量的尿嘧啶核苷酸，因此称为 U－RNA；根据免疫沉淀法，U－RNA 可分为 5 种不同类型（U1、U2、U4、U5 和 U6 RNA）。这些复合物的自身抗体主要针对其蛋白质成分。抗 Sm 抗体可沉淀出 5 种蛋白质，分子量分别为 28 000（BvB）、16 000（D）、13 000（E）、12 000（F）和 11 000（G）；这 5 种多肽是 U1、U2、U4、U5 和 U6 RNA 所共有的。抗 RNP 自身抗体沉淀出 3 种蛋白质，分子量分别为 68 000（70K）、33 000（A’）和 22 000（C）；这些多肽与 U1－RNA 有独特的相关性。70kD 的抗 RNP 抗体被认为与 MCTD 有较为特异的临床相关性，其免疫优势表位包含 125 位氨基酸残基，两侧连接着 119－126 位的重要构象残基。另一方面，抗 Sm 抗体则与 SLE 相关。

hnRNP 是真核细胞核中最为丰富的一类蛋白质，包含 pre－mRNA 及 30 个与之结构相关、分子量为 33 ～ 43kD 的小蛋白质。9 种 hnRNP 核心蛋白被命名为 A1、A2、B1a、B1b、B1c、B2、C1、C2 和 C3。一种以 33kD hnRNP－A2 为靶抗原的被称作抗 RA33 抗体的抗体特别令人感兴趣，因为它可见于大约 1/3 的 RA、SLE 和 MCTD 患者血清中。它也与 SLE、硬皮病和 MCTD 患者的侵蚀性关节炎相关，能预示早期多关节炎患者最终将发展为 RA，但此种相关性并不见于硬皮病（无侵蚀）、PM 或 PM/Scl、PM/DM 重叠。hnRNP－A2 的抗原表位含有两个 RNA 结合区：N 末端和富含甘氨酸的 C 末端。不同的疾病可针对不同的 RNA 结合区域。例如，RA 和 SLE 血清优先与第二 RNA 结合区域反应，而 MCTD 血清则作用于跨越两个 RNA 结合区域的表位。

（二）核小体成分的自身免疫性

核小体是染色质的基本组成单位，是含有组蛋白 H2A、H2B、H3 和 H4 各两个拷贝的八聚体，周围环绕着约含 146 个碱基对的 DNA。在凋亡过程中，核酸内切酶裂解染色质、释放核小体颗粒至细胞质，随后迁移至死亡细胞表面而能接近 B 细胞受体。自身免疫的发生与对凋亡释放物质的吞噬缺陷有关。抗核小体抗体针对的是完整的核小体上的抗原决定簇，而非其组成成分——DNA 和组蛋白。在一项对患有 13 种不同 AUCTD 的 496 名患者和 100 名丙肝患者的研究发现，抗核小体抗体见于 SLE（71.7%）、Scl（45.9%）和 MCTD（45%）患者的血清中。

（三）蛋白酶体成分的自身免疫性

26S 蛋白酶体是一种亚细胞大颗粒，参与泛素化蛋白的降解，产生由 MHC Ⅰ类分子递呈的肽段。有很好的证据表明，它可能是 AICTD 自身免疫反应的靶点。已有报道，在自身免疫性肌炎、SLE 和原发性干燥综合征中可出现抗蛋白酶体亚单位抗体。此外，循环中 20S 蛋白酶体（c20S）亚单位似乎与 MCTD 和 SLE 疾病活动相关。

（四）自身免疫的产生

对某种细胞内结构成分如剪接体的抗体应答会导致整个颗粒被抗原递呈细胞摄取，这样所有组成颗粒的蛋白质都能被作为抗原加工，并连接在 HLA Ⅱ类分子的亲和位点，以抗原肽形式表达。由于 HLA 分子的多态性，可产生也针对一些其他抗原的多样化的抗体反应，这一过程称为表位扩展，在抗体应答的发展中起重要作用，见于多种结缔组织病。例如，已证实，对 U－RNP 复合物中某一组分的免疫反应可以诱导产生针对其他组分的多种自身抗体。通过这种方式，免疫应答能随着时间推移发生改变，而这一变化常与临床表现的变化相关。

T 细胞受体与 HLA 分子递呈的抗原肽之间的相互作用对自身免疫的产生至关重要。70kD 及抗 UIRNP 抗体应答与 HLA－DR4 和 DR2 表型相关。在一种 MCTD 转基因小鼠模型中，大多数 T 细胞针对的都是 70kD 抗原 RNA 结合区内数量有限的表位。HLA－DB 基因的 DNA 序列分析显示，DR2 和 DR4 阳性患者在 β 链第 26、28、30、31、32、70 和 73 位上具有一组共同的氨基酸，并由此形成抗原结合袋。据推测，这两种 HLA 亚型代表着一种重要的遗传特异性，使抗原肽递呈至相应 T 细胞受体。与抗 U1RNP 应答相关的 HLA－DR4/DR2 上的共同表位与 RA 中 HLA－DR4/DR1 的共同表位不同。70kD 多肽具有数个不同表位，其中最具一致性的序列是 KDK DRDRKR RSS RSR。这一区域可优先与 MCTD 血清结合，而 SLE 血清对其无作用。在不同疾病中，针对剪接体的自身免疫应答具有不同程度的表位扩展特征。SLE 中针对 snRNP 和 hnRNP 的抗体谱最为广泛；针对 snRNP 和 hnRNP 的限制性抗剪接体抗体谱见于 MCTD；而在 RA 中抗剪接体抗体谱仅局限于抗 hnRNP 抗体。总的来说，自身免疫性疾病的特征是产生多种能识别进化中保守分子的自身抗体。这些“隐藏”的细胞内分子能成为自身抗原的机制还需要进一步研究，目前最主要的两个理论是凋亡修饰和分子模拟。

凋亡时被修饰的蛋白质能绕过机体对自身蛋白质的耐受，被递呈给免疫系统。虽然风湿性疾病的自身抗原没有共同的结构或功能，但是它们具有聚集成簇和集中于凋亡细胞表面囊泡的共同表现。小囊泡中含有内质网碎片和核糖体以及核糖核蛋白 Ro。大囊泡（凋亡小体）中含有核小体 DNA、Ro、La 和 sriRNP。在凋亡过程中，一些酶系统上调，发挥裂解蛋白质的翻译后修饰作用，包括瓜氨酸化、磷酸化、去磷酸化、谷氨酰胺化、结合泛素，使分子更具有抗原性。例如，U1－70K 蛋白被半胱氨酸蛋白酶 3 裂解后，转变成去除 C 末端的片段，其中含有一个主要 B 细胞表位，能够优先被自身免疫血清识别。

引起首次抗体应答的最初刺激物可能是一种具有类似于自身抗原表位肽段区域的非自身蛋白，即所谓的分子模拟。感染、毒素、药物及紫外线等环境因素可以诱导及加速凋亡。分子模拟的主要限制在于抗原序列必须经过 TCR 识别。辅助 T 细胞（$CD4^+$）通常识别 HLA Ⅱ 类分子结合的含 12～16 个氨基酸的肽段。然而，在一些情况下可以识别更小的肽段，有时它们比亲体配体更具免疫刺激性。这样 T 细胞识别的抗原高度退化，使分子模拟的潜力得以扩展。例如，这些分子包含有五肽，其折叠倍数远大于含 12 位氨基酸残基的多肽。针对免疫分子复合物某一组分的免疫应答一旦发生，复合物上的其他蛋白/表位可通过同样的表位扩展过程也产生抗原性。

第三节　未分化结缔组织病

风湿病学家在临床上常会见到一些患者血清 ANA 呈弱阳性，同时有一些非特异症状，如关节痛、乏力、怕冷等。关键的问题是：“这些患者会进展为结缔组织病吗”或“他们有纤维肌痛症吗?”

这个问题的答案并不总是显而易见，因为纤维肌痛症不是一个排除性诊断，它常与明确分化的结缔组织病并发存在，且与寒冷刺激引起的血管痉挛相关。图 14－1 列出了 UCTD 的诊断流程。在 CTD 的早期阶段，可能有一个或两个可疑的临床和实验室表现，但常难以进行确定性诊断。在此情况下，适合诊断 UCTD。此类 UCTD 中多数患者有雷诺现象，伴有或不伴有不明原因的多关节痛及 ANA 阳性，ANA 通常为单一特异性，多见抗 Ro 或抗 RNP 抗体。一项对 665 例 UCTD 患者进行的 5 年随访研究显示，只有 34% 的 UCTD 患者进展为诊断明确的结缔组织病，其中，RA 占 13.1%，干燥综合征占 6.8%，SLE 占 4.2%，MCTD 占 4.0%，硬皮病占 2.8%，系统性血管炎占 3.3%，PM/DM 占 0.5%。一些特定的临床表现组合能预示进展为某种确定的 CTD 的可能：多关节炎伴抗 U1－RNP 抗体阳性易发展为 MCTD，口眼干燥并发抗 SS－A/SS－B 抗体阳性易发展为干燥综合征，雷诺现象并发核仁型 ANA 阳性易发展为硬皮病，多关节炎并发高滴度的类风湿因子易发展为 RA，而发热或浆膜炎并发均质型 ANA 阳性或抗 ds－DNA 阳性易发展为 SLE（表 14－2）。甲襞微循环的病理类型可预示 UCTD 进展为系统性硬化症

（SSC）或 MCTD 的风险。另有报道，维生素 D 水平降低是发生 UCTD 的风险因素，因此，对所有这类患者应进行检测并予以纠正。

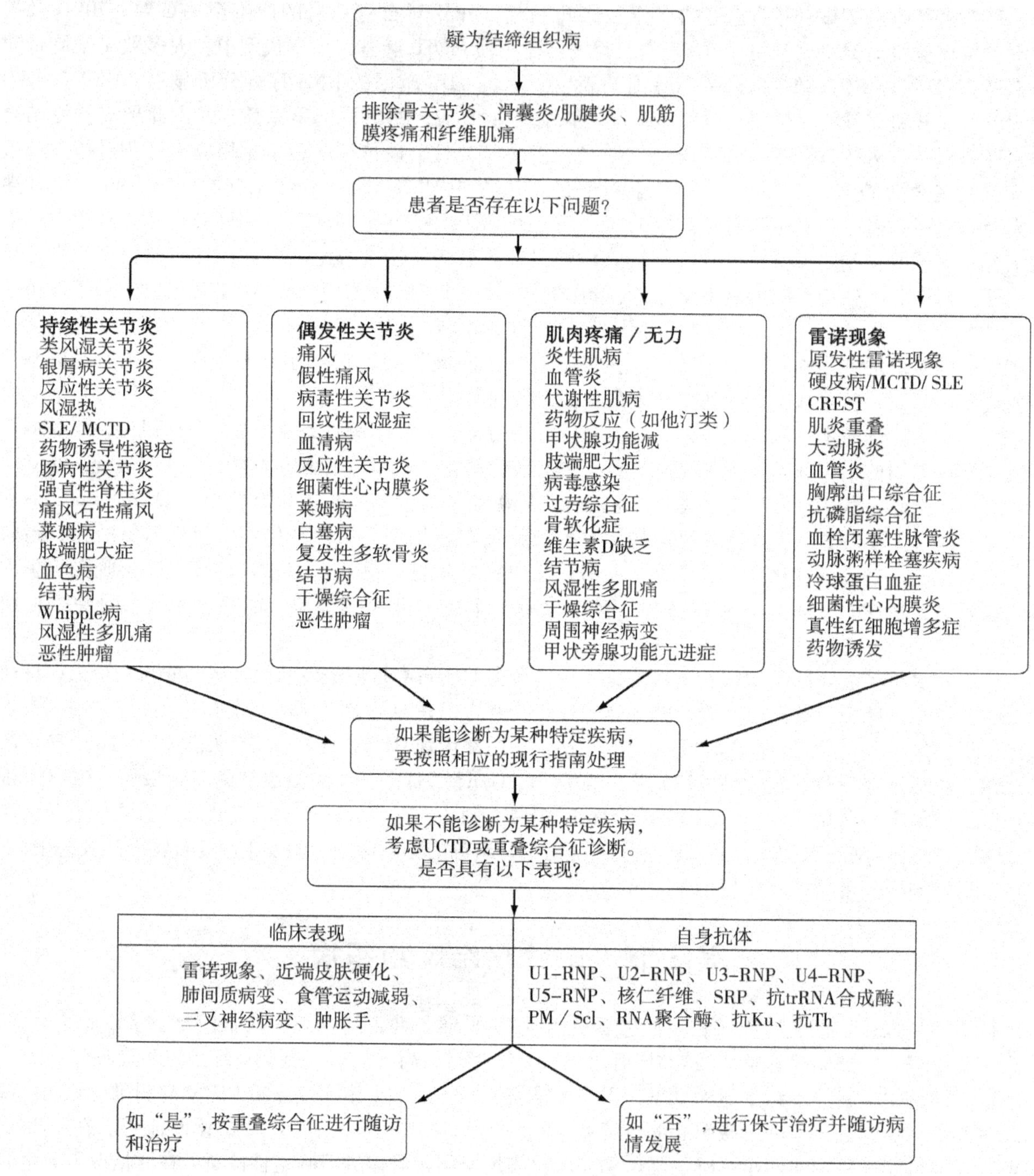

图 14－1　未分化结缔组织病（UCTD）患者的评估流程。CREST：钙质沉积、雷诺现象、食管运动功能障碍、指端硬化、毛细血管扩张；MCTD：混合性结缔组织病；SLE：系统性红斑狼疮

表 14－2　与纤维化相关的疾病

局灶性
硬斑病
硬肿

硬化性黏液水肿
嗜酸性筋膜炎
阴茎硬结
腱膜挛缩
厚皮性骨膜病综合征
特发性肺纤维化
硬化性胆管炎
原发性胆汁性肝硬化
隐源性纤维化
系统性
硬皮病
转移性类癌
腹膜后纤维化
移植物抗宿主病
肾源性系统性纤维化
淀粉样变

第四节 硬皮病重叠综合征

某些纤维化病变可能与硬皮病相似。硬皮病本身在疾病表现上有广泛的异质性，从预后较差的弥漫性皮肤病变到预后良好的局限性皮肤受累。此外，一些 Scl 患者常重叠有其他结缔组织病。多数情况下，这些重叠发生在没有明显皮肤受累（无皮肤硬化的硬皮病）或伴有疾病——CREST 的局限型的患者。大约 90% 的 Scl 患者 ANA 阳性。硬皮病相关抗体包括：拓扑异构酶 I （Scl - 70)、抗着丝点（ACA）抗体、hnRNP - I、RA33、p23、p25、RNA 聚合酶 - Ⅰ（RNAP - 1)、RNA 聚合酶 - Ⅲ（RNAP - Ⅲ)、U1 - RNP、PM - Scl、核仁纤维蛋白、组蛋白、Ku、内皮细胞和 Th/To。

一项德国的注册研究报道，在 1 483 例 SSc 患者中存在两种脏器受累模式。局限性远端皮肤受累（从肢体远端到膝部和肘部）占 46% （dcSSc 组），另 33% 为进展性全身型硬皮病（迅速累及躯干、面部和四肢，dcSSc 组）。重叠综合征见于 11%，还有 8% 属于未分化的。脏器受累程度各亚型间不同。例如，肌肉骨骼累及分别见于 68% 的重叠型和 57% 的 dcSSc 型。肺纤维化（56%）和肺动脉高压（19%）在 dcSSc 型中最为多见，但肺动脉高压也见于 15% 的 dcSSc 患者。

特异性抗体类型往往与疾病的病死率和致残率相关。具有抗着丝点抗体、抗 U3 snRNP 抗体和抗 Th/To 抗体的患者易患局限型 Scl；而抗 Scl - 70 抗体、ACA 及抗 RNAP 抗体与弥漫性皮肤受累及系统损害有关。抗 PM/Scl 抗体阳性患者可能存在肌炎/硬皮病重叠，且易发生肺间质病变。约 60% 的硬皮病患者有明显的滑膜炎，35% 的患者 RF 阳性。Scl 中侵蚀性关节炎与抗 RA - 33 抗体有关，在这类重叠综合征患者中，Scl 常表现为不完全性 CREST。已有记载，局限性硬皮病常与原发性胆汁性肝硬化（PBC）重叠，与之相关的特异性抗体是抗线粒体抗体。相反，10% ～ 29% 的 PBC 患者抗着丝点抗体阳性，其中约一半的患者有 CREST 综合征的一些表现。因此，这两种疾病在血清学上的重叠比在临床表现上的重叠更常见。硬皮病中轻度肌肉受累并不少见，约占 50% ～ 80%。欧洲的一项对 114 名硬皮病重叠综合征患者的回顾性研究报道，95% 的患者 PM/Scl 抗体阳性，其中 80% 有炎性肌病。这种“硬化性肌炎”与 MCTD 不同，它可以同时存在皮肌炎的表现（肌痛、肌炎、Gottron 征、向阳性皮疹、钙质沉着），但是无典型 MCTD 中特征性的 SLE 样表现。这些患者大部分有双手致畸性关节炎。通常病程缓慢而呈良性，大多数对激素敏感。硬皮病狼疮重叠较为少见。但是，Scl 患者常存在 ACA 和 Scl - 70 之外的其他抗核抗体。

非硬皮病的纤维化病变在起始阶段可能被误诊为硬皮病重叠，但尽管这些疾病会有一些系统受累，它们很少会出现与其他 AICTD 重叠的表现。

肾源性系统性纤维化（NSF）是一些患者在应用含钆造影剂后产生的一种纤维化疾病，多数患者原有肾病史。组织学上可见成纤维细胞增殖、胶原束增厚和黏蛋白沉积，与硬化性黏液水肿相似。其临床表现由最初的局部皮肤硬结迅速扩展。面部一般不受累，但肘部和膝部可出现关节挛缩，难治性病例还可发生肺部和神经等系统受累。NSF 通常对皮质类固醇及免疫抑制剂治疗无效。

嗜酸性筋膜炎表现为四肢局限性硬皮病样皮肤病变。发现外周嗜酸粒细胞增多和高球蛋白血症有助于该病的正确诊断。最终诊断取决于皮肤全层活检见到筋膜的弥漫性炎症。初始治疗可给予皮质激素（泼尼松 0.5 ～ 1mg/kg），剂量根据临床疗效递减；部分患者需要给予中等剂量的皮质激素维持长达 2 年。难治性病例也可以用甲氨蝶呤和霉酚酸酯。

硬化性黏液水肿以皮肤黏蛋白增多为特征，常伴丙种球蛋白病，多为 IgM 和轻链型。黏液性皮损表现为面、颈和四肢的蜡样丘疹。当丘疹融合时可被误认为硬皮病。可出现吞咽困难，近端肌无力，肺部、心脏和肾病变等系统受累。本病治疗较为困难，初治时常尝试应用皮质激素，有报道静脉丙种球蛋白和沙利度胺对难治性病例有一定疗效。

硬肿症是一种皮肤黏蛋白增多症，起病时常伴有发热症状，可自发缓解。慢性病程者与多发性骨髓瘤和糖尿病引起的副蛋白血症有关。患者真皮层增厚，伴胶原蛋白糖基化增加，与糖尿病皮肤僵硬综合征类似。面部和颈部经常受累，而影响到手足者较少。罕见脏器受累，但有时可见单克隆丙种球蛋白病。此类病例需排除淋巴瘤的可能。局部放疗对难治性病例有一定作用。

第五节　肌炎重叠综合征

多肌炎（PM）、皮肌炎（DM）以及包涵体肌炎（IBM）均属于典型的特发性炎性肌病（IIM）。然而，在 SLE、Scl、MCTD 及干燥综合征患者中也可能存在着与 IIM 相似的临床表现和检查结果。这样的重叠，尤其是与硬皮病，在较典型的多肌炎更为多见。临床上出现重叠症状时，最常与一些特定的自身抗体相关，如抗 PM/Scl 抗体、抗 - Ku 抗体、U1 - RNP、Jo - 1、SRP 和 ARS。与多肌炎相关的关节病以关节半脱位畸形（尤其是远端指间关节和拇指关节）为特征，而关节的侵蚀程度较轻微。肌炎重叠综合征可见于抗氨酰 trRNA 合成酶（ARS）抗体阳性的患者。ARS 是一组催化特定氨基酸与其转运 RNA 相结合的酶，其中最为相关的是抗 Jo - 1 抗体（组氨酸 trRNA 合成酶）。与不同抗合成酶抗体关联的临床综合征症状相似，呈反复发作，以炎性肌炎、发热、雷诺现象及皮损（技工手）为特征。ARS 的关节炎初始时可类似 RA，出现炎性关节炎和结节，但不发生侵蚀。抗 ARS 抗体阳性的患者往往先有间质性肺病，而后出现肌病。抗 U1 - RNP 抗体阳性患者相关的肌炎往往见于 MCTD。抗信号识别颗粒（SRP）抗体在 Scl/PM 重叠综合征的患者中阳性率为 4%，这些患者往往表现为严重、迅速进展的肌炎，病理上可见明显的肌纤维坏死，但炎症细胞浸润较少。

2006 年，一项对 100 例法国和加拿大 IIM 患者的长期临床随访研究表明，应当放弃使用 Bohan 和 Peter 对炎性肌病的分类标准，因为 60% 的 IIM 患者存在着重叠综合征。在这项研究中，重叠综合征是指符合 Bohan 和 Peter 分类标准中的任一种炎性肌病，同时至少并发有一项重叠特征的临床表现或具有以下一种自身抗体：合成酶、着丝点、拓扑异构酶 Ⅰ、RNA 聚合酶 Ⅰ 或 Ⅲ、Th、U1 - RNP、U2 - RNP、U3 - RNP、U5 - RNP、PM/Scl、Ku、SRP 和核孔蛋白（表 14 —3）。据报道，将典型的 PM/DM 与重叠综合征区分开对于治疗及判断预后具有重要意义，因为 PM 往往为慢性病程，50% 的患者对皮质激素初始治疗不敏感。纯粹的皮肌炎并不总是呈现慢性病程，但多数对皮质激素初始治疗敏感。另一方面，肌炎重叠综合征（往往伴有硬皮病表现）几乎都对皮质激素治疗有效（约 90% 的反应率）。如果依据抗体来区分重叠综合征，那么抗合成酶、SRP、核孔蛋白抗体是激素抵抗型肌炎的标志物，而抗 U1 - RNP、PM/Scl 或 Ku 抗体则为激素敏感的标志物。自身免疫性肌炎患者，尤其是皮肌炎患者，发生肿瘤的风险增高，但在多大程度上、间隔多长时间来进行肿瘤筛查仍是个问题。现在已清楚，针对155kD和140kD蛋白质的特异性抗体（抗155/140抗体）标志着并发肿瘤的风险显著增高，如果出现，有必要进行彻底的肿瘤筛查。

表14—3　炎性肌病的建议分类

缩写	描述
PM	纯粹的多发性肌炎
DM	纯粹的皮肌炎
OM	肌炎重叠：肌炎并发至少一项重叠的临床表现和（或）重叠的自身抗体
CAM	肿瘤相关的肌炎：具有副肿瘤综合征的临床表现，不伴有重叠自身抗体或抗Mi－2抗体
Bohan与Peter的肌炎定义	
1. 对称性近端肌无力	
2. 血清骨骼肌酶谱增高	
3. 肌电图三联征：短时限、低波幅、多相运动电位；纤颤波、正锐波和插入性激惹；奇异的高频放电	
4. 肌肉活检示变性、再生、坏死、吞噬异常以及间质单核细胞浸润	
5. DM的典型皮疹，包括向阳性皮疹、Gottron征和Gottron疹	
确定的肌炎：PM符合4个标准（不伴皮疹），DM符合3或4个标准（加上皮疹）	
拟诊的肌炎：PM符合3个标准（不伴皮疹），DM符合2个标准（加上皮疹）	
可能的肌炎：PM符合2个标准（不伴皮疹），DM4符合1个标准（加上皮疹）	
临床表现重叠的定义	
炎性肌病加上以下临床表现至少一项：多关节炎、雷诺现象、指端硬化、掌指关节近端皮肤硬化、指部典型的SSc样钙质沉着、食管下段或小肠运动减弱、DLCO低于正常预测值的70%、X线胸片或CT示间质性肺病、盘状狼疮、抗天然DNA抗体加低补体血症、美国风湿病学会SLE诊断标准11项至少符合4项、抗磷脂综合征	
自身抗体重叠的定义	
抗合成酶（Jo－1，PL－7，PL－12，OJ，EJ，KS）抗体、硬皮病相关抗体（硬皮病特异性抗体：着丝点、拓扑异构酶Ⅰ、RNA聚合酶Ⅰ或Ⅲ、Th，与硬皮病重叠相关的抗体：U1－RNP、U2－RNP、U3－RNP、U5－RNP、Pm－Scl、Ku）及其他自身抗体（信号识别颗粒、核孔蛋白）	
副肿瘤临床表现的定义	
肌炎诊断3年内发生肿瘤，同时缺乏多种重叠的临床表现；且在肿瘤治愈后，肌炎也随之治愈	

第六节　混合性结缔组织病

MCTD由Sharp及其同事提出，1971年他们在一篇文章中报道了一种SLE、Scl和PM的重叠综合征。这是第一个根据特异性抗体命名的重叠综合征，即针对核糖核酸酶敏感的可提取核抗原（ENA）的抗体。在过去的38年间，有很多研究都对此抗体系统（现在称作U1－RNP）与临床的相关性进行了探索。

（一）血清学特征

MCTD这一概念的基本前提条件是：存在高滴度抗U1－RNP抗体，并在预后和治疗等方面影响着AICTD的表现。诊断MCTD的第一线索通常是：出现高滴度的斑点型ANA。滴度常大于1：1 000，有时超过1：10 000。若出现这种情况，应检测抗Ul－RNP、Sm、Ro和La抗体。同时也需注意有无抗双链DNA和组蛋白抗体，因为MCTD患者血清中主要存在的是抗U1－RNP抗体。MCTD患者偶尔有一过性抗dsDNA、Sm和Ro抗体。然而，当这些抗体作为主要的抗体持续存在时，临床上常与典型的SLE更为相符。针对70kD抗原（尤其是在凋亡形态时）的抗体与MCTD的临床表现最为相关。

（二）临床表现

1. 诊断　MCTD 是一种包含 SLE、Scl 和 PM/DM 特征的重叠综合征。这些重叠表现很少同时发生，往往经过数年才会出现足够的重叠特征，而确诊为 MCTD。疾病早期与 U1 - RNP 抗体相关的最常见的临床表现为手肿胀、关节炎、雷诺现象、炎性肌病和指端硬化。关于 MCTD，目前还没有 ACR 诊断标准，但一项对比研究表明，Alarcón - Segovia 和 Kahn 这两种诊断标准具有最好的敏感性和特异性（分别为 62.5% 和 86.2%）（表 14—4）。若将“肌痛”改为“肌炎”，则敏感性可提高至 81.3%。随着疾病的进展，一些最初诊断为 MCTD 的患者的临床表现可能更符合 SLE 或 RA；在一项长期随访中，一半以上的患者仍符合 MCTD 的诊断标准。SLE、RA、Scl 和 PM/DM 与 MCTD 的临床和血清学特征比较见表 14—5。

表 14—4　混合型结缔组织病诊断标准

	Alarcón - Segovia 标准	Kahn 标准
血清学标准	抗 RNP 抗体血凝法滴度≥1 ：1 600	高滴度抗 RNP 抗体，相应斑点型 ANA 滴度≥1 ：1 200
临床标准	1. 手肿胀	
	2. 滑膜炎	1. 手指肿胀
	3. 肌炎（生物学证实）	2. 滑膜炎
	4. 雷诺现象	3. 肌炎
	5. 肢端硬化	4. 雷诺现象
确诊 MCTD	血清学标准加上至少 3 条临床标准，需包含滑膜炎或肌炎	血清学标准加上雷诺现象及剩下临床标准中至少 2 条

注：ANA：抗核抗体；MCTD：混合性结缔组织病；RNP：核糖核蛋白颗粒。

表 14—5　典型自身免疫性结缔组织病的临床鉴别

临床表现	SLE	RA	Scl	PM	MCTD
胸膜炎/心包炎	＋＋＋＋	＋	＋	－	＋＋＋
侵蚀性关节病	±	＋＋＋＋	＋	±	＋
雷诺现象	＋＋	－	＋＋＋＋	＋	＋＋＋＋
炎性肌炎	＋	＋	＋	＋＋＋＋	＋＋＋
指端硬化	±	－	＋＋＋＋	－	＋＋
非肢端皮肤增厚	－	－	＋＋＋	－	－
间质性肺纤维化	＋	＋	＋＋＋	＋＋	＋
肺动脉高压	＋＋	±	＋	＋	＋＋＋
蝶形红斑	＋＋＋＋	－	－	－	＋＋
口腔溃疡	＋＋＋	－	－	－	＋＋
癫痫/精神病	＋＋＋	－	－	－	－
三叉神经病	＋	－	＋＋	－	＋＋＋
外周神经病	＋＋	＋	±	－	＋＋
横贯性脊髓病	＋＋＋	＋	－	－	＋＋
无菌性脑膜炎	＋＋＋	＋	－	－	＋＋＋
弥漫增殖性肾小球肾炎	＋＋＋＋	－	－	－	＋
膜性肾小球肾炎	＋＋＋	－	－	－	＋＋
肾血管性高血压	＋	－	＋＋＋＋	－	＋＋＋
炎症性血管炎	＋＋	＋	＋	＋	＋
非炎症性血管病变	－	－	＋＋＋＋	－	＋＋＋
食管运动功能障碍	＋	±	＋＋＋＋	＋	＋＋＋

2. 早期症状　大多数最终进展为 MCTD 的患者在早期难以和其他典型的 AICTD 区分。诊断 MCTD 需要同时出现 SLE、Scl 和 PM 样表现的假设是错误的。在 MCTD 早期，这种重叠很少出现，但随着病程的发展，重叠表现常会序贯发生。在疾病早期，大多数患者易有疲劳，可出现意义不明的肌痛、关节痛和雷诺现象。此时诊断 RA、SLE 或未分化结缔组织病（UCTD）似乎更为合适。若患者出现手或手指肿胀及高滴度斑点型 ANA 时，应密切随访有无重叠征象的发展。UCTD 患者出现高滴度抗 RNP 抗体是以后进展为 MCTD 的强有力指征。少数 MCTD 呈急性起病，对后续病程影响不明，其表现包括多肌炎、急性关节炎、无菌性脑膜炎、指（趾）坏疽、高热、急性腹痛和三叉神经病。

3. 发热　发热可成为 MCTD 的最突出临床表现，常无明显诱因。不明原因发热可作为 MCTD 的首发症状；在仔细检查后，多能发现 MCTD 的发热并发有肌炎、无菌性脑膜炎、浆膜炎、淋巴结病或并发感染。

4. 关节　关节痛和僵硬是几乎所有 MCTD 患者的一个早期症状。近 20 年来已日益明确，MCTD 的关节受累比典型的 SLE 更常见、更严重。约 60% 的患者最终可发展为明显的关节炎，常伴有 RA 常见的畸形，如尺侧偏斜、天鹅颈和纽扣花畸形。影像学通常呈现无严重侵蚀性改变的特征，多类似 Jaccoud 关节病。但也可发生破坏性关节炎，包括残毁性关节炎。发生在关节边缘的小的侵蚀，边界通常很清晰，是严重关节病变患者最具特征性的放射线表现。一些患者发生屈肌腱鞘炎、骨水肿及关节周围炎，类似血清阴性脊柱关节病。50% ～ 70% 的患者 RF 呈阳性，实际上，这些患者可能被诊断为 RA，且符合 ACR 的 RA 分类标准。

5. 皮肤和黏膜　多数 MCTD 患者在病程中出现皮肤黏膜改变。雷诺现象最常见，也是 MCTD 最早期的表现之一。常伴有手指肿胀甚至全手水肿。在一些患者中，可出现典型 SLE 患者的皮肤改变，特别是蝶形红斑和盘状红斑。其他表现包括口腔溃疡、干燥症状、口及生殖器溃疡、血管炎性青斑、皮下结节和鼻中隔穿孔。

6. 肌肉　肌痛是 MCTD 患者的常见症状。多数患者无明显的肌无力、肌电图异常或肌酶改变。其原因常不清楚，可能是由轻度的肌炎、身体功能下降或相关的纤维肌痛综合征引起的。MCTD 与 IIM 的炎性肌病组织学上相似，既有 DM 中血管受累的表现，也有 PM 中细胞介导的改变。在多数患者中，肌炎往往在疾病活动时急性发作。这些患者常对短期大剂量皮质激素治疗反应良好。另一种表现形式是轻度的炎性肌病，起病常隐匿，对皮质激素治疗反应较差。与 MCTD 相关的 PM 患者有一些出现明显的发热；另一些可有发热和肌痛病史，曾被诊断为“流感”。

7. 心脏　MCTD 患者心脏全层均可受累。大约 20% 的患者有心电图（ECG）异常。最常见的 ECG 改变是右心室肥大、右心房增大和室内传导阻滞。心脏受累最常见的临床表现为心包炎，报道见于 10% ～ 30% 的患者，而心脏压塞罕见。心肌受累越来越受到重视，一些患者心肌受累继发于肺动脉高压，约见于 20% 的患者且在早期常无症状。早期发现肺动脉高压（PAH）非常重要，因为现在已有更为有效的治疗方法。但 PAH 在早期容易漏诊，一项社区风湿病调查显示，有 13% 的既往未诊断出 PAH 的患者存在右心室收缩压升高（符合 PAH 诊断）。患者出现进行性劳力性呼吸困难时，应考虑 PAH 的可能。二维超声多普勒血流检查是最有效的筛查试验，而确定诊断要求心导管检查静息肺动脉平均压大于 25mmHg。PAH 的发生与 Scl 样的甲襞毛细血管改变、抗内皮细胞抗体、抗心磷脂抗体和抗 U1 - RNP 抗体相关。左、右心功能不全都很常见，当然并不都与 PAH 相关；推荐对所有 MCTD 患者定期行超声心动图检查，尤其是对并发 PAH 者。抗 U1 - RNP 抗体、抗内皮细胞抗体、血清血栓调节蛋白和血管性血友病因子水平增高对预示 PAH 的发生有一定价值。

8. 肺　高达 75% 的 MCTD 患者出现肺受累。出现早期症状如干咳、呼吸困难和胸膜炎性胸痛时应进一步检查。50% 的患者可出现间质性肺病（ILD）。高分辨率 CT（HRCT）是确定 ILD 的最敏感方法。肺受累 HRCT 的最常见表现是间隔增厚和毛玻璃样改变。如果不治疗，ILD 通常进行性发展，25% 的患者在随访 4 年后发展为严重的肺纤维化。肺动脉高压（PAH）是 MCTD 患者最严重的肺病变形式。硬皮病患者的 PAH 通常继发于肺间质纤维化，与硬皮病不同，MCTD 患者的 PAH 通常由缓慢的肺动脉内膜增生及中膜肥厚引起。

9. 肾　最初认为，MCTD 患者肾受累罕见。但经过近 40 年的观察，目前认为，约 25% 的患者出现肾受累。高滴度的抗 U1 - RNP 抗体被认为是不发生弥漫性增殖性肾小球肾炎的相对保护因素，不论是在典型的 SLE 中还是在 MCTD 中。当 ICTD 患者出现肾病变时，其类型通常为膜性肾小球肾炎，多无症状，但有时也可能引起明显的肾病综合征。弥漫性增殖性肾小球肾炎或肾实质、间质病变在 MCTD 罕见。目前已逐渐认识到，MCTD 患者有发生类似于硬皮病中的肾性高血压危象的风险。

10. 消化道　消化道受累是与硬皮病重叠的主要表现，见于 60%～80% 的患者。MCTD 最常见的腹部表现为上消化道运动障碍。另外也有腹腔出血、胆道出血、十二指肠出血、巨结肠、胰腺炎、腹水、蛋白质丢失性肠病、原发性胆汁性肝硬化、门静脉高压、肠壁积气和自身免疫性肝炎的个案报道。MCTD 出现腹痛的可能原因包括肠蠕动减退、腹膜炎、肠系膜血管炎、结肠穿孔和胰腺炎。吸收不良综合征可继发于小肠扩张与细菌过度生长。以慢性活动性肝炎和布 - 加综合征（Budd - Chiari 综合征）为表现形式的肝受累也有报道。与在硬皮病中一样，在结肠的系膜游离缘也可见假性憩室。

11. 神经系统　与 Sharp 原先描述的一致，中枢神经系统（CNS）受累不是 MCTD 的突出临床表现。最常见的是三叉神经病变。一项对 81 例在神经科门诊就诊的三叉神经病患者的回顾性研究发现，与之最为相关的结缔组织病分别是 UCTD（47%）、MCTD（26%）和硬皮病（19%）。感音性耳聋据报道见于近 50% 的 MCTD 患者。与 SLE 中 CNS 受累不同，MCTD 患者极少出现明显的精神病和抽搐表现。头痛较为常见，多为血管源性，与典型的偏头痛类似。这些患者中部分有脑膜刺激征，脑脊液检查显示无菌性脑膜炎改变。MCTD 中无菌性脑膜炎也与对非甾类抗炎药的超敏反应有关，特别是舒林酸和布洛芬。此外，还有一些横断性脊髓炎、马尾综合征、脑出血、视网膜血管炎、眼神经病变、进行性多灶性脑白质病、寒冷性脑缺血、重症肌无力、多神经根病变、脱髓鞘疾病和周围神经病变的散发报道。有报道，脑脊液中抗 U1 - RNP 抗体水平增高，尤其是以抗 70kD 抗体为主，与 SLE 和 MCTD 患者出现弥漫的中枢神经精神受累有关。有不少 AICTD 患者 MRI 可见改变，被称为非特异性亮点（UBO）。多数情况下出现 UBO 时并无神经症状。但是 UBO 的密度和分布常有一些规律，在 MCTD 中倾向于聚集在皮髓质交界处和脑室周围。

12. 血管　雷诺现象是几乎所有最终发展为 MCTD 的患者的早期表现。中小血管的内膜增生和中膜肥厚是 MCTD 的典型血管病变，也是肺动脉高压和肾危象的特征性病理改变。甲襞毛细血管镜和彩色多普勒均有助于鉴别雷诺现象是良性原发性的还是由 MCTD 及其他 AICTD 继发的。大多数 MCTD 患者甲襞毛细血管镜检异常，呈现为毛细血管扩张和缺失，与报道的 Scl 相似。一项血管造影研究报道，患者的中等大小的血管的闭塞发生率较高（图 14 —2）。内皮细胞和抗心磷脂抗体被认为与 MCTD 中内皮功能障碍及动脉粥样硬化发生有关。

13. 血液　血液学异常在 MCTD 中较为普遍。75% 的患者出现贫血，大多数符合慢性炎症性贫血。Coombs 试验阳性见于约 60% 的患者，但明显的溶血性贫血不常见。与 SLE 相同，约 75% 的患者出现白细胞减少，主要累及淋巴细胞，且与疾病活动性有关。血小板减少、血栓性血小板减少性紫癜和纯红再障相对少见。一些研究报道，患者存在低补体血症，但不如在 SLE 中常见，且不与任何临床表现相关。50% 的患者 RF 阳性，通常与程度较重的关节炎相关，特别是同时并发抗 A2/RA33 抗体时。也有抗心磷脂抗体或狼疮抗凝物呈阳性的报道。但与 SLE 不同，它们不依赖于 β_2 - 糖蛋白，且倾向于与血小板减少相关，而与血栓事件无关。

（三）妊娠

报道的 MCTD 产妇和胎儿的发病率差异很大。一项 MCTD 和 SLE 的比较研究发现，两种疾病对患者的生育率无改变，但两者的产次和胎儿流产率都有增加。有研究显示，MCTD 患者的病情在妊娠期间可加剧或在产后可复发，但在其他研究中未获证实。抗内皮细胞抗体与 MCTD 中自发性流产相关。有 1 例新生儿“狼疮”报道，提示抗 U1 - RNP 抗体能通过胎盘致病。

（四）幼年混合性结缔组织病

MCTD 可首发于儿童期。根据一项报道，其平均发病年龄是 10.7 岁。多关节炎和雷诺现象最为常见。脏器受累是进展性的，脏器受累率5年时为20%，10年时为48%。明显的心肌炎、肾小球肾炎、血小板减少、癫痫发作、溶血尿毒症综合征、急性冠状动脉综合征和无菌性脑膜炎都有散在报道。

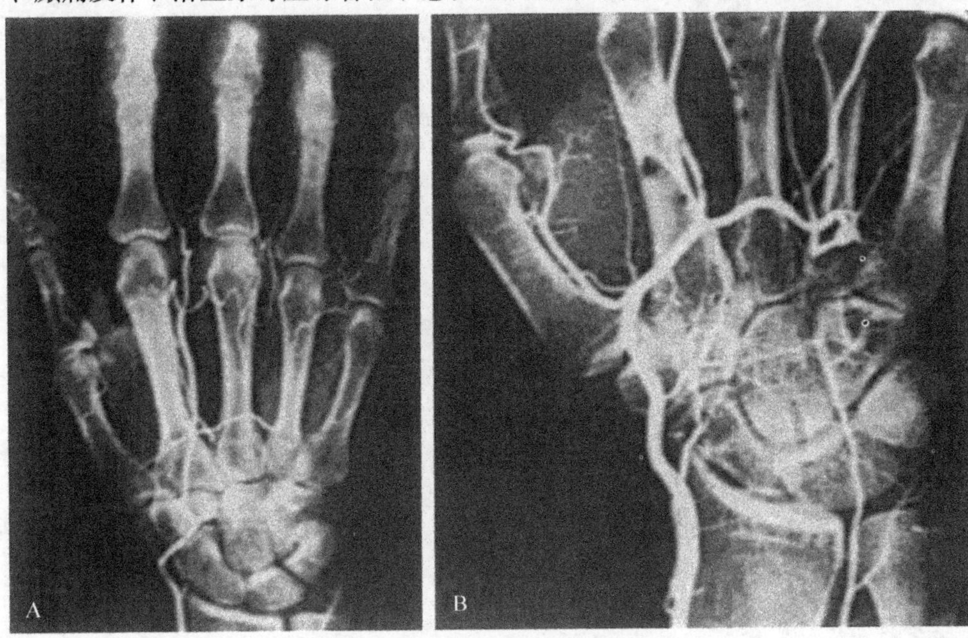

图14—2　A. 数字血管造影显示多处动脉闭塞，伴侧支循环形成；B. 数字血管造影显示尺动脉闭塞

第七节　重叠综合征的治疗

由于缺乏对照研究，如何合理治疗重叠的CTD尚不明确。对其治疗的推荐仍是基于SLE、PM/DM、RA和SSc的传统治疗方法。治疗重叠综合征特定表现的指南见表14—6。几乎所有CTD患者都出现雷诺现象。除了建议防止寒冷刺激外，多数患者可试用钙通道阻滞剂（如硝苯地平）。重度难治性病例可考虑给予外用硝酸盐制剂、内皮素拮抗剂（如波生坦）、磷酸二酯酶5抑制剂（如他达拉非）或前列腺素类似物（如伊洛前列素）。肺动脉高压（PAH）是MCTD的主要死亡原因，患者需要常规进行定期评估以尽早发现病情，因为早期干预是有效治疗的关键。近期PAH治疗方面的进展使病死率和致残率下降。总体上有效的措施包括抗凝和扩血管治疗，如钙通道阻滞剂或前列腺环素类似物。长期静脉应用依前列醇或前列腺环素可改善大多数患者的运动能力、血流动力学和存活率，吸入性伊洛前列素也有相同的治疗效果。静脉输注环磷酰胺和皮质激素对部分患者有效。波生坦是一种口服的内皮素-1拮抗剂，在MCTD中对改善呼吸困难、缓解PAH进展有效。

由于缺乏对照研究，重叠综合征的治疗主要是基于对其临床表现的分析并在此基础上给予相应的常规治疗，如针对炎性关节炎、雷诺现象、炎性肌病、浆膜炎、间质性肺病、PAH和硬皮病样消化道表现等。根据定义，重叠综合征的临床表现是多种多样的，且常随时间变化。这样，每次患者随访时都要对其治疗措施进行重新评估。

表14—6　重叠综合征治疗指南

症状	治疗
乏力、关节痛、肌痛	NSAID、抗疟药、小剂量泼尼松（<10mg/d）；试用莫达非尼
关节炎	NSAID、抗疟药、甲氨蝶呤；考虑TNF抑制剂[a]
雷诺现象	保暖、避免指外伤、避免β-阻滞剂、禁烟；应用二氢吡啶类钙通道阻滞剂（如硝苯地平），α-交感神经阻断剂（如哌唑嗪）；顽固病例考虑内皮素受体拮抗剂（如波生坦）
急性起病的指端坏疽	局部交感神经化学切除（利多卡因受累手指基底部浸润），抗凝剂，外用硝酸酯类；考虑住院应用动脉内前列腺环素；开始内皮素受体拮抗剂治疗

症状	治疗
胸膜炎	NSAID 或短期泼尼松（≈20mg/d）
心包炎	NSAID 或短期泼尼松（≈20mg/d）；心包压塞需要经皮或外科引流
无菌性脑膜炎	停用 NSAID[b]，给予短程大剂量泼尼松约 60mg/d
肌炎	急性起病、重症：泼尼松 60～100mg/d
	慢性、程度较轻：泼尼松 10～30mg/d[c]
	难治性病例考虑甲氨蝶呤和（或）IVIG
膜性肾小球肾病	轻度：无须治疗
	进展性蛋白质尿：试用 ACE 抑制剂；试用小剂量阿司匹林加双嘧达莫
	重度：试用泼尼松 15～60mg/d，加环磷酰胺每月 1 次，或每日应用苯丁酸氮芥
肾病综合征	单用激素有效率低。小剂量阿司匹林联合双嘧达莫预防血栓并发症；ACE 抑制剂减少蛋白质丢失；
	试用泼尼松 15～60mg/d，加环磷酰胺每月 1 次，或每日应用苯丁酸氮芥；可能需要透析或移植
硬皮病样肾危象	ACE 抑制剂
心肌炎	试用激素和环磷酰胺[d]；避免用地高辛[e]
不完全心脏传导阻滞	避免用氯喹[f]
无症状性肺动脉高压	试用激素和环磷酰胺，小剂量阿司匹林和 ACE 抑制剂；考虑内皮素受体拮抗剂（口服波生坦）
有症状的肺动脉高压	静脉前列腺环素，ACE 抑制剂，抗凝剂，内皮素受体拮抗剂（口服波生坦）；试用西地那非；心肺移植
血管性头痛	试用普萘洛尔和（或）阿司匹林隔日一次，350mg
	对症使用曲坦类药物（如舒马曲坦、依来曲坦）
自身免疫性贫血/血小板减少	大剂量激素（≈泼尼松 80mg/d）随临床进程递减。难治性病例考虑达那唑、IVIG 和免疫抑制剂
血栓性血小板减少性紫癜	新鲜冰冻血浆即时输注；可能需行血浆置换并输注去除血小板的 RBC；难治性病例考虑切脾
吞咽困难	轻度：无须治疗
	伴反流：质子泵抑制剂；考虑尼森胃底折叠术
	重度：钙通道抑制剂单用或联合抗胆碱能药物
肠动力障碍	促动力剂如胃复胺和红霉素
	小肠细菌过度生长：四环素、红霉素
骨质疏松	补充钙/维生素 D，雌激素替代或雷洛昔芬；二磷酸盐[g]；鼻吸降钙素；羧基端截断的 PTH 类似物，如 hPTH－（1－34）
胃灼热感/消化不良	床头抬高，禁烟，减轻体重、避免摄入咖啡因；H_2－拮抗剂，H^+ 质子泵阻滞剂；试用甲氧氯普胺（胃复安）；难治性病例要考虑幽门螺杆菌感染
三叉神经病	对于麻木无有效治疗措施；疼痛试用抗癫痫药（如加巴喷丁）或三环类抗抑郁药（如去甲替林）

注：a. 与 MCTD 和 SLE 病情活动相关；b. 舒林酸和布洛芬与过敏性无菌性脑膜炎相关；c. 警惕激素性肌病、无菌性骨坏死和进行性骨质疏松；d. 大剂量有心脏毒性；e. 诱发室性心律失常；f. 诱发完全性心脏传导阻滞；g. 食管受累较严重时不能使用。

ACE：血管紧张素转化酶；IVIG：静脉丙种球蛋白；NSAID：非甾类抗炎药；PTH：甲状旁腺激素；RBC：红细胞；TNF：肿瘤坏死因子。

引起重叠综合征发病的不少症状是间歇性的，且对激素治疗有效（如无菌性脑膜炎、肌炎、胸膜炎、心包炎和心肌炎）。另一方面，肾病综合征、雷诺现象、畸形性关节病、指端硬化和周围神经病通常对激素耐药。多数硬皮病样症状可参考硬皮病的处理常规进行治疗，如肾危象者使用血管紧张素转化酶抑制剂，雷诺现象者使用钙通道抑制剂，胃肠反流疾病使用质子泵抑制剂。肺纤维化病变对激素和免疫抑制剂不敏感，有迹象显示一类新的药物，即酪氨酸激酶抑制剂（如伊马替尼），可能对部分患者有效。

对激素治疗无效的血小板减少、难治性肌炎或溶血性贫血患者，可以考虑给予静脉丙种球蛋白或达那唑。

已有1例MCTD患者并发难治性肌炎采用自体外周血干细胞移植成功的报道。随着治疗时间的延长，对皮质激素总使用量和治疗引起医源性类固醇性肌病、院内感染、无菌性骨坏死或进行性骨质疏松的担忧与日俱增。应常规进行骨密度检查以发现早期的无症状性骨质疏松，并开始给予抗骨吸收药物治疗。除非有禁忌证，所有患者都必须补充钙剂和维生素D。对于需要长期服用皮质激素的患者，应考虑加用抗疟药或甲氨蝶呤，以减少激素的累积用量。抗疟药在伴有分支或束支传导阻滞的重叠患者中使用须慎重，因有导致完全性心脏传导阻滞的可能，伴特异质性肝炎者也须慎用。因为有诱发室性心律失常的风险，洋地黄制剂对伴心肌炎的患者为相对禁忌。据报道，与SLE中一样，肿瘤坏死因子抑制剂依那西普可加重MCTD。利妥昔单抗则对于一些重症难治性抗合成酶抗体综合征患者可能有效。对有严重手部畸形的患者可行软组织松解术和选择性关节融合术。

重叠综合征患者妊娠期的治疗存在一些特殊问题。Doria及其同事提出下述建议：

1. 必须正确告知患者妊娠所存在的风险。

2. 患者应在病情缓解期计划妊娠，这样可以增加孕妇和胎儿的安全性。

3. 患者在妊娠期及产后应由包括风湿病科医生、产科医生和新生儿医生在内的多学科小组进行定期监测。

4. 对于复发的患者，应该给予适当的或在必要时给予积极的治疗，因为疾病活动比药物对胎儿更有害。

在治疗上往往有一种错误倾向，认为所有的重叠综合征患者都需长期服用皮质激素，并假定这些患者的所有临床问题都与他们所患的重叠综合征有关。例如，重叠综合征明显的不适和疼痛可能由肌筋膜痛综合征或纤维肌痛引起，这样就对皮质激素治疗无效。同样，不适和易疲劳的感觉可能与反应性抑郁或患者对环境不适应有关。目前已认识到，早发的动脉粥样硬化是AICTD致死致残一个重要原因，所有重叠综合征患者均需持续进行风险评估，并恰当地治疗高血压和高脂血症。治疗重叠综合征时，需要对不断变化的临床情况进行反复评估，并始终保持对医源性疾病的警觉。与对所有病因未明的疾病一样，有效治疗重叠综合征患者是一个持久而不断演化的挑战。

预后：重叠综合征的预后通常好于典型的AICTD。例如，Troyanov报道了对100例特发性炎性肌病患者的随访，结果表明，在应用一定剂量/疗程的泼尼松初始治疗缓解后，患者的长期预后差异很大；所有PM患者（100%）和绝大多数DM患者（92%）进展为慢性肌炎，而只有58%的重叠综合征患者发生持续的肌病M1。抗合成酶抗体和抗核孔蛋白抗体阳性的重叠综合征患者易发展为慢性疾病，而抗U1－RNP、PM/Scl或Ku抗体阳性的患者较少发生慢性改变。有4种U1 snRNP抗体（如抗70kD、抗A、抗C和抗U1snRNA）中3种者的肾病变较只有1～2种者轻微。肌炎中抗155kD和140kD蛋白质的抗体是并发肿瘤的危险因素。另有确切证据显示，具有高滴度U1－RNP抗体的患者较少发生严重的肾疾病和危及生命的神经系统损害，根据这一说法，MCTD的预后要优于典型的SLE。但是，并非所有MCTD患者的预后都好，进行性肺动脉高压及其心脏并发症可能会导致死亡。Missouri大学对47名MCTD患者进行了38年随访，报道62%的患者呈良性病程，38%疾病持续活动。11人（23%）死亡，其中9人死于肺动脉高压，2人死因与MCTD无关。显而易见的是，重叠综合征的发展常难以预测，大多数患者病程相对良性，但主要器官的受累程度最终决定了疾病的病死率和致残率。

第十五章

周期性综合征

第一节　遗传性周期性发热综合征

本组疾病主要表现为周期性发热伴浆膜、滑膜和（或）皮肤炎症。与其他常见的自身免疫性疾病不同，这类疾病不伴有高滴度自身抗体或自身反应性 T 细胞，因此有时称为自身炎症性疾病。根据临床表现和遗传特点的不同，遗传性周期性发热综合征至少可分为六种疾病类型，其中家族性地中海热（FMF）和高免疫球蛋白 D 血症伴周期性发热综合征（HIDS）呈常染色体隐性遗传，其他包括肿瘤坏死因子（TNF）受体相关周期性综合征（TRAPS）、家族性寒冷性自身炎症综合征（FCAS）、Muckle－Wells 综合征（IWS）和新生儿起病的多系统炎症性疾病（NOMID），即慢性婴儿神经皮肤关节综合征（CINCA）呈显性遗传。分子遗传学研究已经发现四个基因与上述六种临床类型的病变相关。

值得注意的是，部分反复出现不明原因发热的患者起病初期并不能检测到基因突变，也不符合六种疾病任意一种的临床标准。儿童中，周期性发热伴阿弗他口炎、咽炎和颈淋巴结炎的综合征（PFAPA）相对常见。除了上述主要表现，有时还伴腹痛和关节痛。已知的周期性发热相关基因突变可除外诊断，病情常于青春后期或成年早期缓解。

一、家族性地中海热

家族性地中海热是隐性遗传性疾病，主要见于犹太人、亚美尼亚人、阿拉伯人、土耳其人和意大利人，男性较常见。FMF 是由于 MEFV 突变造成的，该基因位于 16 号染色体短臂，由 10 个外显子组成。截至目前已经发现了 70 多种疾病相关 MEFV 突变，多数集中在外显子 10。周期性发热相关基因突变的网络数据库 INFEVERS 提供了 MEFV 突变和多态性的进展更新。高危人群携带率高达 1/3。

MEditerranean FeVer 表达于多形核白细胞以及活化的单核细胞、滑膜和腹膜的成纤维细胞等。多形核白细胞是 FMF 炎症浸润中最主要的细胞类型。MEFV 编码由 781 个氨基酸组成的热蛋白，又称 marenostrin 蛋白。热蛋白 N 末端的 90 个氨基酸是热蛋白结构域（PYD）的原型，可见于 20 多种参与调节炎症和凋亡的人类蛋白中。热蛋白通过 PYD 与含有半胱天冬蛋白酶募集结构域的凋亡相关斑点样蛋白（ASC）相关联，从而调节白细胞介素 1β（IL－1β）的加工和白细胞凋亡。FMF 中热蛋白的变异可导致固有免疫反应增强，这可能是由目前尚未明确的微生物的选择作用造成的。

（一）临床表现和实验室检查

家族性地中海热主要表现为周期性发热，通常持续 1 ～ 3 天，伴或不伴有浆膜炎、滑膜炎或皮疹。儿童可仅有发热表现。首次发作常见于儿童或青少年时期，80% ～ 90% 患者在 20 岁前起病。发病间隔时间因人而异，从数日至数年不等。发热程度和发作类型（腹型、胸膜型或关节型）可随时间变化而发生改变。发作期间，FMF 实验室检查异常包括白细胞增多、急性期反应物升高，包括红细胞沉降率（ESR）、C 反应蛋白（CRP）、纤维蛋白原、结合珠蛋白和血清淀粉样蛋白 A（SAA）等。

几乎所有 FMF 患者病程中均可出现发热和腹痛。腹痛程度从钝痛到全腹弥漫性疼痛不等，重症时可出现腹肌紧张、肠鸣音消失和反跳痛等。此时通常需要行腹腔镜探查，腹腔渗出液可见大量中性粒细胞。反复腹膜炎发作可导致腹腔或盆腔内粘连。腹痛发作期间，便秘常见。胸膜受累通常为单侧性，可不伴有发热。还可出现其他类型的浆膜炎。心包炎少见，罕有心包压塞的报道。睾丸鞘膜是胚胎期腹膜的遗留物，鞘膜炎症可造成单侧急性阴囊疼痛，见于5%青春期前男孩。

FMF关节受累在M694V纯合子基因型的患者中尤为常见。急性单关节炎是FMF最常见的类型，以膝关节、踝关节或髋关节受累为著。关节炎持续时间较浆膜炎长，可有大量关节腔积液，疼痛显著、不能负重。关节腔积液可呈脓性，多形核白细胞可高达100 000/mm^3，但实为无菌性。关节侵蚀性改变罕见。在秋水仙碱用于治疗FMF之前，高达5%的患者可出现慢性髋关节炎，伴继发骨关节炎或骨坏死，需要行关节置换术。FMF还可引起慢性骶髂关节炎，与人类白细胞抗原（HLA）B27或是否应用秋水仙碱无关。关节痛在FMF中常见，但不具有特异性。

FMF特征性皮肤病变是丹毒样皮损，为边界清晰、触痛的肿胀红斑，多位于足背、脚踝或小腿。FMF患者可出现发热性肌痛，但极为罕见，剧烈肌痛可持续数周；组织病理提示血管炎。其他类型的血管炎，包括过敏性紫癜和结节性多动脉炎的出现频率增加。还有无菌性脑膜炎的病例报道，但是否与FMF相关尚未得到证实。

FMF最严重的并发症是系统性淀粉样变（AA型），是急性期反应物SAA沉积造成的，可累及肾、肾上腺、小肠、脾、肺和睾丸等。出现淀粉样变的危险因素包括MEFV基因型为M694V纯合子、男性、淀粉样变的家族史以及SAA1α/α基因型。在秋水仙碱被用于治疗FMF之前，淀粉样变导致的肾衰竭是最常见的死亡原因。淀粉样物质在小肠的沉积可引起吸收不良。心脏受累、神经炎和关节病并不常见。在极少数情况下，淀粉样变是FMF（Ⅱ型）的首发症状。尿常规检查有无尿蛋白是筛查淀粉样变快速且廉价的方法。在持续性蛋白尿患者中，可行直肠活检或肾活检，标本经刚果红染色后在偏振光下检查有无淀粉样变。

在高危人群中出现典型临床表现并且秋水仙碱治疗有效时，并不一定要求行基因检查以证实诊断。基因检测有助于非典型病例的诊断，对于不熟悉FMF及相关综合征的医师也有帮助。但是很多有典型临床表现的FMF患者仅可测得1个MEFV突变，而不是隐性遗传应有的2个突变，少数临床表现符合FMF者未能测得突变。这些现象表明可能存在第二种FMF基因，或存在无法通过现有检测技术测得的MEFV突变。复等位基因的存在进一步增加了基因检测结果解读的难度。复等位基因是指单个染色体上存在1个以上的基因突变，有时在第二个等位基因正常时即足以导致临床症状。因此，尽管存在分子诊断技术，临床判断仍然在诊断FMF中占主导地位。

（二）治疗

FMF的主要治疗方法是每日口服秋水仙碱，可预防急性发作和淀粉样变。75%以上成人患者治疗后几近完全缓解。常用剂量为成人1.2～1.8mg/d，5岁以上儿童剂量与此相同。年幼患儿需减量。淀粉样变患者的治疗目标是将SAA水平降至10mg/L以下。秋水仙碱常见不良反应是腹泻，可通过小剂量起始、逐渐加量和分次服用等方法减少不良反应，还可采取适当措施以避免出现乳糖不耐受现象。神经病变和肌病罕见，主要见于高龄患者和有肾损伤者。妊娠期服用秋水仙碱的患者，其后代出现21－三体的风险轻度增高。在每日口服秋水仙碱的患者中，应用静脉秋水仙碱以阻断急性发作可导致严重毒性反应。重症患者皮下注射干扰素α、IL－1β受体拮抗剂阿那白滞素或阻断TNF－α的生物制剂可能有效，但目前这些治疗仍处于研究阶段。FMF患者伴过敏性紫癜或持续的发热性肌痛时需应用皮质类固醇激素，伴结节性多动脉炎的患者需要环磷酰胺和大剂量皮质类固醇激素治疗。

二、高免疫球蛋白D血症伴周期性发热综合征

高免疫球蛋白D血症伴周期性发热综合征（OMIM 260920）是隐性遗传的自身炎症性疾病，主要见于荷兰或北欧。在1999年发现HIDS与MVK突变有关。MVK编码甲羟戊酸激酶，参与胆固醇和类异戊二烯生物合成。目前INFEVERS网站有50多个疾病相关的MVK突变。HIDS基因突变引起甲羟戊酸激酶活性下降，尿中底物甲羟戊酸水平升高，发热期尤为显著。血清胆固醇水平正常或偏低。MVK突

变导致酶活性完全丧失则可引起甲羟戊酸尿症，该病较为罕见，除了 HIDS 的表现之外，还可出现智能障碍、白内障和生长迟缓。目前认为 HIDS 发病与类异戊二烯缺陷或甲羟戊酸过剩影响固有免疫功能有关。血清 IgD 水平升高在病理过程中并不起主要作用。

（一）临床表现和实验室检查

HIDS 多于婴儿期起病，儿童期免疫接种可加重疾病表现。发作一般持续 3 ～ 7 天。儿童和青少年期每月发作 1 ～ 2 次，成人期后发作减少或病情减轻。感染、外伤、手术和月经是可能的发作诱因。

HIDS 的常见首发症状为寒战和头痛。儿童常可出现弥漫性痛性淋巴结肿大，是 HIDS 的特征性表现。腹痛常见，但腹膜刺激征较 FMF 或 TRAPS 少见。发作时常伴有呕吐和腹泻。皮肤表现多样，包括弥漫性痛性红斑、荨麻疹和麻疹样皮疹。与 FMF 不同，皮疹无游走性，且并非好发于下肢。多达 70% HIDS 患者可有关节痛或关节炎，有时与腹痛同时出现。与 FMF 的单关节炎不同，HIDS 通常表现为多关节炎，大关节受累常见，关节腔积液以粒细胞为主，X 线一般无侵蚀性改变。HIDS 系统性淀粉样变并不常见。

炎症发作期，患者可有白细胞增高和急件期反应物升高。在发现相关致病基因之前，HIDS 的诊断需要满足间隔 1 个月以上的任意两 2 血清多克隆性 IgD 升高（≥100U/mL 或 >10mg/dL）。大多数有 MVK 突变伴反复发热的患者满足该标准，但一小部分 MVK 突变患者具备临床表现但 IgD 正常（无高 IgD 血症的 HIDS）。血清 IgD 水平与严重程度或发作频率无关。80% 以上患者血清 IgA 亦有增加。发作期尿甲羟戊酸水平显著升高。有典型病史的患者，不论血清 IgD 是否升高，可通过尿甲羟戊酸水平增高或存在 2 处 MVK 突变而诊断 HIDS。若患者有典型临床表现、血清 IgD 增高，但无基因突变或尿甲羟戊酸水平正常，则可能属于变异型 HIDS。这类患者代表了病因学的异质性。

（二）治疗

HIDS 尚无明确有效的治疗药物。非甾类抗炎药（NSAIDs）和关节腔内类固醇激素注射可能改善 HIDS 关节炎。皮质类固醇激素、环孢素和静脉免疫球蛋白通常无效。HMG - CoA 还原酶抑制剂如辛伐他丁可有一定效果。在一项 TNF - α 抑制剂依那西普的研究中，两例患者均出现显著改善。个案报道表明，部分患者应用 IL - 1β 受体拮抗剂阿那白滞素或白三烯阻断剂孟鲁司特有效。HIDS 对生存率无明显影响，青春期后发作减少。

三、肿瘤坏死因子受体相关周期性综合征

肿瘤坏死因子受体相关周期性综合征（OMIM 142680）是显性遗传的自身炎症性疾病，与 12 号染色体短臂上编码 TNF 受体 p55 的基因 TNFRSF1A 突变有关。TRAPS 患者炎症期较 FMF 和 HIDS 长，多数持续 1 周以上，有时可长达 4 ～ 6 周。在发现 TNFRS1A 突变之前，曾应用家族性爱尔兰热以及良性常染色体显性家族周期性发热等名称。由于该疾病可见于不同人种，因此目前采用未限定人种的命名 TRAPS 以强调疾病的病理过程。

TNFRSF1A 蛋白，即 TNF 受体 p55，具有 4 个高度保守的富含半胱氨酸的细胞外结构域、1 个跨膜结构域和 1 个胞内死亡结构域。在最初发现的 6 个突变中，5 个是由于单核苷酸突变导致半胱氨酸被其他氨基酸替代。半胱氨酸参与二硫键形成，对维持受体三维构型具有重要作用。此外，之后发现的其余类型突变可干扰氢键形成，或造成受体细胞外结构域氨基酸增加或缺失。目前 INFEVERS 网站的 50 多种 TNFRSF1A 基因突变中，约半数与细胞外半胱氨酸残基被替代有关。尚未发现跨膜结构域或细胞内结构域的基因突变、无效突变（不表达蛋白）或 1 号染色体编码的 p75TNFRSF1B 受体突变。TN-FRSF1A 的两种变异型 P46L 和 R92Q 分别在非洲裔美国人和白种人中出现频率较高，与半胱氨酸突变者相比，这些患者的临床表现谱更为多样。

最初发现 TNFRSF1A 突变时，有关发病机制的研究认为 TRAsPS 是由于细胞表面突变的 TNF 受体不能脱落造成的。正常情况下，p55 受体在细胞活化时经金属蛋白酶裂解而从白细胞表面脱落，可阻断 TNF 信号重复刺激，并作为可溶性受体与膜型受体竞争配体。TRAPS 患者血清中可溶性 p55 受体水平

较正常降低。对3例C52F突变患者的白细胞进行研究，发现细胞活化时胞外结构域的裂解过程受损。在其他TNFRSF1A突变的患者中，除了“脱落缺陷”，还存在突变受体的功能异常，包括与TNF结合减少、凋亡信号减少以及细胞内运输受损等。后者通过多条途径导致非配体依赖性的细胞活化，与TRAPS的显性遗传有关。目前仍未明确TNFRSF1A变异型R92Q对白细胞功能的影响。

（一）临床表现和实验室检查

与其他遗传性周期性发热综合征一样，TRAPS主要表现为反复发热和局部炎症。尽管发作形式各异，但每次持续时间可大于1个月。皮肤表现较为突出，以躯干的游走性红斑最为典型。红斑也可见于四肢，可向肢体远端迁移，伴相应肌群的肌痛。磁共振成像可见炎症累及肌间隔。TRAPS患者眼部受累常见，表现为眶周水肿或结膜炎，葡萄膜炎罕见。症状持续时间较长、典型皮疹、眼部受累以及皮质类固醇激素效果较秋水仙碱显著等特点，均提示TRAPS。

TRAPS发作时伴有显著的急性期反应。系统性AA型淀粉样变见于15% TRAPS患者，可导致肾衰竭。有阳性淀粉样变家族史的患者以及突变导致半胱氨酸残基被替代的患者出现淀粉样变的风险较高。由于存在新发TNFRS1A突变，对于没有家族史但仍反复出现无法解释的炎症病变者，需要考虑TRAPS可能。诊断TRAPS需要具备TNFRS1A突变和相应病史。也有报道患者表现与TRAPS相似，但不存在TNFRSF1A突变，其分子机制尚未清楚。尽管TRAPS发作期症状较重，但呈自限性病程，其预后很大程度上取决于是否出现淀粉样变。

（二）治疗

秋水仙碱不能预防急性发作和淀粉样变。NSAIDs可用于治疗轻症患者，皮质类固醇激素则用于症状较为严重者。服用皮质类固醇激素的患者通常在病程中需要增加激素用量，同时不良反应也随之增加。TNF受体p75融合蛋白依那西普可改善临床表现和实验室指标。在淀粉样变的高危患者，应用适量依那西普使SAA水平降至正常可能对预防淀粉样变的发生或进展有重要意义。近期研究表明TRAPS的病理过程是非配体依赖性的，对于不能耐受依那西普的TRAPS患者，有个案报道表明IL-1β受体拮抗剂阿那白滞素可能有效。

四、Cryopyrin 相关周期性综合征

Cryopyrin相关周期性综合征包括FCAS（OMIM 120100）、MWS（OMIM 191900）和NOMID/CINCA（OMIM607115），其中以FCAS病情最轻、NOMID/CINCA最为严重，均与CIAS1（cold-induced autoinflammatory syndrome 1，寒冷诱导自身炎症综合征1）的显性遗传突变有关。CIAS1编码的蛋白cryopyrin（也被称为NALP3）包含N末端与FMF相关热蛋白相同的PYD，参与核苷酸结合和寡聚化反应的NACHT结构域，以及C末端可与微生物产物相互作用的富含亮氨酸的重复序列结构域。INFEVERS数据库列举的50多种疾病相关cryopyrin突变几乎均位于NACHT结构域，由CIAS1外显子3编码。

Cryopyrin蛋白可形成大分子复合物炎症体，通过激活半胱天冬氨酸蛋白酶-1将31kDa的IL-1β前体裂解为具有活性的17kDa片段。Cryopryin缺陷小鼠可有多种免疫异常表现，在细菌或细菌产物刺激下不能产生活化的IL-1β。Cryopyrin相关周期性综合征患者的白细胞在正常情况下或多种刺激时IL-1β的合成是增多的。

（一）临床表现和实验室检查

Cryopyrin相关周期性综合征患者通常在极年幼时即出现发热、荨麻疹样皮疹和显著的急性期反应。该皮疹与真正的荨麻疹不同，可见粒细胞和淋巴细胞浸润，而并非肥大细胞。关节和神经系统受累的严重程度以及出现淀粉样变的风险，有助于三种疾病的鉴别，但不同病变之间存在一定程度的重叠。

FCAS具有典型的发作特点，受冷凉后1～2小时出现皮疹、发热、多关节痛和全身症状。淀粉样变罕见，患者的生存期通常不受影响。MWS的发作与寒冷暴露无明确相关性，表现为发热、荨麻疹、肢痛、关节痛或关节炎，有时伴腹痛、结膜炎或巩膜外层炎。大多数患者可出现感音神经性听力下降，约1/4患者出现AA型肾淀粉样变。

NOMID/CINCA 通常于婴儿期起病，病程迁延，表现为发热、荨麻疹和全身症状。可出现慢性无菌性脑膜炎，引起头痛、颅内压增高和智力障碍。感觉器官受累包括感音神经性听力下降、结膜炎和葡萄膜炎，有时可造成耳聋和（或）失明。患者还可出现长骨骨骺过度生长导致的关节病。若未经治疗，约 20% 患者在成年之前死亡，病程晚期可出现淀粉样变。这三种疾病均为显性遗传，但最初并不认为 NOMID/CINCA 是遗传性疾病，因为此类患者的生殖能力是降低的。

遗传学研究的焦点是 CIAS1 外显子 3 的序列。与 FMF、TRAPS 和 HIDS 类似，部分患者可符合 Cryopyrin 相关周期性综合征临床标准，但不能检测到基因突变。特别是在 NOMID/CINCA，符合临床诊断的患者中仅 50% 可以检测到 CIAS1 突变。尽管如此，基因检查的可行性极大地提高了对这些疾病的关注和认识。

（二）治疗

IL－1β 受体拮抗剂阿那白滞素在三种 Cryopyrin 相关周期性综合征中疗效可观。治疗后，FCAS 和 MWS 患者几近完全缓解，临床症状消失。18 例应用皮质类固醇激素或 TNF 阻断剂无效的 NOMID/CINCA 患者，每日予阿那白滞素皮下注射治疗，3 日内皮疹和结膜炎消失。其中 12 例患者行腰椎穿刺检查，颅内压、脑脊液（CSF）蛋白和白细胞计数均显著下降。患者视力稳定，1/3 听力改善。治疗 6 个月后，18 项炎性症状中 10 项完全缓解。磁共振成像提示耳蜗和软脑膜增强显著减低。这些结果表明 NOMID/CINCA 的 CNS 和外周表现与 IL－1β 过多有关，可通过阿那白滞素治疗得到改善。停用阿那白滞素数日后出现病情复发，重新治疗仍可快速改善症状，表明 NOMID/CINCA 需要阿那白滞素维持治疗。抑制 IL－1 是否能够预防 NOMID/CINCA 患者出现智力障碍或淀粉样变，有待进一步长期随访。

第二节　特发性间歇性关节病

与遗传性周期性发热综合征的系统性表现不同，特发性间歇性关节病主要影响关节及其周围组织，遗传因素并不显著。

一、回纹型风湿症

对于回纹型风湿症（PR）的描述最早见于 1944 年，指反复发作的急性单关节炎或关节周围炎（关节周围软组织炎症）。患病率是类风湿关节炎（RA）的 1/20，平均发病年龄 45 岁，无性别差异。偶有家族内多发 PR 或 PR 与 RA 同时出现的报道。近期研究表明 PR 患者出现 DRB－0401 和 DRB－0404 等位基因共同表位的概率较对照增加。PR 是一组异质性疾病，没有特异的实验室检查或影像学表现。

（一）临床表现和实验室检查

PR 呈急性发作，最初累及单个关节，持续数小时至数日。发作之间常有无症状间歇期，持续时间不等。指（趾）间关节、腕关节、肩关节和踝关节均可受累。关节周围可出现直径 2 ～ 4cm 的肿胀伴触痛，可伴随关节症状出现或单独出现。肘关节、腕关节或膝关节附近，特别是手指周围，可出现小的皮下结节，有时伴疼痛。关节周围肿胀和皮下结节通常为一过性表现。

发作期，ESR 轻中度增高。约 50% PR 患者抗环瓜氨酸肽（抗 CCP）抗体和类风湿因子（RF）阳性。抗核抗体阴性，补体水平正常。发作期滑膜活检和关节腔积液检查可见多形核白细胞。皮下结节活检可见炎症细胞，但是没有类风湿结节中纤维素样坏死改变和栅栏样单核细胞。

纵向数据表明 33% PR 患者最终发展为 RA。RF 转为阳性以及出现侵蚀性病变提示转为 RA 的可能性。一项回顾性研究表明，RF 阳性、女性以及腕关节和近端指间关节受累是发展为 RA 的最大的危险因素。近期研究表明抗 CCP 抗体比 RF 具有更好的预测价值。

（二）治疗

病例个案报道表明 NSAIDs、注射金制剂、抗疟药或柳氮磺胺吡啶可有一定疗效。日前尚无有关 PR 治疗的大规模随机对照临床试验。

二、间歇性关节腔积液

间歇性关节腔积液主要表现为周期性发作的单关节炎或寡关节炎，全身症状罕见。由于发作具有周期性，患者可精确预测下次发作时间。部分病例可自发缓解。目前暂无发病率数据，但该病相对罕见。常见发病年龄为 20 ～ 50 岁，无明显性别差异。有的患者月经初潮时起病、经期发作，妊娠期和绝经后病情缓解。该病一般无家族聚集现象。近期在西班牙报道了 3 例间歇性关节腔积液患者为 MEFV 突变的杂合子，提示该病可能是已知自身炎症性疾病的顿挫型。

（一）临床表现和实验室检查

临床表现包括关节疼痛、肿胀和运动受限，通常累及单个关节，偶有 1 个以上关节受累。症状一般持续 3 ～ 5 日，患者有大量关节腔积液但没有局部发红、灼热表现。以膝关节受累最为常见，髋关节、踝关节和肘关节受累较少。发作时 ESR 和白细胞计数正常。关节滑液呈轻度炎症表现，白细胞计数 < 5 000/mm^3。滑膜活检可见炎性细胞浸润和水肿。影像学检查提示软组织肿胀，即使在反复发作的患者，也没有侵蚀性改变。

（二）治疗

多种方法被试用于间歇性关节腔积液的治疗，包括 NSAIDs、秋水仙碱、关节腔内注射皮质类固醇激素、滑膜切除术以及关节腔内注射放射性金等。

三、嗜酸性滑膜炎

嗜酸性滑膜炎较为罕见，见于有特应性反应病史的患者。发病无性别差异，多于 20 ～ 50 岁起病。微小外伤即可诱发急性无痛性单关节炎。关节腔积液中嗜酸性粒细胞高达 50%。嗜酸性滑膜炎被认为是皮肤划痕症在关节滑膜中的等效表现，可能由外伤激活肥大细胞，引起嗜酸性粒细胞趋化，从而导致关节腔积液。膝关节受累最为常见。发作呈自限性，可持续 2 周，治疗上予对症支持即可。

临床表现和实验室检查：关节肿胀通常于 12 ～ 24 小时内急性出现并持续 1 ～ 2 周。尽管存在大量关节腔积液，但局部疼痛、灼热和发红少见。ESR 无升高，外周血白细胞、特别是嗜酸性粒细胞正常，部分患者 IgE 水平增高。最初的病例系列中，关节腔积液的白细胞轻度升高，嗜酸性粒细胞占 16% ～ 52%。Charcot – Leyden 晶体（六方双锥蛋白晶体）由嗜酸性粒细胞的胞内脂酶产物构成，4℃过夜后可显现。发作缓解后滑液内增多的嗜酸性粒细胞可消失。影像学无慢性改变。

多种疾病可导致滑液嗜酸性粒细胞增多，包括 RA、银屑病关节炎和风湿热，感染性关节炎如寄生虫性、结核性和莱姆病性关节炎，以及嗜酸性粒细胞增多综合征。腺癌转移和关节造影也可造成滑液嗜酸性粒细胞增多。嗜酸性粒细胞关节炎需要与上述多种疾病相鉴别，其特点是患者有过敏反应的个人史或家族史以及皮肤划痕症。

第十六章

系统性红斑狼疮

第一节 概述

系统性红斑狼疮（SLE）是一种自身免疫介导的慢性炎症性疾病，其病因尚不清楚，它的主要特点包括：多系统器官损害及多种自身抗体的产生。正如其他的自身免疫性疾病，免疫系统会攻击机体自身的细胞和组织，导致持续的炎症反应和组织损伤。SLE 累及几乎所有的系统器官，包括皮肤、关节、肾、肺、神经系统、浆膜、消化、血液和（或）其他组织器官，临床表现复杂多变。

既往文献报道西方 SLE 的患病率为（14.6 ～ 122）/10 万，中国人群中 SLE 的患病率大约是 70/10 万，女性则高达 113/10 万。SLE 通常好发于育龄妇女，女性的患病率明显高于男性，起病的高峰年龄在 15 ～ 45 岁。幼儿及老年人亦可患病，但性别差异不明显。回顾性研究结果显示，在亚太地区，SLE 患者中的女性比例为 83% ～ 97%，平均发病年龄为 25.7 ～ 34.5 岁。SLE 的病程常常多变且难以预料，稳定期和复发期常常交替出现。SLE 的发病有一定的家族聚集倾向，10% ～ 12% 的 SLE 患者中有患 SLE 的一级亲属，SLE 患者的所有一级亲属中约 3% 发病，单卵双生子同时患病的机会为 25% ～ 70%，明显高于双卵双生子（1% ～ 3%）。

第二节 病因与发病机制

一、病因

目前研究认为，SLE 的发病是多种遗传因素、性激素等内源性因素与外源性因素如感染、紫外线、化学、药物等复杂的多层次的相互作用的结果。通常认为具有遗传背景的个体在环境、性激素及感染等因素的共同作用或参与下引起机体免疫功能异常、诱导 T 细胞及 B 细胞异常分化、自身抗体产生、免疫复合物形成及其在各组织的沉积，导致系统性红斑狼疮的发生和进展。

1. 内源性因素

（1）遗传易患性：目前研究表明，多种基因与 SLE 的易患性有关，如 HLA－DR2 和 HLA－DR3 分子及其各亚型与 SLE 的发病显著相关；纯合补体 C4a 遗传缺陷与 SLE 发病的风险相关；此外，SLE 还与补体 C1q，C1r，C1s 和 C2 缺陷具有一定的相关性。

SLE 不是单一基因的遗传病，而是多基因相互作用的结果。隶属于 SLE 易患基因的范围很广，包括参与核抗原免疫耐受机制的基因；参与免疫调节、免疫应答的基因以及包括参与免疫效应造成组织损伤的基因等。除了经典的主要组织相容性复合体Ⅰ型和Ⅱ型基因外，补体基因和免疫应答其他方面的基因都参与了 SLE 的发病。最近，全基因组关联研究（GWAS）通过筛选数以百万的单个核苷酸多态性（SNP）发现并验证了数十个与 SLE 相关的易患基因，如 FcRγ，C4，C1q，IRF5，STAT4，TLR7，BANK，BLK，ITGAM，TNFAIP3 等。这些非 MHC 遗传位点大都位于 3 条主要的免疫通路中：凋亡细胞和免疫复合物清除的缺陷；以 Toll 样受体（TLR）和Ⅰ型干扰素（IFN）为代表的先天免疫的异常激活；T 淋巴细胞及 B 淋巴细胞的异常活化。一些遗传多态性还与靶器官损伤的易患性有关。此外，由于女性具有 2 条 X 染色体，且核型 XXY 的男性 SLE 的患病率显著提高，提示 SLE 的发病性别倾向可能与 X 染色体有关。目前的研究显示，X 染色体上存在 SLE 的易患基因。

（2）性激素：SLE 好发于育龄妇女，女性发病率显著高于男性，提示雌激素与 SLE 发病有关。同时育龄妇女发病高于儿童和老年妇女，妊娠期和哺乳期常出现病情加重。SLE 患者体内雌性激素水平升高，雄性激素降低。这些现象提示性激素参与 SLE 的发病。然而，在 SLE 患者中女性激素浓度与疾病活动度之间并未发现明确的相关性，提示这其中遗传和环境因素的作用非常复杂。

2. 外源性因素　遗传因素提供了 SLE 易患背景，但是 SLE 的发生或病情活动可能与环境或其他外源性刺激有关。其中，感染是重要影响因素之一。感染可通过分子模拟和影响免疫调节功能而诱导特异性免疫应答。EBV 病毒感染可以诱发 SLE 活动。紫外线照射是另一个重要的环境因素，SLE 患者暴露于紫外线后可能出现疾病活动，可能的机制是 DNA 暴露于紫外线后胸腺嘧啶二聚体增多，使 DNA 具有更强的免疫原性，同时紫外线照射可以诱导凋亡。其他可能的环境因素如饮食因素、化学物质和药物都有可能促发了疾病的发生。

二、发病机制

SLE 的发病机制极为复杂，远未阐明，包括免疫耐受缺损、淋巴细胞凋亡障碍、T 细胞和 B 细胞以及 NK 细胞等功能调节障碍、补体缺陷、免疫复合物清除障碍、细胞因子分泌调节障碍等。几乎免疫系统的所有成分都参与了自身免疫和组织病理，因此，SLE 又被称为自身免疫病的原型。

由于遗传、性别和环境因素等影响抗原递呈和免疫应答，造成 SLE 易患性不同，具有足量易患因素的个体因其免疫系统的异常可以发展为持续存在的抗原表达，随后活化 T 淋巴细胞及 B 淋巴细胞，并分泌自身抗体，大量致病性自身抗体和免疫复合物的形成最终导致组织损伤，出现 SLE 的各种临床症状。致病性自身抗体针对包括核小体、双链 DNA，Ro，NR2，红细胞带 3 蛋白及磷脂等在内的不同抗原的抗体亚群，通常为 IgG 型且能结合补体，致病性自身抗体的产生可以在 SLE 临床症状出现前数年发生。

B 细胞的激活在其免疫发病机制中起重要作用。在 SLE 患者体内发现浆细胞、成熟 B 细胞及记忆性 B 细胞增多，初始 B 细胞减少，同时 B 细胞凋亡的诱导和调节存在缺陷。CR2 通路异常可能是 B 细胞过度活化的一个重要原因，CR2 是包括 CD21，CD19 和 CD81 在内的细胞表面多聚体，细胞表面分子交联造成信号应答增强以及抑制信号通路的活性降低，促进了 B 细胞活化。此外，B 细胞的异常还包括其细胞因子的产生增多，并对细胞因子反应增强。

T 细胞在 SLE 发病中作用也越来越受到重视，SLE 患者体内存在多种 T 细胞异常现象，如 T 辅助细胞增多，外周血中表达激活标志（如 IL－2R，DR，DP1，Fas）的 T 淋巴细胞增多，血清 IL－2，SIL－2R，及 IFN－α 水平增高，$CD4^+$，$CD25^+Foxp3^+$，调节性 T 细胞和 CD^{8+} 抑制性 T 细胞数量及功能缺陷等。T 细胞功能异常的主要特征是辅助性细胞活性过强和调节性/抑制性 T 细胞活性减弱。SLE 患者体内还存在细胞因子网络的失衡，如 IFN－α，IFN－γ，IL－6 和 IL－10 水平增高，IL－2 和 TGF－β 降低等。

当具有产生致病性自身抗体和免疫复合物的能力并伴随调节机制的异常时，疾病持续进展。在健康个体，自身高反应性 B 淋巴细胞和 T 淋巴细胞可以经由免疫耐受被清除或抑制。而 SLE 患者存在免疫耐受缺陷、免疫复合物清除缺陷、调节性 T 细胞功能降低、凋亡缺陷等。凋亡细胞和免疫复合物清除的缺陷可以活化免疫细胞表面和内部的 Fc 受体或 TLR 受体，激活以Ⅰ型干扰素为代表的先天免疫系统，导致免疫调节的异常，参与 SLE 的发病。免疫耐受的打破，抗原负荷的增加，T 细胞的过度活化，B 细胞抑制的缺失、长效自身免疫性记忆细胞和浆细胞的持续存在则导致 B 细胞的过度活化及病理性自身抗体的持续产生。最终的结果是致病性自身抗体的合成与调控失衡，免疫复合物沉积并激活补体等途径造成组织损伤。多种机制参与了靶器官的损伤。自身抗体沉积触发补体活化或激活相关受体，导致局部组织的炎症。由于不同器官的细胞免疫反应不尽相同，不同个体的易患性也相差甚远，所以不同 SLE

患者的靶器官受累范围和严重程度差异很大。

第三节　临床表现

SLE 临床表现复杂多样，累及几乎所有的器官系统，自然病程多表现为病情的加重和缓解相互交替，病程迁延反复。多数患者早期表现为非特异的全身症状，开始仅累及 1 ～ 2 个系统，部分患者可以长期稳定在亚临床状态或轻型狼疮，少数患者可以突然出现病情短期内加重，甚至危及生命。更多数患者是逐渐出现多系统损害。也有少数患者起病即累及多个系统，表现为重症狼疮。感染、日晒、药物、精神创伤、手术等多种因素均可诱发或加重 SLE 病情，并造成诊断困难。

1. 全身症状　发热是 SLE 常见的全身表现，发热程度不一，可以从低热到高热，发热是 SLE 活动的表现，通常对糖皮质激素治疗反应良好，但应除外感染因素，尤其是在激素及免疫抑制治疗中出现的发热，更需警惕，由于激素治疗可以抑制免疫，加重感染，在感染不能完全排除情况下，激素治疗应当慎重。其他全身症状包括疲乏、消瘦等，疲乏是常见但容易被忽视的症状，常是狼疮活动的先兆。

2. 皮肤和黏膜病变　在鼻梁和双颧颊部呈蝶形分布的红斑是 SLE 特征性的改变，称为蝶形红斑，常急性起病，光照可使红斑加重或诱发红斑。治疗后可以完全消退而不留痕迹，也可出现色素沉着或不同程度的毛细血管扩张。SLE 特征性皮肤损害还包括深部狼疮，又称狼疮性脂膜炎，为伴或不伴表面皮肤损害的硬结样病变，结节由血管周围单核细胞浸润和脂膜炎引起，常伴疼痛，表现为伴单核细胞浸润的透明脂肪坏死及淋巴细胞性血管炎。

盘状红斑狼疮，是 SLE 的慢性皮肤损害，见于约 25% 的 SLE 患者，可以不伴其他 SLE 临床症状，病情通常较轻，有 5% ～ 10% 的盘状红斑狼疮可发展为系统性红斑狼疮。盘状皮损特征为散在、红色、轻度浸润性斑块，表面覆有鳞屑，多见于面部、颈部、头皮，皮损愈合后可留有中央凹陷性瘢痕、萎缩、毛细血管扩张及色素沉着。

SLE 患者急性皮肤损害还包括全身红斑和大疱性病变。手足掌面大小鱼际、指端及甲周红斑、结节性红斑、脂膜炎、网状青斑、毛细血管扩张等皮肤损害也常见。此外部分 SLE 患者有雷诺现象。其他皮肤损害尚有光过敏、脱发等，狼疮性脱发的特征是毛发稀疏，容易断裂，与疾病活动性相关。光过敏指 SLE 患者受日光或紫外线照射后出现暴露部位皮疹，或出现原有的皮疹颜色变红，加重伴灼热、瘙痒或刺痛，皮损的严重程度与照射光的强度、距离及照射时间成正比。

黏膜受累也是 SLE 常见的临床表现，全身黏膜均可累及，口腔是最常见的受累部位，鼻部溃疡也有报道。SLE 的口腔溃疡通常为无痛性，可以是 SLE 的首发症状。

3. 骨骼肌肉关节系统病变　肌肉和关节骨骼系统是 SLE 最常见累及的系统，53% ～ 95% 的患者有骨骼肌肉关节的症状，也往往是 SLE 就诊的首发症状，关节痛及关节肿胀是主要临床特征，常伴晨僵。几乎全身的关节均可累及，最易受累的是手近端指间关节，而膝、足、距小腿、腕关节均可累及。关节肿痛多呈对称性，有时与类风湿关节炎（RA）难以鉴别。部分患者出现 Jaccoud 关节病，表现为可逆性关节半脱位。典型的 SLE 关节病变是非侵蚀性的。仅少数 SLE 患者可出现骨侵蚀，发展为类风湿关节炎样的侵蚀性关节炎。外周血清中类风湿因子可呈阳性，但一般滴度较低，X 线表现主要为软组织肿胀，皮质下囊性骨损等，但典型的类似于类风湿关节炎的侵蚀性改变罕见。SLE 的滑膜炎为轻到中等度炎症。SLE 患者滑膜病理检查发现，滑膜的病理变化是非特异性的，包括滑膜增生，滑膜表面纤维蛋白沉积，血管周围炎症细胞浸润等，病变特征难以与 RA 相鉴别，但一般无骨和软骨的明显破坏。自发性肌腱断裂是 SLE 少见的并发症，通常与男性、创伤、激素治疗和长病程有关。长期激素治疗的 SLE 患者出现单个关节症状时，应排除化脓性关节炎，关节腔穿刺及滑液培养有助于鉴别。

肌肉酸痛、无力是 SLE 的常见症状，少数患者可有肌酶谱的增高。临床表现可与多发性肌炎相似，多见于活动性 SLE。肌肉病变主要累及四肢近端肌肉，表现为肌痛及肌肉压痛。SLE 相关性肌炎其临床表现一般较原发性多肌炎为轻，对激素的反应也较好。但对于长期服用糖皮质激素的患者，肌无力加重伴或不伴肌酶升高时应除外激素所致的肌病。

缺血性骨坏死是SLE患者致残的主要原因，可发生于全身多个部位，通常多见于负重关节，尤其是股骨头，其他如肱骨头、距骨、肩关节等也可累及，但不易诊断。缺血性骨坏死在SLE的发生率5%～10%，对患者的生活质量影响严重。引起骨坏死的机制可能为供应骨髓的血供受阻。其发生可能与雷诺现象、血管炎、脂肪、激素的应用、抗磷脂综合征等有关，特别是长期应用较大剂量的激素与缺血性骨坏死的发生关系十分密切。X线检查是诊断缺血性骨坏死最简单，最常用的方法，但不太敏感，不能发现早期的缺血性骨坏死。磁共振（MRI）是早期诊断缺血性骨坏死较理想的方法。SLE患者在激素治疗过程中出现骨关节（尤其是髋关节）疼痛，而常规X线检查为正常时，应及时做MRI检查。

4. 肾病变　SLE肾损害又称狼疮性肾炎（LN），临床表现轻重不一，从单纯的尿液检查异常到典型的肾炎或肾病综合征，直到终末期肾衰竭。狼疮性肾炎主要临床表现为蛋白尿、血尿、管型尿、白细胞尿、低比重尿、水肿、血压增高、血尿素氮和肌酐增高等，最主要的表现是不同程度的蛋白尿。镜下血尿也常见，肉眼血尿则少见。肾小管也常受损，表现为小管功能异常或间质性肾炎。小管间质改变包括间质炎症细胞浸润，小管萎缩和间质纤维化。小管间质累及的严重程度与肾预后相关。个别患者小管间质病变可以是狼疮性肾炎的唯一表现。

有50%～70%的SLE患者有典型的肾累及临床表现，LN是SLE发病和住院的主要原因，LN相关的肾衰竭是SLE的主要死亡原因之一。

LN的主要致病机制是免疫复合物沉积和原位免疫复合物形成，免疫复合物主要由DNA和抗DNA抗体构成，可能还包括核小体、染色质、层粘连蛋白、C1q，Ro（SSA）及泛素和核糖体的聚合物等。此外，补体异常激活，自身抗体直接作用，T细胞介导的异常免疫反应也参与了LN的发病。

（1）肾病变的病理分型：LN的病理分型对于预后的估计和治疗方案的确立具有积极意义。通常Ⅰ型和Ⅱ型的LN预后较好，Ⅳ型和Ⅵ型的预后较差。但LN患者的病理类型不是一成不变的，Ⅰ型和Ⅱ型有可能转变成较差的类型，而Ⅳ型LN在积极治疗后也可以预后良好。由于肾活检病理分型对治疗的指导意义重大，对有肾累及的狼疮患者应及时行肾穿刺以明确狼疮肾炎的病理类型。

目前广泛使用的是国际肾病学会/肾病理学会（ISN/RPS）在2003年提出的狼疮性肾炎病理分型标准（表16－1）。

表16－1　国际肾病学会/肾病理学会（ISN/RPS）2003年狼疮性肾炎病理分型

WHO分型		
Ⅰ型	微小系膜型LN	光镜正常，但免疫荧光和电镜可见系膜区免疫复合物沉积
Ⅱ型	系膜增殖型LN	光镜下单纯的系膜区细胞或基质增殖，伴系膜区免疫复合物沉积；免疫荧光或电镜可有少量上皮下或内皮下沉积，但光镜下上述区域无异常发现
Ⅲ型	局灶型LN	活动性或非活动性局灶性，节段性或球性血管内皮或毛细血管外肾小球肾炎（<50%的小球受累），通常伴有局灶性内皮下免疫复合物沉积，伴或不伴系膜改变
	Ⅲ（A）	活动性病变：局灶增殖性LN
	Ⅲ（A/C）	活动性＋慢性病变：局灶增殖性＋硬化性LN
	Ⅲ（C）	慢性非活动性病变伴肾小球瘢痕：局灶硬化性LN
Ⅳ型	弥漫型LN	活动性或非活动性之弥漫性，节段性或球性血管内皮或毛细血管外肾小球肾炎（>50%的小球受累），通常伴有弥漫性内皮下免疫复合物沉积，伴或不伴系膜改变。其中弥漫节段性LN（Ⅳ－S）是指有≥50%的小球存在节段性病变，节段性是指<1/2的小球区域存在病变；弥漫性球性LN（Ⅳ－G）是指≥50%的小球存在球性病变，包括弥漫的“线圈”而无或少有肾小球增殖改变者
	Ⅳ－S（A）	活动性病变：弥漫性节段性增殖性LN
	Ⅳ－G（A）	活动性病变：弥漫性球性增殖性LN
	Ⅳ－S（A/C）	活动性＋慢性病变：弥漫性节段性增殖性＋硬化性LN
	Ⅳ－G（A/C）	活动性＋慢性病变：弥漫性球性增殖性＋硬化性LN

WHO 分型		
	Ⅳ-S（C）	慢性非活动性病变伴肾小球瘢痕：弥漫性节段性硬化性 LN
	Ⅳ-G（C）	慢性非活动性病变伴肾小球瘢痕：弥漫性球性硬化性 LN
Ⅴ型	膜型 LN	光镜及免疫荧光或电镜下见球性或节段性上皮下免疫复合物沉积或与之相关的形态学变化，可伴或不伴系膜改变。Ⅴ型 LN 可并发于Ⅲ型或Ⅳ型 LN，应予分别诊断；Ⅴ型 LN 可有进展性硬化性病变
Ⅵ型	晚期的硬化型 LN	≥90%的小球表现为球性硬化，且不伴残余的活动性病变
应列出小管萎缩、间质炎症和纤维化的程度（轻、中、重），及动脉硬化或其他血管病变的程度		

（2）活动性损害和慢性损害：对肾活检标本，除了进行病理分型外，同时应当评估活动性损害和慢性损害指数。目前多应用 Ausin 等人于 1984 年提出的计分方法（表 16－2）。活动性指数超过 12 分是进展为终末期肾衰竭的危险信号。

表 16－2　肾活检活动性和慢性损害指数

活动性指数	
肾小球增殖性病变	节段性或全小球性毛细血管内细胞增多，毛细血管襻循环容量减少(1)
白细胞渗出	≥3 个多形核白细胞/肾小球(1)
核碎裂/纤维素样坏死（计分时×2）	核碎裂指细胞核固缩或碎裂。纤维素样坏死指伴有固缩毛细血管的无定形、嗜酸性、无胞质的残骸(2)
细胞性新月体（计分时×2）	毛细血管外上皮细胞增生及巨噬细胞浸润引起大于 1/4 的鲍曼囊超过 2 层细胞(2)
透明性沉积	线圈样损害：嗜酸性物质沿毛细血管襻在管腔内均匀沉积。透明栓子：更多的球状、PAS 阳性的物质阻塞整个毛细血管管腔(1)
间质炎症	单个核细胞（淋巴细胞、浆细胞、巨噬细胞）在肾小管及间质浸润(1)
慢性损害	
肾小球硬化	肾小球毛细血管萎陷伴系膜基质固化膨胀(2)
纤维性新月体	鲍曼囊结构为纤维性组织替代他(2)
肾小管萎缩	肾小管基底膜增厚，伴或不伴小管上皮细胞蜕变，可见分隔开的残余小管(1)
间质纤维化	肾小球及肾小管周围纤维组织沉积(1)

注：（1）计分 0～3，分别为无、轻、中、重度病变；（2）计分 0～3，分别为肾小球受累范围为无，<25%，25%～50%，>50%。

（3）肾炎活动性监测：LN 往往反复发作，但 SLE 患者的自觉症状通常不明显，因此，需要密切监测肾炎的活动性。虽然血清肌酐检测对肾炎活动性的敏感性不高，但仍可作为了解肾小球滤过率的监测指标。24 小时尿蛋白定量是临床上比较方便的指标，其严重程度可以代表肾小球毛细血管襻的受损程度。尿蛋白逐渐下降提示病情好转，迅速升高则提示疾病活动，但其受影响因素较多，通常连续监测其变化趋势更有意义。抗 ds－DNA 抗体和补体 C3 及 C4 水平对监测 LN 活动性具有一定意义。

5. 血液系统病变　血液系统异常在 SLE 中很常见，包括贫血、白细胞减少、血小板减少以及凝血系统异常。白细胞减少可能由疾病本身造成，也可能是治疗药物的不良反应。部分患者有淋巴结肿大和（或）脾大，有时需要进行淋巴结活检排除其他疾病。

SLE 患者在病程中多数可发生不同程度的贫血，有报道其贫血的发生率可高达 73%～90%，一般为中等度贫血，少数表现为重度贫血。根据贫血发生的机制可分为两大类：即免疫性贫血和非免疫性贫血，前者包括自身免疫性溶血性贫血、再生障碍性贫血，后者包括慢性病性贫血、肾病变所致贫血以及缺铁性贫血。

自身免疫性溶血性贫血一般起病渐进，偶尔可出现溶血危象，Coombs 试验阳性，网织红细胞增高。

其症状取决于贫血的程度，可表现头晕、乏力、发热、黄疸、尿色深黄、脾大。当发生急性溶血时可有发热、恶心、呕吐、腰痛及血红蛋白尿。由冷抗体引起的冷凝集素综合征主要表现遇冷时耳郭、鼻尖、指（趾）发绀，加温后即迅速消失。此外冷抗体尚可引起阵发性冷性血红蛋白尿，但临床上罕见。

SLE 并发再生障碍性贫血并不多见，多数需考虑药物因素导致，但也有少数报道认为系 SLE 本身疾病所致。慢性病性贫血发病机制不清，可能是慢性炎症刺激下单核巨噬细胞系统增生，活性增强，导致红细胞破坏增多，寿命缩短；单核巨噬细胞系统中铁释放异常，造成缺铁。

白细胞减少不仅常见，而且是病情活动的证据之一。粒细胞减少可能因血中抗粒细胞抗体和免疫复合物在粒细胞表面沉积有关。轻至中度粒细胞减少可无症状或表现为乏力、头晕，如发生粒细胞缺乏则常并发感染，以呼吸道最多见，重者可发展成败血症。淋巴细胞减少常见，往往提示与疾病的活动有关，可能与抗淋巴细胞抗体，淋巴细胞亚型比例的异常及淋巴细胞功能异常有关。SLE 患者有时出现白细胞升高，通常是并发感染或是应用糖皮质激素所致。

SLE 并发血小板减少最常见的原因是免疫介导的血小板破坏，可检测到抗血小板抗体阳性。重度血小板减少也不少见。血小板减少性紫癜可以是 SLE 的首发症状，甚至在其他症状出现前多年发生。高滴度抗核抗体阳性或抗 SSA/Ro 抗体阳性提示潜在 SLE 的可能。临床表现取决于血小板数量，如血小板计数低于 $50 \times 10^9/L$，可能出现皮肤散在瘀点、牙龈出血、鼻出血，在女性可表现为月经量增多；如血小板计数低于 $20 \times 10^9/L$，可有较明显出血倾向，或胃肠道、泌尿道出血，一旦并发脑内出血，往往危及生命。血栓性血小板减少性紫癜并不常见，临床表现为发热、血小板减少性紫癜、微血管病性溶血性贫血、神经系统损害和肾损害，治疗主要应用糖皮质激素及血浆置换。

SLE 患者由于其体内存在抗磷脂抗体和循环免疫复合物及抗 DNA 抗体而易致凝血异常，主要表现为血栓形成。少数 SLE 患者体内存在循环抗凝物质，可引起明显的出血，但临床十分少见。此外 SLE 患者偶见凝血酶原的缺乏，临床上有明显的出血倾向。

6. 心血管系统病变　SLE 心脏病变包括心包炎、心肌炎、心内膜及瓣膜病变等，可由于疾病本身，也可能由于长期服用糖皮质激素治疗所导致。临床表现有胸闷、胸痛、心悸、心脏扩大、充血性心力衰竭、心律失常、心脏杂音等。多数情况下 SLE 的心肌损害不太严重，但是在重症的 SLE，可伴有心功能不全，为预后不良指征。

急性渗出性心包炎是 SLE 多浆膜腔炎症的一种表现，可单独出现，亦可同时伴有胸膜炎，是 SLE 最常见的心血管表现。临床表现为呼吸困难，胸骨后疼痛，心包积液，多见于 SLE 病变活动期。心包积液量常呈少量至中等，通常为渗出性，蛋白含量高，糖含量正常，白细胞增多以多核细胞为多，亦有单核细胞。SLE 原发性心肌受累者不多见，患者可有心悸、呼吸困难，心脏呈弥漫性扩大，伴有心前区杂音、奔马律及各种心律失常，心力衰竭。SLE 伴急性心肌炎者须用激素治疗以缓解症状，多数患者对泼尼松的治疗反应较佳，临床表现为奔马律消失，心力衰竭明显改善。

SLE 的瓣膜病变，最具有特征性的是“非典型性疣状心内膜炎”。表现为在心内膜上有多个直径 1～4mm 的疣状赘生物，多见于瓣膜两侧表面及游离缘、瓣叶交界处及瓣环上，很少附着在腱索、乳头肌或心房心室壁的内膜上。疣状赘生物系由增殖和蜕变的细胞构成，含有纤维蛋白、纤维组织、血小板血栓及苏木素小体。受累瓣叶上有肉芽肿组织、纤维素及局灶性坏死，可见淋巴细胞及浆细胞，最常见于二尖瓣后叶的心室侧。通常疣状心内膜炎不引起临床症状，但可以脱落引起栓塞，或并发感染性心内膜炎。

SLE 可以出现冠状动脉受累，表现为心绞痛和心电图 ST－T 改变，甚至出现急性心肌梗死，其发病率近年来逐渐增高，曾有女性患者 <35 岁患急性心肌梗死的报道。除 SLE 相关的冠状动脉炎外，长期使用糖皮质激素加速动脉粥样硬化和抗磷脂抗体导致动脉血栓形成，也可能是冠状动脉病变的重要原因。高血压在 SLE 患者中也常见，多数与 SLE 对肾的损害及激素治疗有关。少数情况下是同时有原发性高血压。长期高血压可导致心肌肥厚，造成充血性心力衰竭。

SLE 患者的传导系统异常并非少见，心电图可表现为房室传导阻滞、束支传导阻滞及房性期前收缩等。抗 Ro/SSA 及抗 La/SSB 抗体可能与新生儿狼疮综合征的先天性完全性传导阻滞有关。

7. 呼吸系统病变　肺和胸膜受累约占50%，胸膜炎和胸腔积液是SLE常见的表现，是最常见的呼吸系统症状，有时可以是SLE首发症状。胸腔积液常为渗出液，临床表现为胸痛，呼吸困难和咳嗽，积液通常为双侧均匀分布，但有时也可出现在单侧。

急性狼疮性肺炎并不常见，临床表现为咳嗽、呼吸困难、低氧血症和发热。影像学表现为肺部浸润，可为单侧或双侧，组织学检查包括肺泡壁损伤和坏死、炎症细胞浸润、水肿、出血及透明膜形成，也可出现微血管炎。SLE并发弥漫性出血性肺泡炎病死率极高，多见于高度活动的SLE患者，出血量从少量到大量、慢性到急性致命性不等，慢性少量出血者临床可以没有咯血，仅在X线上表现为弥漫性肺泡浸润，甚至纤维化，很难诊断，短期内血细胞比容和血红蛋白下降可以是重要指标。病理改变主要为弥漫性肺泡内出血伴大量红细胞、含铁血黄素的巨噬细胞，以及肺泡间隔增厚透明膜形成，Ⅱ型肺泡上皮细胞增生。

SLE还可出现肺动脉高压、肺梗死、肺萎缩综合征。后者表现为肺容积的缩小，横膈上抬，盘状肺不张，呼吸肌功能障碍，而无肺实质、肺血管的受累，也无全身性肌无力、肌炎、血管炎的表现。

SLE相关肺间质性病变急性和亚急性期主要表现为肺间质毛玻璃样改变，慢性期主要表现为慢性肺间质纤维化，临床症状为活动后气促、干咳、低氧血症，肺功能检查常显示弥散功能下降。组织学表现不具有特异性，可见不同程度的慢性炎症细胞浸润，支气管周围淋巴组织增生，间质纤维化和Ⅱ型肺泡细胞增殖。少数病情危重者、伴有肺动脉高压者或血管炎累及支气管黏膜者可出现咯血。肺HRCT是检测肺间质改变的有效手段，可发现有肺小叶间隔增厚，毛玻璃样改变，蜂窝肺样改变等不同程度的病变。

8. 神经系统病变　SLE可以累及中枢和外周神经系统，又称神经精神狼疮（NPSLE）。脑血管炎是病变的基础。NPSLE临床表现多种多样，ACR在1999年总结了SLE患者的各种神经精神症状，归为共计19种临床表现，包括中枢神经系统的无菌性脑膜炎、脑血管病、脱髓鞘综合征、头痛（包括偏头痛和良性颅内高压）、运动失调（舞蹈症）、脊髓病、癫痫发作、急性精神错乱状态、焦虑、认知障碍、情绪失调、精神病等12种表现和周围神经系统的急性炎性脱髓鞘性多神经根病（Guillain－barre综合征）、自主神经系统功能紊乱、单神经病变（单发或多发）、重症肌无力、脑神经病变，神经丛病变、多发性神经病变等7种表现。已经发现多种自身抗体与NPSLE发病相关，包括抗神经元抗体、抗神经节苷脂抗体、抗核糖体P蛋白抗体等，多与弥漫性高级皮质功能障碍相关表现有关。另一类重要的自身抗体是抗磷脂抗体、抗β_2糖蛋白抗体等，可通过诱发凝血系统功能异常，导致微血管病变、脑血栓形成、出血等中枢神经系统表现，在治疗上应有所侧重。横贯性脊髓炎在SLE中并不多见，临床表现为出现感觉平面、截瘫、括约肌功能障碍、病理征阳性等。

约40%的SLE患者在发病初期或初次诊断SLE时即有神经精神症状。重症NPSLE是SLE患者死亡的重要原因之一，临床表现包括脑血管意外、昏迷、癫痫持续状态等。NPSLE的临床表现并无特征性，除SLE外，其他因素如脑内感染、药物、高血压、代谢性因素均可有相似的表现，因此，在确诊前必须排除这些原因。脑脊液检查在NPSLE中并无特征性改变，但对排除颅内感染十分必要。此外，脑电图、影像学（尤其是MRI检查）也有助于诊断NPSLE。

9. 消化系统病变　有25%～40%的SLE患者出现消化系统症状，临床表现包括厌食、恶心、呕吐、腹痛、腹泻或便秘，其中以腹泻较常见，慢性腹泻可以是SLE患者主诉，可伴有蛋白丢失性肠病，并引起低蛋白血症。但这些症状也常与药物有关，水杨酸盐、非甾体抗炎药、抗疟药、皮质激素和细胞毒药物均可诱发，应注意鉴别。

活动期SLE可出现肠系膜血管炎，其表现包括上消化道出血、便血、腹腔积液、麻痹性肠梗阻，腹膜受累时有浆膜炎、粘连或自发性出血等。临床上以腹痛、腹腔积液及急腹症为主要表现，有时甚至被误诊为胃穿孔、肠梗阻而手术探查。SLE并发肠系膜血管炎患者不及时诊断、治疗，可致肠坏死、穿孔，造成严重后果，通常需增加糖皮质激素剂量以控制病情，其病理基础是血管炎，累及上消化道及结肠和小肠的黏膜下血管和（或）肠系膜大小血管，甚至小动脉，可类似结节性多动脉炎。肠系膜血管炎患者偶尔可出现肠系膜血栓和梗死的急性表现，多与抗磷脂抗体有关。SLE引起的浆膜炎、胰腺炎或胃肠血管炎多数不一定要手术治疗，同时由于治疗肠系膜血管炎糖皮质激素需要量较大，贸然进行手术治疗往往造成术后恢复困难。腹部手术，尤其是急诊手术对病变活动期及使用激素中的患者来说，并发症和伤残率均高于对照。但对出血难止及梗死穿孔等情况需及时手术以挽救生命，如肠梗死或穿孔。有时这些症状往往会被疾病本身或激素作用所掩盖，以致错失手术时机导致死亡。当SLE有明显的全身病情活动，同时伴有胃肠道症状和腹部压痛和（或）反跳痛，在除外感染、电解质紊乱、药物、并发其他急腹症等因素后，应考虑本病。腹部CT可表现为小肠壁增厚伴水肿，肠襻扩张伴肠系膜血管强化等间接征象。

SLE相关胰腺炎并不多见，由血管炎和血栓形成引起，但应注意有时淀粉酶升高可能与治疗药物如激素有关。SLE相关胰腺炎多有其他系统累及，对增加激素用量通常有良好反应。SLE患者还常见谷丙转氨酶增高，人血白蛋白水平降低、球蛋白水平及血脂水平升高等，严重肝功能损害少见。SLE食管受累少见，临床表现包括蠕动减少和吞咽困难等，可能与雷诺现象和抗核糖体蛋白抗体有关。

10. 眼部　SLE患者出现眼部受累比较普遍，常见于急性活动期，常同时伴有其他系统的活动性损害。眼部受累以视网膜为主，少数视力障碍。视网膜病变主要是棉絮状白斑及视网膜内层出血，常伴有视盘水肿及其周围附近的视网膜水肿，视网膜静脉充盈迂曲扩张。当患者存在高血压时，尚可伴有高血压视网膜病变。

视网膜血管阻塞性疾病是SLE视力下降的重要原因，甚至导致失明。视网膜中央动脉或其分支可发生阻塞，最常见的是多个动脉阻塞的多灶性病变，眼底荧光血管造影显示视网膜毛细血管广泛无灌注区，受累动脉管径变细，形成无灌注的白色区。视网膜中央静脉或其分支也可发生阻塞，但较少见。严重的视网膜血管阻塞，常与NPSLE密切相关，可能与狼疮抗凝物、抗磷脂抗体、抗神经元抗体等自身抗体有关，这可能是两者发病的共同基础。

其他眼部受累包括结膜炎、葡萄膜炎、眼底改变、视神经病变等。眼底改变包括出血、视盘水肿、视网膜渗出等，视神经病变可以导致突然失明。此外眼眶炎症可引起眼球突出、眼睑水肿、结膜充血及水肿，以及眼球运动受限。

第四节　实验室检查

1. 常规检查　活动期SLE可出现血细胞异常，包括血小板减少、白细胞减少及血红蛋白下降。尿蛋白阳性、红细胞尿、脓尿、管型尿等提示肾受累。血细胞沉降率（ESR）的增快多出现在狼疮活动期，稳定期狼疮患者的血沉大多正常或仅轻度升高。由于ESR监测方便，敏感性较高，通常将其作为临床上评估SLE活动性的指标之一。但应注意，ESR受影响因素众多，特异性差，其他多种情况如感染、女性经期及妊娠、组织损伤、恶性肿瘤等均可有ESR升高。故SLE患者的ESR升高应考虑有无其他因素干扰。有时SLE活动时，ESR也可正常。血清C反应蛋白（CRP）水平通常正常，并发关节炎患者可升高，当CRP水平明显升高时，应注意SLE并发感染的可能性。SLE患者常有免疫球蛋白升高，通常为多克隆性，γ球蛋白的升高较为显著。补体C3及C4水平与SLE活动性呈负相关，有助于SLE的诊断，同时可作为判断疾病活动性的监测指标之一。

2. 自身抗体　系统性红斑狼疮的特征是B细胞高度活化并产生大量的自身抗体，最终导致组织损害。在临床诊断SLE多年前就可出现自身抗体的异常，因此，自身抗体的检测对SLE的诊断十分重要，也是评估SLE活动性的重要指标。

免疫荧光抗核抗体（IFANA）检查通常是诊断SLE和其他系统性自身免疫病的第一步，其检测方便，且灵敏度高，诊断敏感性约95%。因此，ANA检测是SLE的筛选指标，ANA阴性的患者仅有不到3%的概率患有SLE，ANA阴性有助于排除SLE诊断。但当存在典型的SLE临床表现时，不能单因抗核抗体阴性排除SLE诊断。另一方面，ANA特异性较差，仅为10%～40%，在其他多种疾病，如系统性硬化症、类风湿关节炎、多发性肌炎、皮肌炎、自身免疫性肝炎和甲状腺炎、感染及肿瘤等均可出现ANA阳性，ANA还与年龄相关，65岁以上也可出现低滴度的ANA阳性。

抗 DNA 抗体分为抗单链 DNA 抗体和抗双链 DNA 抗体。除 SLE 外，抗单链 DNA 抗体还可在药物性狼疮、其他多种免疫性疾病及正常老年人中检出，无特异性，临床价值不大。抗双链 DNA 抗体的敏感性约70%，同时对 SLE 特异性较高，可达95%，是SLE 的特异性抗体之一。抗双链 DNA 抗体滴度通常与 SLE 疾病活动性密切相关，是 SLE 活动性的监测指标之一。有研究认为，抗双链 DNA 抗体的一个亚群与狼疮性肾炎的发病相关，且与肾炎活动性呈正相关。

抗 nRNP 抗体是抗核内核糖蛋白的抗体。除 SLE 外，还可出现在其他多种自身免疫病，常与雷诺现象、肌炎、指端硬化有关。抗 Sm 抗体主要在 SLE 中出现，是 SLE 的标记性抗体，特异性高达 99%，但敏感性较差，见于 10%～30% 的 SLE 患者，对早期、不典型 SLE 诊断有很大帮助。分子生物学研究表明，Sm 和 nRNP 是同一分子复合物（RNA－蛋白颗粒）的不同抗原位点，因包含位点不同，抗 Sm 抗体与抗 RNP 抗体通常一起出现，几乎没有出现仅抗 Sm 抗体阳性而抗 RNP 抗体阴性的现象，而抗 nRNP 抗体阳性，抗 Sm 抗体可以阴性。

抗核糖体 P 蛋白抗体在 SLE 诊断中特异性较高，但敏感性低于抗双链 DNA 抗体和抗 Sm 抗体，回顾性研究提示，抗核糖体 P 蛋白抗体与 SLE 的神经精神系统异常有关。抗 SSA 和抗 SSB 在 SLE 及其他结缔组织病中都可增高，与新生儿狼疮和先天性传导阻滞有关。

其他 SLE 常见的自身抗体还包括：对 SLE 诊断较好敏感性和特异性的抗核小体抗体和抗膜 DNA（mDNA）抗体；与抗磷脂抗体综合征有关的抗磷脂抗体（包括抗心磷脂抗体、抗 β_2GPI 抗体和狼疮抗凝物）；与溶血有关的抗红细胞抗体；与血小板减少有关的抗血小板抗体等。类风湿因子升高在 SLE 中也很常见。

第五节　诊断与鉴别诊断

一、诊断

SLE 的临床表现复杂多样，对存在多系统损害的临床表现伴有自身免疫异常的患者，应考虑 SLE 的可能。SLE 的诊断需要结合患者临床症状，体格检查异常及实验室检查结果进行综合判断。目前常用的是 1997 年美国风湿病学会（ACR）修订的的系统性红斑狼疮分类标准（表 16－3）。符合该分类标准 11 项中的 4 项或 4 项以上，可以诊断 SLE，其敏感性和特异性均 >90%。2009 年美国 ACR 公布了关于 SLE 的新的分类修订标准（表 16－4），分别包括临床标准和免疫学标准。确诊条件为：①肾病理证实为狼疮肾炎并伴 ANA 或抗 dsDNA 阳性；②临床及免疫指标中有 4 条以上符合（至少包含 1 项临床指标和 1 项免疫学指标）。此标准与 1997 年 ACR 修订的标准比较，更加明确了一些临床表现的定义，并细化了免疫学指标，同时强调了肾病理的重要性。该标准敏感性 94%，特异性 92%。

表 16－3　美国风湿病学会 1997 年推荐的 SLE 分类标准

颊部红斑	遍及颊部的扁平或高出皮肤的固定性红斑，常不累及鼻唇沟附近皮肤
盘状红斑	隆起的红斑上覆有角质鳞屑和毛囊栓塞；旧病灶可有萎缩性瘢痕
光过敏	患者自述或医生观察到日光照射引起皮肤过敏
口腔溃疡	医生检查到的口腔或鼻咽部溃疡，一般为无痛性
关节炎	非侵蚀性关节炎，常累及 2 个或 2 个以上的周围关节，以关节肿痛和渗液为特点
浆膜炎	胸膜炎：胸痛、胸膜摩擦音或胸膜渗液或 心包炎：心电图异常、心包摩擦音或心包渗液
肾病变	持续性蛋白尿，>0.5g/d 或 > + + +，或 细胞管型：可为红细胞、血红蛋白、颗粒或混合管型
神经系统异常	抽搐：非药物或代谢紊乱（如尿毒症、酮症酸中毒、电解质紊乱）所致，或 精神病：非药物或代谢紊乱（如尿毒症、酮症酸中毒、电解质紊乱）所致

血液学异常	溶血性贫血伴网织红细胞增多，或 白细胞计数减少，$<4\times10^9$/L，或 淋巴细胞减少，$<1.5\times10^9$/L或血小板减少，$<100\times10^9$/L（排除药物因素）
免疫学异常	抗DNA抗体阳性：抗天然DNA抗体滴度异常，或 抗Sm抗体阳性：存在抗Sm核抗原抗体，或 抗磷脂抗体阳性：①血清IgG或IgM型抗心磷脂抗体水平异常；②标准方法测定狼疮抗凝物阳性；③梅毒血清试验假阳性至少6个月，并经梅毒螺旋体制动试验或荧光梅毒螺旋体抗体吸附试验证实（三者中具备1项阳性）
抗核抗体	任何时间免疫荧光法或其他等效试验中抗核抗体滴度异常，排除药物诱发的狼疮综合征

表16—4 美国风湿病学会2009年推荐的SLE分类标准

临床标准

(1) 急性或亚急性皮肤狼疮表现

(2) 慢性皮肤狼疮表现

(3) 口腔或鼻咽部溃疡

(4) 非瘢痕性秃发

(5) 炎性滑膜炎，并可观察到2个或更多的外周关节有肿胀或压痛，伴晨僵

(6) 浆膜炎

(7) 肾病变：用尿蛋白/肌酐比值（或24小时尿蛋白）算，至少500mg蛋白/24小时，或有红细胞管型

(8) 神经病变：癫痫发作、精神病、多发性单神经炎、脊髓炎、外周或脑神经病变、脑炎（急性精神混乱状态）

(9) 溶血性贫血

(10) 白细胞减少（至少1次白细胞计数$<4.0\times10^9$/L）或淋巴细胞减少（至少1次淋巴细胞计数$<1.0\times10^9$/L）；血小板减少症（至少1次血小板计数$<100\times10^9$/L）

免疫学标准

(1) ANA滴度高于实验室参考标准

(2) 抗dsDNA抗体滴度高于于实验室参考标准（ELISA法测需2次升高）

(3) 抗Sm抗体阳性

(4) 抗磷脂抗体：狼疮抗凝物阳性/梅毒血清学试验假阳性/抗心磷脂抗体是正常水平2倍以上或抗β_2GPI中滴度以上升高

(5) 补体减低：C3，C4，CH50

(6) 无溶血性贫血，但直接Coomb试验阳性

对存在典型临床表现和自身抗体异常的患者，SLE诊断不难作出。但SLE的早期诊断并不容易。一方面部分患者早期起病隐匿，首发症状不典型容易与其他疾病相混淆；另一方面，部分患者临床表现较轻或缺乏多系统损害，临床医生重视不足。SLE的首发症状变化不一，约50%患者表现为关节炎，约20%表现为皮肤损害，此外，发热、乏力、消瘦、浆膜炎、雷诺现象、血液系统损害等均可作为SLE的首发症状。临床医生面对一些反复持续难以用其他疾病解释的病情或虽经积极治疗但疗效仍然不佳的情况以及多系统损害应当提高对SLE的警惕，尽早进行自身抗体的检测。

SLE的诊断目前仍然主要是临床诊断，ACR关于SLE的分类标准是一种人为的标准。轻度的SLE在疾病早期阶段，由于其临床表现不典型，诊断困难较大，严格遵守ACR分类标准容易漏诊许多患者。而早期诊断和早期治疗是改善SLE预后的重要因素。所以，对不足ACR分类4项标准的患者不应轻易排除SLE诊断。对有典型临床症状或实验室异常但不符合本病分类标准诊断的患者，应密切随访观察。另一方面，SLE的很多临床表现及实验室检查异常常是并非SLE所特有，同时符合4项分类标准的患者并非一定是SLE。因此，在诊断SLE前，应当排除其他可能的疾病如感染、代谢性疾病、恶性疾病、其他自身免疫性疾病等。

二、鉴别诊断

SLE 的临床表现多种多样，鉴别诊断主要取决于患者的具体表现。

1. 类风湿关节炎　类风湿关节炎关节症状与 SLE 关节症状相似，均为对称性，好发于双手小关节。但 SLE 患者的关节症状如疼痛、肿胀、晨僵通常较类风湿关节炎患者为轻持续时间较短。类风湿关节炎患者关节改变为侵蚀性，存在骨侵蚀骨破坏，而 SLE 患者的关节改变通常为非侵蚀性的，症状缓解后关节畸形少见。影像学可以鉴别。此外，SLE 患者除关节症状外，可有特征性皮疹，肾累及多见，ANA 及抗 ds－DNA 抗体阳性，类风湿关节炎患者这些表现较少。

2. 多发性肌炎和皮肌炎　SLE 患者可出现肌无力、肌痛、肌酸激酶升高等表现，临床类似多发性肌炎和皮肌炎。但 SLE 肌痛症状通常较轻，肌酸激酶通常仅轻度升高，面部皮疹以蝶形皮疹为特征；而多发性肌炎和皮肌炎肌电图可有正锐波、纤颤电位等较特异性表现，通常缺乏肾系统、神经系统等其他多系统损害证据，皮肌炎可有 Gottron 皮疹、眶周皮疹等特征性皮疹，自身抗体阳性率也远较 SLE 为少。少数患者可同时具有 SLE 和多发性肌炎或皮肌炎的特征性表现，通常诊断为重叠综合征。

3. 混合型结缔组织病（MCTD）　MCTD 临床表现有雷诺现象、关节痛、肌炎及肾、心、肺、神经系统等受累表现，ANA 高滴度阳性，有时与 SLE 较难鉴别。但 MCTD 双手肿胀、肌炎、食管受累更多见，抗 UIRNP 抗体高滴度阳性，而缺乏抗 Sm 抗体和抗 ds－DNA 抗体。严重的肾受累和神经系统受累少见。

4. 血液系统恶性疾病　血液系统恶性疾病临床可表现为发热，肝脾大，淋巴结肿大，血液系统的异常改变，根据肿瘤细胞所在部位不同而有不同的系统受累表现，临床表现有时与 SLE 相似，也可出现 ANA 等自身抗体和免疫球蛋白升高，给鉴别诊断带来困难。但 SLE 患者淋巴结肿大通常很少超过 2cm，免疫球蛋白为多克隆性升高。鉴别最主要的证据是组织病理检测。对临床不能排除血液系统恶性疾病的患者应及早进行骨髓检测和淋巴结以及受累组织的活检，有时需反复进行。

5. 药物相关性狼疮（DRL）　药物性狼疮指服用某些药物后临床上出现关节痛、皮疹、发热、浆膜炎，血中出现抗核抗体、抗组蛋白抗体的一种临床综合征。近 50 年来陆续发现多种可诱发狼疮样症状的药物，常见的有肼屈嗪、普鲁卡因、异烟肼、硫安布新（二苯硫脲）与细胞因子、氯丙嗪、卡马西平、保泰松、呋喃妥因、米诺环素、青霉胺、左旋多巴、谷氨酸、IFN－α 及碳酸锂、可乐定、维拉帕米等。诊断时需确认用药和出现临床症状的时间（如几周或几个月）。药物性狼疮的发病机制不明。它的出现与所用药物，遗传素质和免疫异常等多种因素有关。

常见症状有发热、不适、消瘦、多关节痛、肌肉痛、皮疹、胸膜炎、心包炎、肝脾大。但通常较系统性红斑狼疮患者的病情为轻，中枢神经与肾损害罕见，但可存在药物的神经毒性，伴发脑卒中、老年痴呆等。面部红斑、光过敏、口腔溃疡、脱发均少见。药物性狼疮可出现自身抗体，但抗核抗体谱相比 SLE 更局限，抗组蛋白抗体是药物性狼疮常见的特异性抗体，单链 DNA 抗体也常出现，有时有抗磷脂抗体阳性，而抗 ds－DNA 抗体、Sm 抗体、抗 SSA 及抗 SSB 和补体减少罕见。对于药物性红斑狼疮应及早诊断，及时停药。一般无须特殊治疗，停药数天或数周后狼疮症状即可消失，但血清学异常可持续较长时间甚至数年。对极少数停药后临床症状不消退者，可以采用阿司匹林、吲哚美辛、布洛芬等非甾体类抗炎药，对有胸膜炎及心包炎等病情严重者，可采用适量肾上腺皮质激素治疗。

第六节　疾病活动性评估

SLE 呈慢性病程，目前尚无根治方法，绝大多数 SLE 患者需要进行长期治疗和随访。在 SLE 病程中，常出现不同程度的病情加重和复发，因此，评估 SLE 疾病活动性对判断患者的长期预后和临床治疗十分重要。及时进行病情评估以选择恰当的治疗方案可以避免延误治疗而造成组织损伤或是过度治疗而诱发的药物相关并发症。

SLE 临床和发病机制的复杂性造成了对 SLE 活动性的监测困难，尤其是在并发感染、治疗药物相关影响、电解质紊乱等情况时。一些指标的变化与 SLE 活动性相关如抗双链 DNA 抗体、补体水平、尿蛋白定量增加或下降等，但任何单一的指标均不能全面反映 SLE 的活动性。因此，需要结合多种指标构成一个评估系统，才能更准确全面的评估 SLE 活动性。评估某一特定患者疾病活动度时还需要考虑该患者既往活动时的表现和检查结果。目前国际上常用的几个 SLE 活动判定标准包括 SLEDAI，SLAM 及 BILAG 等。这些评估工具各有侧重，其中我国以 SLEDAI 最为常用（表 16－5），其总分为 105 分，其优点是临床操作简单易行，缺点是可能忽略轻中度的临床症状而影响敏感性。

表 16－5　SLEDAI－2000（系统性红斑狼疮疾病活动性指数）

临床表现	定义	积分
癫痫发作	近期发作的，除外代谢、感染、药物因素	8
精神症状	严重的认知障碍，因而正常活动能力改变，包括幻觉，思维无连贯性、不合理，思维内容缺乏，无衔接，行为紧张、怪异、缺乏条理。除外尿毒症和药物影响	8
器质性脑病综合征	大脑功能异常，定向力、记忆力及其他智能障碍临床表现突出并有波动性，包括意识模糊、对周围环境注意力不集中，加上以下至少两项：认知障碍、语言不连贯、嗜睡或睡眠倒错、精神运动增加或减少。需除外代谢性、感染性和药物因素	8
视力受损	SLE 视网膜病变，包括絮状渗出、视网膜出血、严重的脉络膜渗出或出血及视神经炎。需除外高血压、感染及药物因素	8
脑神经异常	新发的包括脑神经在内的感觉或运动神经病	8
狼疮性头痛	严重持续的头痛，可以为偏头痛，但必须对镇痛药无效	8
脑血管意外	新出现的脑血管意外，应除外动脉硬化	8
血管炎	溃疡、坏疽、痛性指端结节、甲周梗死。片状出血或经活检或血管造影证实存在血管炎	8
关节炎	2 个以上关节疼痛和炎性表现，如压痛、肿胀及积液	4
肌炎	近端肌肉疼痛或无力，并发肌酸激酶或醛缩酶升高，或肌电图或肌活检证实存在肌炎	4
管型尿	出现颗粒管型或红细胞管型	4
血尿	红细胞 >5/HP，除外结石、感染和其他因素	4
蛋白尿	>0.5g/d	4
脓尿	白细胞 >5/HP，除外感染	4
皮疹	炎症性皮疹	2
脱发	异常片状或弥散性脱发	2
黏膜溃疡	口腔或鼻黏膜溃疡	2
胸膜炎	胸膜炎性胸痛，有胸膜摩擦音或胸腔积液或胸膜肥厚	2
心包炎	心包疼痛，加上以下至少 1 项：心包摩擦音、心包积液或心电图或超声心动图证实	2
低补体	CH50，C3，C4 低于正常值底限	2
抗 ds－DNJA 抗体增加	>25%（Farr 法）或高于检测范围	2
发热	>38℃，需除外感染因素	1
血小板减少	$<100 \times 10^9/L$	1
白细胞减少	$<3 \times 10^9/L$，需除外药物因素	1

第七节　治疗

1. 治疗原则　SLE 目前没有根治的办法，但恰当的治疗可以使大多数患者达到病情的完全缓解。治疗原则强调早期治疗、个体化方案及联合用药。早期诊断和早期治疗十分重要，可以避免或延缓不可逆的组织脏器病理损害，并改善 SLE 的预后。对明确 SLE 诊断的患者应当进行疾病活动性的评估，准确判断疾病轻重程度。对中重度 SLE 治疗通常治疗分为两个阶段，诱导缓解和维持治疗。诱导缓解阶段目标是使用强化免疫治疗以控制急性发作，诱导疾病缓解；维持治疗阶段目标是将症状控制在可接受水平，预防复发，同时避免进一步的脏器损伤和治疗药物相关的并发症。必须对患者进行宣传教育，使其正确认识疾病，消除恐惧心理，明白规律用药的意义，懂得长期随访的必要性。避免过多的紫外光暴露。

2. 轻型 SLE 的药物治疗　部分 SLE 患者主要内脏器官（肾、血液、心脏、肺、消化、神经系统等）功能正常或稳定，仅表现为光过敏、皮疹、关节炎等症状。这些患者病情临床稳定或仅有轻微疾病活动，呈非致命性。通常其治疗药物选择包括非甾体抗炎药、抗疟药和小剂量糖皮质激素［<0. 2mg/（kg · d）］。非甾体抗炎药可用于控制关节炎症状，应注意其消化道溃疡、出血、肾、心、肝功能等方面的不良反应，通常应用于胃肠道、肾及心血管系统低风险的患者。抗疟药包括氯喹和羟氯喹，对皮疹和光敏感有效，且具有控制 SLE 病情活动的作用。不良反应主要为眼底病变，其中羟基氯喹对眼部影响更小。对应用抗疟药超过 6 个月的患者，应当定期检查眼底。通常应用小剂量糖皮质激素即可减轻症状。对病情控制不理想的患者在评估风险后可联合应用硫唑嘌呤和甲氨蝶呤等免疫抑制药。但应注意，部分轻度 SLE 如治疗不规范，随时间发展，有可能进展为中到重型 SLE，故仍应定期随访，调整治疗方案。

3. 中重型 SLE 的治疗　中重型 SLE 指存在主要脏器受累并影响其功能，或广泛的非主要脏器（如皮肤）受累且常规治疗无效的 SLE 患者。糖皮质激素治疗疗效不佳或不能减到可以长期维持的合适剂量。这些患者通常需要较积极的治疗策略，糖皮质激素联合应用免疫抑制药以控制病情。治疗主要分为两个阶段，即诱导缓解和维持治疗。诱导缓解目的在于迅速控制病情，阻止或逆转内脏损害，力求疾病完全缓解（包括血清学指标、症状和受损器官的功能恢复），但应注意过度免疫抑制诱发的并发症，尤其是感染。因病情以及患者对激素敏感性的不同，糖皮质激素剂量差异很大，通常为 1mg/（kg · d），有时需要达到 2 ～ 3mg/（kg · d），部分 SLE 患者出现一些短期内即可威胁生命的狼疮表现，包括急进性肾炎、严重自身免疫性溶血性贫血、重度血小板减少、神经精神狼疮、狼疮并发肺泡出血、严重的狼疮心肌累及、严重的狼疮性肺炎、严重狼疮性肝炎、严重血管炎等，又称狼疮危象，需要大剂量激素冲击治疗。维持治疗阶段目标是用最少的药物防止疾病复发，在维持患者完全缓解的基础上尽量减少治疗药物相关并发症。多数患者需终身用药，因此长期随访是治疗成功的关键。

4. 狼疮性肾炎的标准化治疗　肾是 SLE 最常累及的脏器之一，肾损害是影响 SLE 预后的极为重要的因素，也是 SLE 患者死亡的主要原因之一。虽然近年来 SLE 的治疗有了很大进展，SLE 患者的预后有所改善，但 SLE 相关的终末期肾病的发生率并无明显下降。在总结了多个临床试验（包括回顾性和前瞻性，部分为随机的）的结果后，结合文献及专家意见，ACR 于 2012 年提出了新的狼疮性肾炎治疗推荐指南意见（图 16－1）。其主要原则介绍如下：首先，除非有明确的禁忌证，具有活动性狼疮性肾炎临床证据的患者应当在治疗前进行肾活检，进行肾病理分型以指导治疗。肾活检不仅可以评估肾小球病变的情况，还可以评估肾活动性和慢性损害程度以及肾间质和血管损害情况。此外，肾活检有助于鉴别一些其他疾病引起的肾损害。

作为狼疮性肾炎的基础治疗，ACR 推荐联合应用羟氯喹，在一项前瞻性的研究中，羟氯喹可使 SLE 的疾病复发率更低，且可减少器官损害包括肾损害。对所有蛋白尿 >0. 5g/d 的患者，应当使用拮抗肾素 - 血管紧张素系统的药物，如血管紧张素转化酶抑制药和血管紧张素Ⅱ受体阻断药等药物。狼疮性肾炎患者的血压控制也十分重要，控制目标推荐为 130/80mmHg，严格控制血压有助于延缓肾损害的病程。

在进行肾病理分型后，针对Ⅰ型和Ⅱ型狼疮性肾炎通常无须免疫抑药治疗。Ⅲ型和Ⅳ型狼疮肾炎的患者发展为终末期肾病的风险较高，因此需要积极治疗。诱导缓解期的治疗方案为激素联合免疫抑制药，免疫抑制药推荐首先选择霉酚酸酯（MMF）或环磷酰胺（CTX）静脉应用。对有生育要求的患者，MMF 更为适用。对Ⅴ型狼疮性肾炎的患者推荐激素联合 MMF 治疗。对Ⅴ型叠加Ⅲ型或Ⅴ型叠加Ⅳ型的患者，治疗方案参照Ⅲ型与Ⅳ型狼疮性肾炎治疗方案。除非在 3 个月有明显恶化的临床证据，如明显增加的蛋白尿和（或）显著升高的肌酐，通常诱导期治疗疗程为 6 个月，6 个月如疗效不佳，可更换治疗方案。

ACR 提供的是治疗指导意见，结合我国治疗的实际经验，对活动性明显的Ⅳ型狼疮性肾炎以及大量蛋白尿的Ⅴ型狼疮性肾炎，笔者仍推荐首先选择 CTX 治疗。此外，ACR 推荐在治疗开始阶段给予 500 ～ 1 000mg/d 的激素冲击治疗，随后减到 0.5 ～ 1mg/（kg · d），但在国内，除非有急进性肾炎表现，考虑到激素冲击的风险，一般不建议应用，而建议给予 1mg/（kg · d）的激素剂量治疗。

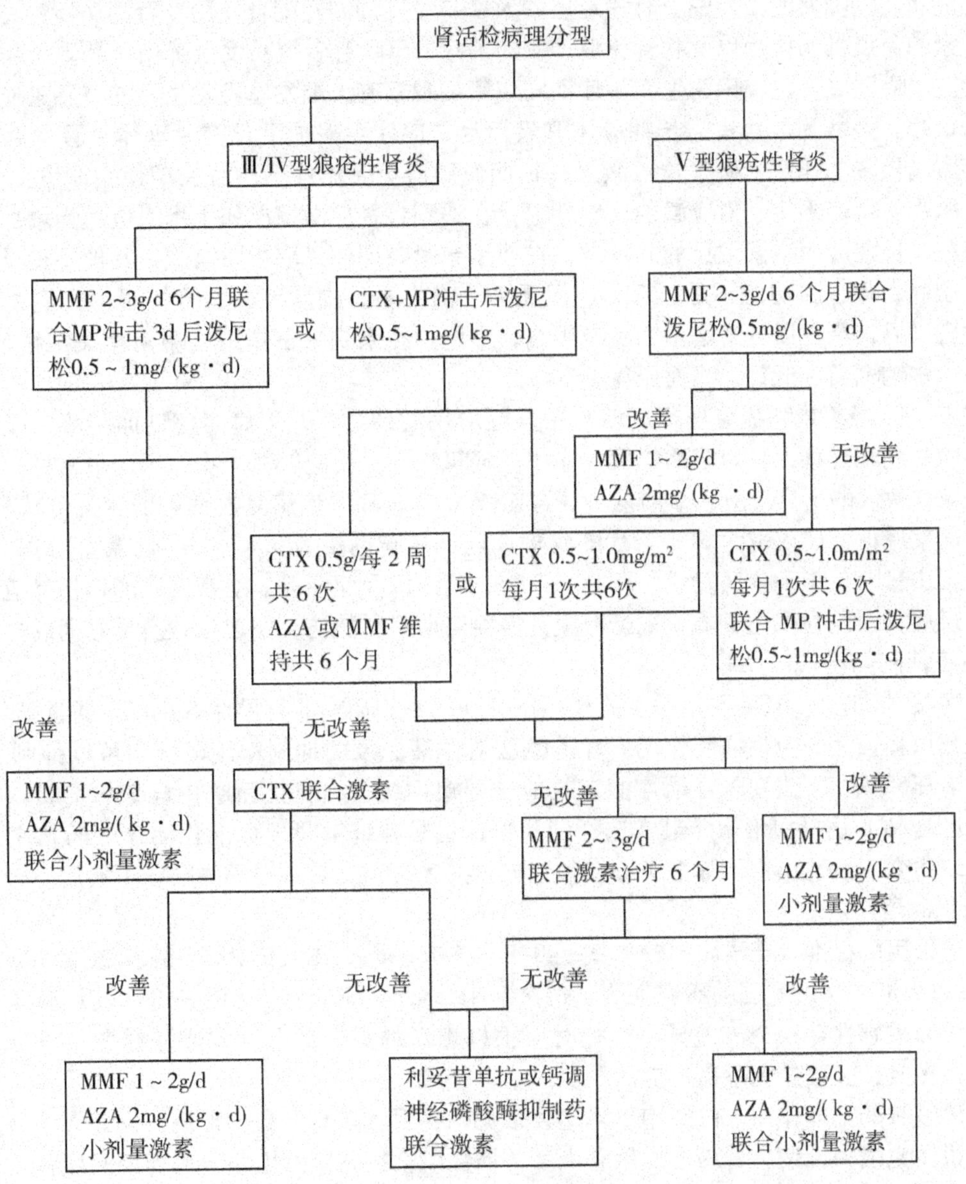

图 16 — 1　ACR 狼疮性肾炎治疗推荐指南意见

5. 治疗药物

（1）糖皮质激素：糖皮质激素可以同时下调固有免疫和获得性免疫应答，减少细胞因子产生，抑制细胞增殖和促进 T 细胞及 B 细胞的凋亡，对免疫细胞的许多功能及免疫反应的多个环节均有抑制作用，能够减少抗体的生成，超大剂量则可有直接的淋巴细胞溶解作用。糖皮质激素具有强大的抗炎作用和免疫抑制作用，是 SLE 短期治疗中最重要和最有效的药物，也是治疗 SLE 的基础药。

通常对有明显内脏功能损害的标准剂量为 0.5 ～ 1mg/（kg · d），但不同病情、不同个体对激素的敏感性有差异，临床用药剂量应个体化，并根据治疗效果调整激素用量，有时激素用量可达 2 ～ 3mg/

(kg·d)。在病情稳定后逐渐缓慢减少激素用量，病情允许时，激素维持剂量尽量＜10mg/d以减少激素相关不良反应。激素减量过程中应当注意监测疾病活动情况，保证疾病得到稳定的控制，避免因激素减量过快引起的病情反复，同时根据病情及时加用免疫抑制药以更快的诱导病情缓解及巩固疗效，避免长期使用较大激素剂量导致的不良反应。对有重要脏器受累，病情进展迅速，乃至出现狼疮危象的患者，可以使用大剂量冲击治疗，甲泼尼龙500～1 000mg/d，连续3天为1个疗程，激素冲击治疗可以解决急性期症状，在随后的治疗中应有一定量的激素与免疫抑制药配合使用，否则病情容易反复。

由于激素的免疫抑制作用以及联合免疫抑制药治疗，SLE患者容易发生感染。严重感染已成为SLE患者死亡的主要原因之一，临床医生在治疗期间应密切观察有无继发感染发生，如有感染应及时给予相应的抗感染治疗。多数SLE患者需长期应用激素治疗，应注意保护下丘脑－垂体－肾上腺轴，尽量避免使用对其影响较多的地塞米松等长效激素，长期使用避免突然停药。对长期使用激素治疗的SLE患者，其肾上腺皮质功能不足，对应激的反应性差，在遇到各种应激情况如手术时应适当增加激素剂量。

骨质疏松是长期应用激素常见的并发症，在使用激素时即应采取预防措施。其他不良反应包括高血糖、中心性肥胖、肾上腺功能不足、乏力、肌无力、满月脸，皮肤毛细血管扩张，月经失调，生长障碍，性腺发育延迟，蛋白质分解增多，负氮平衡，中枢神经系统兴奋作用（激素相关性精神病），青光眼、白内障、水钠潴留、低钾、高血压等。

（2）抗疟药：羟氯喹和氯喹是SLE治疗中广泛应用的药物，并不属于免疫抑制药，可能通过影响粒细胞的吞噬功能和迁移，稳定溶酶体发挥作用。羟氯喹不良反应较氯喹小，因而更常用。有助于稳定SLE病情和减少激素的不良反应，目前认为，羟氯喹可使SLE的疾病复发率更低，且可减少器官损害，除非有明确的禁忌证，建议成为SLE治疗的常规用药。氯喹剂量为0.25g/d，羟氯喹为0.2～0.4g/d。不良反应包括头晕、皮疹和皮肤发痒、恶心、呕吐、腹泻以及腹痛等。对视网膜的损伤是应用抗疟药须注意的不良反应，表现为视力下降、视野缺损．需要定期眼科随访，发现症状及早停药后多可恢复。

（3）免疫抑制药物

①环磷酰胺（CTX）：环磷酰胺是主要作用于S期的细胞周期非特异性烷化剂，通过影响DNA合成发挥细胞毒作用和强大的免疫抑制作用。环磷酰胺对体液免疫的抑制作用较强，可以抑制B细胞增生和抗体生成。环磷酰胺与激素联合治疗能有效地诱导疾病缓解，阻止和逆转病变的发展，改善远期预后。环磷酰胺是SLE诱导缓解治疗最常选择的药物，也是狼疮性肾炎标准化治疗的药物之一，对血管炎、神经系统病变、急性出血性肺泡炎等多种狼疮重症表现均有效。但环磷酰胺不良反应较多，很少用于SLE维持期的治疗。

目前普遍采用的标准环磷酰胺治疗方案是0.5～1.0g/m^2（体表面积），静脉滴注，每月1次。欧洲推荐0.5g每2周1次。我国的研究证明，每次0.4g，每2周1次，有较好的疗效及安全性。由于各人对环磷酰胺的敏感性存在个体差异，治疗时应根据患者的具体情况，掌握好剂量、冲击间隔期和疗程，既要达到疗效，又要避免不良反应。

由于环磷酰胺的药理作用，白细胞下降比较常见，谷丙转氨酶升高也常见，但通常是可逆性的。环磷酰胺降低机体免疫力，使患者易于发生感染，并增加机会性感染发生率。用药期间应密切监测白细胞和肝功能，白细胞下降和并发感染时应暂缓应用，待白细胞升至正常及感染控制后再应用。

环磷酰胺另一重要的不良反应是性腺抑制（尤其是女性的卵巢衰竭），与环磷酰胺的累积剂量及患者年龄相关，对有生育要求的女性应当慎重考虑。其他常见的不良反应为胃肠道症状，包括恶心、呕吐、胃痛、腹泻以及骨髓抑制、皮肤颜色变深、脱发等，出血性膀胱炎也较常见，少见远期致癌作用。出血性膀胱炎、膀胱纤维化和膀胱癌在长期口服CTX治疗较常见，而间歇CTX冲击治疗少见。

②霉酚酸酯（MMF）：霉酚酸酯为次黄嘌呤单核苷酸脱氢酶抑制药，可抑制嘌呤从头合成途径，从而抑制淋巴细胞活化，抑制T细胞及B淋巴细胞增殖。多项大规模随机临床对照研究表明，MMF在诱导治疗阶段与CTX疗效相当，而肝功能损害、骨髓抑制、性腺抑制等不良反应较少，已在狼疮性肾炎治疗中推荐为标准治疗药物之一，亚洲人群常用剂量1.5～2g/d。MMF即可作为诱导缓解期治疗药物，也可作为维持期治疗药物。MMF耐受性良好，不良反应主要有胃肠道症状，包括恶心、腹泻、呕吐、

胃灼热、便秘和胃痛，一些患者会发生白细胞减少。由于 MMF 也具免疫抑制作用，这使得患者易于发生感染，MMF 相关的机会性感染也应重视，有报道器官移植患者应用 MMF 可增加巨细胞病毒（CMV）感染机会。

③硫唑嘌呤：硫唑嘌呤为嘌呤类似物，可通过抑制 DNA 合成发挥淋巴细胞的细胞毒作用。用法为 2 ～ 3mg/（kg · d），通常用于 SLE 经诱导缓解治疗后的维持期治疗。目前研究认为，硫唑嘌呤具有妊娠安全性，可用于育龄期妇女。

硫唑嘌呤的主要不良反应在血液系统和胃肠道，偶可发生胰腺炎和胆汁淤滞性肝炎，继发感染和肿瘤的风险也应引起重视。少数对硫唑嘌呤极敏感者用药后短期就可出现严重脱发和造血危象，引起严重粒细胞和血小板缺乏症，可能与巯基嘌呤甲基转移酶活性有关。轻者停药后血常规多在 2 ～ 3 周内恢复正常，重者则需按粒细胞缺乏或急性再生障碍性贫血处理，这类患者以后不宜再用硫唑嘌呤。故 SLE 患者首次应用硫唑嘌呤时，应密切监测白细胞，通常每周 1 次，连续 4 ～ 5 次，如发现白细胞下降则及时停药。

④他克莫司：他克莫司是 T 淋巴细胞特异性的钙调神经磷酸酶抑制药，免疫抑制作用比环孢素强 10 ～ 100 倍。他克莫司通过抑制钙调神经磷酸酶活性，降低 IL－2，IL－3，IL－4，IFN－γ 等细胞因子的转录水平，抑制活化 T 淋巴细胞核因子的活性，从而抑制 T 淋巴细胞的活化。原用于器官移植术后的移植物排斥反应，后扩展到肾小球疾病。尽管许多文献都显示，他克莫司在 SLE 诱导缓解和维持期均有良好的疗效，但其潜在肾毒性限制了它的使用。目前通常作为 SLE 治疗的二线选择药物，常用起始剂量 0. 05mg/（kg · d），血药浓度控制在 5 ～ 10ng/mL。应用中应密切监测肾功能和血压。

⑤甲氨蝶呤（MTX）：甲氨蝶呤是二氢叶酸还原酶拮抗药，通过抑制核酸的合成发挥细胞毒作用。MTX 疗效不及环磷酰胺冲击疗法，通常对有主要脏器累及的患者不考虑使用。MTX 长期用药耐受性较佳，主要用于关节炎、肌炎、浆膜炎和皮肤损害为主的 SLE 患者，常用剂量为 10 ～ 15mg，每周 1 次。ITX 的不良反应有胃肠道反应、口腔黏膜糜烂、肝功能损害、骨髓抑制，偶见甲氨蝶呤导致的肺炎和肺纤维化。MTX 相关的口腔黏膜糜烂有时可能与 SLE 病情活动时的口腔黏膜病变相混淆。

⑥环孢素（CsA）：环孢素可特异性抑制 T 淋巴细胞白细胞介素 IL－2 的产生，发挥选择性的细胞免疫抑制作用，是一种非细胞毒免疫抑制药。对部分狼疮性肾炎，血液系统累及治疗有效，常用剂量 3 ～5mg/（kg · d）。环孢素主要不良反应是肾损害、高血压、头痛、胃肠道反应、牙龈增生和多毛。用药期间应当密切监测肝肾功能和血压、尿酸和血钾，有条件者可监测血药浓度。

（4）生物制剂：近年来，针对发病机制中某一环节或影响发病及疾病进展的关键分子的选择性靶向治疗已成为治疗的新方向，以生物技术为基础的多种生物制剂的研发及应用已经成为自身免疫性疾病治疗研究的热点。生物制剂为风湿性疾病的治疗开辟了一条新途径，为患者提供了更多的选择，尤其给那些对传统免疫抑制治疗效果不佳的患者带来了希望。生物制剂毕竟是一种新疗法，其确切疗效和长期的不良反应尚有待于通过大规模临床试验及长期随访进一步得到证实。

随着对 SLE 发病机制的研究进展，已开发了多种针对不同作用位点的药物。由于 SLE 是 B 细胞高度活化并产生大量致病性自身抗体的疾病，B 细胞异常在 SLE 发病机制起着十分重要的作用，因此，针对 B 细胞的选择性靶向治疗是近年来风湿病新型治疗药物研究的重点。虽然开发中的生物制剂品种繁多，但目前仅有 belimumab 在美国被批准用于治疗 SLE。

根据开发药物作用策略的不同，可分为以下几类：针对 B 细胞策略，包括 B 细胞清除，针对 B 细胞活化因子以干扰 B 细胞增殖和分化的信号以及抑制致病性自身抗体产生，诱导 B 细胞耐受；调节细胞因子策略；针对共刺激信号策略以阻断 T 细胞及 B 细胞之间相互作用；针对 T 细胞以及细胞信号传导策略等等。简述目前研究较多的几种药物如下。

①抗 CD20 单抗：是一种直接针对 CD20 的单克隆抗体。CD20 是前体 B 细胞和成熟 B 细胞的表面标记，通过影响 B 淋巴细胞 Ca^{2+} 的跨膜传导而调节 B 淋巴细胞增殖和分化。抗 CD20 单抗可选择性结合 B 细胞表面 CD20 抗原，引发 B 细胞溶解，诱导外周循环 B 细胞的清除。值得注意的是，浆细胞不表达 CD20，因此，抗 CD20 单抗不能直接清除浆细胞。抗 CD20 单抗原本开发用于治疗非霍奇金淋巴瘤，

2006 年在美国被批准用于治疗类风湿关节炎，2011 年批准用于治疗 ANCA 相关血管炎。一些研究提示，抗 CD20 单抗可使部分难治性重症 SLE 患者得到临床缓解，临床症状明显好转，抗 CD20 单抗联合环磷酰胺和激素可以改善严重膜性狼疮肾炎的组织学表现。但最近抗 CD20 单抗治疗 SLE 的随机双盲对照临床试验结果令人失望，抗 CD20 单抗并未显示对传统治疗的优势，也没有达到预期疗效终点。尽管如此，对一些重症难治性 SLE 患者，抗 CD20 单抗联合 CTX 仍可能是有益的。抗 CD20 单抗总体耐受性良好，不良反应包括诱发感染、严重黏膜皮肤反应严重输注反应、进行性多灶性白质脑病等。

其他 B 细胞清除策略药物，包括抗 CD22 单抗、抗 CD19 单抗以及浆细胞清除治疗。CD22 在成熟 B 细胞表达，CD19 从前体 B 细胞到成熟 B 细胞均有表达。epratuzumab 是人源化的抗 CD22 单抗，初步研究结果显示，抗 CD22 单抗可降低 SLE 病情活动度，且耐受性好，目前正进行 SLE 治疗Ⅲ期研究。

②belimumab：BLyS（B 淋巴细胞刺激因子）属于 TNF 细胞因子家族成员，通过与细胞表面受体结合诱导 B 细胞增殖和活化，BLyS 对 B 细胞分化、Ig 类别转换和维持 B 细胞存活、抑制凋亡均具有极其重要的作用。BLyS 的受体包括 B 细胞成熟抗原（BCMA）、穿膜蛋白活化物（TACI）和 B 细胞活化因子受体（BAFFR）。已有研究显示，BLyS 及其受体在 SLE 中表达显著增高，并与抗 ds - DNA 抗体滴度和疾病活动性呈正相关。

belimumab 是人源化抗 BLyS 的单克隆抗体，可以抑制 BLyS 的活性。两个大型的随机对照试验证实，belimumab 治疗组临床反应优于安慰剂组，并有更低的疾病复发率，且耐受性良好。但应注意，试验中并未包括重度活动性狼疮性肾炎或中枢神经狼疮，同时所有患者都接受了积极地免疫抑制治疗。目前在美国，belimumab 已被批准用于 SLE 的治疗。

③其他药物：abetimus（LJP394）与 abatacept 曾被认为是较有希望的生物制剂。abetimus 是一种选择性 B 细胞免疫调节药，可与 B 淋巴细胞膜表面的抗 dsDNA 抗体结合，诱导 B 细胞免疫耐受，下调抗 dsDNA 抗体的合成。abatacept 是一种 T 细胞共刺激调节剂，是 CTLA4 的胞外区与 IgG1 的 Fc 段融合构建的可溶性蛋白，通过模拟 CTLA - 4，抑制 CD28 与 CD807CD86 结合，抑制 T 及 B 细胞的活化。abatacept 已被 FDA 批准用于治疗类风湿关节炎。但最近的临床试验研究结果显示，两者均未达到预期疗效终点。

atacicept 是一种可溶性的全人重组融合蛋白，由 TACI 受体的胞外部分和人 IgG Fc 部分组成。atacicept 可以同时阻断 BLyS 和 APRIL（一种增殖诱导配体）对 B 细胞的刺激。目前试验表明 atacicept 可以降低 SLE 患者的 B 细胞和免疫球蛋白水平，Ⅱ/Ⅲ期临床试验正在进行中。其他正在研究中的药物包括抗细胞因子抗体如抗 IL - 6 单克隆抗体、抗干扰素抗体以及 TLR7 与 TLR9 抑制剂等，这些药物临床效果尚待确认。

（5）静脉用丙种球蛋白：静脉用丙种球蛋白作用机制包括封闭 Fcγ 受体、促进抗独特型抗体下调免疫反应、减少抑制性 T 细胞、促进免疫球蛋白分解以及中和 C3a 和 C5a 等。常用于 SLE 并发重度血小板减少的治疗。常用剂量为 400mg/（kg · d）。

6. 干细胞移植　对一些重症 SLE 患者或其他自身免疫性疾病患者进行的干细胞移植被认为是有效的，其假设可以诱导重建免疫系统。有研究报道，干细胞移植可以使 T 细胞正常化，B 细胞亚群从记忆细胞向初始 B 细胞转化，但移植相关的死亡仍然是一个值得关注的问题。

7. T 细胞疫苗　已有研究显示，自体 T 细胞疫苗治疗 SLE 安全有效，可能在未来的 SLE 的治疗中有较好的临床前景。

第八节　SLE 与感染

虽然近年来 SLE 的预后已有显著的改善。然而 SLE 的病死率仍维持在较高的水平。各种并发症导致的死亡已经高于 SLE 的直接病死率，各种感染是其中最主要的原因。一方面 SLE 患者可存在多方面的免疫功能异常，包括免疫球蛋白缺陷、趋化功能、吞噬功能缺陷、补体消耗、细胞免疫功能异常等使 SLE 患者对感染的抵抗力下降，更容易患各类感染。另一方面糖皮质激素和其他免疫抑制药增加了 SLE

患者的感染发生率，并加重了感染的严重程度。

SLE 患者的常见感染部位包括泌尿道、呼吸道以及皮肤感染。一些特殊部位虽不常见，但临床危害较大，诊断也较困难，应受到重视，如心包感染、感染性心内膜炎、中枢神经系统感染等。病毒感染也很常见，通常为带状疱疹和巨细胞病毒感染。

SLE 并发结核感染的发病率显著高于普通人群，病死率亦明显高出普通人群。多器官受累以及进行甲泼尼龙冲击的患者感染结核杆菌的危险更高。由于 SLE 患者免疫功能低下以及治疗药物的因素，除肺结核感染外，其他部位的结核也不少见，如肠结核、结核性脑膜炎、皮肤和骨结核等等。SLE 患者结核杆菌感染的临床症状可以不典型，给诊断带来困难。

真菌感染近年来发病率逐渐升高，其对 SLE 患者的危害也逐渐受到重视。常见的如念珠菌感染包括鹅口疮，食管念珠菌感染。SLE 患者并发隐球菌性脑膜炎通常起病隐匿，表现为持续头痛并逐渐加重，大多有发热，如不能及时予以特异性抗真菌治疗则病死率极高。SLE 患者并发毛霉菌感染时常有中枢神经系统累及，预后极差。SLE 患者并发曲霉病时可出现发热与咳嗽，痰液中可发现菌丝，应通过组织学检查寻找菌丝以确诊。肺孢子虫病感染在 SLE 患者并不少见，严重感染者甚至直接危及生命。

由于感染的首要症状乃是发热，而 SLE 原发病本身就以发热为基本特征，因而感染的相关症状与 SLE 活动的相关临床表现常常难于区分。贸然增加激素剂量和给予免疫抑制治疗常常会加重感染，甚至危及生命。临床医生常常困扰于是考虑 SLE 疾病活动而强化免疫治疗还是考虑并发感染而给予抗感染治疗。对反复发热，常规激素剂量疗效不佳的患者应警惕感染的存在，不宜贸然增加激素剂量。

确立 SLE 患者并发感染的诊断关键是找到病原体。尽早地进行微生物的相关检测，如细菌涂片和培养以及其他检测如结核菌相关的 T－SPOT 检测、隐球菌相关的乳胶凝集试验等。有时微生物检测需要反复进行，必要时应当结合 X 线、CT 等影像学检查结果。

第九节　预后

SLE 患者的预后与多种因素有关，包括重要脏器是否受累及其损伤程度、药物治疗的种类及时机，患者的依从性等等。应注意轻型 SLE 可因过敏、感染、妊娠生育、环境变化等因素而加重，甚至可进入狼疮危象。早期诊断和合理规范的治疗是改善预后的关键。肾活检病理检查对于判断预后非常重要。

SLE 需要终生治疗，不定期随诊、不遵循医嘱、不规范治疗是致死的重要原因。近年来，由于加强了对患者的教育，以及诊疗水平的提高，SLE 的预后与过去相比已有显著提高。经正规治疗，10 年存活率已超过 75%。回顾文献报道，在亚太地区，SLE 患者主要的死亡因素是感染和与疾病活动相关的脏器严重损害。肾损害和严重的神经精神狼疮是 SLE 主要的导致死亡的累及脏器。心血管系统相关的病死率可占到总病死率的 6%～40%，已成为 SLE 远期死亡的主要原因，应引起临床医生的重视。

第十七章

抗磷脂综合征

第一节　概述

抗磷脂综合征（APS）是一种复杂的损害多系统的自身免疫疾病。是指由抗磷脂抗体（aPL）引起的一组临床征象的总称。与aPL抗体有关的临床表现，主要为血栓形成、习惯性流产等。确诊必须同时具备临床表现和确切的抗磷脂抗体阳性结果。

认识APS是一个独立的疾病状态是从20世纪50年代发现梅毒血清反应生物学假阳性（BFP－STS）及血清中存在非特异性凝血抑制物开始的。然而APA早在20世纪初用免疫学检测诊断梅毒时就发现了。1941年，Panbom证明APA的抗原是带负离子的磷脂，后从牛心肌分离获得该抗原，又命名为心磷脂。作为梅毒筛查的血清学试验，随着筛查人群的增加，发现这组假阳性亚群并无梅毒的临床表现。1952年，Moore等首次发现梅毒血清试验短暂假阳性与一些非梅毒的感染相关，而持续假阳性的个体患系统性红斑狼疮和一些自体免疫病的危险增加。与此同时，Conley等在SLE患者血清中存在一种物质在体外可延长凝血时间。1963年，Bpwie等首次描述这种抗凝物质与血栓有关而不是出血。1972年，Feinstein等首次用了狼疮抗凝物（LACs）这一术语。1983年，Harris等开发了aCL的放射免疫测定方法，随后又开发了第一个aCL的ELISA测定方法。用这些方法筛查了大量SLE患者，发现aCL阳性这组SLE亚群有更高的血栓事件和病态妊娠，由此首次描述了所谓抗磷脂综合征（APS），也称抗心磷脂综合征。在20世纪90年代初发现抗磷脂抗体的同辅因子β_2糖蛋白Ⅰ（β_2－GlycoproteinⅠ，β_2－GPⅠ）是近年APS研究中最重要的进展。

第二节　病因与发病机制

1．病因　自1987年命名APS以来，对疾病的认识逐渐深入；其可能的病因包括遗传、口服避孕药、高脂血症、环境因素等等，但迄今为止，其确切的病因仍未明确。

（1）遗传因素：APS的发病可能与机体的遗传基因易患有关。

提出的假说如：①APL可由编码免疫球蛋白（Ig）可变区基因的胚系基因突变引起。②仅部分APL阳性的患者出现临床症状，提示疾病的发生与宿主的易患性有关。③APS的HLA表型分析提示，患者的DR4，DRw53，DR7出现频率较高，可能与HLA－Ⅱ类抗原有一定的相关性。此外，近年的研究提示，APS的发病与C4无效单倍型有关。

（2）抗磷脂抗体：APS患者最显著的一个特点就是患者血清中都存在高滴度的aPL抗体。aPL抗体是一组异质性抗体，能与体内多种含有磷脂结构的物质发生反应，包括多种阴离子磷脂、磷脂结合蛋白及磷脂－蛋白复合物。其中磷脂结合蛋白β_2－GPⅠ（即载脂蛋白H）是其中最主要的靶抗原之一。

β_2－GPⅠ在人体循环中的生理浓度为200mg/mL，是补体调控蛋白家族成员，有5个重复的功能区和不同的等位基因。其中第Ⅴ功能区的八肽结构和各功能区的半胱氨酸键是结合磷脂以及产生抗原性所必需的结构；第1功能区具有激活血小板的功能位点。在生理情况下，β_2－GPⅠ能与活化或凋亡细胞

（包括滋养层细胞、血小板和内皮细胞）细胞膜上的磷脂酰丝氨酸结合，可能在氧化脂质、凋亡细胞的生理性清除以及生理抗凝中发挥作用。

（3）自身免疫性疾病：正常人群中抗磷脂抗体的阳性率约 1%～5%，SLE 患者中阳性率约 30%，其中 30%～50% 出现 APS。可见并非所有抗磷脂抗体都具有致病性。多数学者认为，自身免疫性疾病、尤其是 SLE 患者体内产生的抗磷脂抗体，与 APS 间有明显的相关性。它常通过识别 β_2－GPⅠ或其他磷脂结合蛋白而与带负电荷的磷脂结合，为常见的 β_2－GPⅠ依赖性抗磷脂抗体。两者结合以后，增加了 β_2－GPⅠ与细胞表面的亲和力，破坏了细胞表面凝血、纤溶的平衡。纤溶酶能够水解 β_2－GPⅠ的第Ⅴ功能区，使它不能结合磷脂，减少了抗体的抗原性。在纤维蛋白、纤溶酶原、t－PA 存在的情况下，有缺陷的 β_2－GPⅠ结合纤溶酶原，抑制纤溶酶的产生，继而抑制外源性纤维蛋白的溶解，从而促进血栓形成。

有报道 aCL 抗体滴度水平与 SLE 病情的严重程度呈正相关，而测定抗 β_2－GPⅠ抗体对于随访 SLE 患者病程中是否发生 APS 具有重要意义。狼疮抗凝物（LACs）在 SLE 中的阳性率最高，但特异性不强。

（4）感染及药物因素：aPL 抗体可出现在多种疾病中，其中包括一组非免疫性疾病，如 aCL 抗体在糖尿病及糖尿病肾病的发生发展中也具有一定作用；LACs 在特发性血小板减少性紫癜、真性红细胞增多症、链球菌感染、恶性肿瘤、肝炎及服用酚噻嗪类药物的患者中均可表达。在实验动物模型中，用病毒多肽、细菌肽、异种 β_2－GPⅠ免疫动物，可以诱导产生多克隆抗磷脂抗体、LA 及血小板减低及胎儿吸收等 APS 相关临床表现。这种感染诱导出的 aPL 抗体的特性类似于自然形成的抗体。上述资料显示，通过分子模拟的途径，感染因素可诱导易患人群形成致病性自身免疫性抗磷脂抗体。

梅毒、非梅毒螺旋体、伯氏疏螺旋体、人类免疫缺陷病毒（HIV）、钩端螺旋体及寄生虫等感染诱导产生的抗磷脂抗体通常能与磷脂直接结合，而不需要 β_2－GPⅠ的辅助，称为 β_2－GPⅠ非依赖性抗体。aCL 抗体在病毒性传染性疾病如 AIDS 及腮腺炎和甲、乙、丙型肝炎中也可表达，并可能与病情严重程度相关。

多种药物（如氯丙嗪、普鲁卡因胺、奎尼丁、苯妥英）和恶性肿瘤（如淋巴增殖性疾病）诱导产生的抗磷脂抗体也是 β_2－GP－非依赖性。

（5）性激素：60%～80% 的原发性抗磷脂综合征（PAPS）常发生在女性，但未证实其与性激素有关的报道。

2. 发病机制　APS 的基本病理改变表现为血管内血栓形成，而不是血管炎。各级动静脉血管及心内膜附壁的血栓可引起各种相应的症状；胎盘小血管的血栓可引起流产。由此可见，APS 可累及人体所有脏器和系统，复杂多变、危害性极大。因此，了解触发疾病的诱因、清楚血栓形成的机制，能够对加强疾病的防治起到积极的作用。

多个动物实验反复证实，aPL 抗体在体内外可导致血栓形成及病态妊娠事件的发生，是 APS 发病环节中的具有核心作用；先后有学者提出多种假说来阐明 aPL 抗体的致病机制，目前仍有争论；但需明确的是，血栓的形成是凝血－纤溶系统之间平衡被打破的复杂过程，有多种可能的机制参与，且相互之间是紧密关联，绝不能孤立起来看。

（1）β_2－GPⅠ的影响：1990 年抗磷脂抗体的同辅因子 β_2－糖蛋白Ⅰ（β_2－glycoproteinⅠ，β_2－GPⅠ）的发现，开创了 APS 研究的新阶段。β_2－GPⅠ是 aPL 抗体的主要靶抗原之一，它与带负电荷的分子（磷脂等）结合，通过抑制依赖磷脂的凝血反应、干扰蛋白 C 的作用而产生抗凝活性。β_2－GPⅠ与 FXI 结合后，抑制其活性；并能与血小板表面的糖蛋白结合，抑制血小板活化。抗 β_2－GPⅠ抗体通过与 β_2－GPⅠ结并发诱导其二聚化，增加了 β_2－GPⅠ与细胞表面的亲和力，促进 FXI 和血小板的活化；同时通过活化血管内皮细胞及单核细胞，表达各种促凝物质；削弱了纤维蛋白溶解活性，中和 β_2－GPⅠ的抗凝作用，破坏细胞表面凝血、纤溶的平衡，从而诱发血栓的形成。但研究显示，在没有纤溶酶原激活物抑制剂的情况下，β_2－GPⅠ不影响组织纤维蛋白溶酶原激活剂的活性。有观点认为，抗 β_2－GPⅠ抗体与动脉血栓的形成较静脉血栓更具有相关性。

（2）内皮细胞的影响：有研究显示，2%～6.5%的正常人体内存在低滴度 aCL 抗体，0.2%有中到高滴度 aCL 抗体或 LACs，并随着年龄增加而增加。部分 aPL 抗体高滴度患者可以持续数年无症状，提示可能需要血管损伤和（或）内皮细胞活化来促发该类患者形成血栓（二次打击假说）。值得一提的是，至少 50%有血栓史的 APS 患者发生血栓时伴有其他致血栓形成的危险因素。

当血小板、内皮细胞或滋养层细胞活化或发生凋亡时，带负电荷的磷脂酰丝氨酸就会从细胞膜内侧移行到原本呈电中性的细胞膜外侧。随后，循环中的 β_2 - GPⅠ与磷脂酰丝氨酸结合，利于抗磷脂抗体与 β_2 - GPⅠ二聚体的结合。

先天 β_2 - GPⅠ缺乏的人和 β_2 - GPⅠ基因敲除的小鼠表现正常。而 β_2 - GPⅠ的基因多态性虽影响个体 aPL 的产生，但与 APS 的发病无明显相关性。含 50 个表达上调基因的基因簇可能影响 aPL 阳性个体的血栓发生。

（3）补体系统：越来越多的证据表明，APS 的病理妊娠与 aPL 抗体对胎盘补体的活化有关。抗磷脂抗体与 β_2 - GPⅠ二聚体结合后，针对靶组织蜕膜和胎盘，通过经典途径活化补体，导致其活化产物（C3a，C5a）的产生；C5a 和抗磷脂抗体可能通过结合膜表面 C5a 和 β_2 - GPⅠ受体，促发胞内信号转导及效应细胞的活化；进而募集炎症效应细胞（包括单核细胞、中性粒细胞以及血小板），加速局部补体旁路激活途径，导致释放促炎症因子，如肿瘤坏死因子（TNF）、氧化物、蛋白酶等，诱导出现血栓前状态，最终导致胎盘血栓的形成、流产或胎儿生长受限。

其中能与 β_2 - GPⅠ耦联，并将耦联信号从细胞膜传导至细胞核的受体仍未明确，而且不同细胞中介导信号转导的受体也可能存在差异。目前认为，可能的信号转导膜受体包括载脂蛋白 ER2′（低密度脂蛋白受体超家族成员）、膜联蛋白 A2 和 TolL 样受体。核因子 kB 和 p38 丝裂原活化蛋白激酶可能参与细胞内信号级联放大反应。

Salmon 等在 APS 妊娠小鼠模型中注入含有 aPL 抗体的人 IgG，发现使用能抑制经典途径和旁路途径激活的 C3 转化酶抑制药后，在 APS 妊娠小鼠体内有补体级联反应的抑制，可以预防流产和胎儿生长受限，且 C3 缺陷的小鼠可以避免 aPL 抗体诱导的流产。表明补体效应机制是 aPL 抗体诱导流产的必要条件。而补体激活是实验诱导血栓形成的重要条件。

（4）血小板的影响：aPL 抗体可以直接作用于血小板膜上的 65kDa 的膜蛋白，通过 Fc 受体间接作用于血小板，导致血小板减少。此外，还有研究表明，β_2GPⅠ - 抗 β_2GPⅠ抗体复合物可以通过血小板表面的低密度脂蛋白超家族受体 E（apoER2′）而结合于血小板表面，引起血小板的黏附聚集，导致血栓形成。

（5）凝血异常和纤溶紊乱：凝血是一系列血浆凝血因子形成瀑布式酶解激活的过程，最终生成凝血酶，形成纤维蛋白凝块。在这一过程中，受到组织因子途径抑制物（TFPI）、抗凝血酶Ⅲ和蛋白 C 系统的负反馈调节。纤维蛋白溶解系统的最终效应分子是纤溶酶，可溶解血纤维蛋白凝块，对保持血管通畅和防止血栓的形成起到重要作用。因此，最终是否形成血栓取决于凝血激活过程与纤维蛋白溶解系统动态平衡的结果。

许多研究表明，aPL 抗体所针对的靶抗原还有凝血酶原、凝血酶、纤溶酶和组织型纤溶酶原激活剂（tPA）等。这是一些相对特异性不高的抗原，但却是人体凝血和纤溶过程中必不可少的。它们都属于丝氨酸蛋白酶超家族，有相似的催化区域。因此推测，一些 aPL 抗体能识别许多丝氨酸蛋白酶的相似催化区域构成的共同抗原表位，干预患者体内的抗凝和纤溶系统的功能。

抗磷脂抗体介导血栓形成的另一可能机制（如 β_2 - GPⅠ中所述），是抑制磷脂催化的凝血级联反应（如激活促凝蛋白、抑制蛋白 C 和蛋白 S 活化），诱导单核细胞表达组织因子（凝血的生理引发剂），减少纤维溶解，以及影响膜联蛋白Ⅴ在胎盘上的抗凝作用。

（6）下调信号转导蛋白及转录因子 5 的激活：通过下调信号转导蛋白及转录因子 5（Stat5）的激活，抗磷脂抗体也可抑制胎盘泌乳素和胰岛素样生长因子结合蛋白 1 的产生，干扰合体滋养层细胞形成、胎盘脱落以及滋养层细胞浸润——而上述所有过程为胎盘发挥正常功能所必需的。

（7）膜联蛋白超家族的影响：膜联蛋白是一组在结构上表现为同源相似性的钙依赖性磷脂结合蛋

白，具有多种生物学作用，包括参与细胞骨架的形成、物质的运输、离子通道的激活等。目前发现该超家族中至少有 20 个成员。

膜联蛋白 A2 是其中 A 亚族成员，分子量为 36kDa 的蛋白质，已知在内皮细胞、单核细胞及胎盘的合体滋养层刷状缘都有丰富的表达，这些细胞被看作是 aPL 抗体结合的靶抗原，故推断血栓形成、病理妊娠与膜联蛋白 A2 在这些细胞表面的表达有关。

膜联蛋白 A2 诱导内皮细胞活化需要 β_2 - GP Ⅰ 的参与，annexin A2 与抗 β_2 - GP Ⅰ 抗体/β_2 - GP Ⅰ 复合物结合，刺激内皮细胞分泌黏附分子等，促进血栓形成。其可能的机制是核转录因子（NF） - KB 活化及移位。Ma 等已经证明，β_2 - GP Ⅰ 通过与膜联蛋白 A2 之间的相互作用，从而结合到内皮细胞表面。

另有研究表明，APS 患者体内存在抗 annexin A9 抗体，其滴度及阳性率分布与其他抗磷脂抗体（aPLs）的分布类似，可以单独或与其他 aPL 抗体共存于患者体内。膜联蛋白 A2 具有调节体内 PLG 和新生血管形成动态平衡的功能，并对维持血流通畅、防止血栓形成具有重要意义。Cesarman - Maus 等的研究发现，APS 患者血清来源的抗膜联蛋白 A2 抗体在体外能抑制 tPA 依赖的纤溶酶的产生，也能抑制内皮细胞表面 PLG 的活化。

此外，在 APS 患者中，膜联蛋白超家族中另一个成员——annexin A5 抗凝集屏蔽作用的消失也是血栓形成和习惯性流产的重要机制之一。

第三节　临床表现

抗磷脂综合征是一种科累及全身各个器官的多系统疾病。其临床表现谱宽，可从仅 aPL 阳性但无症状到数天内发生广泛血栓，程度变化大。其主要临床表现为血栓形成和习惯性流产。APS 血栓的特点是严重，患者年龄轻，可发生在少见部位，如 Budd - Chiari 综合征、矢状窦等。

1. 主要临床表现

（1）静脉和动脉血栓形成：血栓形成是 APS 患者最突出的临床特征，也是造成患者死亡的重要原因。APS 也是目前公认的获得性血栓的主要病因。

血栓可累及任何脏器，其临床表现取决于受累血管的种类和部位。大多数（65%～70%）为静脉血栓，以下肢深静脉血栓最常见；动脉血栓最常累及脑部血管，13% 以脑卒中为首发表现，7% 以短暂性缺血发作为首发表现。约 25% APS 患者血栓事件发生于妊娠和产后。对于年轻人发生无法解释的动脉血栓事件，如脑卒中或心肌梗死，应除外 APS 的可能。

（2）病态妊娠：胎盘血管血栓形成可导致胎盘功能不全，引起反复妊娠失败、胎儿生长受限、先兆子痫等。典型 APS 流产发生在妊娠 10 周后，也可发生更早。一般人群妊娠反复流产发生率 1%，而 APS 人群则高达 20%，未经治疗者会更高。APS 孕妇早期可发生先兆子痫，也可出现溶血、肝酶升高和血小板减少综合征，即 HELLP 综合征等。

2. 非特征性临床表现

（1）血小板减少：原发性 APS 患者中发生自身免疫性血小板减少者可高达 40%～50%，尽管相关的血小板抗原有所不同，其与特发性血小板减少性紫癜很难鉴别。多呈周期性，急性发作。

（2）神经系统受累：患者可表现为痴呆，注意力不集中，健忘、偏头痛、舞蹈症、癫痫、周围神经炎、重症肌无力等。

（3）皮肤表现：真皮下小血管血栓形成网状青斑、皮肤坏死性血管炎、皮肤缺血致下肢溃疡、坏疽、发绀、疼痛性皮下结节。

（4）心脏表现：包括冠心病甚或心肌梗死、心脏瓣膜病、假性感染性心内膜炎、心腔内血栓形成、左心功能不全，心脏瓣膜疾病二尖瓣和主动脉瓣非细菌性赘疣性心内膜炎形成血栓，脱落可引起肺或脑栓塞。

（5）与 aPL 相关的其他疾病：包括自身免疫性溶血性贫血、网状青斑、皮肤溃疡、妊娠舞蹈症、多发梗死性痴呆、横断性脊髓炎。

3. 恶性抗磷脂综合征　又称恶性血管阻塞综合征（CAPS），指短期内（数天到数周内）发生全身小血管进行性广泛血栓形成，累及中枢神经系统、肾、肺和心脏等重要器官，患者可表现为弥散性血管内凝血、多器官衰竭、血栓性血小板减少性紫癜、溶血性尿毒症综合征。患者病程进展迅速，如不及时治疗，病死率极高。

第四节　实验室检查

aPL 抗体是一组针对各种负电荷磷脂－蛋白复合物的抗原物质发生免疫反应的自身抗体，其主要包括抗心磷脂抗体（aCL 抗体）、狼疮抗凝物（LACs）、抗 β_2－GPⅠ抗体。由于磷脂抗原在结构上有相同点，因此多种 aPL 抗体之间会发生交叉反应。LACs 和 aCL 抗体是研究最多的，但迄今仍无直接证据表明 LACs 和 aCL 抗体在生物化学上是不同的物质。

由于人体凝血和抗凝过程均依赖磷脂，而 APA 通过干扰依赖磷脂的抗凝因子的抗凝作用，促进血栓形成。因此，aPL 抗体是 APS 患者发生血栓的主要因素。而 APS 的实验室检查的最主要的内容就是检测 aPL 抗体的存在，从而排除或确定 APS 的诊断。它基本分为两部分：一是用酶联免疫吸附方法检测 aPL 抗体；二是用凝血试验来间接检测 aPL 抗体对凝血系统的影响。

1. 免疫学检查

（1）aCL 抗体检测：心磷脂是实验系统的一种抗原，目前已有标准化的酶联免疫吸附法测定 aCL 抗体。此方法可对 IgG，IgA，IgM 3 类 aCL 进行定量或半定量检测，较 LA 试验更敏感。关于实验结果的表达 1989 年第二届国际 aPL 标准化讨论会提出用 GPL（即 1μg/mL 纯化的 IgG 型 aCL 结合抗原的活性）、MPL（1μg/mL 纯化的 IgM 型 aCL 结合抗原的活性）定量单位。以此可提高各实验室检测的一致性和重复性。此方法可检测出直接针对心磷脂及与心磷脂结合的 β_2－GPⅠ及凝血酶原等磷脂结合蛋白的 aPL。可检测出的抗体包括抗 β_2－GPⅠ抗体、aCL 和抗其他可与心磷脂结合的血浆蛋白。由此可见 aCL 抗体检查敏感性高，而特异性低，但持续中高滴度的 IgG/IgM 型 aCL 与血栓密切相关，IgG 型 aCL 与中晚期流产相关。

（2）狼疮抗凝物：LACs 是一种 IgG 或 IgM 类的免疫球蛋白，在体外干扰并延长了各种磷脂依赖的凝血试验。通过结合蛋白－磷脂复合物及抑制磷脂表面发生凝血反应，干扰依赖磷脂的凝血过程，而起抗凝作用。由于凝血与抗凝过程均依赖磷脂参与，在体外可产生抗凝效应，而在体内抑制凝血过程中则可促进血栓形成。

LACs 检测对于 APS 诊断是高度特异的，LACs 与血栓事件和流产强烈相关。但 LACs 检测方法学十分复杂（如适当的血浆制备和储存等），劳动强度大，且目前仍缺少指南对其结果进行适当的阐释。

LACs 试验并不测定抗体的滴度而仅是功能检测，且受抗凝治疗的影响；LA 物质是异质性的。因此 LACs 反应的真正抗原可能包括血浆蛋白。可被 LA 识别的可能包括抗凝血酶原、抗 β_2－GPⅠ及抗Ⅴ因子抗体和抗Ⅹ因子抗体等。为了减少假阳性，目前推荐至少要用两个不同的试验来同时检测。较普遍应用的 LA 筛选试验有部分凝血活酶时间（aPTT）、白陶土凝集时间（KCT）和蛇毒凝集时间（RVVT）。

（3）抗 β_2－GPⅠ抗体：用纯化的 β_2－GPⅠ直接包被反应板来检测抗磷脂抗体或称为抗 β_2－GPⅠ抗体，可排除直接针对磷脂的 aPL 干扰，从而可为临床提供更加可靠的实验诊断依据。β_2－GPⅠ是一种亲磷脂糖蛋白载脂蛋白，其作为 aPL 的辅因子，能通过与带有负电荷的磷脂结合，抑制依赖磷脂的凝血过程，起抗凝作用，故被认为是人体内的天然抗凝物。aPL 与 β_2－GPⅠ结合后，导致后者的抗凝功能障碍，从而促进高凝状态。有一些研究证实，抗 β_2－GPⅠ抗体与 APS 的临床并发症强烈相关，但在 APS 人群中的阳性率低于 aCL 抗体，说明抗 β_2－GPⅠ抗体检测特异性高，敏感性低。我国杨程德等观察一组 APS 患者，其抗 aCL 抗体、狼疮抗凝物、抗 β_2－GPⅠ抗体阳性率分别为 64.4%，28.7%，59.1%。

（4）其他抗体检查：抗核抗体、抗可溶性核抗原抗体和其他自身抗体检查排除别的结缔组织病。

2. 生化学检查

（1）血、尿常规、血细胞沉降率、肾功能和肌酐清除率等。

（2）凝血检查。

3. 影像学检查

（1）超声检查：血管多普勒超声有助于外周动静脉血栓的诊断；M 型超声、切面超声则有助于心瓣膜结构和赘生物的检测；B 超还可监测妊娠中晚期胎盘功能和胎儿状况。

（2）造影和 MRI：影像学检查对血栓评估最有意义，动静脉血管造影可显示阻塞部位，MRI 有助于明确血栓大小和梗死灶范围。

4. 病理学　皮肤、胎盘和其他组织活检表现为血管内栓塞形成，一般无淋巴细胞或白细胞浸润，同样肾活检也表现为肾小球和小动脉的微血栓形成。

第五节　诊断

一、诊断

由于 APS 的临床表现非常不同，且多种多样，因此对于临床医师来说，认识诊断这一疾病仍然是一个挑战。因此，单从临床表现或实验室检查很难确诊 APS。一个有中高滴度 aCL 或 LACs 阳性的患者，并有以下情况应考虑 APS 的可能：无法解释的动脉或静脉血栓；发生在不常见部位的血栓（如肾或肾上腺）；年轻人发生的血栓；反复发生的血栓；反复发作的血小板减少；发生在妊娠中晚期的流产。

1. 诊断标准　目前临床常用的国际分类标准有 1988 年 Asherson 标准（表 17－1），1999 年 Sapporo 标准（表 17－2）。2006 年在 1999 年标准基础上进行了修正的 Sydney 标准（表 17－3）。恶性抗磷脂综合征诊断标准，见表 17－4。

表 17－1　1988 年 Asherson 原发性抗磷脂综合征分类标准

（1）临床表现
　静脉血栓
　动脉血栓
　习惯性流产
　血小板减少
（2）实验室检查
　IgG - aCL（中、高水平）
　IgM - aCL（中、高水平）
　狼疮抗凝物（LA）阳性
（3）确诊条件
　①病程中至少有一个临床表现及一个实验室阳性指标
　②aPL 须 2 次阳性，时间间隔 >3 个月
　③建议作 5 年以上的随访，以排除继发于 SLE 或其他自身免疫病

表 17－2　1999 年 Sapporo 抗磷脂综合征的分类标准

（1）血管栓塞
　①发生在任何组织或器官的 1 次或 1 次以上的动脉、静脉或小血管栓塞的临床事件
　②除浅表静脉栓塞之外，血栓必须由造影、多普勒超声或组织病理学证实，及
　③组织病理学证据为在无明显血管壁炎症的情况下存在血栓
（2）病态妊娠
　①形态正常的胎儿在妊娠 10 周或 10 周以后发生 1 次或 1 次以上不明原因的死亡，且经过超声或直接肉眼检查证实胎儿形态正常，或

②在妊娠第34周或34周前，由于严重的先兆子痫、子痫或严重的胎盘功能不全，形态正常的新生儿发生1次或1次以上早产，或
③排除了母亲解剖或激素方面的异常及父母染色体方面的病因，在妊娠10周前发生了3次或3次以上不明原因的习惯性流产
(3) 实验室标准
①至少间隔6周，2次或2次以上检测出血中存在中、高滴度的IgG型和（或）IgM型抗心磷脂抗体（ELISA法检测出β_2-GPⅠ依赖型抗心磷脂抗体），或
②至少间隔6周，2次或2次以上在血浆中检测到狼疮抗凝物（检验根据"国际血栓与止血协会"指南进行）

表17—3 2006年Sydney抗磷脂综合征国际分类标准

临床标准[2]
(1) 血管栓塞[3]
任何器官或组织发生1次以上[4]的动脉、静脉或小血管血栓[5]，血栓必须被影像、多普勒或组织学证实，除外浅静脉血。组织学还必须证实血栓无明显血管壁炎症
(2) 病态妊娠
①1次以上的发生在10周或10周以上不可解释的形态学正常的死胎，正常形态学的依据必须被超声或被直接肉眼所证实，或
②在妊娠34周之前因严重的子痫、先兆子痫或严重的胎盘功能不全[6]所致1次以上的形态学正常的新生儿早产，或
③在妊娠10周以前发生3次以上的不明原因的自发性流产，必须排除母亲解剖、激素异常及父母染色体异常
实验室标准[7]
(1) 2次或2次以上在血浆中检测到狼疮抗凝物，至少间隔12周
(2) 标准化ELISA方法检测血清或血浆中IgG型或IgM型aCL抗体阳性（>40GPL/MPL，或99的百分位数）2次或2次以上，至少间隔12周
(3) 标准化ELISA方法检测血清或血浆中抗β_2-GPⅠ抗体2次或2次以上阳性（滴度>99的百分位数），至少间隔12周

注：(1) 诊断APS必须具备至少1项临床标准和1项实验室标准。(2) APS的分类诊断必须避免<12周或>5年的独立的aPL阳性或临床表现出现。(3) 血栓的遗传或获得性因素不应该被排除在APS的诊断分类标准之外，但应该分清两种APS的亚型，包括：①存在，或②不存在血栓危险因素。危险因素包括：年龄（男性>55岁，女性>65岁）；存在已知的心血管危险因素（如高血压、糖尿病、LDL升高、HDL及胆固醇降低、吸烟、心血管病早发的家族史、体重指数≥30kg/m^{2}及微量白蛋白尿、GFR<60mL/min）、遗传性血栓倾向、口服避孕药、肾病、恶性肿瘤、卧床和外科手术。因此，符合APS分类标准的患者应该按照血栓发生的原因分层。(4) 过去发生的血栓可以认为是一项临床标准，但血栓必须是经过确切的诊断方法证实的，而且没有其他导致血栓的病因。(5) 浅表静脉血栓不包括在临床标准中。(6) 通常可普遍接受的胎盘功能不全包括以下4个方面：①异常或不稳定的胎儿监护试验，如非应激试验阴性提示有胎儿低氧血症；②异常的多普勒流量速度波形分析提示胎儿低氧血症，如：脐动脉舒张末期无血流状态；③羊水过少，如：羊水指数≤5cm。④出生体重在同胎龄儿平均体重的第10个百分位数以下。(7) 强烈推荐研究者对APS患者进行分型：Ⅰ：1项以上（任意组合）实验室指标阳性；Ⅱa：仅LA阳性；Ⅱb：仅aCL阳性；Ⅱc：仅抗β_2-GPⅠ抗体阳性。

表17—4 恶性抗磷脂综合征的分类标准

(1) 累及3个或以上的器官/组织（有相应的影像学依据；肾累及定义为肌酐上升>50%或血压>180/100mmHg或尿蛋白>0.5g/24h）
(2) 同时或1周内相继出现
(3) 至少有1个器官或组织的小血管阻塞的组织病理依据
(4) aPL［LA和（或）aCL］阳性的实验室依据（同APS标准）
确诊CAPS：符合4条
CAPS可能：
(1) 符合(4)条，除了累及组织、器官为2个以外
(2) 符合(4)条，除了实验室检查aPL阳性2次间隔<6周（患者短期内死亡）以外
(3) 符合(1)(2)和(4)条
(4) 符合(1)、(3)和(4)条，(2)中的时间>1周，但是在1个月内

2. 修订标准的主要变化　在1999年的Sapporo标准中，临床表现去除了血小板减少这一指标。在2006年Sydney国际分类标准中，新增了抗 β_2 - GP Ⅰ抗体阳性作为一项独立的实验室指标。并将初次抗体检测与第二次确诊试验的时间由6周改为12周，将“继发性APS”改称为APS并发风湿性疾病，不支持“继发性APS”的说法，由于大多数所谓继发性APS患者患有SLE或相关的自身免疫病，而这两类患者的临床后果没有太大差别，目前尚不清楚是否APS和SLE是重叠在同一个体的两种疾病，是否潜在的SLE为APS发生提供环境，以及是否APS和SLE是同一疾病过程的两个要素。有研究显示，10%～40%的SLE患者及20%的类风湿关节炎患者aPL抗体阳性。

二、鉴别诊断

1. 感染引起的抗心磷脂抗体通常是一过性的，常为IgM型而不是IgG型。科研实验室可以根据抗体是否是 β_2 - GP Ⅰ依赖型来区分自身免疫和感染诱发的抗体。梅毒、艾滋病、莱姆病、传染性单核细胞增多症、结核等疾病分别有93%，93%，39%，20%，20%的抗磷脂抗体阳性率。但感染诱导的抗磷脂抗体通常能与磷脂直接结合，为 β_2 - GP Ⅰ非依赖性抗体。

2. 静脉血栓需与蛋白C、蛋白S和抗凝血酶Ⅲ缺陷症、血栓性血小板减少性紫癜、纤溶异常、肾病综合征、阵发性夜间血红蛋白尿、贝赫切特综合征及与口服避孕药相关的血栓等疾病相鉴别。特发性血小板减少性紫癜血栓危险没有增加。

动脉血栓需与高脂血症、糖尿病血管病变、血栓闭塞性脉管炎、血管炎、高血压等疾病相鉴别。

3. 需要注意的是aPL的出现并不一定发生血栓，用ELISA方法检测抗磷脂抗体随着年龄增长而阳性率有所增加，约12%的正常老年人中可以出现IgG或IgM类aCL抗体阳性。且年老患者血管闭塞需要鉴别的疾病也比年轻人多，因此，60岁以上的患者诊断为原发性抗磷脂综合征一定要谨慎。

4. 习惯性流产的妇女中5%～21%抗磷脂抗体阳性，而正常妊娠妇女只有0.5%～2%抗磷脂抗体阳性。如果没有其他疾病，而流产发生在妊娠中后期，并且妊娠前后多次高滴度抗体，胎盘检查有血管病变和梗死，则最可能为抗磷脂抗体引起的流产。单次流产发生在10周以前，抗心磷脂抗体为低滴度，多为胎儿染色体异常、感染、母体激素分泌或解剖学异常。

5. 一些药物如酚噻嗪、普鲁卡因胺、氯丙嗪、肼苯达嗪、苯妥英钠、奎宁、普萘洛尔和口服避孕药也可以诱导出aPL抗体；但也为 β_2 - GP Ⅰ非依赖性抗体。

6. 另外，有一些恶性肿瘤如黑色素瘤、肾母细胞癌、肺癌、淋巴瘤和白血病等亦可出现aCL或抗 β_2 - GP Ⅰ抗体阳性。

第六节　治疗

APS治疗目的主要是对症治疗、防治血栓和减少流产、先兆子痫、胎盘功能不全、早产的发生，从而改善预后。

1. 免疫抑制治疗　APS属自身免疫性疾病，因此，采用免疫抑制如肾上腺皮质激素、环磷酰胺等治疗是十分重要的，不仅可控制原发病，还可减少患者自身抗体的产生。

2. 抗凝治疗　APS本身最主要的治疗就是抗凝治疗，目前的建议如下。

（1）无症状的aPL阳性者：不需治疗。

（2）有高危因素而无症状的APS患者：可使用低剂量预防血栓药物，如阿司匹林80mg/d。

（3）无并发症的静脉、动脉血栓APS患者抗栓治疗：发生静脉血栓栓塞的APS患者应先给予普通肝素或低分子肝素至少5天，与华法林治疗重叠。中等强度华法林（INR 2.0～3.0）可降低血栓复发风险80%～90%，两项研究显示，在预防血栓复发方面，高强度华法林（INR > 3.0）不比中等强度华法林更有效，两组在血栓复发、总的出血发生和严重出血方面无显著差异。在预防动脉血栓方面中等强度华法林（INR1.4～2.8）和阿司匹林（325mg/d）作用等同。阿司匹林由于使用方便、不需监测，可能更受欢迎。

（4）应用华法林期间反复发生血栓的治疗：研究显示，APS 患者每年血栓复发的风险增加 10% ～ 67%，在停用华法林的前 6 个月发生血栓的风险最高。APS 患者血栓复发多与初次血栓在同一血管分布区域。在应用华法林期间复发血栓事件时的 INR 值很重要，如 INR 低于治疗的目标值，其治疗与未用华法林复发血栓者相同；如 INR 已达到目标值，需提高华法林的抗凝强度达更高 INR 值（2.5 ～ 3.5 或 3.0 ～ 4.0）或用治疗剂量普通肝素或低分子量肝素替代华法林或加用抗血小板药物。

（5）恶化性 APS：建议应用华法林或肝素、皮质类固醇、静脉应用免疫球蛋白和（或）血浆置换。

（6）妊娠期 APS 患者治疗：无血栓史的 APS 患者，如无流产史或单次妊娠 10 周内流产，不需治疗，也有认为口服小剂量阿司匹林，每天 50 ～ 75mg 直至分娩，可明显提高妊娠成功率；对于曾经发生至少 2 次早期流产史或至少 1 次晚期流产史的患者，在妊娠期应予预防剂量肝素和低剂量阿司匹林联合应用，可以减少 50% 流产发生。

有血栓史的 APS 患者：不管有无流产史，建议应用足量肝素抗凝。由于 APS 患者在产后前 3 个月发生血栓的风险极高，产后应继续抗凝治疗 6 ～ 12 周，可选择肝素或华法林。华法林可透过胎盘致胎儿畸形，因此，主要用于产后血栓的防治。

（7）APS 的长期治疗：前瞻性研究显示，接受抗栓治疗的 APS 患者每年血栓复发的概率为 3% ～ 24%，关于 LACs2 转为阴性或仅为持续低滴度 aCL 的患者是否可以停用抗凝治疗尚无定论。对于抗凝治疗时间，应当依据血栓栓塞事件严重程度、其他高凝因素、潜在的出血并发症等危险因素综合考虑，推荐长期甚至终生抗凝治疗。含有雌激素的口服避孕药会增加发生血栓的风险，因此，应避免 APS 患者长期服用。

（8）其他治疗方法：可用羟化氯喹、他汀类药物、血小板活性药物、凝血酶抑制药及利妥昔单抗等，但均未成为临床标准治疗方法。

第七节　预后

肺动脉高压、神经病变、心肌缺血、肾病、肢体坏疽和恶性抗磷脂综合征患者预后差。原发性抗磷脂综合征患者预后差。10 年中，1/3 患者出现永久性器官损害，1/5 的患者日常生活不能自理。

产科无血栓形成的抗磷脂综合征患者回顾性研究，35% 患者在随后 8 年内出现抗磷脂抗体相关临床表现。抗磷脂综合征孕妇所产胎儿的长期预后还不清楚。

第十八章

硬皮病

第一节　概述

硬皮病是一种以局灶性或弥漫性皮肤变硬和增厚为特征，也可影响血管和内脏（包括心、肺、肾和消化道等）的一种结缔组织病。其病因不明确，女性多见，多数发病年龄在 30 ～ 50 岁。根据病变所累及的范围，可将硬皮病分为系统性硬化症（SSC）和局限性硬皮病两大类。硬皮病的疾病谱非常广，其中 SSC 是所有结缔组织疾病中最具临床异质性的一种，对其的诊断和治疗都颇具挑战性。本章将重点就 SSC 进行介绍。

SSC 在全球均有发病，可发生于各种族，其发病无季节性和地区聚集性。发病率随着年龄增长而增加，发病高峰为 30 ～ 50 岁，女性多见，男女比例 1 ：（3 ～ 6），育龄中晚期女性比例更高。患病率 19/10 万～ 75/10 万。但需认识到的是，SSC 的临床表现具有异质性，容易误诊，加之缺乏公认的硬皮病诊断标准，使得 SSC 的流行病学研究困难，难以得到准确结果。

第二节　病因与发病机制

一、病因

SSC 的病因尚未完全明确。众多的研究显示与遗传易患性、感染、环境因素等有关。

1. 遗传因素　部分 SSC 患者有明显的家族史，研究表明家族聚集性见于 1.5% 的 SSC 家庭，且 SSC 患者一级亲属发病危险性是普通人的 11 ～ 158 倍，一级亲属出现抗核抗体阳性的可能性也高于普通人。同卵孪生共患 SSC 的发病率为 4.7%，与异卵孪生相同。同时也发现 SSC 患者中人类白细胞抗原 HLA－DR1，DR2，DR3，DR5 及 HLA－DQA2 等的频率增高。在重症患者中 HLA－B8 频率升高。此外，在女性患者中存在着 X 染色体的显性等位基因异常。表 18 －1 中与 SSC 发病相关特异性基因的多态性也支持遗传易患性的存在。

表 18 －1　SSC 发病相关特异性基因的多态性与临床表现的相关性

基因的多态性	临床表现的相关性
PTPN22 R620w	抗拓扑异构酶抗体、抗着丝点抗体
ETRA	RNA 多聚酶抗体
CTGF 引物	系统性硬化
CXCR2	系统性硬化
TNF－863A	抗着丝点抗体
IL－IO	抗着丝点抗体

基因的多态性	临床表现的相关性
SPARC	系统性硬化
SPARC	无关联
MCP - I	系统性硬化
MCP - 1	无关联
TGF - β_1	系统性硬化
TGF - β_1	无关联
TGF - β_1	无关联
ACE	系统性硬化
Fibrillin - I	系统性硬化
COLIA2	系统性硬化

2. 感染　有研究显示，人巨细胞病毒和其他病毒感染是本病潜在的诱发因素。部分患者发病前有急性感染史，曾在骨骼肌和肾中发现副黏病毒样包涵体。也有报道细小病毒 B19 也参与 SSC 的发病，50% 以上的 SSC 患者骨髓中可以检出细小病毒，而正常人为阴性。

巨细胞病毒隐性感染通过直接血管损伤或通过病毒和宿主蛋白质共有的相似氨基酸序列的分子模拟等免疫介导机制导致 SSC 患者血管损伤。同时 SSC 患者的血清中有针对人巨细胞病毒后期蛋白 UL94 抗原表位的抗体，其表位类似人内皮细胞表达的一种蛋白质。推测某些病毒与 SSC 自身抗原有同源性，病毒感染可影响 SSC 疾病的易患性。

3. 环境因素　多种环境因素与 SSC 的发病有关。包括长期服用药物（食物抑制药、博来霉素、喷他佐辛、异烟肼、紫衫醇）、职业性经常接触化学物质（二氧化硅、杀虫剂、苯氧生物、二氧化硅、聚氯乙烯、三氯乙烯和有机溶剂等）、感染（巨细胞病毒、人细小病毒、疏螺旋体）、恶性肿瘤（乳癌、类癌和转移性黑色素瘤）和放疗等均可增加 SSC 的发病概率。

4. 微嵌合状态　近来认为微嵌合状态参与 SSC 的发病，研究表明，来自 SSC 患者的外周血中的微嵌合性细胞是明显增加的，而且有试验证明，微嵌合性细胞是特别活跃的并可以识别患者的白细胞抗原。SSC 多见于女性，生育年龄后女性 SSC 的发病率增加也与微嵌合状态有关，因为胎儿祖细胞可在母亲血液里存活多年。未育女性和男性 SSC 患者也可发生微嵌合状态。

二、发病机制

和其他风湿免疫病一样，SSC 的发病机制至今尚未完全阐明。目前认为，在有遗传易患基因的背景下，由于某些环境或感染的因素的影响，导致体内细胞免疫和体液免疫异常，产生多种自身抗体和细胞因子而导致发病（图 18－1）。已知的发病机制包括以下 3 个要点：血管损伤和破坏、免疫系统的激活以及广泛的血管和间质纤维化，最终导致了胶原的过度产生和其他细胞外基质蛋白包括纤连蛋白、黏蛋白、原纤维蛋白 I 和氨基葡聚糖在皮肤和其他器官的沉积。

1. 血管损伤　小动脉和微血管系统的病变被认为是 SSC 发病的始动因素之一。血管内皮损害和功能障碍是 SSC 最早的改变。多数 SSC 患者首发表现雷诺现象即是血管损伤导致的血流调节障碍所致。血管的损伤和破坏累及皮肤、肺、心脏、胃肠道和肾的小动脉、微动脉的毛细血管，最初血管内皮细胞和基质膜损伤，伴有可逆性功能变化、黏附分子表达增加以及白细胞渗出增加，导致血管周围炎症。随着内皮细胞损伤加剧，其产生的血管扩张剂如一氧化氮和前列环素减少，而产生的血管收缩剂如内皮素 -1 增加，使得血管出现异常收缩和舒张，引起进行性不可逆性血管重塑，出现内膜和平滑肌细胞的增生，基质沉积和血管纤维化，引起管腔狭窄，血小板聚集，原位血栓形成，最终导致血管闭塞和组织缺血。SSC 中自身抗原部分可能就是组织局部缺血产生活性氧族后引起的组织坏死碎片。

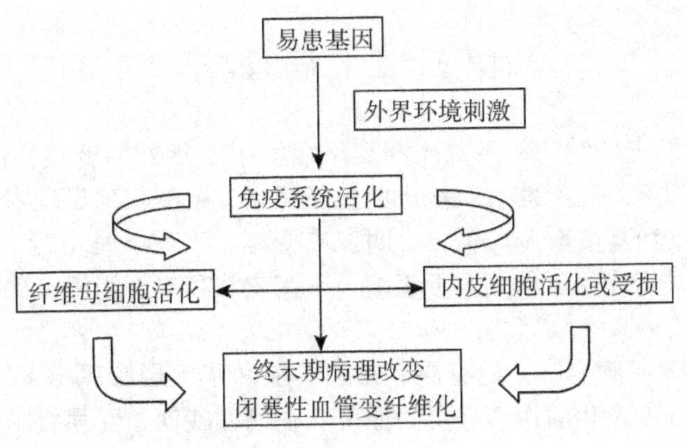

图 18—1　SSC 的发病机制

2. 自身免疫异常　固有免疫和适应性免疫均有参与到 SSC 的发病。

细胞介导的免疫反应在 SSC 的纤维化中起主导作用。SSC 的皮损和受累器官中有单核细胞的浸润，以表面标志为 IL－2R，CD69，HLA Ⅱ的 T 细胞为主。在损伤血管周围及外周血中均有明显的 T 细胞活化。在疾病早期，在受损血管周围可见活化的 CD4 和 CD8 T 淋巴细胞、单核细胞/巨噬细胞以及少量的 B 淋巴细胞、嗜酸性细胞、肥大细胞和自然杀伤细胞，在纤维化出现前就可见到这些炎性细胞的浸润。同时，血清中 CD4 T 细胞增多，CD4/CD8 T 细胞比值也升高。支气管肺泡灌洗液中也有活化的 T 细胞。循环中的 T 细胞自发性细胞因子分泌增多，IL－2 受体表达增高，趋化因子受体和 α1 整合素黏附分子的表达也有增高，说明它们对内皮细胞和成纤维细胞的结合能力增强。另外，活化的巨噬细胞分泌多种细胞因子参与 SSC 的发病，如 IL－1 可刺激成纤维细胞增殖和胶原合成，IL－6 可能在局部刺激成纤维释放金属蛋白酶组织抑制剂，从而限制胶原降解。而肥大细胞与 T 细胞相互作用后可脱颗粒，释放类胰蛋白酶，刺激成纤维细胞合成胶原。

B 淋巴细胞在 SSC 发病机制中也起关键作用。研究发现，SSC 患者皮损中 B 淋巴细胞基因表达上调；外周血 B 淋巴细胞增多；体内 Th_2 细胞因子占主导，这些多反映了 B 淋巴细胞增多并活化。活化的 B 淋巴细胞可通过产生过多的细胞因子（IL－6，TGF－13）直接导致皮肤硬化，或者通过发挥其抗原递呈、共刺激调节因子调节 T 细胞活性和产生自身抗体放大免疫应答促进组织纤维化。95% 的 SSC 患者体内有大量的抗核抗体（ANA），包括有特异性地抗拓扑异构酶－Ⅰ（Scl－70）抗体、抗着丝点抗体（ACA）、抗 RNA－聚合酶Ⅲ抗体等。但尚未发现这些抗体哪一种与哪种临床亚型有绝对的相关性。这些抗体是否有致病性、是免疫异常的起点还是这些异常的抗体作用于血管系统和细胞外基质的结果尚有待深入研究。

3. 组织纤维化　广泛的间质纤维化是 SSC 最具特征的病理学表现，它的发生是慢性炎症、自身免疫以及血管损伤、组织缺氧的最终结果。病变导致血管损伤和血管周围炎症反应，大量细胞因子和趋化因子如基质金属蛋白酶及其抑制剂、转化生长因子 β 及结缔组织生长因子、肿瘤坏死因子 α 和白细胞介素分泌和激活，导致成纤维细胞活化和肌纤维母细胞聚集。循环中的间质祖细胞运输并积聚在损伤的组织中，并转化为纤维化的成纤维细胞，促进基质的聚集。组织缺氧、基质重塑及血管收缩进一步促进纤维化进程，从而损伤组织结构，并影响器官功能。基质金属蛋白酶及其抑制剂、转化生长因子 β 及结缔组织生长因子、肿瘤坏死因子 α 和白细胞介素等均与胶原沉积有关。硬皮病临床表现的异质性很可能就是这些不同细胞因子发挥不同的作用，导致病变复杂而异样。组织纤维化的发生、发展及转归取决于细胞外基质合成和降解过程的平衡。

第三节　病理学

1. 皮肤　疾病早期阶段皮肤活检显示真皮和皮下组织紧密排列的玻璃样变胶原纤维增多，血管周围和间质内有淋巴细胞和组织细胞浸润。直接皮肤免疫荧光法检测很少出现阳性反应，电镜显示直径为10～20nm的细胶原纤维丝和基质增多。疾病后期表皮变薄，表皮下是平行分布的致密的胶原纤维束。胶原纤维呈手指状突起，从真皮层延伸到皮下组织，连接皮肤和皮下组织。此时钉突消失，皮肤附属器萎缩。

2. 胃肠道　食管下2/3黏膜变薄，固有层、黏膜下层和浆膜层胶原增多。纤维化程度相对皮肤较轻，而食管及其他胃肠道病变全程肌层萎缩更为显著。在病程晚期，受累胃肠道发生扩张，固有层可见淋巴细胞和浆细胞浸润。

3. 肺部　肺部病变可出现弥漫性肺间质纤维化、肺泡膜增厚、支气管周围和胸膜纤维化，细支气管上皮增生伴肺纤维化，肺泡间隔破裂形成小囊泡和大疱性肺炎。肺小动脉和微动脉内膜增厚，弹力层断裂，肌层肥厚，从而引起肺动脉高压。

4. 骨骼　关节炎患者早期的滑膜改变和类风湿关节炎早期相似，表现为滑膜水肿，淋巴细胞及浆细胞浸润，随后出现滑膜表面和滑膜内纤维素层增厚，为其特征性改变。病程晚期则可出现滑膜纤维化。

5. 心脏　心脏受累可表现为心肌纤维变性，血管周围不规则间质纤维化。传导系统纤维化则导致房室传导障碍和心律失常。部分患者可出现纤维样心包炎和心包积液。

6. 肾　肾受累表现为小叶间动脉内膜增生、微动脉以及肾小球血管丛的纤维素样坏死、肾小球基底膜增厚。有时可见小的肾皮质梗死和肾小球硬化。以上改变均与恶性高血压肾改变类似，较难鉴别。肾血管性病变可出现在血压正常者，肾免疫荧光显示受累血管壁有IgM及补体成分和纤维蛋白原沉积。

第四节　临床分型

1988年ACR根据皮肤硬化程度、范围、内脏受累情况、甲床毛细血管异常、血清学特点，阐明了SSC的5种亚型。

1. 局限性皮肤系统硬化症SSC（LSSc）　皮肤增厚局限于肘（膝）关节的远端肢体，但可累及面部、颈部。其中，CREST综合征为局限性皮肤型SSC的一个亚型，表现为钙质沉着（C），雷诺现象（R）、食管功能障碍（E）、指端硬化（S）和毛细血管扩张（T）。后期可发生肺动高压、伴或不伴肺间质纤维化、皮肤钙化、毛细血管扩张、三叉神经痛。抗着丝点抗体（ACA）阳性多见。甲床毛细血管环扩张，常无缺失。

2. 弥漫性皮肤系统性硬化症（DSSc）　除面部、肢体远端皮肤增厚外，还可累及肢体近端和躯干皮肤。早期即可出现明显的肺间质纤维化病变、肾功能不全甚至衰竭、弥漫性胃肠病变和心肌受累及腱鞘摩擦音。抗Scl－70抗体可阳性。甲床毛细血管环扩张和缺失。

3. 无皮肤硬化的SSC　无明显的皮肤增厚的表现，但有雷诺现象、SSC特征性的内脏器官受累表现、特征性血管和血清学异常。

4. 重叠综合征　系统性硬化或局限性皮肤型SSC同时伴有符合诊断标准的系统性红斑狼疮、多发性肌炎或皮肌炎、类风湿关节炎等1～3种疾病为重叠综合征。

5. 未分化结缔组织病（UCTD）　雷诺现象伴SSC的部分临床或（和）血清学特点（如指端溃疡、手指水肿、甲床毛细血管异常、ACA阳性），但无皮肤硬化，亦无特征性内脏器官受累。

第五节　临床表现

1. 一般表现　本病起病隐匿。患者在疾病早期可出现疲乏、无力、体重减轻等慢性消耗性疾病特征。其中疲劳感最明显。发热在 SSC 并不常见，如出现需排除感染或恶性肿瘤等原因。

2. 雷诺现象　雷诺现象是指手指或足趾遇冷或情绪影响等因素诱发的发作性肢端缺血，典型的表现为苍白、发绀、潮红，但并非所有患者均有这 3 种颜色改变，其中苍白是最为可靠的表现。是 SSC 最常见的首发症状（70%～90%），也是常见的早期症状，可先于 SSC 的其他症状几个月至几年。也可与其他症状同时发生。几乎所有的 SSC 患者在整个病程中都会出现雷诺现象，因其实质为阵发性指（趾）的小动脉和微动脉血管痉挛，偶尔出现在鼻尖和耳郭。

3. 皮肤病变　皮肤增厚变硬是 SSC 的标志性症状，皮肤硬化从手的远端开始，逐渐向近端甚至躯干蔓延。皮肤病变历经 3 期，在弥漫性皮肤型 SSC 中表现典型。

（1）肿胀期：一般皮肤硬化首先都是从手开始，手指、手背发亮、紧绷、肿胀、手指皱褶消失、活动不灵活，逐渐波及前臂和面部、颈部，甚至上胸部。手背可出现水肿，呈非凹陷性，触之坚韧。有些患者可有皮肤红斑、瘙痒。

（2）硬化期：皮肤逐渐变厚、变硬，硬化皮肤有蜡样光泽，似有皮革包裹，不易被提起，双手不能握紧拳头。皮肤病变可向手臂、颈部、上胸部、腹部及背部蔓延。面部皮肤受损造成正常面纹消失，面容刻板，称“面具脸”，为本病特征性表现之一。鼻尖变小，嘴唇变薄、内收，口周出现放射性皱褶，张口度变小。少数患者可累及下肢及腹部皮肤。

（3）萎缩期：病程 5～10 年后进入萎缩期。皮肤开始萎缩，变得光滑但显得很薄，紧紧贴在骨面上，可出现不易愈合的皮肤溃疡。皮纹消失、毛发脱落。皮肤硬化部位常有色素沉着，间以脱色白斑即色素脱失，也可有毛细血管扩张，皮下组织钙化。指端由于缺血导致指垫组织丧失，出现下陷、溃疡、瘢痕，指骨溶解、吸收。

4. 关节、肌肉病变　由于关节周围肌腱、筋膜、皮肤纤维化，60%～80% 的病例可出现关节和肌肉疼痛，且常为早期症状，少数也可出现明显的侵蚀性关节炎。皮肤增厚和腱鞘纤维化致使关节挛缩畸形和功能受限，当受累关节主动或被动运动时，特别在腕、踝、膝处，可感受到皮革样摩擦感，关节屈曲处皮肤可发生溃疡。SSC 早期可有肌痛、肌无力等非特异性症状，晚期的肌无力可由皮肤严重受累造成失用性肌萎缩造成。病变累及肌肉者，有以下两种类型：一为从肌腱向肌肉蔓延的纤维化，病理表现为肌纤维被纤维组织替代，无或轻度肌酶增高；另一种为 SSC 与皮肌炎重叠，患者可有明显近端肌无力，肌酶持续增高。

5. 胃肠道病变　消化道受累为 SSC 的常见表现，约 70% 的患者出现，仅次于皮肤受累和雷诺现象。消化道的任何部位均可受累，其中食管受累最为常见（90%），肛门、直肠次之（50%～70%），小肠和结肠较少（40% 和 10%～50%）。

（1）口腔：可有口干、张口受限。张口受限可造成口腔护理困难，导致牙龈和牙齿病变。

（2）食管：食管下部功能失调、括约肌功能受损可导致吞咽食物后发噎感，以及饱食后随即躺下的胸骨后灼热、反酸。长期的反流性食管炎可引起出血、食管下段狭窄等并发症。1/3 硬皮病患者食管可发生 Barrett 化生（是指食管下段黏膜被肠型腺上皮取代）。这些患者发生狭窄和腺癌的危险性增高。

（3）胃：胃部受累可导致胃排空延迟，餐后腹胀、呕吐可发生。SSC 的黏膜血管损伤常以贲门周围血管扩张的形式出现，因其在内镜下的表现酷似西瓜的花纹，曾被称为“西瓜胃”，现定义为“胃窦血管扩张”。这种血管损伤可导致间断性出血，是 SSC 慢性贫血的原因之一。

（4）小肠：常可引起轻度腹痛、腹泻、体质量下降和营养不良。营养不良是由于肠蠕动缓慢，微生物在肠液中过度增长所致。偶可出现假性肠梗阻，表现为腹痛、腹胀和呕吐。与食管受累相似，纤维化和肌肉萎缩是产生这些症状的主要原因。

（5）大肠：大肠受累的临床症状往往较轻。累及后可发生便秘、下腹胀满，偶有腹泻。由于肠壁肌肉萎缩，在横结肠、降结肠可有较大开口的特征性肠炎（憩室），偶有憩室穿孔而出现急腹症，如肛门括约肌受累可出现直肠脱垂和大便失禁。

（6）肝和胰：肝受累不常见。SSC 可以并发原发性胆汁性肝硬化，以局限性皮肤系统硬化症、尤其是 CREST 综合征多见。胰腺外分泌功能不全可引起吸收不良的腹泻。

6. 肺部病变　SSC 普遍出现肺受累，2/3 以上的患者都不同程度有肺部间质和或血管病变，是目前 SSC 的最主要的致死原因。肺部受累主要表现为间质纤维化、肺血管病变甚至闭塞及炎性改变。其中最常见的严重肺部病变是肺间质纤维化和肺动脉高压。肺间质纤维化多见于弥漫型 SSC，肺动脉高压多见于有严重的雷诺现象者。病程初期常为活动时气促，活动耐受量减低；后期出现干咳。随着病程延长，肺部受累机会增多，且一旦累及，呈进行性发展，对治疗反应不佳。肺间质纤维化和肺动脉血管病变常同时存在，但往往是其中一个病理过程占主导地位。在抗拓扑异构酶Ⅰ（Scl－70）阳性的弥漫性皮肤型 SSC 患者中，肺间质纤维化常常较重；而在 CREST 综合征中，肺动脉高压常较为明显。肺间质纤维化常以嗜酸性肺泡炎为先导。体检可闻及细小爆裂音，特别是在肺底部。X 线片示肺间质纹理增粗，严重时呈网状结节样改变。在早期或肺泡炎期，肺部高分辨率 CT 早期可显示呈毛玻璃样改变，后期可出现蜂窝状。支气管肺泡灌洗可发现灌洗液中中性或嗜酸性粒细胞增多。肺间质纤维化将导致肺功能下降和肺动脉高压，肺功能检查以限制性通气障碍，肺活量减低，肺顺应性降低，弥散功能减低为特征。主要表现为肺活量、用力肺活量（FVC）降低、残气/闭合气量增加、一氧化碳弥散量（DLco）降低。肺动脉高压是由于肺间质与支气管周围长期纤维化或肺间小动脉内膜增生的结果，往往缓慢进展，一般临床不易察觉，直到后期严重的不可逆病变出现。无创性的超声心动检查不易发现早期肺动脉高压。右心导管检查（RHC）是确诊肺动脉高压（PAH），评估血流动力学损伤严重程度及测试血管反应性的标准方法。尸检显示，29%～47%患者有中小肺动脉内膜增生和中膜黏液瘤样变化。心导管检查发现 33%患者有肺动脉高压。个别肺间质纤维化还可并发肺大疱、自发性气胸及罕见的弥漫性肺泡出血。

7. 心脏病变　心脏受累常出现于 SSC 病程的晚期。心脏纤维化是心脏受累的主要原因，也是 SSC 患者发生死亡的重要原因之一。心脏受累主要表现为心包炎，伴或不伴有心包积液、心力衰竭和不同程度的传导阻滞或心律失常。弥漫性 SSC 患者可有心肌纤维化所致的心肌病。

8. 肾病变　肾受累见于约 20%的 SSC 患者，但病理活检显示半数以上患者均有肾受累。肾病变临床表现不一，可为镜下血尿，肾功能正常，也常可表现为高血压、蛋白尿和氮质血症。部分患者在病程早期（起病 4 年内）或病程中出现硬皮病肾危象（SRC），即突然发生严重高血压，急进性肾衰竭，表现为剧烈头痛、恶心、呕吐、视力下降和抽搐、少尿、无尿。如不及时处理，常于数周内死于心力衰竭及肾衰竭，是 SSC 的又一重要死因。弥漫性硬皮病、病程进展快、抗 RNA 多聚酶抗体阳性、服用大剂量激素、病程 <1 年等为 SRC 的危险因素。肾危象初期大部分患者感疲乏加重，若出现气促、严重头痛、视物模糊、抽搐、神志不清等症状，应予以重视。

9. 其他　在弥漫性皮肤型 SSC 可出现神经病变，包括正中神经受压、腕管综合征以及孤立或多发单神经炎，后者常与抗 UIRNP 抗体有关。SSC 出现对称性周围神经病变，可能与并发血管炎有关。相当一部分 SSC 患者可出现甲状腺功能减低，可伴有高低度的抗甲状腺抗体。可见甲状腺纤维化，但在不并发自身免疫性甲状腺炎的患者也可见到。SSC 的其他表现还包括三叉神经痛和男性阴茎勃起障碍。

第六节　辅助检查

1. 常规实验室检查　般无特殊异常。血细胞沉降率可正常或轻度增快。贫血少见，其中最常见的原因是与慢性炎症有关的低增生性贫血，其次应考虑消化道溃疡、肾受累。可有轻度白蛋白降低，球蛋白增高，可有多克隆高丙种球蛋白血症，主要为 IgG，见于近一半的患者。有时可出现冷球蛋白血症。

2. 免疫学检查　90%以上 SSC 患者抗核抗体阳性，荧光核型为斑点型、核仁型和抗着丝点型，核仁型对 SSC 的诊断相对可靠。SSC 患者血清中有多种抗体，各有其相应的临床意义（表 18－2）。抗 Scl－70 抗体被认为是 SSC 的标志性抗体，阳性率为 15%～20%，该抗体阳性与弥漫性皮肤硬化、肺纤维化、指（趾）关节畸形、远端骨质溶解相关。抗着丝点抗体在SSC中的阳性率只有15%，但其是局限性皮肤型SSC的亚型CREST综合征较特异的抗体，在后者中有50%～90%的阳性率，常与严重的肺动脉高压、雷诺现象、指端缺血相关。然而抗着丝点抗体的特异性不强，在其他结缔组织疾病如原发性胆汁性肝硬化、干燥综合征中也可呈阳性。抗RNA多聚合酶Ⅰ、Ⅲ抗体的阳性率为4%～20%，常见于弥漫性SSC患者，这些患者肾和心脏受累较多见。抗U3RNP抗体阳性率为8%，对SSC高度特异，与肌病、肠道受累和肺动脉高压相关。抗U1RNP抗体见于5%～10%的SSC患者和95%～100%的重叠综合征患者。抗纤维蛋白Th/To抗体阳性率约5%，与局限性皮肤受累和肺动脉高压相关。抗PM/Scl抗体阳性率为1%，见于局限性皮肤型SSC和重叠综合征（多发性肌炎/皮肌炎）。抗SSA抗体和（或）抗SSB抗体存在于SSC与干燥综合征重叠的患者。约30%的SSC患者类风湿因子阳性。近来，还发现新抗体，如：anti－fibrillarin，anti－matrix metalloproteinases 1－3，anti－novel antigen－2等。另外，与发病机制有关的抗体，如anti－fibroblast antibodies，anti－EC antibodies（AECA），anti－platelet－derived growth factor receptor等，但是这些抗体尚未应用于临床。

表18—2　SSC中常见的抗体及其临床意义

类型	英文简写	阳性率	临床意义
抗核抗体	ANA	90%	核型为斑点型、核仁型和抗着丝点抗体型，抗核仁型抗体对SSC的诊断相对特异
抗拓扑异构酶抗体	Scl－70	15%～20%	SSC的特异性抗体，与弥漫性皮肤硬化、肺纤维化、趾趾关节畸形、远端骨质溶解相关
抗着丝点抗体	anti－centromere	15%～20%	CREST综合征较特异的抗体，与雷诺现象、指端缺血、肺动脉高压相关
抗RNA聚合酶Ⅰ/Ⅲ抗体	anti－RNA－polymer－ase Ⅰ/Ⅲ	4%～20%	弥漫性皮肤损害、SSC相关肾危象相关
抗u3RNP抗体	anti－fibrillarin	8%	男性患者多见，与弥漫性皮肤受累相关
抗纤维蛋白Th/To抗体	anti－Th/To	5%	与局限性皮肤受累和肺动脉高压相关
抗PM/Scl抗体	PM/Scl	1%	局限性SSC和重叠综合征（PM/DM）
抗SSA抗体或抗SSB抗体	SSA/SSB		存在于SSC与干燥综合征重叠的患者
类风湿因子	RF	30%	无特殊意义

3. 病理及甲床检查　硬变皮肤活检见网状真皮致密胶原纤维增多。表皮变薄，表皮突消失，皮肤附属器萎缩。真皮和皮下组织内（也可在广泛纤维化部位）可见T细胞大量聚集。甲床毛细血管显微镜检查显示毛细血管襻扩张与正常血管缺失。

4. 影像学检查　X线平片可示双手指端骨质吸收，软组织内有钙盐沉积。钡剂检查可显示食管、胃肠道蠕动减弱或消失，下端狭窄，近侧增宽，小肠蠕动亦减少，近侧小肠扩张，结肠袋可呈球形改变。超声和MRI/MRA可用来评估骨关节受累情况及SSC相关的血管病变。

间质性肺病是SSC主要的肺部病变。X线检查可有两肺纹理增强，也可见网状或结节状致密影，以肺底为著，或有小的囊状改变。但对X线对早期肺间质病变不敏感。肺部高分辨率CT（HRCT）是早期诊断肺间质病变最敏感又无创的可靠方法。HRCT可分辨出不同病程中主要的影像学表现：①毛玻璃密度影：表现为弥漫性或局灶性的肺实质密度增高，为本病早期表现，多为可逆性病变；②弥漫性或局灶性小叶间隔增厚，表现为双侧中下肺外带与胸膜垂直的细线状影，此为小叶间隔内纤维组织增生所致；③胸膜下线影及蜂窝影，为肺间质纤维化的特征性改变，表现为肺间质纹理增粗，严重时可呈网状结节样改变，以基底部为显著，此类改变为结构性改变，表明该病以进入中晚期，难以逆转；④间隔旁和（或）瘢痕旁气肿，形态不规则，为纤维化牵拉所致。HRCT可作为预测和随访间质性肺病的主要手段。

第七节　诊断与鉴别诊断

一、诊断

1. 诊断标准　目前临床上常用的标准是1980年美国风湿病学会（ACR）制定的SSC分类标准。

（1）主要条件：近端皮肤硬化，手指及掌指（跖趾）关节近端皮肤增厚、紧绷、肿胀。这种改变可累及整个肢体、面部、颈部和躯干（胸、腹部）。

（2）次要条件：①指端硬化，皮肤硬皮改变仅限手指；②指尖凹陷性瘢痕或指垫消失，由于缺血导致指尖凹陷性瘢痕或指垫消失；③双肺基底部纤维化，在立位胸部X线片上，可见条状或结节状致密影。以双肺底为著，也可呈弥漫斑点或蜂窝状肺，但应除外原发性肺病所引起的这种改变。

判定：具备主要条件或2条或2条以上次要条件者。可诊为SSC。在根据皮损分布和其他临床特点，进一步分为弥漫性、局限性或CREST综合征。雷诺现象、多发性关节炎或关节痛、食管蠕动异常、皮肤活检示胶原纤维肿胀和纤维化、血清有抗核抗体、抗Scl－70抗体和抗着丝点抗体阳性均有助于诊断。

澳大利亚学者Bernett把SSC分为3型。Ⅰ型，最初仅为雷诺现象，皮肤病变的范围为手指和面部，内脏损害不明显，约占15%。Ⅱ型，有雷诺现象，皮肤病变的范围为手指、双手和前臂；面部表情固定、口周放射性沟纹，口唇变薄，鼻端变尖；皮肤受累可有色素沉着或色素脱失、血管扩张；有心、肺、肾受累，此型占80%。Ⅲ型，弥漫性皮肤改变，发展迅速，数周或数月波及身体大部分，特征为上下肢体和躯干同时受累、呈对称性；出现严重内脏损害，发病5年内心律失常或肾衰竭而死亡。此型最严重，约占5%。

ACR的标准注重于诊断，但其早期诊断的硬皮病的敏感性较低。Bernett标准注重于病程的发展过程，有助于指导治疗。为此欧洲硬皮病临床试验和研究协作组（EUSTAR）提出了“SSC早期诊断”的概念和分类诊断标准（表18－3），但早期SSC可能与未分化结缔组织病、混合性结缔组织病不易鉴别。

表18－3　EUSTAR 2009年SSC早期诊断分类标准

主要条件
雷诺现象
自身抗体阳性（抗核抗体、抗着丝点抗体、抗Scl－70抗体）
甲床毛细血管镜检查异常
次要条件
钙质沉着
手指肿胀
手指溃疡
食管括约肌功能障碍
毛细血管扩张
高分辨CT显示肺部“毛玻璃样”改变

以上标准中，具备主要条件的全部3项，或具备2项主要条件并加上次要条件中的任意一项可早期诊断SSC。

2. 皮肤硬化评分　SSC皮肤受累的范围、程度和进展速度与内脏器官受累密切相关，而内脏受累是SSC患者预后的重要决定因素。所以皮肤评分的动态监测不仅有助于SSC病情分期及活动性的监测，而且有助于临床疗效的观察。目前国际上广泛使用的是修订的Rodnan皮肤得分法（IRSS），具体如下：把皮肤分为17个部分，包括面、前胸、腹、左/右手指、左/右手、左/右前臂、左/右上臂、左/右足、左/右小腿、左/右大腿。根据每一部位皮肤的硬化程度进行评分，0分（正常）、1分（可疑硬化）、2

分 <（肯定硬化）或 3 分（绷紧）。最后将这 17 个部位的评分累加，分数越高，皮肤硬化越广泛或越严重。此半定量评分比较准确可靠，与皮肤活检结果一致，可用于临床监测及临床研究。目前，国际上已使用硬度计来评估皮肤硬化程度，已证实可靠、简单、客观和准确。与传统的皮肤得分系统相比，硬度计法敏感性更高，可用于临床试验。

二、鉴别诊断

1. 硬肿病　女性多见，半数以上为 20 岁以前发病，大部分患者于发病前几天至 6 周有感染史，常在急性发热后数日发病，突然出现进行性对称性弥漫性皮肤发硬，多见于面部和颈部，但手足不受累，无雷诺现象。病程慢性，持续多年后大多可自愈。抗核抗体阴性。病理学显示，表皮改变轻微，真皮显著增厚，伴不同程度的蛋白多糖、透明质酸和胶原沉积。

2. 嗜酸性筋膜炎　以男性多见，发病年龄 30 ～ 60 岁为主，发病前有过度劳累、剧烈活动外伤及上呼吸道感染等诱因，病变初发部位以下肢尤以小腿下部为多见。特征性表现为深筋膜炎症和增厚，患区特有的皮下深部组织硬肿及皮面有与浅静脉走向一致的线状凹陷，伴局部酸胀、紧绷、疼痛，无雷诺现象，无内脏病变，抗核抗体阴性，血嗜酸性粒细胞增加。

3. 化学物、毒物所致硬皮病样综合征　接触聚氯乙烯、苯等化学物，以及食用毒性油或某些药物和接受硅胶乳房隆起术后出现硬皮以及硬皮病的某些其他症状。但无典型的硬皮病表现，血清中无特异的自身抗体，停止接触，症状可渐消失，易与硬皮病鉴别。

4. 硬化性黏液水肿　泛发性丘疹和硬皮病样疹，血液中单克隆副球蛋白血症。组织学检查：黏蛋白沉积，成纤维细胞增生。无内脏病变，抗核抗体阴性。

5. 肾源性系统性纤维化　肾源性系统性纤维化（NSF）是一种仅发生于肾功能不全患者的少见但严重的后天性获得性、系统性疾病，以广泛的组织纤维化为特征。通常会引起四肢皮肤的增厚和硬结，最后常造成关节固定和挛缩，甚至导致死亡，常与含钆对比剂有关。无雷诺现象，无内脏病变，抗核抗体阴性。

第八节　治疗

虽然近年来 SSC 的治疗有了较大进展，但循证医学证据的支持仍然很少。皮肤受累范围程度以及内脏器官受累的情况决定其预后。早期治疗的目的在于阻止新的皮肤和脏器受累。而晚期治疗旨在改善已有的症状。治疗措施主要包括抗炎及免疫调节治疗、针对血管病变的治疗及抗纤维化治疗等。

1. 抗炎及免疫调节治疗

（1）糖皮质激素：20 世纪 60—70 年代，使用大剂量糖皮质激素治疗 SSC，由于其不良反应，使患者病死率升高，于 20 世纪 80—90 年代糖皮质激素治疗 SSC 的作用被否定而变得非常谨慎，但其预后仍未得到明显改善。随着循证医学的发展，临床病例的积累，目前，糖皮质激素的使用趋于理性化、个体化。一般认为糖皮质激素不能阻止 SSC 的进展。但对 SSC 早期水肿期、炎症性肌病、间质性肺病的炎症期、心包积液及心肌病变有一定疗效，可用 30 ～ 40mg/d，连用数周后渐减至维持量 10 ～ 15mg/d。短期小剂量激素对病变早期的关节疼痛、肌痛有效。有作者认为，中小剂量的糖皮质激素长期治疗对 SSC 病情改善有很大的帮助，对晚期特别是有氮质血症患者，糖皮质激素能促进肾血管闭塞性改变，故禁用。

（2）免疫抑制药：常用的有环磷酰胺（CTX）、环孢素、硫唑嘌呤、甲氨蝶呤（MTX）、霉酚酸酯（MMF）、他克莫司等。其中对于 MTX 和 CTX，欧洲抗风湿病联盟有如下共识：①2 个随机对照试验显示，MTX 可以使早期弥漫性 SSC 患者的皮肤评分下降，故推荐用于治疗早期弥漫性 SSC 患者的皮肤损害。②2 个高质量随机对照试验显示，CTX 可改善 SSC 相关肺间质病变患者的肺功能、呼吸困难、生活质量，故推荐用于治疗 SSC 相关肺间质病变。免疫抑制药的使用对皮肤、肺部或肾病变有一定效果，与糖皮质激素合用，常可提高疗效和减少糖皮质激素用量。

2. 血管病变的治疗

（1）SSC 相关的指端血管病变（雷诺现象和指端溃疡）：患者应戒烟，保暖尤其是肢端保暖是改善雷诺现象的重要措施。治疗药物主要有：①抗血小板聚集药物如阿司匹林 100mg/d；双嘧达莫每次 25mg，3 次/天；前列地尔扩张血管，抑制血小板聚集，5 ～ 10mg 加入 10mL 生理盐水（或 5% 葡萄糖注射液）静脉注射，1 次/天。②扩血管药物：钙通道阻滞剂可以选择性抑制 Ca^{2+} 经细胞膜上的钙通道进入细胞内，抑制血管平滑肌细胞的收缩，松弛血管平滑肌，减少末梢血管阻力。常用药物有硝苯地平、尼群地平、拉西地平、氨氯地平、非洛地平等，EULAR 建议将钙离子拮抗药作为治疗雷诺现象的一线药物，其中最常用的是硝苯地平。硝苯地平（每次 10 ～ 20mg，3 次/天），可以减少 SSC 相关的雷诺现象的发生和严重程度。血管紧张素转化酶抑制药如卡托普利 6.5 ～ 25mg/d。5 磷酸二酯酶抑制药（西地那非、戈地那非）、选择性色氨酸重摄取抑制药（氟西汀）、血管紧张素 - Ⅱ受体抑制药（氯沙坦钾、颉沙坦）等均可选用。如雷诺现象严重或存在活动性指端溃疡，应考虑静脉注射前列素类似物如伊洛前列素 0.5 ～ 3ng/（kg · min）连续使用 3 ～ 5 天，或口服 50 ～ 150μg，2 次/天。③己酮可可碱 0.4g/d，口服或静脉注射。④西洛他唑 50mg/d，2 次/天。有研究显示，内皮素受体拮抗药如波生坦对治疗 SSC 继发肢端溃疡无效，但可有效预防新生溃疡的发生，故推荐用于钙离子拮抗药、前列素类似物治疗无效的 SSC 继发肢端溃疡患者。

（2）SSC 相关的肺动脉高压：肺动脉高压是 SSC 致死的主要原因之一，必须强调早期治疗积极治疗。主要措施如下。

①氧疗：有低氧血症患者应给予吸氧。

②大剂量激素和免疫抑制药，首选环磷酰胺。

③抗血小板聚集药物，与治疗雷诺现象相同。

④利尿药和强心药：对于并发右心功能不全的肺动脉高压患者，初始治疗应给予利尿药。但应注意肺动脉高压患者有低钾倾向，补钾应积极且需密切监测血钾。地高辛可用于治疗收缩功能不全的充血性心力衰竭；右心室明显扩张，基础心率 >100 次/小时，并发快速心房颤动时也是应用地高辛的指征。

⑤肺动脉血管扩张药：目前新的作用于血管的扩张药有：钙离子拮抗药、前列环素及其类似物、内皮素 - Ⅰ受体拮抗药及 5 型磷酸二酯酶抑制药等。

钙离子拮抗药：钙通道阻滞药通过选择性抑制 Ca^{2+} 经细胞膜上的钙通道进入细胞内，抑制血管平滑肌细胞的收缩，松弛血管平滑肌，减少末梢血管阻力。SSC 患者除血管内膜和中层平滑肌增生外，肺血管痉挛也参与了 SSC 所致肺动脉高压的形成。急性血管扩张药物试验是目前公认筛选肺动脉痉挛对钙通道阻滞药敏感与否的有效手段。急性血管扩张药物试验阳性，提示该患者肺循环内小肺动脉处于痉挛状态。急性血管扩张药物试验阴性者时说明肺小动脉痉挛不是 SSC 肺动脉高压的主要病理。2004 年 ACCP 肺动脉高压内科治疗指南中明确指出，在对肺动脉高压患者使用钙离子拮抗药之前，必须进行急性血管扩张药物试验，而不应根据经验用此类药物，以免加重患者病情。因此，只有急性血管扩张药物试验结果阳性的患者才考虑应用钙离子拮抗药治疗，并应根据心率情况选择钙离子拮抗药。基础心率较慢的患者选择二氢吡啶类，基础心率较快的患者则选择地尔硫䓬，开始应用从小剂量开始。在体循环血压没有明显变化的情况下，逐渐递增剂量，争取数周内增加到最大耐受剂量，然后维持应用。应用 1 年以上者还应再次进行急性血管扩张药物试验重新评价患者是否持续敏感，只有长期敏感者才能继续应用。

前列环素类药物：前列环素是花生四烯酸的代谢产物，主要由血管内皮细胞产生，是一种强力的血管扩张药。前列环素与其受体结合后，激活腺苷酸环化酶，使细胞内环磷酸腺苷浓度增加，从而发挥扩血管作用。研究表明，前列环素尚有抑制血小板聚集、抗血管平滑肌增殖的作用。对于雷诺现象和肺动脉高压（PAH）有较好的疗效。目前临床应用的前列环素制剂包括：静脉用依前列醇、皮下注射用曲前列环素、口服制剂贝前列环素、吸入制剂伊洛前列素。大规模的临床试验已被公认为依前列醇是治疗肺动脉高压的“金方法”，但依前列醇半衰期很短，只有 3 ～ 5 分钟，不能口服给药，只能连续静脉给药，通常由中心静脉导管直接注入心脏，而通过中心静脉导管滴注存在潜在并发症。曲前列环素是一种半衰期长、稳定的的新前列环素类似物，皮下注射时半衰期大约为 80 分钟。也可以通过一个带有小型皮下导管的微泵持续注射，此微泵类似于糖尿病患者使用的胰岛素微泵。研究显示，全程接受曲前列环素治疗的患者，6 分钟步行距离显著的增加。

目前国内上市的前列环素类药物中有吸入性伊洛前列素。伊洛前列素是合成的前列环素的类似物，对前列环素受体有高度亲和力，化学性能稳定，可选择性扩张肺血管，升高血管平滑肌细胞中的 cAMP 浓度并维持血管内皮的完整性，降低肺血管阻力，提高心排血量。半衰期为 20 ～25 分钟，起效迅速，但作用时间较短。每天吸入治疗次数为 6 ～9 次。每次剂量至少在 5 ～20μg。同依前列醇一样，长期应用该药可降低肺动脉压力和肺血管阻力，提高运动耐量，改善生活质量，提高 SSC 相关的肺动脉高压患者的生存率，但突然停药会导致威胁生命的肺动脉高压反弹，故推荐用于严重 SSC 相关肺动脉高压患者。

内皮素 -1 受体拮抗药：内皮素 -1 主要由血管内皮细胞分泌，是一种强的内源性血管收缩药。波生坦是一种特异性内皮素受体阻滞药，它不仅可以通过阻滞血管平滑肌上的 ETA 受体使血管舒张，还可以通过阻滞 ETB 受体防止血管纤维化，与 ETA 受体的亲和力比与 ETB 受体的亲和力稍高。研究已证实，长期口服波生坦能减少肺血管阻力、逆转肺血管和右心室肥大，用于早期肺动脉高压（PAH）患者可改善肺动脉高压患者的临床症状和血流动力学指标，提高运动耐量，改善生活质量和生存率。内皮素 -1 受体拮抗药波生坦的推荐用法是初始剂量 62. 5mg，2 次/天，连用 4 周，后续剂量 125mg，2 次/天，维持治疗。该药疗效明显、安全性好，已经被欧洲和美国指南认为是治疗心功能Ⅲ级肺动脉高压患者的首选治疗。其不良反应主要表现为肝损害，治疗期间应至少每月监测 1 次肝功能。

5 型磷酸二酯酶抑制药：磷酸二酯酶 5 抑制药能选择性地阻断环磷酸鸟苷酸 cGMP 的降解过程，增高细胞内 cGMP 浓度，导致平滑肌松弛。西地那非是一种具有口服活性的选择性环磷酸鸟苷特异的 5 型磷酸二酯酶抑制药。2005 年，西地那非被美国食品和药物管理局以及欧洲药品评价署批准用于肺动脉高压的治疗。西地那非能降低 PAH 和心钠素水平，有效改善临床症状，增加外周血流灌注，改善心肺功能。用于治疗 SSC 相关的肺动脉高压的推荐初始剂量为 20mg，3 次/天。西地那非耐受性良好，常见不良反应包括头痛、面部潮红等，但一般能耐受。

氧化亚氮：氧化亚氮是血管内皮释放的血管舒张因子，具有调节血管张力、血流、炎症反应和神经传导等广泛的生物学作用。长期吸入氧化亚氮可能对肺动脉高压有一定疗效，但仍需要进一步的随机对照试验以评估其安全性和有效性。

（3）SSC 相关肾危象（SRC）：肾危象是 SSC 常见的死亡原因之一。其治疗的关键是迅速控制恶性高血压，早期应使用最大耐受剂量的血管紧张素转换酶抑制药（ACEI），将血压控制在目标值（130/80mmHg）以下。控制血压和大剂量长期应用 ACEI，对疾病的预后至关重要，即使肾功能不全进入终末期肾衰竭，ACEI 仍应继续常规使用。并应联合使用强效血管扩张药、利尿药等。通常血压控制后肾功能可有所改善。但也有些患者控制血压后，肾功能仍进行性恶化，需透析治疗或肾移植。SRC 患者肌酐 265. 2μmol/L（ >3mg/dL），血压升高持续 3 天以上、出现充血性心力衰竭时常提示预后不良。激素与 SSC 肾危象风险增加相关，应避免使用大剂量激素，使用激素的患者应密切监测血压和肾功能。

3. 抗纤维化治疗　皮肤增厚和内脏组织进行性纤维化是 SSC 的主要临床特征，因此，抗纤维化是 SSC 的一个重要治疗方法。但迄今为止尚无一种药物被证实对纤维化有肯定的疗效。转化生长因子（TGF -β）是 SSC 的纤维化发病机制中最主要的调节因子，与其他许多细胞因子和生长因子（如 IL -4，IL -6，内皮素受体 -1，血小板衍生生长因子等）的相互作用导致纤维化的发生。TGF -β 通常以无活性前提分子存在，通过复杂的激活过程及信号转导系统导致 I 型胶原等细胞外基质的合成增多而发生组织纤维化。在其信号转导通路上有许多激酶可以作为治疗靶点。另外，体内尚有对细胞外基质累积负性调节的机制，包括 Smad7，IFN -γ。因此，推测包括内皮素 -1 受体拮抗药、IFN -γ 及 TGF -β 抗体以及松弛素等应该有抗纤维化的作用，但是这方面的研究尚无可喜的结果，仍有待进一步研究。

（1）SSC 相关的皮肤受累：目前临床上治疗 SSC 的抗纤维化的药物主要包括青霉胺、秋水仙碱、积雪苷等。其中青霉胺最常用，它主要通过干扰胶原分子间的交联，抑制新胶原的生物合成和降解已形成的胶原纤维，从而对抗纤维化。目前一般采用小剂量进行治疗，初始剂量从0.125g/d开始，通常应用2～4周后每日增加0.125g，坚持用药6～12个月后，皮肤硬化情况可改善。研究证明，秋水仙碱能阻止原胶原转变为胶原，抑制胶原合成，减少胶原的堆积。其常规用量为0.5～1.5mg/d，连用3个月至数年，临床上没有发现严重的不良反应，长期使用相对是安全的。但对晚期病例不能阻止皮肤病变恶化。积雪苷是一种从中药积雪草中提取的有效成分，它能抑制成纤维细胞的活性，软化结缔组织，口服每次12mg，3次/天，疗程一般为6个月至1年。临床观察表明，积雪苷能改善硬皮病患者的症状及体征而且对局限性硬皮病的疗效较弥漫性硬皮病略好。

有研究显示，甲氨蝶呤可改善早期弥漫性SSC的皮肤硬化，被推荐用于治疗早期弥漫性SSC的皮肤硬化，但其对其他脏器受累无效。两项随机对照试验证实，环磷酰胺也对治疗SSC相关的皮肤硬化有效，最近有2项小样本非对照临床试验，分别以MMF与糖皮质激素联合治疗、MMF单独治疗，结果显示，MMF可改善SSC患者皮肤评分。另外多项研究报道0.1%他克莫司软膏治疗局限性硬皮病有效。其他药物如环孢素、松弛素和静脉丙种球蛋白（IVIG）对皮肤硬化可能有一定改善作用。此外，SSC患者的皮肤护理非常重要避免频繁使用去污肥皂，定期涂抹亲水性保护液和浴油可减少皮肤干燥。无感染的皮肤溃疡可用密封性敷料如水状胶体凝胶敷料duo－DERM或其他保护膜，或周围外敷抗交感神经药，或硝酸甘油贴剂，以促进愈合；感染溃疡可局部使用抗生素，有时需全身使用抗生素，尤其是怀疑有潜在骨髓炎时。

（2）SSC的间质性肺病：SSC发生肺间质病变的病因及机制尚不明，目前尚无特效治疗方法。对肺ILD病情进展期可短期予以小剂量激素症状改善后逐渐减量至停药。近年国外研究用甲泼尼龙（10mg/kg）和环磷酰胺（15mg/kg），3～4周1次，连用6次后皮肤症状明显，连用12次后，有85.7%的患者肺间质炎性病变明显改善。环磷酰胺已被推荐用于治疗SSC的间质性肺病，环磷酰胺冲击治疗对控制活动性肺泡炎有效。也有研究显示，AZA治疗SSC并ILD有一定效果。近期的非对照性实验显示，抗胸腺细胞抗体和霉酚酸酯对早期弥漫性病变包括间质性肺病可能有一定疗效。有研究显示，MMF可以稳定或改善SSC相关肺间质病变患者的肺功能，并且与其他免疫抑制剂（MTX，AZA，CTX）相比，IIF能够显著降低SSC相关肺间质病变的发生率，并改善5年生存率。

另外，乙酰半胱氨酸对肺间质病变有一定的辅助治疗作用。

4. 其他脏器受累的治疗　SSC的消化道受累很常见。质子泵抑制药对胃食管反流性疾病、食管溃疡和食管狭窄有效。胃平滑肌萎缩可导致胃轻瘫和小肠运动减弱，促动力药物如甲氧氯普胺和多潘立酮可用于治疗SSC相关的功能性消化道动力失调，如吞咽困难、胃食管反流性疾病、饱腹感等。胃胀气和腹泻提示小肠细菌过度生长，治疗可使用抗生素，但需经常变换抗生素种类，以避免耐药。心力衰竭患者需要密切监测洋地黄和利尿药的使用。避免过度利尿，以免导致肾血流减少、心排血量降低和肾衰竭。

5. 其他治疗

（1）维A酸类：维A酸类药物可以调节结缔组织代谢，表现出抗纤维化活性，改善SSC患者的临床表现。在体外，9－顺式－维A酸能诱导成纤维细胞中COX－2表达和PGE_2产生，从而降低胶原成长因子的表达，抑制Ⅰ型和Ⅲ型胶原的合成。

（2）静脉注射丙种球蛋白及血浆置换：静脉注射免疫球蛋白具有免疫调节和免疫替代的双重治疗作用，无论对改善病情抑或降低自身抗体效价均取得满意的效果。主要用于原发性或继发性免疫球蛋白IgG缺乏或低下症，原发性血小板减少性紫癜及自身免疫性疾病（如重症SLE、SSC）的治疗。有学者报道SSC患者接受每月3次大剂量静脉注射免疫球蛋白治疗，每次0.4g/（kg·d），持续治疗5个月，随访显示，患者皮肤硬化和吞咽困难明显好转。此后，每月进行治疗性血浆置换（TPE）清除血清免疫球蛋白，经过多次治疗，患者症状在改进的状态维持时间长达2年。对重症SSC能收到良好效果，治疗效果可持续4个月到1年。但不宜长期用。为避免治疗后机体代偿性合成增加，血浆置换的同时必需同时使用激素和免疫抑制药，以免复发。

（3）干细胞移植：国内外多项研究已经证实，人体造血干细胞移植（HSCT）可以使传统免疫抑制药治疗无效的患者病情缓解。因此，HSCT 为治疗顽固性 SSC 提供了一种新的方法。HSCT 可通过破坏患者原有的异常免疫系统，重建正常的免疫系统，是的从根本上治疗 SSC 成为可能。有研究采用非清髓性自体造血干细胞移植治疗 10 例系统性硬化症，患者 Rodnan 皮肤评分，心脏（射血分数、肺动脉压力）均显著改善。长期随访 26 例接受自体造血干细胞移植治疗的 SSC 患者，5 年生存率为 96.2%，7 年生存率为 84.8%。自体造血（AHSCT）是难治性弥漫性皮肤 SSC（dCSSC）的一种新的治疗方法。欧洲、美国、日本均有多中心Ⅰ/Ⅱ期临床试验对 AHSCT 治疗严重 SSC 进行了评价，结果均提示 AHSCT 治疗后多数患者的皮肤症状得到改善，肺功能得到稳定或改善。另外 AHSCT 并发大剂量环磷酰胺可促进血管重塑。

近些年来骨髓间充质干细胞用于治疗严重进展性自身免疫疾病的研究成为热点。MSC 是一类来源于骨髓的非造血干细胞，具有多向分化潜能，并能在体外扩增，又称为骨髓基质干细胞或多能间充质干细胞，已有研究认为，骨髓基质干细胞对系统性硬化症的治疗作用及主要机制是促进血管生成，促进神经修复。有学者认为，细胞免疫在硬皮病发病机制中起重要作用，说明骨髓基质干细胞可能通过免疫调节治疗硬皮病。但其远期疗效尚需进一步观察。此外，对于大多数终末期或者已有广泛不可逆转脏器损伤患者，此项治疗并不能起改善作用；而在疾病的早期又很难预测哪类患者具有发生脏器损伤的高度危险性或病情会迅速进展，使得在实际筛选合适病例时较为困难。有研究者认为，SSC 进行 HSCT 的适应证应为病程 <3 年，弥漫性的皮肤损害以改良的 Rodnan 皮肤积分（mRSS）计算 >16 分，同时并发下列至少一项内脏损害：肺部有活动性肺泡炎或用力肺活量（FVC）<80%，肾累及出现蛋白尿和血清肌酐水平升高，心脏受累出现心律失常、心脏扩大或心包。也有一些研究者将伴有进行性肺动脉高压的 CREST 综合征患者纳入。但存在严重心脏受累、肺纤维化、平均肺动脉压高于 50mmHg 以及高血压未获控制的患者移植后病死率高。

（4）光疗：UVA1（340～400nm）可以调节系统性硬化症受损的血管内皮细胞功能，降低真皮神经元特异性烯醇化酶的表达。PUVA（补骨脂素长波紫外线疗法）直接抑制胶原的合成或通过激活胶原酶的活性来降低胶原的数量。

（5）甲磺酸伊马替尼：是一种小分子化合物，能阻断腺苷三磷酸根与活化的激酶位点结合，特异地抑制一些酪氨酸激酶，包括 c-Ab1。动物实验显示，甲磺酸伊马替尼能够有效地阻止各种器官如肾、肺、肝、皮肤等纤维化的发展。该药已被用于治疗系统性硬化病。但是甲磺酸伊马替尼有许多不良反应，包括充血性心力衰竭、水肿、肌痉挛、腹泻、贫血、中性粒细胞减少及血小板减少等。

（6）利妥昔单抗：利妥昔单抗是人 CD20 单克隆抗体，主要用于 B 细胞淋巴瘤的治疗。近年来已在多种自身免疫性疾病的治疗中取得了令人鼓舞的结果。目前已有 3 项小样本研究提示，利妥昔单抗可改善 SSC 患者的皮肤纤维化，并伴随组织胶原沉积减少及纤维化，血清生物标志物（如 IL-6）水平的下降；其中一项研究观察到肺功能的改善，但其他两项研究未发现利妥昔单抗对内脏的保护作用。仍需大样本研究以获得更确切的结果。

第九节　预后

SSC 不同亚型的自然病程不一。局限性硬皮病，尤其是抗着丝点抗体阳性的患者预后良好，但少数患者在病程后期并发肺动脉高压的例外。吸收不良综合征和原发性胆汁性肝硬化是局限性硬皮病患者病死的主要原因。弥漫性硬皮病患者的预后相对较差，尤其是晚年发病的男性患者。心、肺及肾病变时常见的死亡原因，并发进展性的肺动脉高压的患者 2 年生存率低于 50%，并发肾危象的病死率仍然最高，1 年生存率低于 15%，早期使用血管紧张素转化酶抑制药可能改善预后。弥漫性硬皮病患者的 5 年生存率约 70%，10 年生存率约 55%。局限性硬皮病的 5 年生存率约 90%，10 年生存率约 75%。

第十九章

风湿病与妊娠

随着风湿病诊疗水平不断提高，越来越多患者希望可以建立家庭，对生育的要求也显著增加，这也增加了对患有系统性红斑狼疮、类风湿关节炎和其他结缔组织病的年轻女性治疗的难度。妊娠问题逐渐为临床所重视，风湿病患者何时可以妊娠，妊娠时如何控制病情，何种情况下必须终止妊娠，成为当代风湿病学者研究的重要课题。

风湿病患者妊娠期的治疗对内科医生充满挑战。妊娠期间可使许多类风湿关节炎的患者关节疼痛与炎症得到缓解，但部分患者仍需要长期药物治疗。系统性红斑狼疮患者在妊娠期疾病活动度亦因人而异，严重活动时将置孕妇与胎儿处于十分危险的状况。局限型系统性硬化症患者在妊娠期病情大多平稳，但如果出现硬皮病肾危象治疗将会十分棘手。抗磷脂综合征患者在妊娠晚期可能对最佳治疗方案亦不敏感。总之，风湿病活动期炎症对孕妇与胎儿健康的威胁远大于许多免疫抑制药的不良反应。因此，坚持应用能控制疾病活动的最低剂量药物对于风湿病患者具有良好的妊娠结局是十分重要的。

正常妊娠免疫如下。

下列免疫机制在正常妊娠中起作用，使胎儿胎盘成活并长大。

1. 母体淋巴细胞对抗原和有丝分裂原的反应和淋巴细胞介导的细胞毒性是正常的，NK 细胞的作用受抑制。体外母体细胞的淋巴因子（包括 IL－1，IL－2，IL－1β，TNF）的产生是正常的。

2. 脐带中淋巴细胞对孕妇淋巴细胞抑制作用增强，可能是通过体液因子起作用。

3. 妊娠血清中的 IgG 阻止母体抗滋养细胞的淋巴细胞毒性作用，胎盘洗脱液中的母体 IgG 在体外可抑制 T 细胞反应。

4. 与母体直接接触的滋养细胞层缺乏 MHC Ⅰ和 IHC Ⅱ抗原决定簇，因此，胎儿胎盘单元不被认为是异己成分。

5. 子宫的大颗粒淋巴细胞具有 NK 细胞作用，受激素调控。

6. 几种妊娠相关的血清因子，有些由胚胎产生（AFP 及早孕因子、妊娠相关 α_2 糖蛋白、妊娠特异的 β_3，糖蛋白、胚胎相关的免疫抑制因子），对母体反应，尤其是母体－胎儿接触面的反应有免疫调节作用。

7. 大幅度升高的激素，如雌激素、孕激素、皮质类固醇、绒促性素和生长激素可能在母体－胎儿接触面抑制细胞免疫。

第一节　妊娠与系统性红斑狼疮

（一）妊娠对 SLE 的影响

目前较一致的认识是：约有 50% 的 SLE 在妊娠过程中出现 SLE 病情加重或复发，在妊娠的各个时期和产褥期均可出现，疾病活动期妊娠，病情较易恶化。处于非活动期的 SLE 孕妇中，有 10%～30% 的患者在妊娠中或产后数月内出现病情复发和恶化；而 SLE 病变处于活动期的孕妇患者，SLE 恶化的机会比非活动期高 2 ～ 3 倍，尤以妊娠早期和产后更为多见。

妊娠期间复发的症状与非妊娠期复发没有明显区别，以皮肤表现和关节炎最为多见，有些患者伴有轻度的发热、乏力、浆膜腔炎和血小板减少，严重的病例可出现肾和中枢神经系统的损害。轻型的复发经过治疗，病情可以好转而不影响预后，但重要脏器严重受累，则预后较差。

一些 SLE 患者在妊娠中，可出现肾病变或原有肾病变加重，甚至可引起尿毒症而危及生命。综合各家报道，约有 20% 的 SLE 患者在妊娠中可出现短暂的肾功能不全，近 10% 患者可能出现永久性肾功能损害，近 5% 患者发生肾衰竭。在 SLE 活动期孕妇中，发生肾病变的可能性为 50% ～ 60%，而在病情控制良好的 SLE 孕妇及在病情缓解 3 ～ 6 个月后妊娠的患者，发生肾病变的可能性仅为 7% ～ 10%。

妊娠对 SLE 病情的影响可能与妊娠时患者体内雌激素水平、泌乳素水平明显升高以及分娩后胎盘分泌的糖皮质激素减少有关。

（二）SLE 对妊娠的影响

SLE 对妊娠的影响主要表现为异常妊娠，如自然流产、死产、早产、胎儿宫内发育迟缓等，可发生于妊娠的各个时期。近年来统计显示，SLE 患者妊娠时自然流产发生率约为 15%，死产为 3% ～ 4%。活动性狼疮肾炎患者异常妊娠的发生率约为 50%，自然流产率为 30% ～ 40%，死产达 10%，早产超过 30%，胎儿宫内发育迟缓达 20% ～ 30%，均较一般 SLE 孕妇升高，血肌酐 > 140μmol/L 和高血压的 SLE 孕妇胎儿病死率超过 50%，而肾病综合征不伴有肾功能损害和高血压的 SLE 患者，其胎儿预后相对较好。

SLE 患者易发生先兆子痫，发生率为 3% ～ 30%（普通孕妇 1.5% ～ 10%），伴有肾病变者先兆子痫发生率更高。SLE 患者发生妊高征的概率大大增加，且常伴发脂肪肝、HELLP 综合征（溶血、肝酶增高、血小板降低）等。SLE 孕妇所生新生儿可能出现新生儿狼疮综合征。尽管先兆子痫和狼疮肾炎可能在妊娠期同时出现，但是因为它们各自的治疗方法相差很大，所以分辨妊娠的狼疮患者是否伴有先兆子痫是非常必要的。当患者出现血压超过 140/90mmHg，或收缩压比正常高 30mmHg，或舒张压比正常高 15mmHg，且有蛋白尿（ >300mg/24h）和水肿，以上症状持续超过 20 周孕龄可诊断为先兆子痫。狼疮肾炎活动时血清 C3 及 C4 特异性下降 25%，而在普通孕妇及先兆子痫患者，血清补体水平会升高 10% ～15%。如果患者有新近出现的与高血压相关的蛋白尿，或既往有先兆子痫、高血压、抗磷脂综合征病史，则引起蛋白尿的原因更可能是先兆子痫而非狼疮肾炎。当出现阳性尿沉渣结果（排除了其他原因的细胞或管型）则诊断狼疮肾炎的可能性比较大。而伴有 HELLP 综合征时，更有可能是先兆子痫，类固醇激素对狼疮肾炎疗效好，但是可能加重先兆子痫的症状。对于先兆子痫的治疗可在初期运用降压药，但最根本的治疗是提前分娩。

SLE 患者血中出现的一组抗磷脂抗体与异常妊娠有明显关系，其中尤以抗心磷脂抗体与异常妊娠的关系最为密切。血清抗磷脂抗体阳性的 SLE 患者妊娠后，有 40% ～ 50% 会发生流产和死胎，而抗磷脂抗体阴性者仅 10%。另有报道，抗淋巴细胞抗体也可能与 SLE 的异常妊娠有关。

（三）妊娠时机选择

1. 妊娠　一般认为只有在下列情况下 SLE 患者才可以考虑妊娠。

（1）病情缓解 1 年以上，至少应 >6 个月，或预测在妊娠的 10 个月期间 SLE 病情处于缓解状态。

（2）在 SLE 缓解期，泼尼松用量≤15mg/d，基本无 SLE 活动的表现。

（3）不存在肾功能障碍及 SLE 所致其他器官系统严重病变。

（4）既往无使用糖皮质激素所致的严重不良反应。

（5）未并发使用免疫抑制药，尤其环磷酰胺、甲氨蝶呤等细胞毒药物必须停用 3 ～ 6 个月以上。

2. 终止妊娠　出现以下情况应及时终止妊娠。

（1）活动性肾病变，或血肌酐高于 200μmol/L。

（2）严重的高血压、重度血小板减少、严重的神经精神狼疮。

（3）并发心脏、肺部、肝等系统严重病变等。

（4）停用环磷酰胺、甲氨蝶呤等致畸药物不足 3 个月。

（四）妊娠期治疗

糖皮质激素是防止病情活动和恶化的主要药物。即使对缓解已久的 SLE 患者，妊娠时也应用小剂量泼尼松以防止 SLE 复发。已有大量报道小剂量泼尼松可明显降低孕妇病死率，提高妊娠成功率，并预防发生流产。

SLE 处于缓解期，孕前不用药者，在孕期应用泼尼松 10mg/d 维持；孕前用 5 ～ 15mg/d 者，孕期应加倍使用，并视病情轻重增加泼尼松用量。在分娩时也应增加剂量，常规的做法是：分娩时给予甲泼尼龙 60mg，静脉滴注，产后第 2 天 40mg 静脉滴注，第 3 天恢复产前剂量，至少泼尼松 10mg/d，维持 6 周。不宜常规应用地塞米松。

SLE 治疗中常用的免疫抑制药有环磷酰胺、甲氨蝶呤、环孢素、来氟米特、羟氯喹、霉酚酸酯、硫唑嘌呤、他克莫司等。其中环磷酰胺和霉酚酸酯有明确致畸作用；来氟米特和甲氨蝶呤能干扰叶酸代谢，影响中枢神经系统和骨骼发育，均禁用于妊娠期，并于妊娠前停用 6 个月以上。其余药物也缺乏足够的安全性证据，使用时应充分权衡利弊，只有在对妊娠期患者明显利大于弊时方可考虑谨慎地使用。

非甾体类抗炎药可抑制前列腺素合成，可经胎盘影响胎儿循环系统，导致动脉导管早闭，且对胎儿的肾功能有影响，因此不宜用于妊娠期患者。

第二节　妊娠与类风湿关节炎

（一）妊娠对 RA 的影响

70% 的 RA 妇女在妊娠期间病情可以改善，大部分在妊娠 3 个月时病情即缓解。但妊娠期间病情仍会出现波动，而且大部分妊娠期间病情稳定的患者，多在分娩 8 周后复发。一般认为性激素，尤其是雌激素与此有关。

妊娠期间 RA 病情好转可能与接触胎儿 HLA 抗原有关，当胎儿与母体 HLA Ⅱ类抗原不相容时，病情会减轻。具体机制尚不明确，一种观点是母亲对胎儿 HLA 抗原的抗体可能是关节炎改善的原因；另一种观点是暴露给胎儿的 HLA 抗原可能会诱导调节 T 细胞，抑制母体自身免疫反应；还有一种可能是胎儿 HLA 肽可能会影响母体 T 细胞受体的类型，如暂时性清除自身免疫反应 T 细胞。

（二）RA 对妊娠的影响

目前资料表明，RA 本身不会对胎儿造成影响，不会增加自然流产、胚胎停止发育等风险。但母亲患有继发性干燥综合征者常有抗 SSA 阳性，可导致新生儿狼疮。

（三）妊娠时机选择

RA 患者妊娠时机的选择并不十分严格。一般而言，应尽量避免在疾病的活动期妊娠，如病情处于非活动期，无明显脏器功能障碍，则可以妊娠。

（四）妊娠期治疗

免疫抑制药和非甾体类抗炎药的使用原则与 SLE 基本一致。

学者主张妊娠期用小剂量泼尼松（5 ～ 7.5mg/d），对保持病情的缓解状态有利，但目前该观点尚有争议。

第三节　妊娠与干燥综合征

干燥综合征本身并不影响女性患者的生育能力，但妊娠并发干燥综合征患者的胎盘，可作为靶器官而受到免疫损害，造成胎盘功能障碍，对妊娠产生影响。一般而言，原发性干燥综合征（PSS）对妊娠的影响较继发性干燥综合征小。

（一）妊娠对 SS 的影响

妊娠可使约 30% 的干燥综合征患者病情加重，大部分表现为口干、眼干、关节痛、皮疹、肌肉疼痛等症状的加重，抗 SSA 及抗 SSB 抗体滴度升高，一般分娩后或流产后可逐渐回到妊娠前水平，但若出现重要脏器损害或原有的脏器损害加重，则预后较差。

（二）SS 对妊娠的影响

目前一般认为，患 PSS 的孕妇发生自然流产、死产的风险增加，但早产和胎儿生长迟缓的发生率并不增加。新生儿狼疮综合征的发生主要是由于妊娠 16 周后母体自身抗体［抗 SSA 和（或）抗 SSB 抗体］通过胎盘传递给胎儿所致，患儿可能会出现以下表现：一过性狼疮性皮损、完全性心脏传导阻滞、血细胞减少、肝损及其他系统表现，其中最严重的并发症是先天性心脏传导阻滞，患儿病死率达 20%，即使能存活，67% 需要携带永久性心脏起搏器。当 PSS 并发抗磷脂综合征时，不育、早产、溶血、肝酶升高、血小板低、子痫和胎盘血肿等严重并发症的发生风险明显增高，最危险的是引起胎盘缺血而导致自然流产、死产。

（三）妊娠时机选择

一般认为 SS 患者符合下列条件时可考虑妊娠。

1. 病情得到控制，处于稳定状态。
2. 各项免疫指标正常或抗体滴度处于最低水平。
3. 未服用药物或服用药物对妊娠影响较小。
4. 能做到孕期严密随诊。

（四）妊娠期治疗

在妊娠期间，应避免使用影响唾液腺分泌的药物如抗组胺药和阿托品等。

强调妊娠期对胎儿的监测，尤其是对抗 SSA 和（或）抗 SSB 抗体阳性的患者，产科医师从第 16 周始需要每周对胎儿心率进行评价，并在 16 ～ 28 周通过超声心动图密切监测胎儿病情变化。一旦发现胎儿心率减慢，则提示出现心脏传导阻滞，可对新生儿心脏传导阻滞进行早期诊断，早期治疗。不同于泼尼松龙，地塞米松和倍他米松可以通过胎盘屏障，可以用来尝试改善甚至逆转心脏传导阻滞。需注意的是约有 1/2 的新生儿狼疮患儿的母亲从未被诊断为结缔组织病，而她们中至少半数会在以后的 10 年内发展为干燥综合征或红斑狼疮。

第四节　妊娠与系统性硬化症

（一）妊娠对 SSC 的影响

一般认为处于病情稳定期发生的妊娠，SSC 的病情变化不大。但因为许多妊娠期的表现如水肿、关节肌肉疼痛、胃食管反流，运动时气促等与 SSC 症状相同，所以有时判断妊娠期 SSC 的病情变化非常困难。若 SSC 并发肾危象、肺间质病变、肺功能损害、心肌损害等并发症，则这些并发症很可能因妊娠而加重，机制与妊娠后血管变化有关。其中较明确的是妊娠会加重肾危象，一旦发生，病死率较高。食管反流等消化道症状一般在妊娠期会加重，皮肤病变一般无变化，雷诺现象在妊娠期缓解而分娩后加重。在妊娠后期随着子宫的增大，患者运动时气促的症状会更加严重，这就需在产前指导中排除肺动脉高压的可能，因为不考虑潜在因素的可能，肺动脉高压导致孕产妇死亡的风险为 50%，是妊娠的绝对禁忌证。

（二）SSC 对妊娠的影响

目前较一致的观点是，SSC 患者不良妊娠的发生率明显高于正常人，主要为流产、早产、低体重新生儿等，也有新生儿死亡、孕妇死亡的个案报道，但总的不良妊娠发生率各家报道不一，32% ～ 50% 不等。

（三）妊娠时机选择

总体的妊娠时机选择的原则与 SLE 基本一致。

出现下列情况时，要谨慎评估孕妇和胎儿的情况，决定是否继续妊娠。

1. 病程不足 4 年，全身皮肤广泛硬化，且抗 scl－70 抗体阳性。

2. 有器官受累如肺间质纤维化（肺活量 <50%）、心肌炎（射血分数 <30%）、胃肠道吸收功能不全、肾功能不全者。

（四）妊娠期治疗

小剂量糖皮质激素对妊娠是安全的，可在必要时应用。

免疫抑制药和非甾体类抗炎药的使用原则与 SLE 基本一致。

硬皮病肾危象是个十分危重的妊娠期并发症，应及早、足量开始使用血管紧张素转化酶抑制药（ACEI），将血压控制在正常范围。ACEI 在治疗肾危象中发挥至关重要的作用，但增加了胎儿畸形的风险，这些畸形多发生在妊娠晚期，包括肾闭锁，肺发育不全和胎儿死亡

食管反流症状重者，可应用质子泵抑制药。

雷诺现象一般在妊娠中可缓解，妊娠前应停用钙离子通道阻滞药。

第五节　妊娠与抗磷脂综合征

（一）APS 对妊娠的影响

APS 与病理性妊娠的关系已得到公认，习惯性流产即为 APS 的常见临床表现之一。APS 的流产多发生在妊娠的 10 周以后，一般胎儿在 10 周之内发育正常，之后发生胎儿生长缓慢、羊水减少、流产、早产或死胎，患者可发生严重的先兆子痫或 HELLP 综合征（溶血、肝酶升高、血小板下降）。既往有晚期妊娠流产史的患者更易再发流产。

已有充分证据表明，APS 的标志性抗体抗磷脂抗体（aPL 抗体）与习惯性流产有很强的相关性。具有 aPL 抗体的女性常有多次自发流产或妊娠中晚期胎死宫内的病史，且该病史与 aPL 抗体的滴度无关。对其他结缔组织病（如 SLE）患者发生流产的研究也发现，流产与 aPL 抗体关系密切，有报道 aPL 阳性的 SLE 患者妊娠失败率可达 59%（对比阴性者 25%）。

（二）妊娠期治疗

既往因 APS 而有过流产史的 aPL 抗体阳性的患者，再次妊娠时应抗凝治疗。因华法林有致畸性，因此推荐使用普通肝素或低分子肝素，因使用低分子肝素发生血小板减少和骨质疏松的风险更低，目前大部分医师倾向于使用低分子肝素。氯吡格雷、阿加曲班、利伐沙班、达比加群等新型抗凝药物还没有应用于 APS 患者的对照研究，对妊娠的安全性也尚不清楚。

1. 有过妊娠 10 周后流产史的患者应预防性使用肝素（普通肝素 30 ～ 40mg，1 次/天，皮下注射），联合使用小剂量阿司匹林，在确认妊娠后即开始使用，直至预产前 48 小时，产后继续使用 8 ～ 12 周，这样可以使胎儿存活率从 50% 上升至 80%。

2. 因妊娠期间和产后再发血栓的风险显著增高，之前有过血栓形成史的妇女妊娠期必须全程抗凝治疗（普通肝素 1mg/kg，2 次/天，皮下注射；或普通肝素 1.5mg/kg，1 次/天，皮下注射），在妊娠前或可能的情况下在末次月经结束后即开始使用，至预产前 48 小时停用，产后继续使用 8 ～ 12 周，然后逐渐减量至停药。

3. aPL 抗体阳性的初次妊娠患者、有过极早期流产史的患者、aPL 抗体为一过性或低滴度的患者，妊娠期是否应治疗尚无一致意见，多数医师推荐使用小剂量阿司匹林。

第六节　风湿病的妊娠期管理

1. 妊娠前必须停用致畸药物足够时间：患者在接受致畸药物治疗时，尤其是环磷酰胺、甲氨蝶呤、来氟米特、霉酚酸酯，必须采取有效的避孕措施避免怀孕。

2. 早期全面评估患者内脏器官受损程度，测定相关免疫学指标，评估病情活动程度。风湿病患者理想的妊娠时机是病情处于无活动或低度活动。

3. 应使用药物维持病情稳定，妊娠期可继续使用的药物有：小剂量糖皮质激素（泼尼松小于15mg/d）、羟氯喹、柳氮磺吡啶和硫唑嘌呤。

4. 密切随访，检测胎儿的生长发育、胎动情况，孕妇的血压、尿液、羊水情况。一旦发现有胎儿生长发育迟缓、心脏传导阻滞等情况时，应协同女产科医生及时处理。

5. 妊娠期出现病情复发、活动，上述第3点所列药物无法控制时，可加大糖皮质激素用量［泼尼松0.5～1mg/（kg·d）］，必要时使用非致畸药物如环孢素；如病情仍不能控制，继续妊娠可能导致不良后果的，或用药后影响胎儿生长发育，不宜继续妊娠的，应及时终止妊娠。

6. 产后尽快恢复风湿病的正规治疗。

第七节　风湿病常用治疗药物在妊娠期的使用

很多风湿病治疗的常用药物对孕妇及胎儿都有一定的影响，没有一种药物是对于妊娠期绝对安全的。美国食品和药物管理局（FDA）根据药物对妊娠的风险对其进行了分级（表19－1，表19－2），对妊娠期临床用药有指导性意义。值得注意的是FDA妊娠药物分级与药物说明书、文献报道、临床使用的经验、专家共识等有很多出入，并不能完全指导妊娠期的临床用药，仅能作为参考。例如他克莫司、霉酚酸酯均为C类，环磷酰胺为D类，但药物说明书和几乎所有的文献都注明禁用于妊娠期；而硫唑嘌呤也为D类，但在妊娠期用药相对安全。

表19－1　FDA妊娠期药物分类标准

FDA分类	妊娠用药风险
A	有充分、严格的人体对照研究，在早、中、晚期妊娠妇女用药后未发现对胎儿有危险，可能对胎儿的伤害极小
B	在动物实验中并未显示对胎儿的危险，但无充分、严格的孕妇对照研究；或动物实验显示有不良反应，但在充分、严格的孕妇对照研究中，并未显示妊娠早、中、晚期使用后对胎儿有危险
C	在动物实验中证实对胎儿有不良反应，但没有充分、严格的人体对照研究证据，在用药对妊娠妇女利大于弊的情况下可使用
D	有确凿的证据证实用药对人类胎儿有危险，但在用药对妊娠妇女利大于弊的情况下可使用
X	动物或人的研究中已证实可致胎儿异常，或基于人类的经验知其对胎儿有危险，孕妇使用后危险明显高于可能带来的益处

表19－2　风湿病常用治疗药物的FDA分级与临床用药建议

药物	FDA分级	临床用药建议
NSAIDs	B（妊娠早期）	妊娠晚期避免用药，否则增加动脉导管早闭和肾功能受损的风险
	C（孕30周后）	孕24周前使用时应选择半衰期短的药物小剂量间断给药。NSAIDs给药前哺乳
糖皮质激素		
泼尼松/甲泼尼龙	C	妊娠早期使用有增加新生儿唇裂、肾上腺功能不全的风险。妊娠期应给予最低有效剂量。在给药前或用药4小时后哺乳

药物	FDA 分级	临床用药建议
地塞米松	D	不宜用于妊娠期控制病情，仅在促胎肺成熟等方面可以使用
DMARDs		
柳氮磺吡啶	B	可用于妊娠哺乳期，用药时应补充叶酸。但早产、高胆红素血症、葡萄糖-6-磷酸脱氢酶缺陷的患儿应避免暴露于母乳 SSZ
硫唑嘌呤	D	可用于妊娠哺乳期
环磷酰胺	D	妊娠哺乳期禁用，用药期间应严格避孕，妊娠前至少停用 3～6 个月
环孢素	C	可用于妊娠期，哺乳期禁用
甲氨蝶呤	X	妊娠哺乳期禁用，怀孕前停药 3～6 个月，妊娠前后均需补充叶酸
来氟米特	X	妊娠哺乳期禁用，怀孕前停药 2 年，或用考来烯胺（消胆胺）洗脱治疗
他克莫司	C	禁用于妊娠哺乳期
羟氯喹	C	可用于妊娠哺乳期
霉酚酸酯	C	有致畸风险，一般认为妊娠哺乳期禁用，且至少妊娠前 3 个月换为 AZA
双磷酸盐	C	妊娠前日服给药相对安全，发现怀孕后即停药
生物制剂		
TNFI	B	妊娠早期抗 TNF 抗体不通过胎盘，但妊娠哺乳期人体用药经验不足，发现怀孕后即停药
阿那白滞素	B	人体用药经验不足，发现怀孕后即停药
阿巴西普	C	人体用药经验不足，怀孕前停药 10 周
利妥昔单抗	C	可引起新生儿可逆性 B 细胞损耗和淋巴细胞减少症，半衰期长，怀孕前需停药 1 年
tocilizumab	C	人体用药经验不足，怀孕前停药 3～6 个月

（一）非甾类抗炎药（NSAIDs）

动物实验发现，NSAIDs 如阿司匹林，妊娠期使用可增加胎儿发生室间隔缺损、膈疝和腹裂的风险，但人体队列研究和对照试验显示，孕早期用非选择性 NSAIDs 不增加遗传畸形。大剂量阿司匹林控制类风湿关节炎的关节症状，小剂量阿司匹林控制抗磷脂综合征病情时，产前并发症或新生儿病死率均未增加。NSAIDs 可干扰受精卵着床和胎盘循环，妊娠最初 3 个月使用可增加流产的风险。环氧化酶（COX）是黄体化卵泡破裂所必需的酶，用 NSAIDs 抑制 COX 后，会出现黄体化未破裂卵泡综合征，故有不育病史的患者应停用 NSAIDs。COX-1 和 COX-2 表达于动脉导管的内皮细胞和平滑肌细胞，妊娠中晚期应用 NSAIDs 后有引起动脉导管狭窄或过早关闭并发肺动脉高压的风险，且肺动脉高压的程度与用药剂量成正比。COX-1 和 COX-2 还表达于肾组织，妊娠晚期用 NSAIDs 后可引起胎儿可逆性肾功能障碍和羊水过少，有这些情况发生时必须立即停用 NSAIDS。妊娠早期使用 NSAIDs 相对安全，在 FDA 分类中属于 B 类，随着妊娠期延长，用药的风险增加，孕 30 周后，大部分 NSAIDs 在 FDA 药物分类中属于 C 类。

关于选择性环氧化酶-2（COX-2）抑制药在妊娠期使用的研究数据很少，所以这些药物不推荐用于治疗妊娠期炎性关节炎的症状。

大多数 NSAIDS 类药物被认为在哺乳期是安全的，阿司匹林（≤100mg/d）、双氯芬酸、布洛芬、吲哚美辛、甲芬那酸、萘普生、吡罗昔康等均可用于哺乳期。尽管它们在乳汁中的含量极低，在服用药物前哺乳可减少药物对婴儿的作用。

（二）糖皮质激素

糖皮质激素在妊娠期应用相对安全并且是风湿性疾病在这个特殊时期的主要用药。皮质醇激素剂量高达 15mg/d（泼尼松等效量）在整个妊娠期都是安全的。更高剂量则会增加感染和早产的风险。在妊娠早期使用大剂量糖皮质激素被认为会轻度增加胎儿唇腭裂的风险，即从 1/1 000 增加到（1.3～

3.3）/1 000。

妊娠患者更适宜使用泼尼松或者泼尼松龙，因为它们基本上通过胎盘11β－羟基类固醇脱氢酶转换成失活的代谢物，这个机制适时的通过提高孕妇妊娠期的皮质醇水平来保护胎儿。因为地塞米松和倍他米松可以更有效的通过胎盘屏障，所以用它们来发挥保护胎儿的作用显得尤为合适。但胎儿在宫内暴露于过多的地塞米松或大剂量泼尼松，出生时可出现肾上腺功能不全。

皮质醇激素在哺乳期的应用也被认为是安全的。泼尼松龙在母乳中的分泌量估计低于母体血药浓度的0.1%，这一浓度符合婴儿<10%内源性皮质醇水平。

（三）改变病情抗风湿药

1. 甲氨蝶呤（MTX，X类）　甲氨蝶呤是一种已知的致畸药，在妊娠期严禁使用。其在小鼠、大鼠和兔的实验研究中都表现出了胚胎毒性和致畸性。妊娠早期应用甲氨蝶呤可以引起一种特殊的临床综合征——甲氨蝶呤综合征，以胎儿宫内生长缺陷、颅骨严重缺如、眶上嵴发育不全、小低位耳、小颌畸形、四肢畸形和发育延迟等为特点，常出现在每周服用MTX>10mg的女性患者，受孕后6～8周是相对危险的暴露期。考虑到有活性的代谢物在组织中的可长期存在，甲氨蝶呤必须在受孕前3～6个月停止服用。叶酸是甲氨蝶呤的拮抗药。因此，停用甲氨蝶呤后补充叶酸是非常必要的。甲氨蝶呤虽然在母乳中的分泌量低，但由于其可累积于婴儿的组织，因此，在哺乳期禁止服用。

2. 来氟米特（LEF，X类）　LEF通过抑制二氢乳清酸脱氢酶的活性而阻碍嘧啶的从头合成，此外还能抑制蛋白质络氨酸激酶活性。动物实验表明，LEF同时具有胚胎毒性和致畸性，主要导致颅面、骨骼肌和心血管畸变。目前尚无确切的研究资料证实孕妇使用后引起胎儿畸形增加，但为谨慎起见，在用LEF治疗期间应嘱患者避孕。LEF的活性代谢产物半衰期长，因此妊娠前需停药2年或采用考来烯胺洗脱治疗：8g/d，分3次服用，治疗11天，使其血药浓度在两次相隔2周的独立测量中均降至<0.02μg/mL即可。虽然男性使用LEF是否会影响胎儿目前缺乏相关研究，但是为减小风险，建议用考来烯胺进行洗脱治疗11天后再受孕。LEF可以分泌于乳汁，所以应禁止母乳喂养。

3. 柳氮磺吡啶（SSZ，B类，足月时D类）　SSZ通过抑制二氢叶酸还原酶从而使叶酸的合成受到抑制，其代谢产物磺胺嘧啶可通过胎盘。SSZ不影响女性生育，但引起可逆性精子形态及功能异常，停药2个月后恢复。炎症性肠病患者妊娠期使用SSZ，并未增加胎儿异常。虽SSZ有增加神经管缺陷、唇裂和心血管缺陷的风险，但普遍认为SSZ可用于整个妊娠期。建议妊娠期使用小剂量（2g/d），同时补充叶酸可以降低因使用叶酸拮抗药而增高的唇腭裂和心血管异常的发生率。SSZ引起可逆性男性不育，建议停药3个月后再受孕。磺胺吡啶可分泌进入乳汁，但哺乳期用SSZ并不影响足月产新生儿的健康。由于理论上SSZ及其代谢产物可置换胆红素引起新生儿黄疸，早产、高胆红素血症、葡萄糖－6－磷酸脱氢酶缺陷的患儿应避免哺乳期母亲服用SSZ。尽管有婴儿血性腹泻的报道，哺乳期服用SSZ仍被认为是安全可行的。

4. 抗疟药（HCQ，C类）　妊娠期使用小剂量羟氯喹（HCQ）可起到预防疟疾的作用，且不会增加先天性畸形胎和流产的风险。而大剂量抗疟药可用作改善病情的抗风湿药，能否在妊娠期继续服用该药长期以来备受争议，FDA将其列为C类。而争议的焦点集中在有报道发现氯喹有视网膜毒性和耳毒性。

已有超过250例在系统性红斑狼疮患者妊娠期间服用HCQ的报道，没有证据表明其增加了胎儿先天性畸形或听觉、视觉障碍的风险。另一个小样本实验观察了曾经暴露于HCQ的婴儿，评估他们的视网膜毒性及心脏传导功能障碍，再次证实了药物的使用与这些不良反应之间无相关性。因此认为妊娠期可耐受，建议选择HCQ，因研究资料比氯喹多。

氯喹和HCQ可分泌到乳汁中。研究显示，由母乳喂养而长期摄入HCQ的婴儿并未出现视觉和听觉的异常。氯喹缺乏相关资料。

5. 硫唑嘌呤（AZA，D类）　虽然被FDA归类为D类药物，硫唑嘌呤仍是相对安全的妊娠期药物。AZA在动物实验中表现出了致畸性，如在兔子和大鼠上使用等效于人体的药物剂量诱导出了骨骼和内脏畸形。早期有些报道称硫唑嘌呤会引起新生儿免疫抑制，但是对于人类妊娠的多案例系列和群组研究，大多数是移植受体和炎症性肠病患者，在他们身上并没有发现先天性畸形和复发模式畸形的发生率有明显异常。硫唑嘌呤通过胎盘的主要成分是已经失活的代谢产物硫脲酸。一些病例对照研究发现，在妊娠期是否使用硫唑嘌呤对先天性畸形儿发生率差异没有统计学意义。此外，没有发现硫唑嘌呤相关的畸形。

6. 霉酚酸酯（MMF，D类）　MMF已经被证实在妊娠期使用有很大风险。在实体器官移植后使用MMF的孕妇，流产发生率是42%，远远高于那些没有使用MMF的移植后的孕妇。对于存活下来的婴儿，有67%是早产儿，26%先天性畸形（3/4是耳朵畸形）。由于有如此高的流产率和畸形率，建议在怀孕前停止使用MMF。对于使用MMF来维持治疗处于稳定期的SLE患者，孕前建议改为硫唑嘌呤治疗。

7. 环孢素（CsA，C类）　动物实验表明，人体常规用量的CsA无致畸性，用药量增加2～5倍时，可引起胚胎毒性。风湿病患者妊娠期用CsA治疗的报道很少，曾有2例狼疮肾炎患者妊娠期用CsA治疗后正常分娩，胎儿未见异常。目前认为，环孢素2.5～5.0mL/（kg·d）可用于整个妊娠期。CsA可分泌到乳汁中，为避免婴儿免疫抑制，哺乳期应禁用。

8. 环磷酰胺（CTX，X类）　环磷酰胺是众所周知的致畸药物，妊娠期间使用各种剂量的环磷酰胺对人和各种试验动物均有明显致畸作用，妊娠早期用药会导致脑、颜面结构、肢体、内脏器官的广泛畸形，中晚期用药则可引起胎儿发育迟缓、造血抑制和神经系统发育受损，因此妊娠期禁用该药。CTX治疗过程中要重视避孕，妊娠前用药不增加胎儿畸形和流产发生率，在停药3～6个月后可以妊娠。

环磷酰胺可经乳汁分泌，有报告显示，其可抑制婴儿造血功能，因此不推荐哺乳期使用。

（四）生物制剂

1. 肿瘤坏死因子α拮抗药（TNF-α拮抗药，B类）　目前已在临床应用的TNF-α拮抗药包括依那西普、阿达木单抗、英夫利昔单抗。在动物实验中以60～100倍人类常规推荐剂量的依那西普作用于大鼠和兔子及在另一个实验中以一种类似于英夫利昔单抗的抗TNF-α单克隆抗体作用于小鼠并没有显示对妊娠和胎儿发育有不良反应，因此，这类药物被定为FDAB类药物。

人类使用TNF-α拮抗药的风险还没有被充分评估。一个超过300名孕妇在妊娠前期使用肿瘤坏死因子α拮抗药的观察研究结果是令人欣慰的。在英夫利昔单抗的安全数据库，2例克罗恩病患者的婴儿出现先天畸形：一例为法洛四联症，另一例患肠扭转不良。这个发生率与普通人群无差别。一个依据FDA数据库报告的回顾性研究显示，该研究统计了从1999—2005年使用依那西普、英夫利昔单抗、阿达木单抗治疗的1 2万多例患者所产婴儿中，在41名婴儿（22例依那西普，19例英夫利昔单抗）中，总共出现61种先天畸形。这41例母亲中24例未同时使用其他药物治疗。最多见的先天畸形是各种形式的心脏缺陷，24例儿童出现椎骨畸形、肛门直肠畸形、心脏畸形、气管食管瘘、食管闭锁、肾畸形和肢体畸形，即VACTERL综合征中的一种或多种畸形。但有人认为该研究存在选择偏倚，对同时存在的其他危险因素也未行敏感性分析，且无一例患者同时具备了诊断VACTERL必须的3种异常，因而质疑TNF-α拮抗药是否引起VACTERL。

除了上述的争议外，妊娠期用TNF-α拮抗药治疗并未发现有致畸性和其他不良反应。但基于用药经验不足，并且对儿童的长期影响也不明确，因此，发现怀孕后应尽快停用。哺乳期也不推荐使用。

2. 阿巴西普（C类）　阿巴西普可以通过胎盘屏障，在动物实验中尚未发现致畸性，人类妊娠相关数据仍然缺乏，因此该药被FDA列为C类，建议患者停药后10周才能考虑受孕。阿巴西普是否分泌进入乳汁尚不明确，不用于哺乳。

3. 利妥昔单抗（C类）　利妥昔单抗可通过胎盘，母体与胎儿的血浓度相同。动物实验未发现致畸作用，尚无人体应用的相关资料，FDA分类中属于C类。有报道8例妊娠期使用利妥昔单抗的患者引起新生儿B细胞损耗和淋巴细胞减少，但无明显致畸性。由于该药作用时间持久，故建议有生育要求的患者提前1年停药。目前关于利妥昔单抗在母乳中的分泌量尚缺乏相关数据，因此这种生物制剂在哺乳期的安全性不确定。

4. IL-6拮抗药（C类）　动物实验未发现其影响生育，妊娠早期使用未影响胎儿发育，在猕猴身上发现增加剂量至人体用量的100倍以上时该药会轻度增高流产率及胎儿病死率。人类研究证据不足，FDA药物分类中属于C类，目前建议患者停药后3个月再考虑妊娠。暂无tocilizumab在母乳中分泌的相关数据。

表19－3对各种风湿病治疗的常用药物说明书、文献、临床经验和专家共识作一总结，按照药物安全性分为3类，相比FDA分级能更好地反映药物在妊娠期间使用的安全性，可作为风湿科医生对妊娠期风湿病患者用药的参考。

表19－3　风湿病常用治疗药物的妊娠期用药安全性

分类	药物
第1类：妊娠期用药相对安全，可用于妊娠期控制病情	小剂量泼尼松、羟氯喹、柳氮磺吡啶、硫唑嘌呤小剂量阿司匹林
第2类：对孕妇和胎儿有潜在风险，只有在明显利大于弊时方可考虑使用	中等剂量以上泼尼松、地塞米松、环孢素、NSAIDs及所有生物制剂
第3类：有致畸作用，禁用于妊娠期	环磷酰胺、甲氨蝶呤、来氟米特、霉酚酸酯、他克莫司、双磷酸盐

参考文献

［1］李泽光．风湿病辨治思路与方法［M］．北京：科学出版社，2018.
［2］彭江云，李兆福，汤小虎．中医风湿病学［M］．北京：科学出版社，2018.
［3］钱先，陈剑梅．类风湿关节炎［M］．北京：人民卫生出版社，2018.
［4］陈进伟，曾小峰．风湿免疫性疾病综合征［M］．北京：人民卫生出版社，2018.
［5］胡绍先．风湿病诊疗指南［M］．北京：科学出版社，2018.
［6］蔡辉，姚茹冰，刘春丽．强直性脊柱炎治疗与调养［M］．北京：科学出版社，2018.
［7］栗占国，张奉春，曾小峰．风湿免疫学高级教程［M］．北京：人民军医出版社，2014.
［8］黄清春．类风湿关节炎［M］．北京：人民卫生出版社，2015.
［9］王秀珍．风湿病用药宜忌与日常调养［M］．哈尔滨：黑龙江科技出版社，2012.
［10］陈顺乐，邹和建．风湿内科学［M］．北京：人民卫生出版社，2014.
［11］刘春莹．风湿免疫病［M］．北京：中国医药科技出版社，2016.
［12］刘悦．常见关节炎的预防与康复［M］．北京：人民卫生出版社，2014.
［13］唐福林．风湿免疫科医师效率手册［M］．北京：协和医科大学出版社，2010.
［14］栗占国，陈适．临床风湿病手册［M］．北京：人民卫生出版社，2012.
［15］张秀英．临床风湿病理论与实践［M］．西安：西安交通大学出版社，2014.
［16］北京协和医院．风湿免疫科诊疗常规［M］．北京：人民卫生出版社，2012.
［17］沈敏．北京协和医院风湿免疫科疑难病诊断［M］．北京：协和医科大学出版社，2013.
［18］刘立席．康复评定技术［M］．北京：人民卫生出版社，2016.
［19］徐沪济，贝政平．风湿免疫性疾病诊疗标准［M］．上海：上海科学普及出版社，2015.
［20］胡绍先．风湿病诊疗指南［M］．北京：科学技术文献出版社，2013.
［21］昔烽．强直性脊柱炎［M］．北京：人民卫生出版社，2011.
［22］刘毅．风湿免疫系统疾病［M］．北京：人民卫生出版社，2012.